YOGA VERSTEHEN

Die Anatomie der Yoga-Haltungen

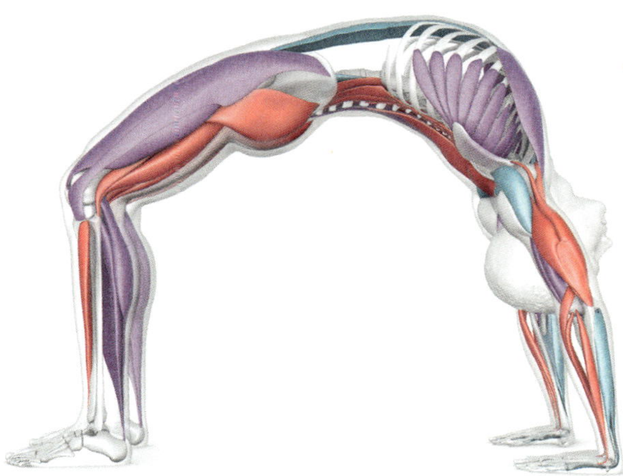

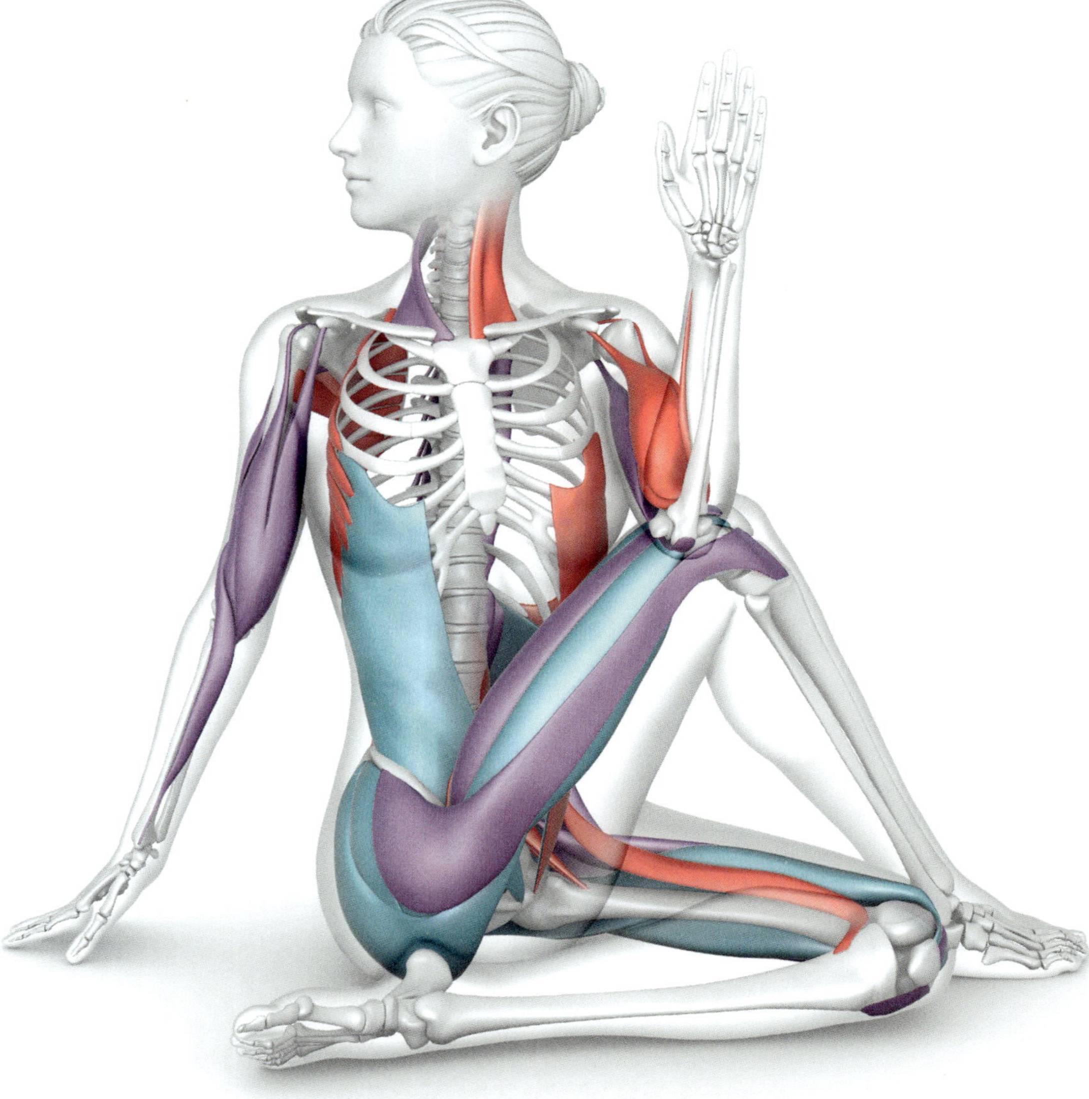

YOGA VERSTEHEN

Die Anatomie der Yoga-Haltungen

Ann Swanson

DK

INHALT

VORWORT

Als Tochter eines NASA-Forschers hat das wissenschaftliche Denken mich von klein an tief geprägt, und noch immer schwört ein Teil von mir auf Daten, Methodik und Beweise. Schon als Kind führte ich Tagebuch und hielt alles Mögliche in Tabellen und Grafiken fest, von meinen Mahlzeiten bis zu den Filmen, die ich ansah.

Ich war ein neugieriges Kind, das immer nach dem Warum fragte. Meine Eltern empfahlen mir dann, im Lexikon nachzuschlagen. Zugleich hatte ich eine kreative Seite und interessierte mich für Spiritualität. In meinen Notizbüchern finden sich neben den Statistiken auch Geschichten, Gedichte und farbenfrohe Zeichnungen.

Als ich Kunst studierte, rutschte ich in ein Burn-out hinein und fand darüber, wie viele Menschen, zum Yoga, um in schwierigen Lebensphasen Stress abzubauen, Ängste zu bewältigen und – ein angenehmer Nebeneffekt – körperlich fit zu bleiben. Ich hatte damals nicht erwartet, dass Yoga mich auf scheinbar magische Weise von Grund auf verändern würde.

Zu Beginn meiner Übungspraxis versuchte ich, die Haltungen möglichst perfekt auszuführen. Erst nach und nach wurde mir klar, dass es beim Yoga nicht um »perfekte« Haltungen geht, sondern darum, im Frieden mit dem eigenen Körper und Geist im Hier und Jetzt zu sein. Heute weiß ich, dass die Yogapositionen meine Anatomie, und über meine Knochen und Muskeln mein Gehirn, meine Psyche und meinen energetischen Körper verändern. Ich erinnere mich, wie ich nach einer Yogastunde während der Entspannung ungeduldig auf meiner Matte lag und dachte: Was für eine Zeitverschwendung! Inzwischen schätze ich die Meditation und Entspannungsübungen sehr. Die Forschung zeigt, dass Meditation buchstäblich das Gehirn neu strukturiert. Wir können damit sämtliche Systeme im Körper positiv beeinflussen. Gibt es eine effektivere Praxis?

Im Himalaya lernte ich viel über Yoga, Massage und Heilkunst. Mein Lehrer Yogi Sivadas weckte erneut mein Interesse für die Wissenschaft. Zurück in den USA absolvierte ich Vorbereitungskurse fürs Medizinstudium, um zu verstehen, wie genau die Yogapraxis Körper und Geist so grundlegend verändern kann.

Ich werde nie vergessen, wie ich im Seziersaal zum ersten Mal ein menschliches Gehirn in den Händen hielt. Für mich war das eine spirituelle Erfahrung: Diese graue Masse hatte einmal mathematische Berechnungen gemacht und Liebe gefühlt. In

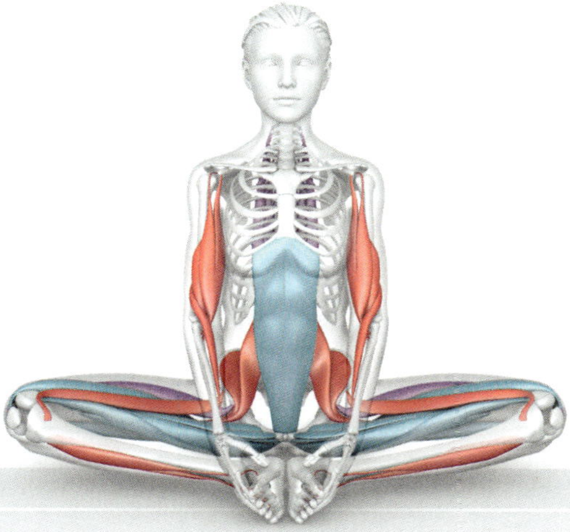

»*Forschung und Wissenschaft* haben viele Mythen der Yogapraxis widerlegt.«

diesem Moment wurde mir klar, dass das Geheimnis der Yogapraxis in der Verbindung von Körper und Geist liegt.

Yoga verstehen ist das Buch, das ich zu Beginn meiner Yogapraxis gern gelesen hätte. In den Kursen gaben Lehrende oft Anweisungen wie »beruhige deinen Geist, indem du länger ausatmest« oder »richte dein Knie über dem Knöchel aus« und ich fragte mich ständig: Warum?

In den letzten zehn Jahren besuchte ich Workshops, las wissenschaftliche Arbeiten und absolvierte mein Masterstudium in Yogatherapie an der Maryland University of Integrative Health. In dieser Zeit füllten sich meine Notizbücher mit Fakten, Zahlen, Skizzen und Geschichten. *Yoga verstehen* ist das Ergebnis. Das Buch ist weder eine umfassende Studie zur menschlichen Anatomie im Yoga noch ein medizinisches Nachschlagewerk. Ich möchte Neugier wecken, Diskussionen anstoßen, Yogalehrende und -lernende inspirieren, zu weiterer Forschung animieren, mehr Yogapraxis in die Schulen und in den Gesundheitsbereich bringen, und auf diese Weise Yoga für mehr Menschen zugänglich machen.

Forschung und Wissenschaft haben viele Mythen der Yogapraxis widerlegt, aber das hat Yoga in meinen Augen nicht entzaubert. Vielmehr macht es die transformierende Wirkung umso erstaunlicher. Die Wissenschaft des Yoga steckt noch in den Kinderschuhen, doch inzwischen gibt es viele spannende Forschungsansätze auf diesem Gebiet, und die heilsamen Effekte des Yoga lassen sich immer besser belegen.

Die Wissenschaft kann das Wie und Warum vieler Dinge erklären, aber keine noch so umfassende Studie kann mit der persönlichen Erfahrung mithalten, die uns Veränderung und Heilung selbst erleben lässt. Nur wir selbst können die Kraft der Yogapraxis erfahren. Ich hoffe, dass dieses Buch seine Leser und Leserinnen dazu bringt, neue Fragen zu stellen und mit innerem Entdeckergeist das Warum hinter jeder neuen Erkenntnis zu erkunden.

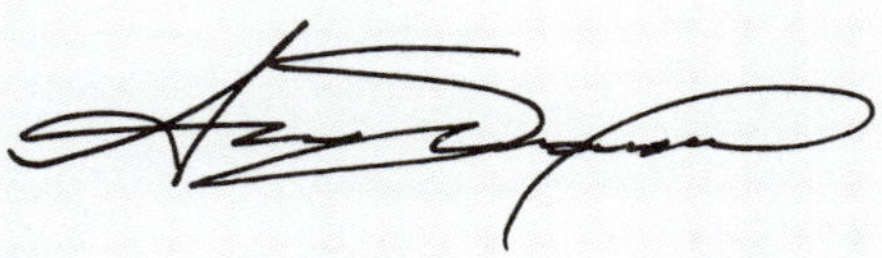

Ann Swanson, M. Sc.
Autorin und zertifizierte Yogatherapeutin und -lehrerin
www.scienceof.yoga

ÜBER DIESES BUCH

Yoga verstehen ist ein Ratgeber, der Aspekte von Körper, Geist und Seele einbezieht. Ich freue mich immer, wenn Menschen mir über die sozialen Medien mitteilen, dass das Buch neben ihrer Matte liegt. Bonuspunkte gibt's, wenn der Hund mitmacht.

Yoga schreibt nichts vor, sondern ist unendlich anpassungsfähig. Es gibt nicht den einen richtigen Weg, eine Asana auszuführen, und jeder Körper wird seine eigene Varianten der Haltungen finden. Kenntnisse über Anatomie, Physiologie und Kinesiologie helfen, den optimalen Nutzen aus den Asanas zu ziehen. Orientieren Sie sich an der traditionellen Ausführung und finden Sie heraus, was und wie viel für Sie am besten funktioniert. Niemand kennt Ihren Körper besser als Sie selbst.

Ist Yoga wissenschaftlich fundiert? Yoga wird zunehmend erforscht, insbesondere in Bereichen wie geistige Gesundheit, Kognition, Krebstherapie, chronische Schmerzen, Stoffwechsel- und Herz-Kreislauf-Erkrankungen. Yoga zeigt messbare Vorteile bei häufigen chronischen Gesundheitsproblemen, und die Menschen genießen es und bleiben dabei. Sein Erfolg beruht wahrscheinlich auf der Kombination von Bewegung, Meditation, Atemübungen und grundsätzlicher Lebenseinstellung. Yoga hat sich aus gutem Grund bewährt: Weil es funktioniert.

Ist Yoga sicher? Studien zeigen, dass Asanas wahrscheinlich weniger Risiken bergen als herkömmliche sportliche Übungen, zumal sie achtsam und langsam ausgeführt werden und keinen Wettkampfcharakter haben. Statistisch kommt es zu nur 0,6 Verletzungen pro 1000 Übungsstunden, das ist deutlich weniger als z. B. beim Gewichtheben (3,2), Fußball (3–17), Ballett (4,4) und Laufen (18–33). Es empfiehlt sich aber, qualifizierte Yogalehrende oder Yogatherapeutinnen und -therapeuten aufzusuchen, insbesondere wenn Sie gesundheitliche Probleme oder Verletzungen haben. (Hinweise für Lehrende auf S. 9).

Was ist neu in dieser Auflage? In Zusammenarbeit mit dem Illustrator Arran Lewis habe ich die Abbildungen überarbeitet, mehr inklusives Bildmaterial und Variationen der Posen hinzugefügt. Außerdem haben wir einen neuen Abschnitt (S. 206–223) mit therapeutischen Sequenzen und praktischen Tipps für häufige Probleme wie Rückenschmerzen, Anspannung, Herzgesundheit, Diabetes, Schwangerschaft und mehr eingeführt. Dabei haben wir uns auf neueste Forschungsergebnisse gestützt.

Wie die erste Ausgabe enthält auch diese neue Zitate aus aktuellen Studien, die in der Bibliografie (S. 235) detailliert aufgeführt sind. Weitere Informationen unter **www.scienceof.yoga/research**

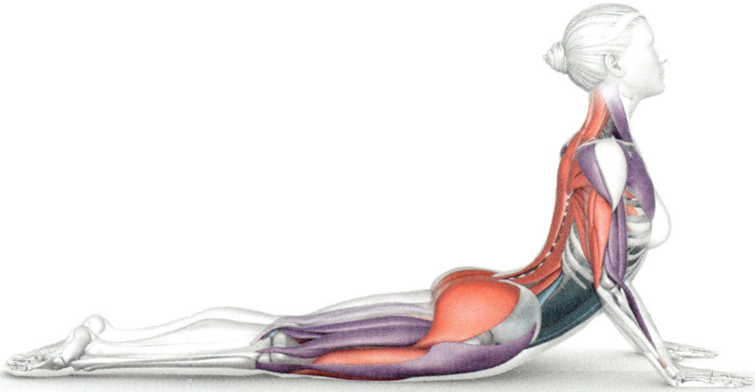

Folge deinem Dharma Als die erste Ausgabe 2019 erschien, war ich begeistert, dass sie in über 15 Sprachen übersetzt werden sollte. Voller Abenteuerlust machte mich auf eine weltweite Lesereise, die in Peru begann. Dann kam die Coronapandemie, und meine Reisen nach Europa und Asien fielen aus. Ich schwenkte um, entwickelte einen Online-Kurs und schrieb ein Buch über Meditation.

Jetzt lebe ich auf Hawaii, habe kürz ich geheiratet und erwarte mein erstes Kind. All das passt perfekt zu meinem Dharma – dem wahren Weg, der uns alle leitet. Wer sein Dharma entdecken will, muss sich engagiert um sein Wohlbefinden kümmern. In einer Welt, in der Lifestyle-Krankheiten auf dem Vormarsch sind, kann Yoga gegensteuern. Die meisten schweren Krankheiten – Krebs, Diabetes, Alzheimer – werden bestenfalls zu 5–10 % durch die Gene gesteuert. Eine weitaus größere Rolle spielt der Lebensstil. Und Yoga kann definitiv dem Lebensstil eine positivere, gesündere Ausrichtung geben.

Studien zeigen, dass Gewohnheiten ansteckend sind. Darum ist Gemeinschaft (oder Sangha) so wichtig. Der wichtigste Garant für ein zufriedenes, sinnhaftes und glückliches Leben sind starke Beziehungen. Es ist nicht nur erfüllend, seinem Dharma zu folgen, es kann sogar die Lebenserwartung um sieben Jahre erhöhen. Mein Dharma ist es, die Wissenschaft hinter Yoga verständlich zu erklären und damit Geist-und-Körper-Praktiken den Menschen näher zu bringen. Was ist Ihr Dharma? Bleiben Sie dran, und es wird sich zeigen.

Ihr Lebensabenteuer wartet auf Sie.

Hinweis für Yogalehrende

Menschen, die Fußball spielen, laufen oder tanzen, wollen sich meist mit anderen messen, sich körperlich fordern oder Spaß haben. Wer sich für Yoga entscheidet, sucht meist Gesundheit oder Heilung. Das verpflichtet uns als Lehrende zu einem höheren Standard, der von der Philosophie des Ahimsa (Nicht-Schaden) geleitet wird. Aus diesem Grund hier einige Sicherheitshinweise:

Eine zu schnelle oder zu starke Belastung kann beim Yoga zu Verletzungen wie Verstauchungen oder Zerrungen führen. Besondere Beachtung brauchen aber Menschen mit Bluthochdruck, Osteoporose, Schlaganfall, Glaukom, Gelenkersatz und akuten Verletzungen. Das Wissen um die wissenschaftlichen Hintergründe von Yogastellungen – insbesondere bei Umkehrhaltungen, akrobatischen Asanas und intensivem Pranayama – ist für Lehrer wichtig, um eine sichere, integrative Umgebung zu schaffen, vor allem für ältere Erwachsene und Menschen mit Beeinträchtigungen oder chronischen Erkrankungen. Dieses Wissen ermöglicht es Ihnen auch, Übungen für Schüler mit gesundheitlichen Problemen therapeutisch anzupassen, um deren Nutzen zu optimieren.

Viele Schüler schätzen es, wenn ihre Übungen wissenschaftlich untermauert sind. Ein Lehrer, der die Übungen intelligent anpassen und individuelle Varianten vorschlagen kann, gibt seinen Schülern den Spielraum, selbst zu entscheiden und zu handeln.

DIE **ANATOMIE** DES MENSCHEN

Die meisten Bücher über Yoga-Anatomie legen den Fokus auf das Muskel-Skelett-System, aber die Forschung zeigt, dass die Yogapraxis auf sämtliche Systeme des Körpers wirkt. Auf den folgenden Seiten stelle ich die wichtigsten Effekte vor. Wir betrachten dazu jedes Organsystem einzeln, so, wie sie in der modernen Anatomie gesehen werden. Aus der Sicht des Yoga jedoch bilden alle Systeme eine Einheit. Der Körper wird als ein zusammenhängendes Ganzes gesehen.

VON DER ZELLE ZUM SYSTEM

In der Biologie gilt wie beim Design: Die Form folgt der Funktion. Die Strukturen des Körpers richten sich nach ihren Aufgaben. Die Anatomie ist die Analyse dieser Strukturen, und die Physiologie ist die Analyse ihrer Funktionsweisen.

Telomere

Telomere liegen wie Schutzkappen an den Chromosomenenden. Mit dem Alter werden sie kürzer, doch die moderne Molekularbiologie zeigt, dass ein yogischer Lebensstil (Yogaübungen, Meditation, soziale Kontakte, pflanzliche Ernährung) diesen Prozess verlangsamen und zu einem längeren Leben und besserer Gesundheit führen kann.

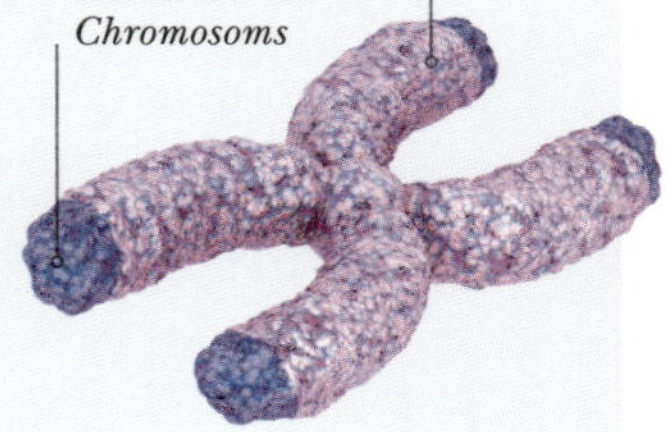

BAUSTEINE

Atome sind die Bausteine der Materie, und Zellen sind die Bausteine biologischen Lebens. Der Mensch besteht aus etwa 37 Billionen Zellen, die wiederum vier grundlegende Gewebe und elf Organsysteme bilden. Zusammen formen sie eine Einheit, die wir Körper nennen.

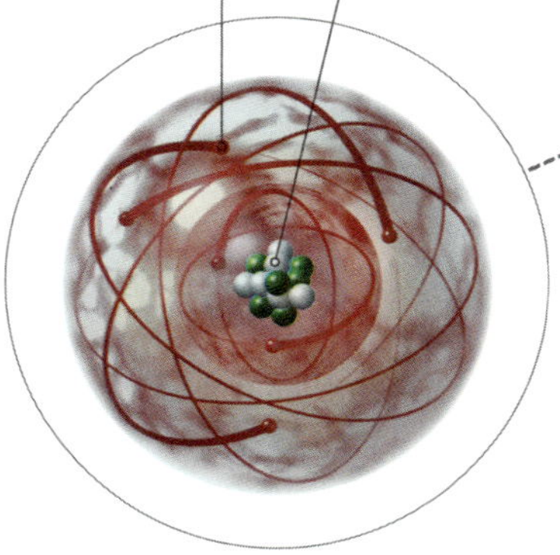

Atome

Die chemischen Bausteine enthalten Protonen, Neutronen und Elektronen, die zusammen Moleküle wie zum Beispiel Wasser (H_2O) bilden.

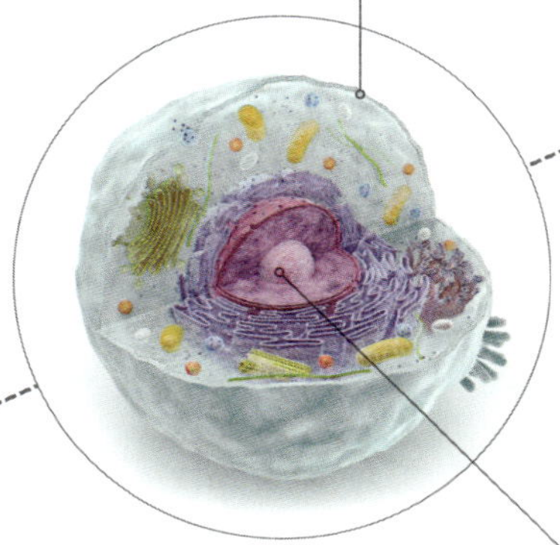

Zellen

Die Zelle ist die kleinste Einheit des Lebens. Die meisten Zellen bestehen aus einem Zellkern, Zellplasma und einer Membran. Kleine funktionelle Einheiten in den Zellen nennt man Organellen.

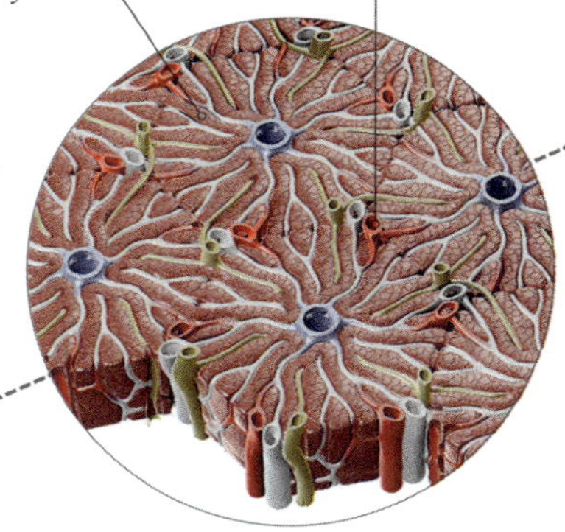

Gewebe

Zusammen bilden Zellen verschiedene Gewebetypen. Dieses einzigartig strukturierte Gewebe ist Teil der Leber.

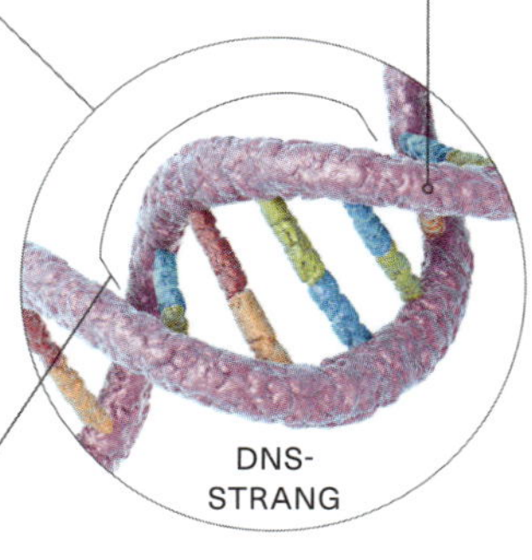

Organe

Gewebe bilden gemeinsam Organe, wie z. B. die Leber (Bild unten). Dieses große Organ verarbeitet und reinigt das Blut des gesamten Körpers und stellt unter anderem Galle her, mit der wir Fette verdauen.

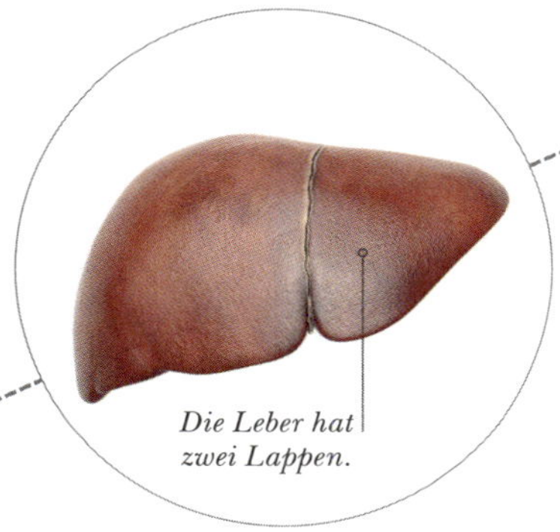

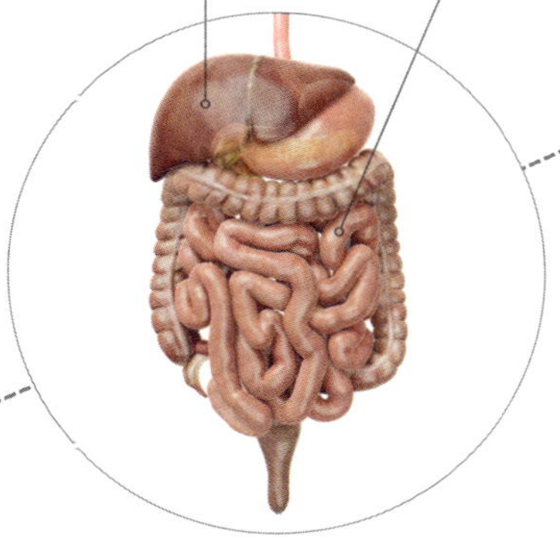

Systeme

Die Organe bilden Organsysteme: Haut (Integument), Skelett, Muskulatur, Nerven, Hormone, Atmung, Herz-Kreislauf-System, Lymphsystem, Verdauungssystem (Bild oben), Harnwegs- und Fortpflanzungssystem.

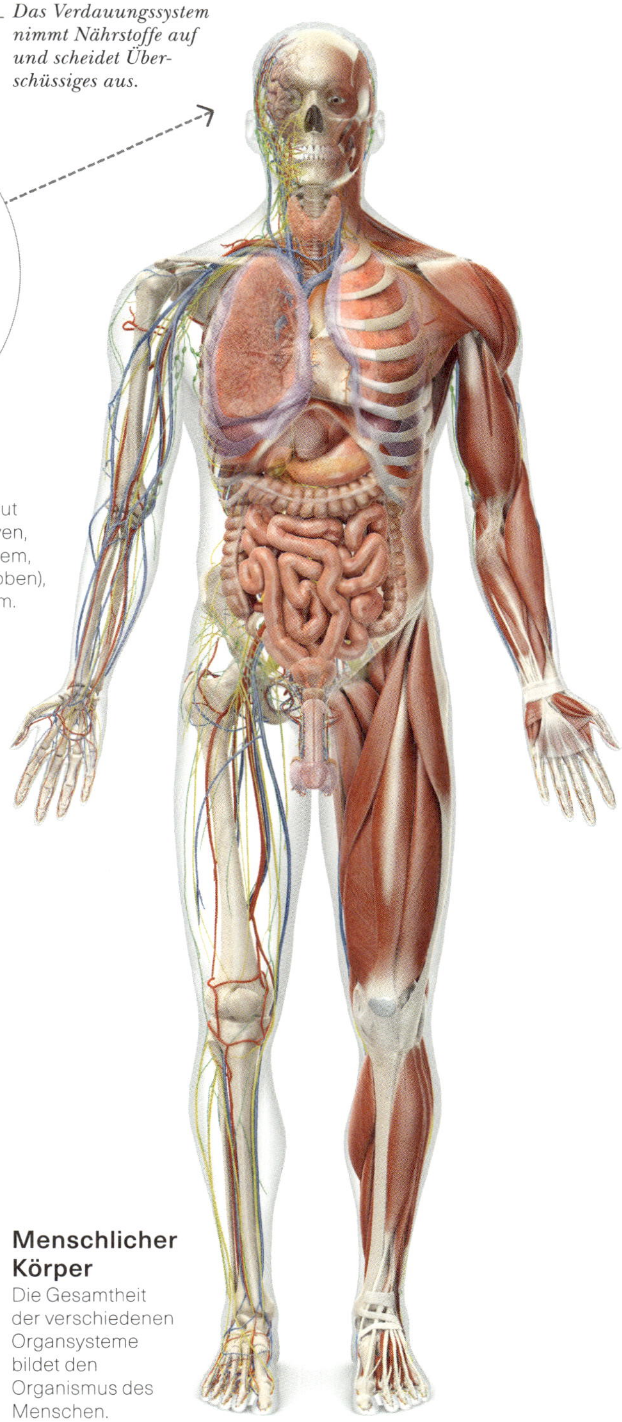

Menschlicher Körper

Die Gesamtheit der verschiedenen Organsysteme bildet den Organismus des Menschen.

Integument

Das sogenannte Integument besteht aus Haaren, Nägeln, Haut und verbundenen Strukturen wie Schweißdrüsen. Oft wird gesagt, beim Bikram-Yoga würde man »Giftstoffe ausschwitzen«, tatsächlich werden Giftstoffe über die Leber ausgeschieden. Wir schwitzen lediglich Wasser aus, was zu Dehydrierung führen kann. Trinken Sie viel Wasser, um den Verlust auszugleichen.

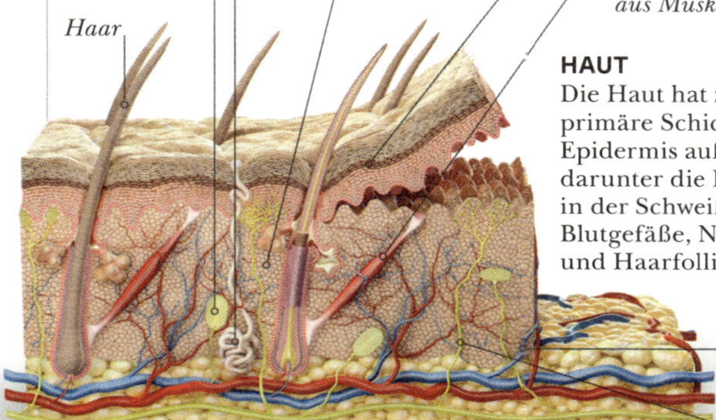

HAUT
Die Haut hat zwei primäre Schichten: Die Epidermis außen und darunter die Dermis, in der Schweißdrüsen, Blutgefäße, Nerven und Haarfollikel liegen.

DAS SKELETT

Die circa 206 Knochen, aus denen unser Skelett besteht, sind lebende Organe und formen durch ihre Struktur das Gerüst unseres Körpers, das uns schützt und Bewegung ermöglicht.

ÜBERSICHT

Die Knochen bestehen aus Kollagen und speichern Kalzium, das sie stabiler macht und für weitere Körperfunktionen benötigt wird. Im Knochenmark werden die Blutzellen produziert. Die Gelenke sind durch Knorpel und Strukturen wie Bänder verbunden. Durch Yoga können wir Knochen und Gelenke gesund halten.

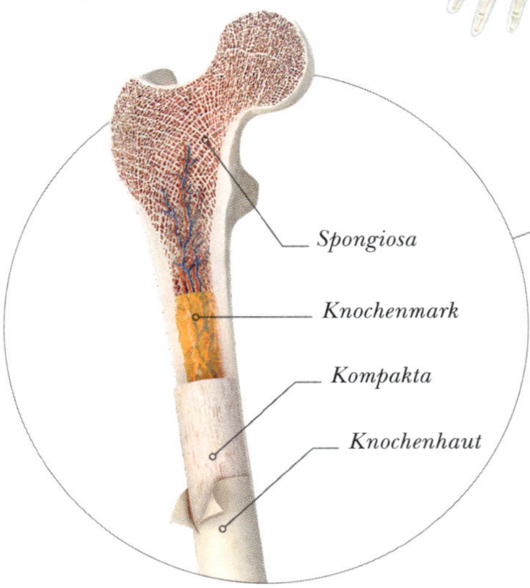

Knochenstruktur

Die Knochen sind von einer glatten Bindegewebshülle, der Knochenhaut, umgeben. Darunter liegt eine feste Schicht (Kompakta), und darunter eine schwammartige Schicht (Spongiosa), die leicht und stabil ist.

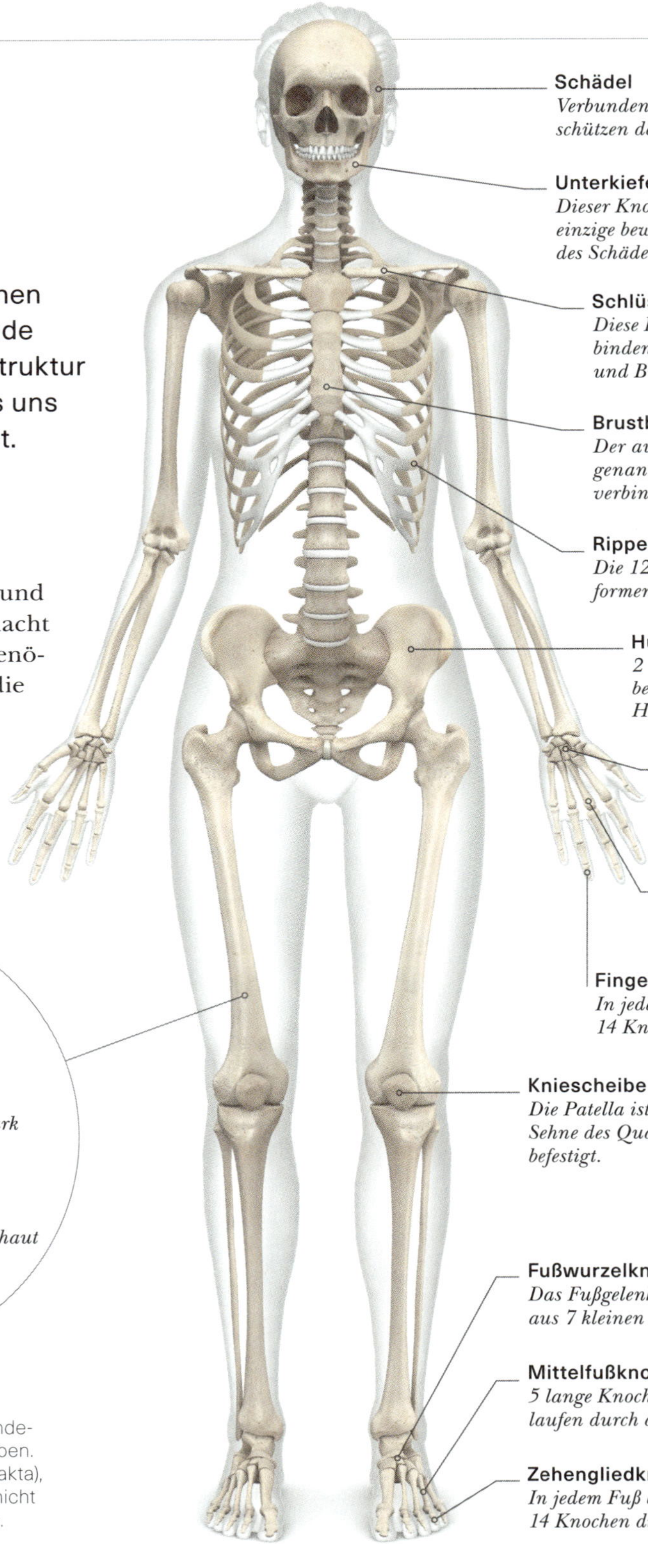

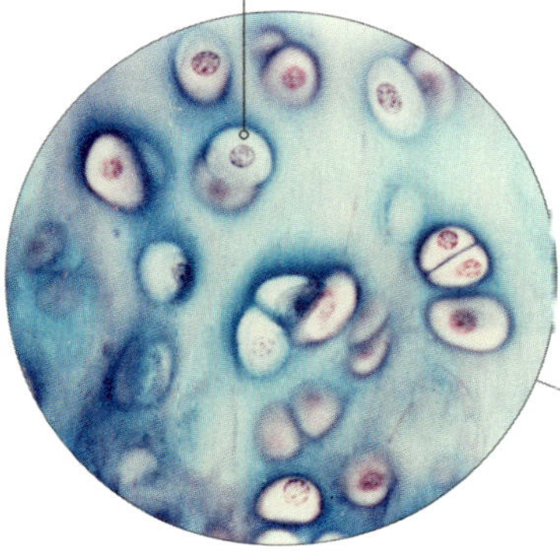

Knorpel

An den meisten Gelenken sind die Knochen von Hyalinknorpeln umgeben, die glatter sind als Glas und unterm Mikroskop auch wie Buntglas aussehen können. Doch wenn der Knorpel abgenutzt ist, kann er rau wie Sandpapier werden und Arthrose hervorrufen (S. 17).

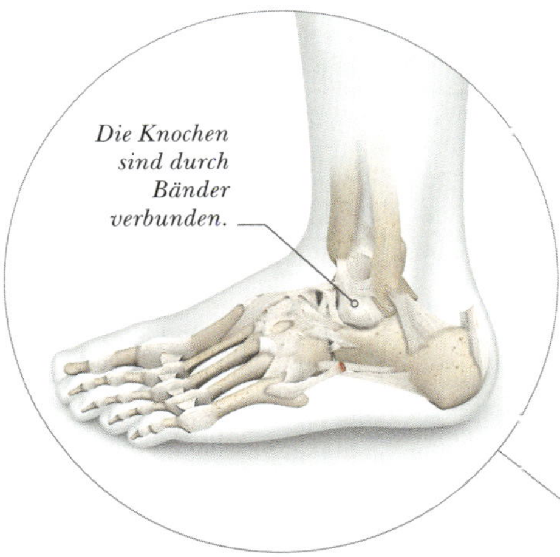

Bänder

Die Knochen sind durch feste Fasern verbunden. Bänder und Sehnen (S. 19) sind nicht sehr elastisch. Deshalb werden sie nach einer Überdehnung bei einer Yogaübung unter Umständen nicht wieder fest und verlieren an Stabilität.

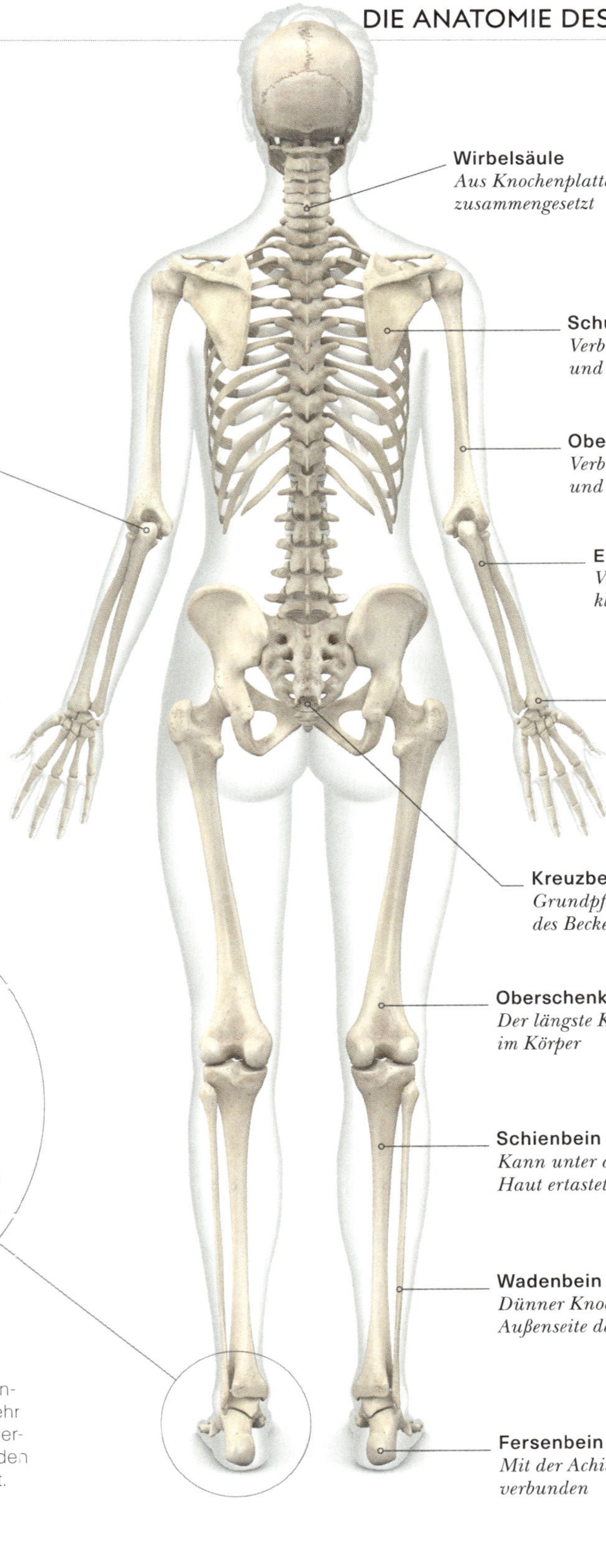

WIRBELSÄULE

Die Wirbel liegen übereinander und bilden natürliche Kurven: die »neutrale Wirbelsäule«. Die Kurven nach innen (Lordose) und nach außen (Kyphose) bilden eine flexible Struktur, die Stöße abfedern kann. Die Wirbel sind wie Keile in dieser gebogenen Linie gestapelt, um das Körpergewicht effektiv zu tragen.

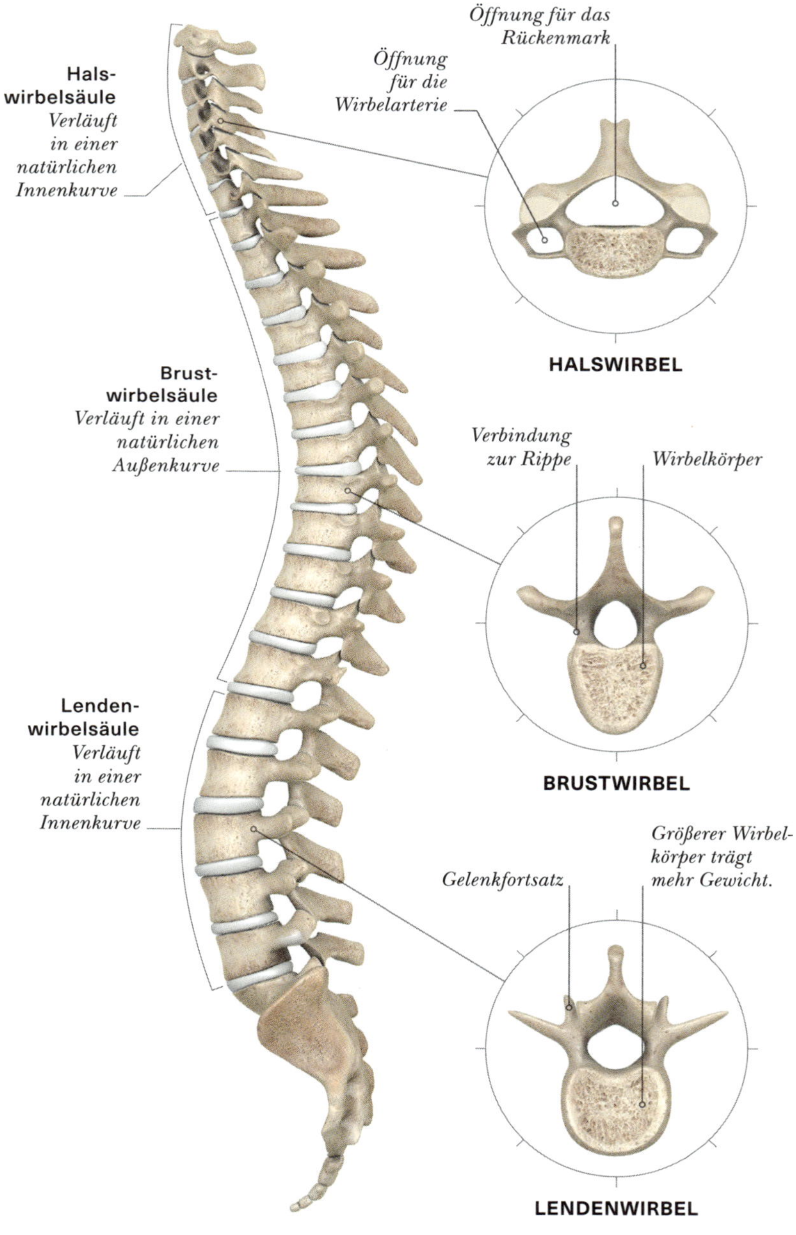

Neutrale Wirbelsäule

In vielen Yogahaltungen sollte die Wirbelsäule neutral ausgerichtet sein, wie im Sitzen bei der Meditation. Eine schlechte Körperhaltung kann zu Beschwerden führen, etwa zu häufigen Fehlhaltungen wie der Hyperlordose oder Hypherkyphose. Yoga kräftigt und stabilisiert die Wirbelsäule und verbessert die Körperhaltung.

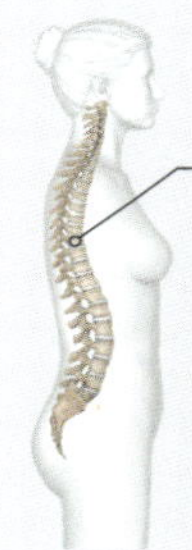

NEUTRALE WIRBELSÄULE
Die natürlichen Kurven sorgen für eine stabile Ausrichtung. Im Idealfall ist die Wirbelsäule nicht verdreht und neigt nicht zu einer Seite.

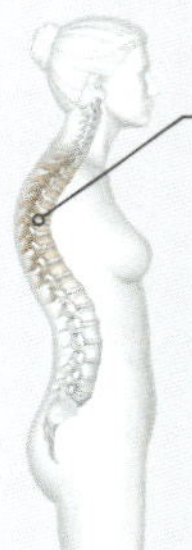

KYPHOSE
Die Hyperkyphose der Brustwirbelsäule wird oft Kyphose oder Buckel genannt. Die verstärkte Krümmung tritt oft bei Osteoporose auf.

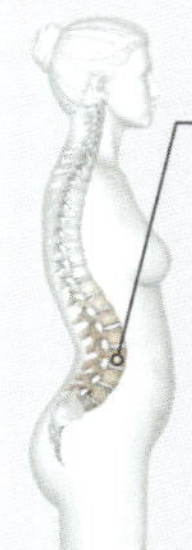

LORDOSE
Die Hyperlordose der Lendenwirbelsäule wird Lordose oder Hohlkreuz genannt. In der Schwangerschaft ist die verstärkte Krümmung normal.

BECKEN

Das Becken besteht aus zwei Hüftknochen, die durch das Kreuzbein (Sakrum) verbunden sind. Das Sakrum (Latein für »heilig«) ist ein dreieckiger Knochen, der im Steißbein endet. Das Sakrum ist wie der Grundpfeiler einer Brücke und bildet eine stabile Basis für die Wirbelsäule.

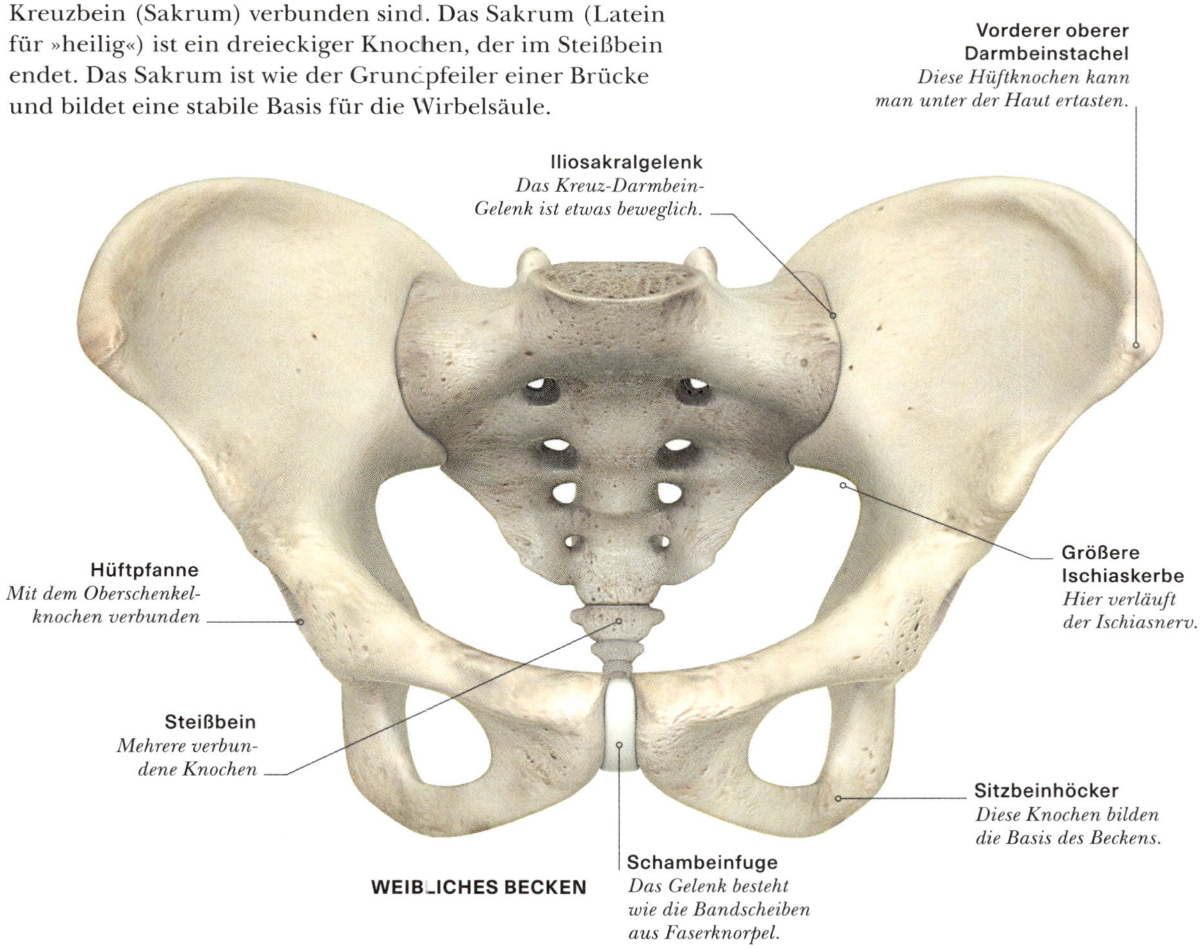

WEIBLICHES BECKEN

Neutrales Becken

Ein neutrales Becken führt zu einer neutralen Wirbelsäule und umgekehrt. Man kann sich das Becken als Wassereimer vorstellen: Wenn Becken und Wirbelsäule neutral ausgerichtet sind, schwappt weder hinten, noch vorn oder seitlich Wasser über – anders, als wenn man das Becken kippt.

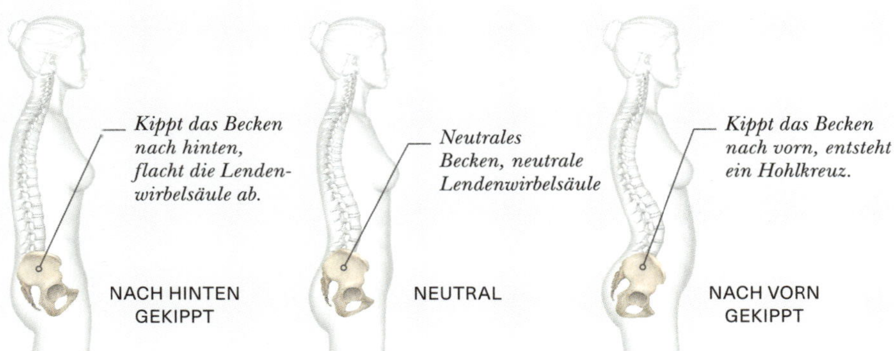

GELENKE

Gelenke sind die Verbindungen zwischen den Knochen und ermöglichen Bewegung. Es gibt drei Arten: unbewegliche Fasergelenke wie die Nahtstelle der Schädelknochen, etwas bewegliche Knorpelgelenke wie die Schambeinfuge und die voll beweglichen Synovialgelenke, die für die Asanas am wichtigsten sind.

BEWEGUNG DER GELENKE

Synovialgelenke lassen sich in verschiedene Richtungen bewegen. Scharniergelenke wie Ellbogen und Knie machen primär Beuge- und Streckbewegungen. Größere Kugelgelenke wie Schulter- und Hüftgelenke können auch Abduktions-, Adduktions- und Rotationsbewegungen ausführen, dazu die Zirkumduktion, die Kombination all dieser Bewegungen.

BEWEGUNGSARTEN

Beugung	Verringert den Winkel des Gelenks
Streckung	Vergrößert den Winkel des Gelenks
Abduktion	Arm oder Bein wegstrecken
Adduktion	Arm oder Bein heranziehen
Außenrotation	Arm oder Bein nach außen drehen
Innenrotation	Arm oder Bein nach innen drehen
Achsenrotation	Wirbelsäule dreht auf ihrer Achse
Plantarflexion	Fuß strecken, wie eine Ballerina
Dorsalflexion	Fuß heranziehen, wie beim Gehen

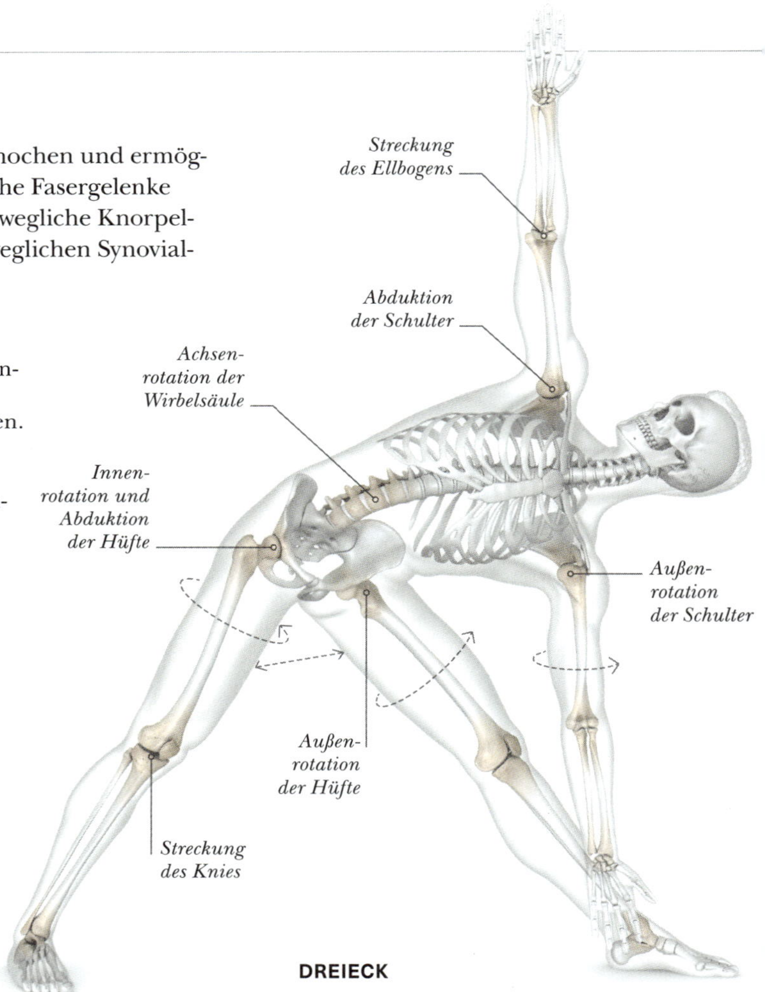

DREIECK

Im Inneren des Gelenks

Gelenkflüssigkeit hält die Gelenke geschmeidig. Sie wird unter Druck dickflüssiger, was sie zu einem »nicht-newtonschen Fluid« macht, das nicht den Gesetzen Newtons folgt (ähnlich wie Ketchup oder Blut). Durch mangelnde Bewegung kann die Gelenkflüssigkeit dünner und ineffektiver werden. Durch Yoga kann sie wieder dickflüssiger werden und so Gelenke und Knorpel besser schützen und Schmerzen lindern.

SYNOVIALGELENKE

Die häufigsten Gelenke im menschlichen Körper. Sie ermöglichen viel Bewegung und halten die Knochenenden voneinander fern, damit diese nicht aufeinanderreiben.

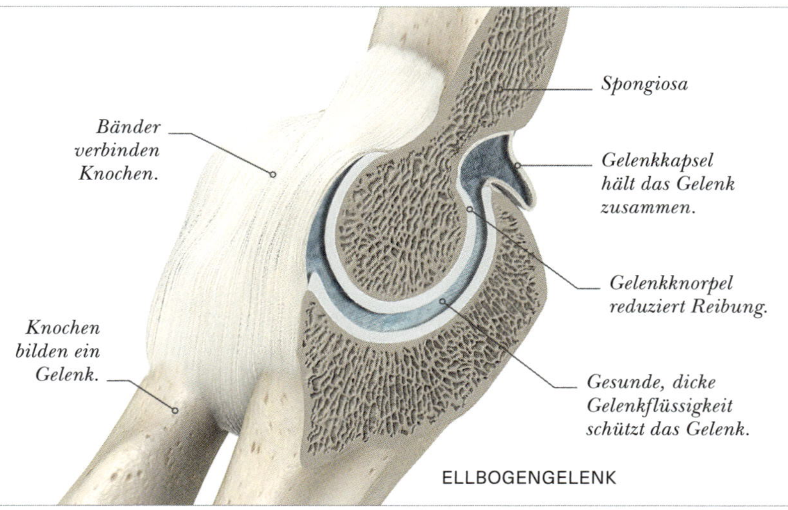

ELLBOGENGELENK

DIE YOGAPOSITIONEN
In den Asanas führen die Gelenke alle möglichen Bewegungen aus. Visualisieren Sie oder nehmen Sie die Haltungen ein und spüren Sie in die Gelenke hinein.

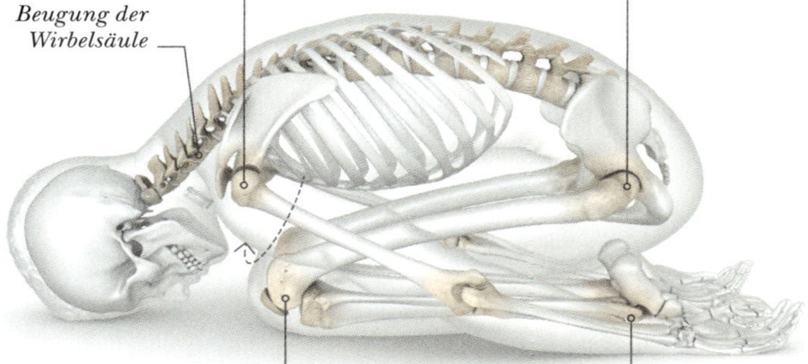

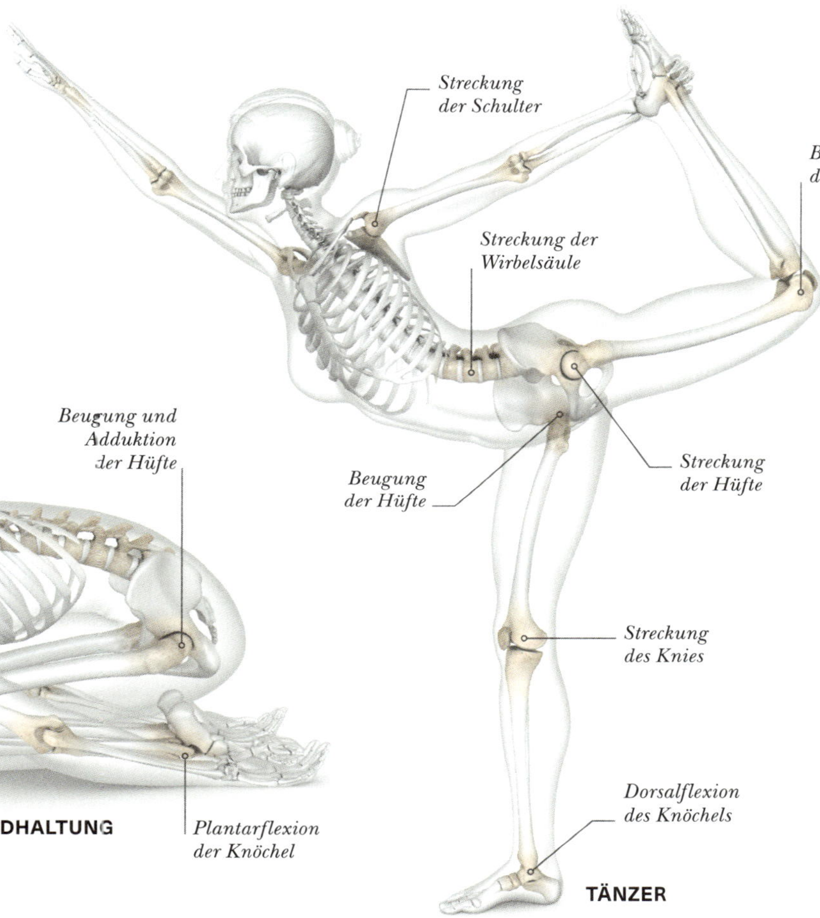

Arthritis

Die Abnutzung der Gelenke kann zu Arthrose (Gelenkverschleiß) führen. In einer Studie über sieben Jahre erwies sich Yoga als sicher und effektiv sowohl bei Arthrose als auch bei Arthritis (Gelenkentzündung, S. 41). Nach einem achtwöchigen Yogakurs zeigte sich bei den Probanden ein Rückgang der Schmerzen um 25 % sowie eine signifikante Verbesserung der Fitness und der Lebensqualität.

VERLAUF
Wenn der Knorpel sich zurückbildet, kann das zu Entzündungen und Schmerzen führen und die Entstehung von Knochenspornen und -zysten begünstigen.

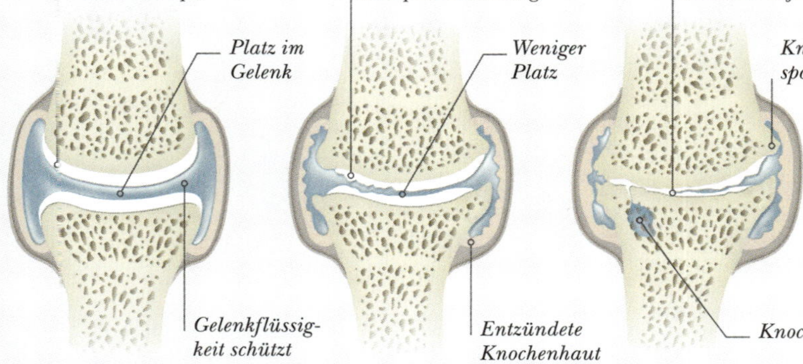

DIE MUSKULATUR

Der Körper hat etwa 640 Muskeln. Die Skelettmuskeln sind mit den Knochen verbunden und ermöglichen Bewegung. Einige Muskeln liegen an der Oberfläche, andere tiefer im Körper.

ÜBERSICHT

Um sich mit den wichtigsten Muskeln vertraut zu machen, können Sie sie ertasten und zugleich visualisieren. So lernen Sie leichter und fördern gleichzeitig die Verbindung zwischen Gehirn und Körper. Die meisten Muskeln lassen sich nach ihren Aufgaben in Gruppen einteilen.

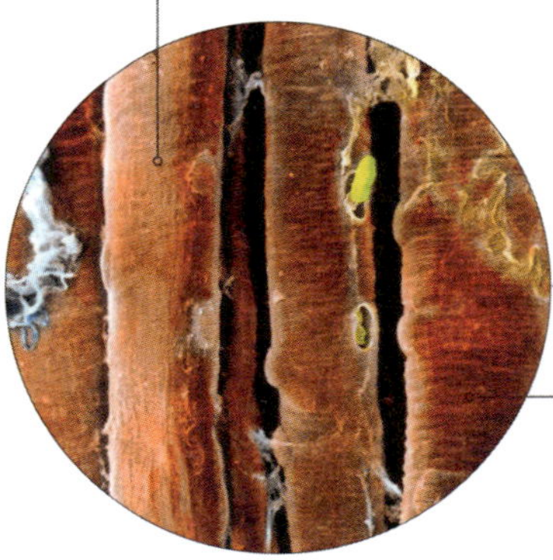

Skelettmuskel

Es gibt drei Arten von Muskulatur: Herzmuskeln, glatte Muskeln und Skelettmuskeln. Letztere bewegen den Körper in den Asanas. So sehen sie unter dem Mikroskop aus.

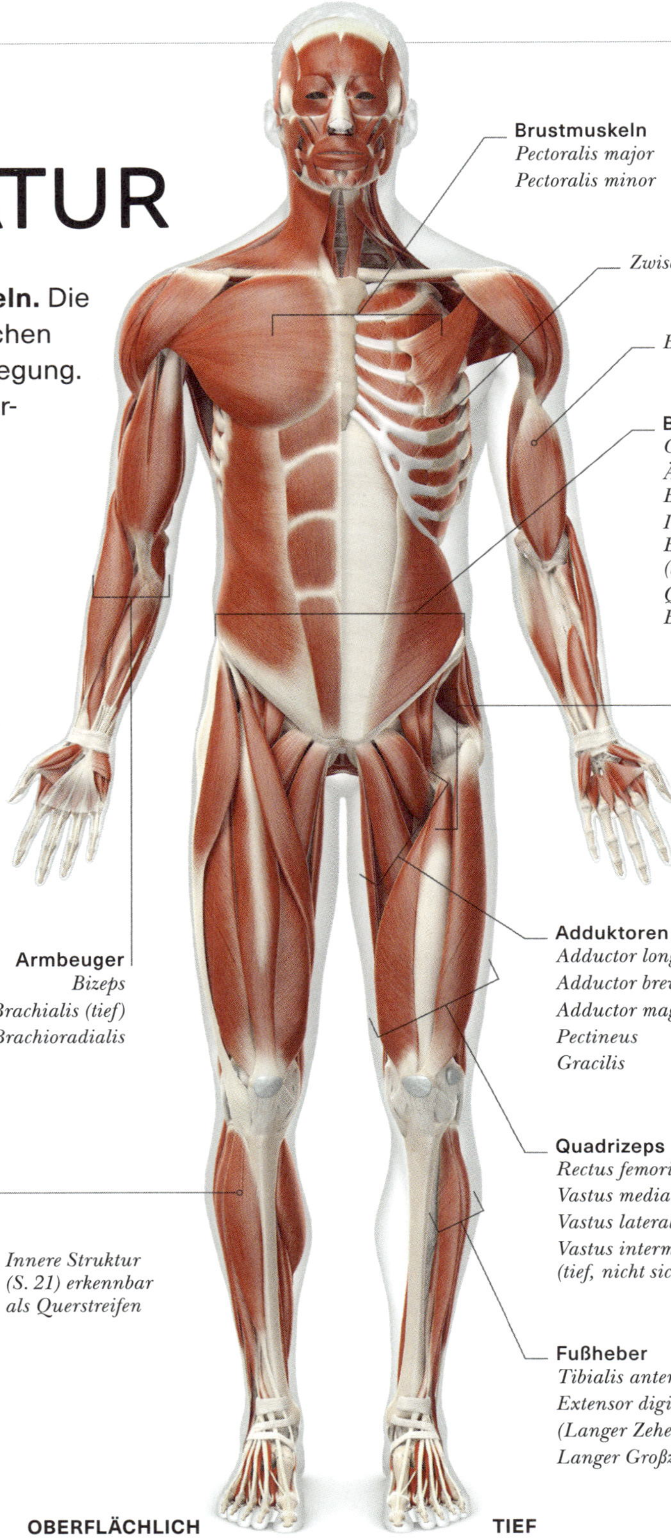

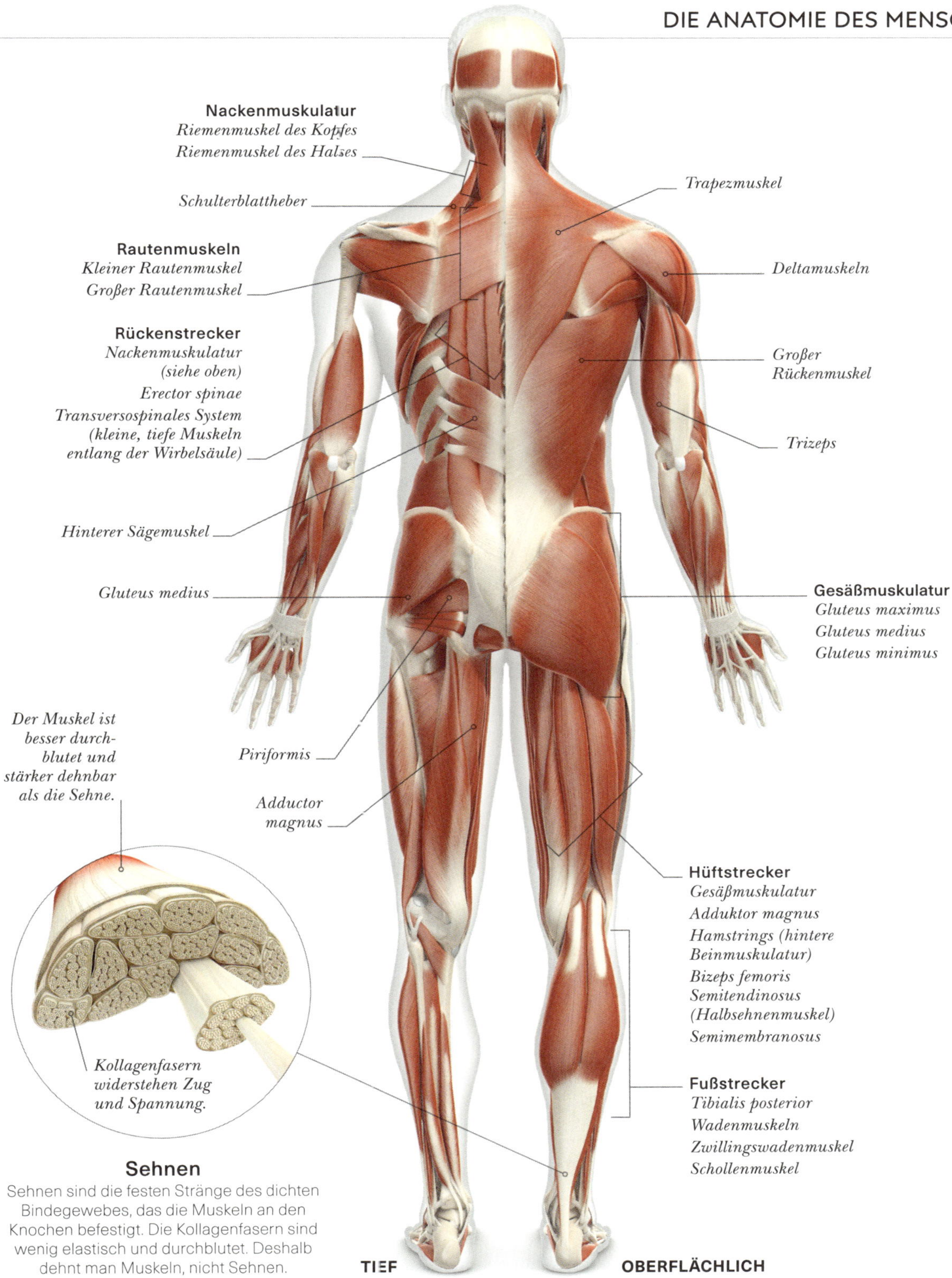

Sehnen

Sehnen sind die festen Stränge des dichten Bindegewebes, das die Muskeln an den Knochen befestigt. Die Kollagenfasern sind wenig elastisch und durchblutet. Deshalb dehnt man Muskeln, nicht Sehnen.

MUSKELSTRUKTUR

Skelettmuskeln bestehen aus Bündeln parallel verlaufender Muskelzellen, Blutgefäße und Nerven, umgeben von weichen Bindegewebsteilen, den Faszien. Die Faszien bilden ein Netzwerk um sämtliche Muskeln und andere Körperstrukturen. In den Muskeln erzeugen Proteine Kontraktionen.

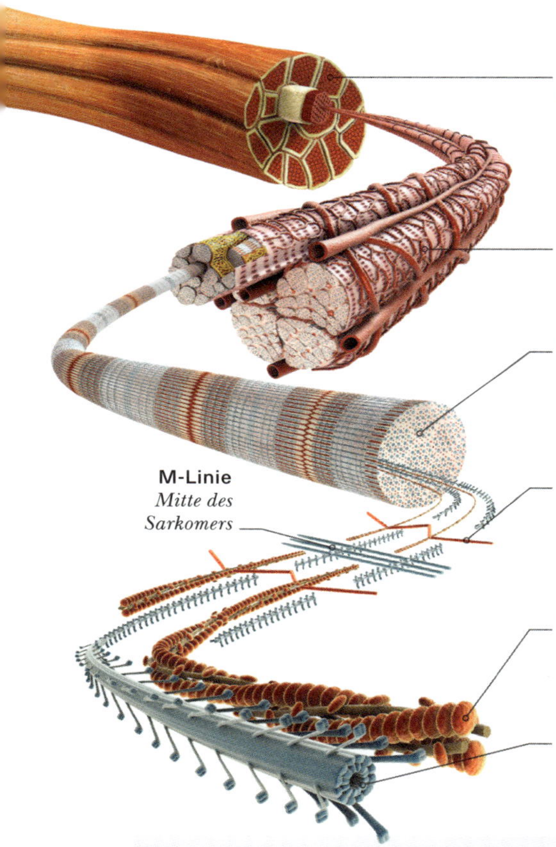

Faszien

Faszien kann man sich wie das Weiße einer Orange vorstellen, das um die Fruchtspalten liegt. Sie umgeben nicht nur die Muskeln, sondern auch die Organe und andere Körperstrukturen. Dank dieses Netzwerks, das den ganzen Körper durchzieht, kann eine Asana, die den Fuß bewegt, Verspannungen in den Schultern lösen.

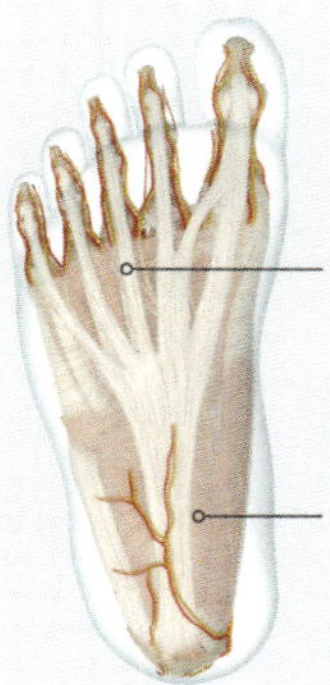

FUNKTIONSWEISE DER MUSKELN

Muskeln agieren oft wie Spieler und Gegenspieler: Wenn der Agonist anspannt, entspannt sich der Antagonist. Sogenannte Synergisten rund um die Gelenke unterstützen den Agonisten.

ARTEN DER KONTRAKTION

Bei isotonischen Kontraktionen ändert sich die Muskellänge, wie beim Beugen oder Strecken des Ellbogens (Bild) oder bei den Übergängen zwischen den Asanas. Bei isometrischen Kontraktionen wird Anspannung ohne Bewegung erzeugt, wie beim Halten einer Asana.

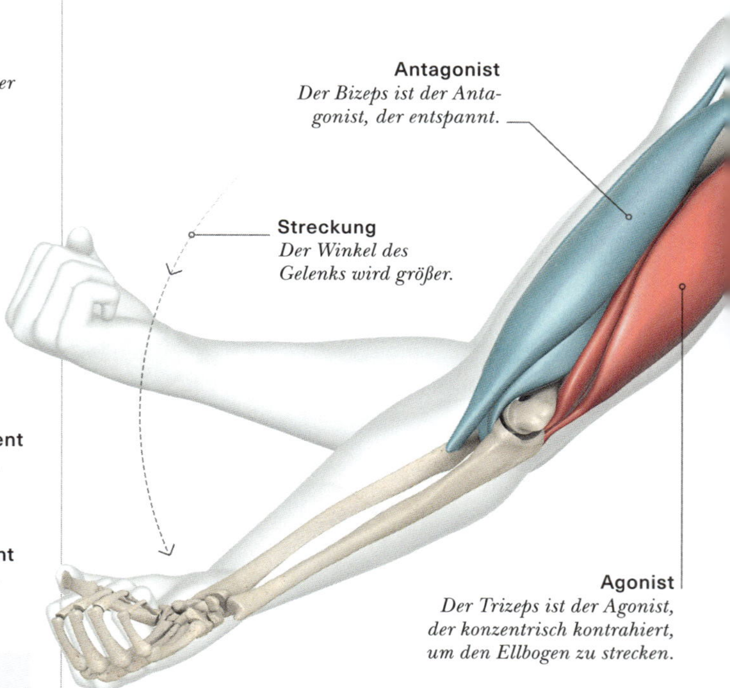

EXZENTRISCHE KONTRAKTION

Bei dieser Bewegung längen sich die Muskelfasern, um den Winkel eines Gelenks zu vergrößern, wie der Bizeps zum Strecken des Ellbogens beim Senken von Hanteln oder die Hamstrings zum Strecken des Knies beim Übergang vom Krieger II zum Dreieck (S. 122–123). Würde diese Figur ein Gewicht halten, würden die blau markierten Muskeln exzentrisch arbeiten, um die Bewegung zu kontrollieren.

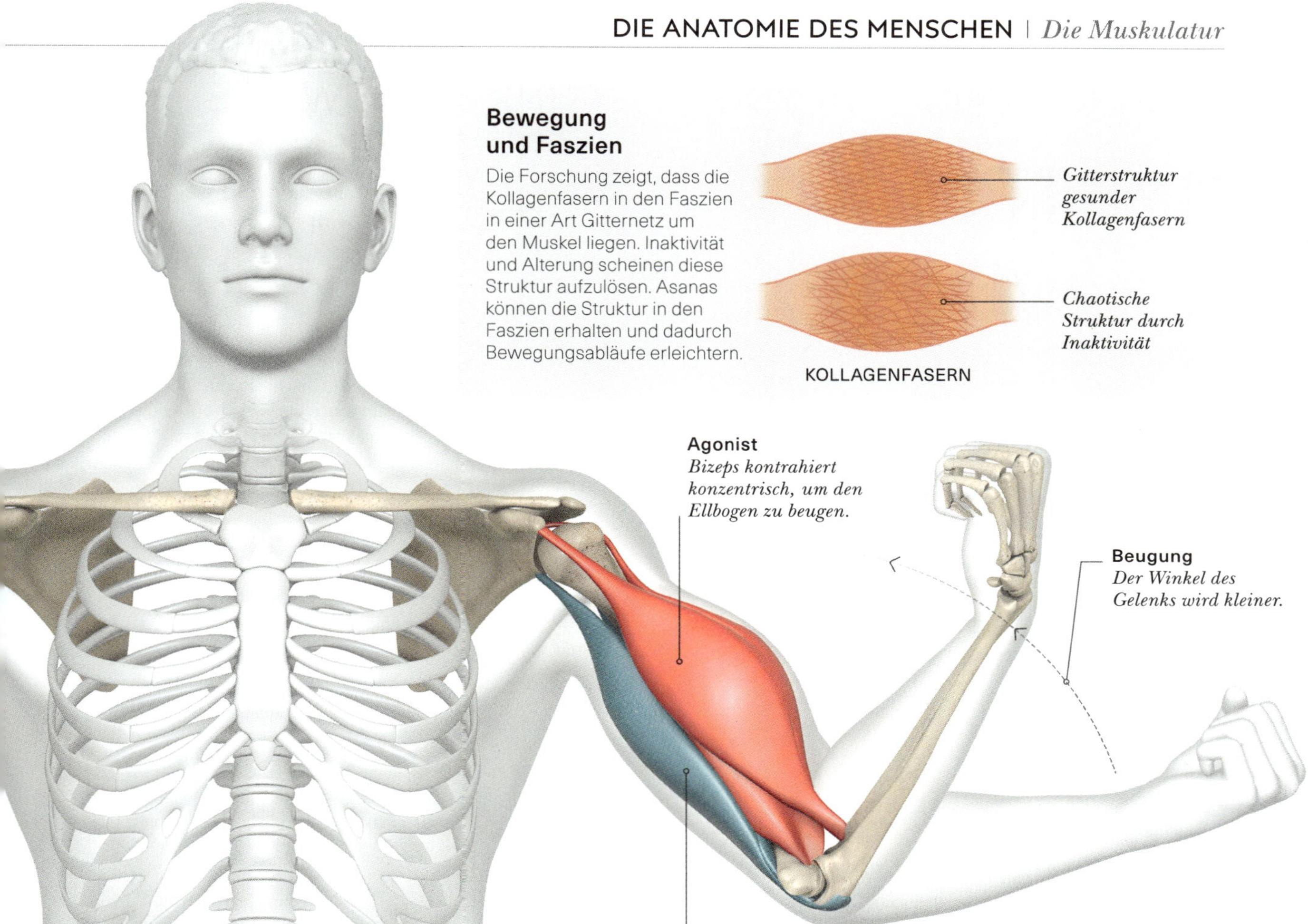

Bewegung und Faszien

Die Forschung zeigt, dass die Kollagenfasern in den Faszien in einer Art Gitternetz um den Muskel liegen. Inaktivität und Alterung scheinen diese Struktur aufzulösen. Asanas können die Struktur in den Faszien erhalten und dadurch Bewegungsabläufe erleichtern.

Gitterstruktur gesunder Kollagenfasern

Chaotische Struktur durch Inaktivität

KOLLAGENFASERN

KONZENTRISCHE KONTRAKTION
Die Muskelfasern ziehen sich zusammen, um den Winkel des Gelenks zu verkleinern, wie beim Beugen des Ellbogens zum Heben einer Hantel oder beim Beugen des Knies beim Übergang in den Krieger II (S. 106–107).

Muskelkontraktion

Ein Signal des Nervensystems löst bei Vorhandensein von genügend Kalzium eine Kaskade von Prozessen aus, bei der die Blockade des Aktins aufgehoben wird, sodass das dicke und das dünne Filament sich verbinden können. Das dicke Filament zieht das dünne zur M-Linie und dadurch die Z-Scheiben zueinander.

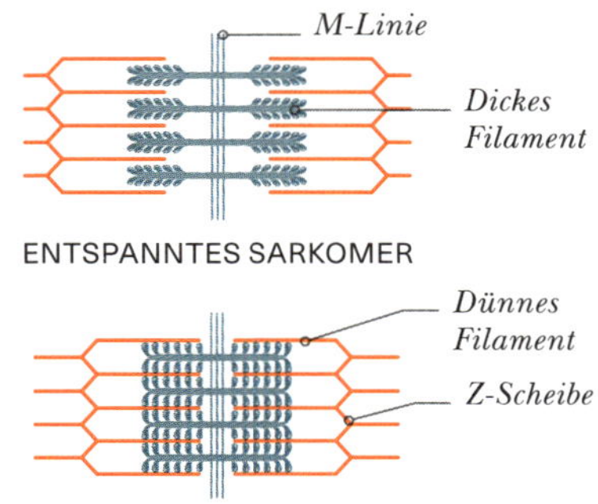

DAS NERVEN-SYSTEM

Das Nervensystem ist ein Steuerungsnetz, das alle Organsysteme verbindet. Es besteht aus dem zentralen (ZNS) und dem peripheren Nervensystem (PNS). Das PNS wird in das somatische und das vegetative Nervensystem unterteilt.

ÜBERSICHT

Das somatische Nervensystem besteht aus Nerven, die sensorische und motorische Signale zum und vom Gehirn und Rückenmark übertragen. Zum vegetativen Nervensystem (VNS) gehören der Sympathikus und der Parasympathikus. Letzterer profitiert von der Yogapraxis besonders.

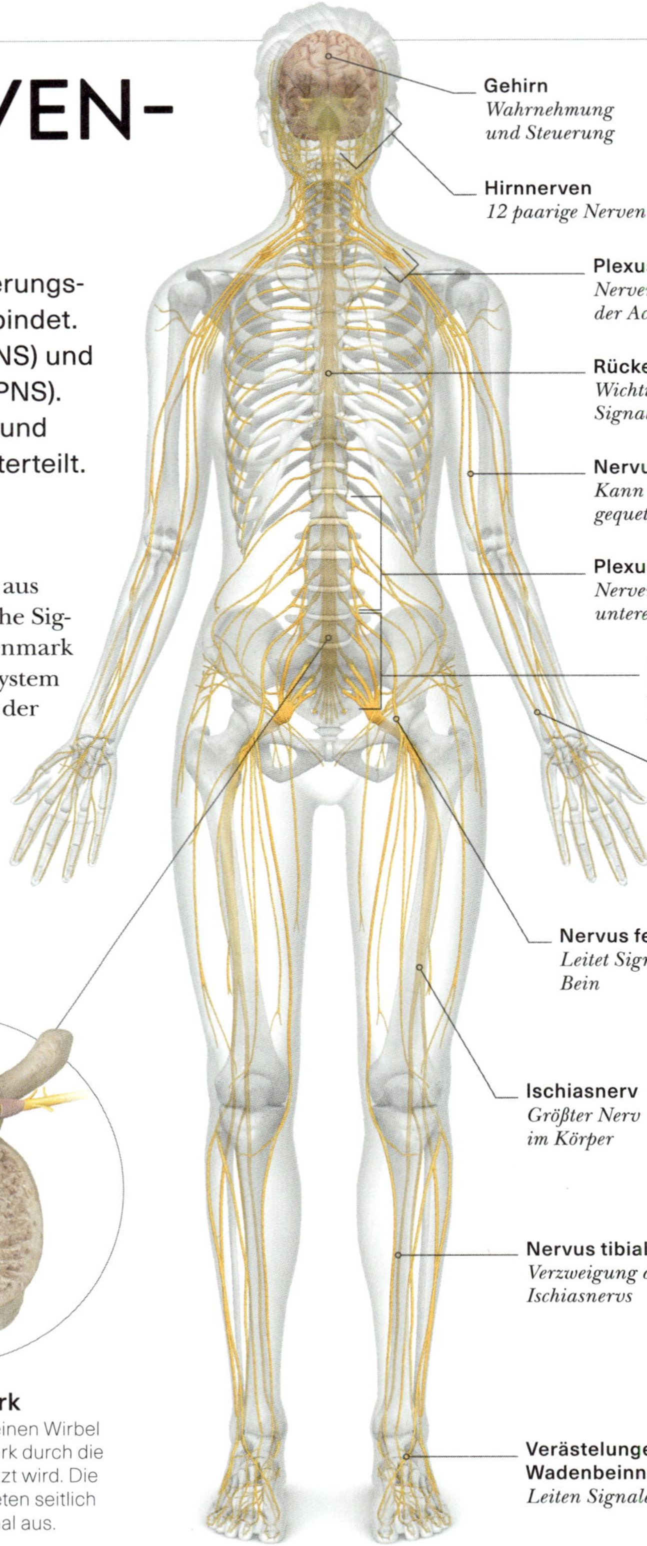

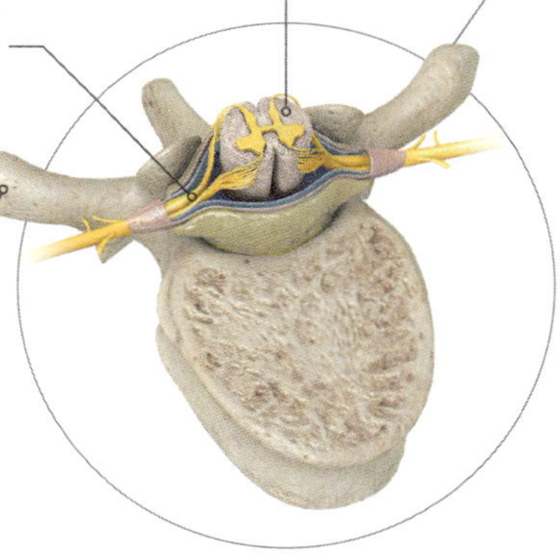

Rückenmark
Der Blick von oben auf einen Wirbel zeigt, wie das Rückenmark durch die Wirbelknochen geschützt wird. Die Rückenmarksnerven treten seitlich aus dem Wirbelkanal aus.

STRUKTUR DER NERVEN

Das Nervensystem besteht zum Großteil aus Neuronen. Im PNS bündeln sich Axone zu Nerven. Nerven sind wie stark leitende Stromkabel, die Signale durch den Körper senden. Einige sind von einer Substanz namens Myelin umgeben, um den Signaltransport zu beschleunigen.

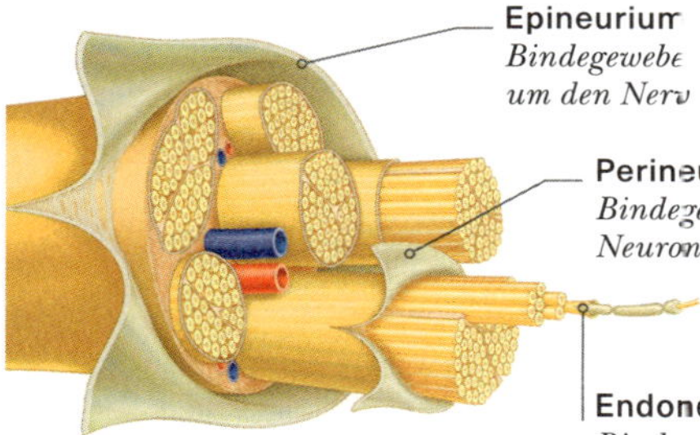

NERV

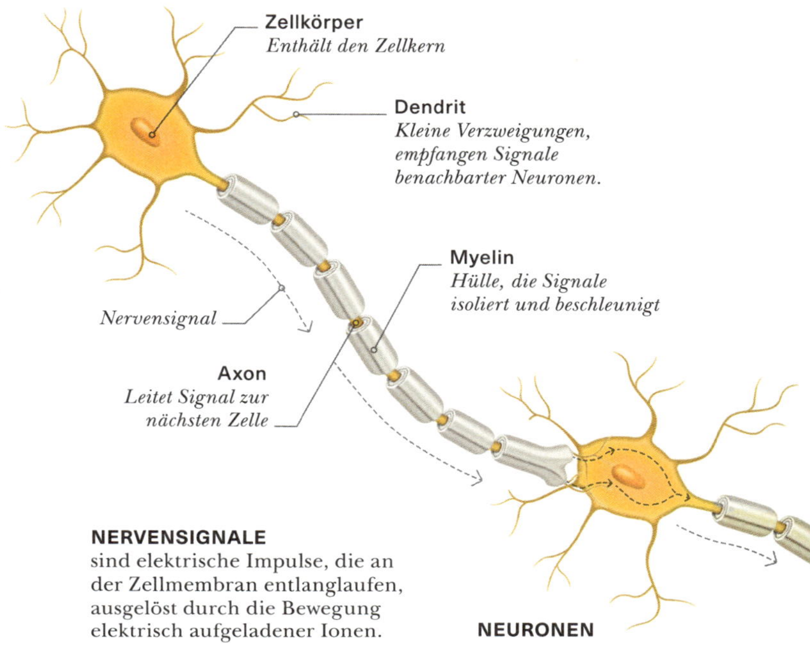

NERVENSIGNALE sind elektrische Impulse, die an der Zellmembran entlanglaufen, ausgelöst durch die Bewegung elektrisch aufgeladener Ionen.

NEURONEN

DAS VEGETATIVE NERVENSYSTEM

Das VNS kann man sich wie einen Autopiloten des Körpers vorstellen. Es steuert die unbewusst ablaufenden Körperfunktionen wie Herzschlag, Atmung, Verdauung und Ausscheidung. Das VNS ist wiederum in zwei sich ergänzende Steuerungssysteme aufgeteilt, den Sympathikus und den Parasympathikus.

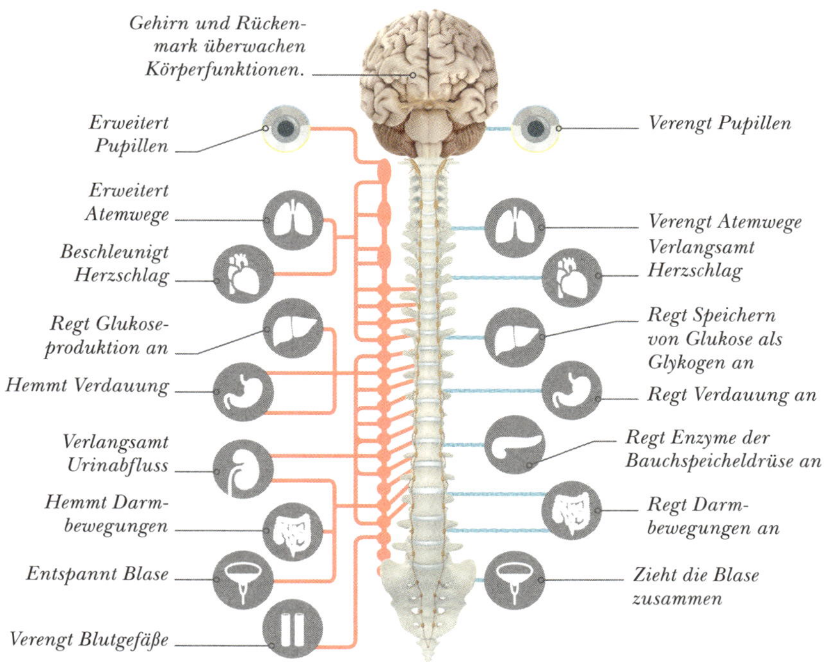

DER SYMPATHIKUS ist auch als »Kampf-oder-Flucht-Mechanismus« bekannt und lässt uns Stress bewältigen.

DER PARASYMPATHIKUS wird auch »Ruhenerv« genannt und dient der Erholung und dem Aufbau von Reserven.

HIRNRINDE

Im Verhältnis zu dem anderer Säugetiere ist unser Gehirn riesig, mit einer sehr stark entwickelten Hirnrinde. Bis auf die Insula liegt diese Schicht am äußeren Rand des Gehirns. Sie besteht aus grauer Substanz mit durch Synapsen verbundenen Neuronen und wird in fünf Hirnlappen und viele Funktionsbereiche gegliedert.

HIRNLAPPEN
Das Gehirn ist in fünf Bereiche geteilt, darunter die Insula, die innen liegt und in der Abbildung nicht zu sehen ist.

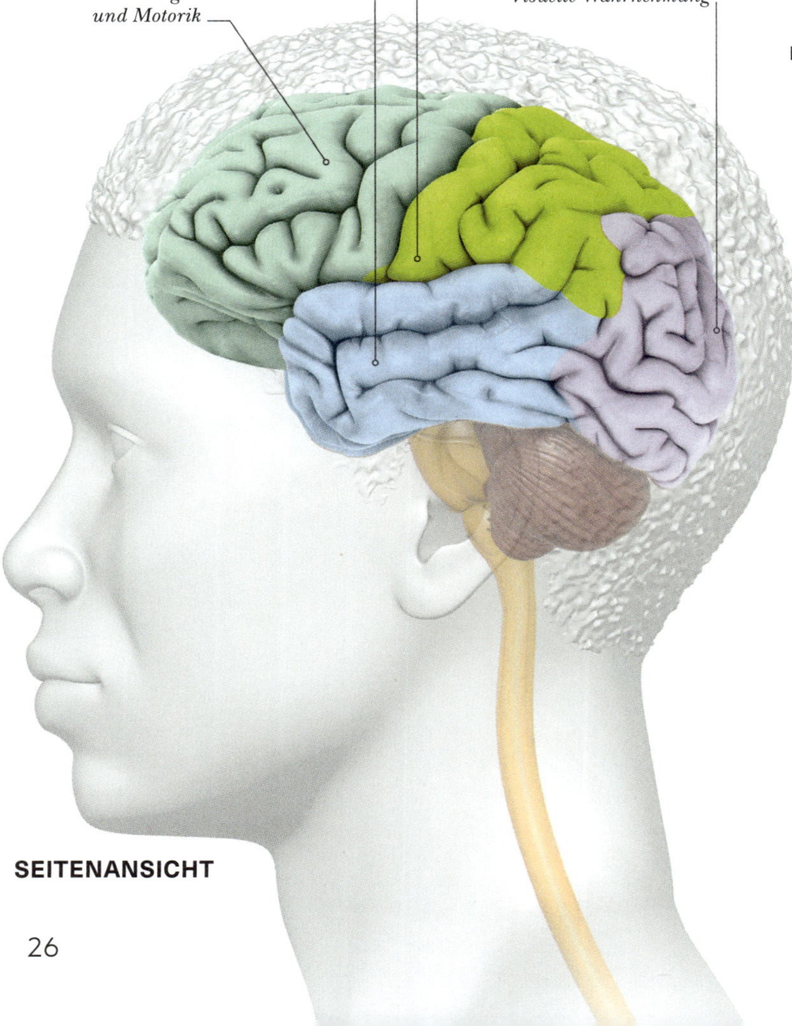

SEITENANSICHT

DAS INNERE DES GEHIRNS

Im Gehirn finden sich verschiedene Strukturen, von denen viele noch erforscht werden. Einige dieser Strukturen überwachen Körperfunktionen und übertragen Informationen. Das limbische System ist das emotionale Zentrum des Gehirns.

INNERE STRUKTUREN
Dieses Bild zeigt das Gehirn, als wäre es in der Mitte durchgeschnitten, um die Strukturen des Großhirns abzubilden.

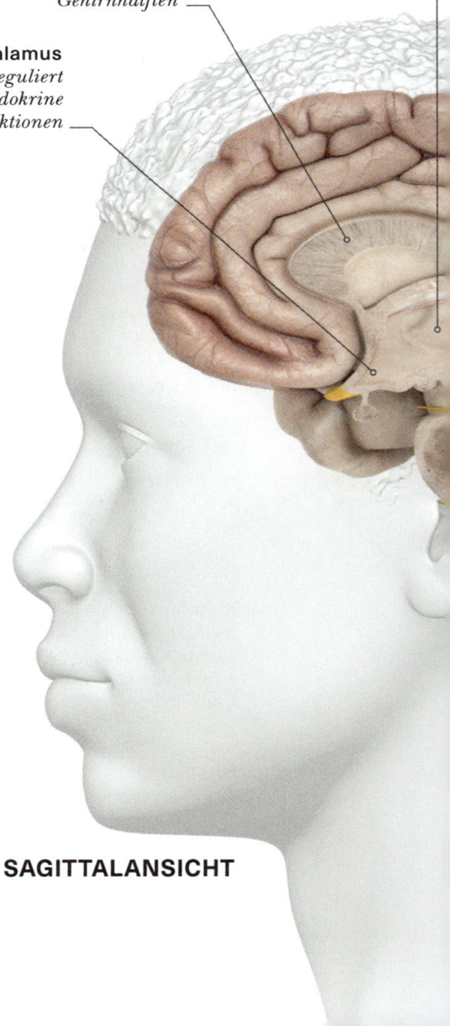

SAGITTALANSICHT

Wie Yoga auf das Gehirn wirkt

Die Wirkung von Yoga auf die Psyche lässt sich aus neurowissenschaftlicher Sicht betrachten. Die Forschung zeigt, dass das Gehirn sich zeitlebens verändern und so negative Muster durchbrechen kann. Und es kann chemische Stoffe erzeugen, die die Pharmaindustrie im Labor synthetisiert. Die Herangehensweise in der Yogatherapie hat das Potenzial, weltweit Menschen zu helfen, denn sie folgt einem mehrdimensionalen Ansatz, der sich im achtgliedrigen Pfad spiegelt (S. 198), und führt uns auf den Weg zur Selbstregulierung.

↑ **Erhöhte Alphawellen im Gehirn** Alphawellen stehen für Entspannung.

↑ **Erhöhtes GABA** Gamma-Aminobuttersäure entspannt und wirkt gegen Stress und Angst.

↑ **Erhöhtes Serotonin** Serotonin reguliert die Stimmung; bei Mangel an Serotonin können Depressionen entstehen.

↑ **Erhöhter Wachstumsfaktor BDNF** BDNF (Brain-derived neurotrophic factor) ist ein Protein, das die Neuronen schützt; ein höherer BDNF kann chronische Schmerzen und Angst lindern.

⟳ **Dopamin-Regulierung** Dopamin regelt das Belohnungssystem; Fehlfunktionen können zu Suchterkrankungen führen. Die Forschung zeigt, dass Meditation die Selbstregulierung fördern kann.

↓ **Reduziertes Cortisol** Cortisol ist ein Stresshormon. Wenn der Wert über lange Zeit erhöht ist, kann das zu Entzündungen und Gewichtszunahme führen.

↓ **Reduziertes Noradrenalin** Weniger Noradrenalin und Adrenalin im Körper senkt den Stresslevel.

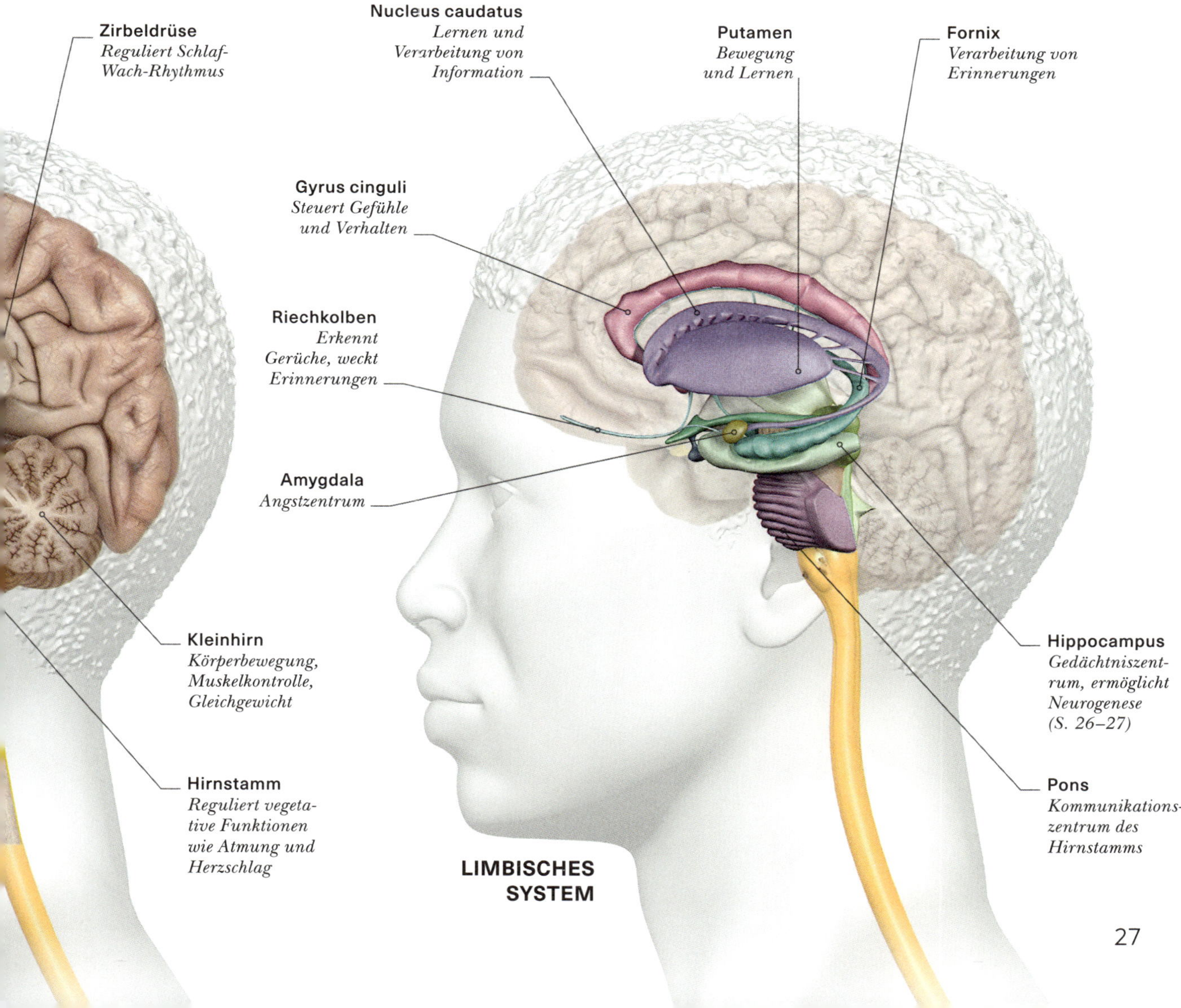

LIMBISCHES SYSTEM

NERVENBAHNEN

Das Gehirn bildet aufgrund von Erfahrungen neuronale Verknüpfungen und wird auf diese Weise konditioniert. Neuronen, die zusammen arbeiten, vernetzen sich. Je länger man eine Aktivität oder Denkweise einübt, desto mehr Netzwerke bilden sich – bei etwa 100 Milliarden Neuronen sind die Möglichkeiten dazu nahezu grenzenlos. Die Yogapraxis unterstützt diesen Prozess.

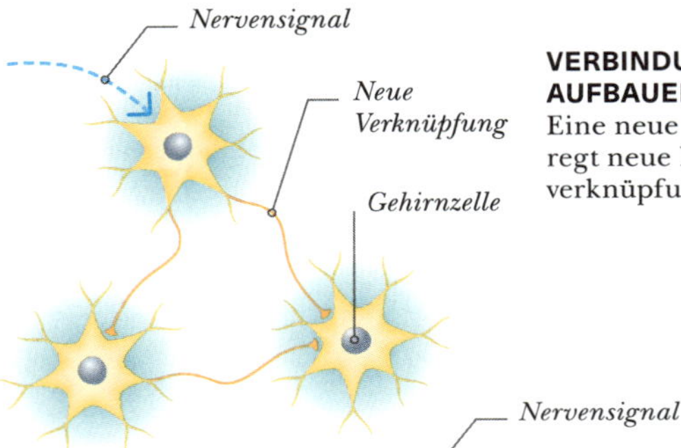

VERBINDUNGEN AUFBAUEN
Eine neue Erfahrung regt neue Neuronenverknüpfungen an.

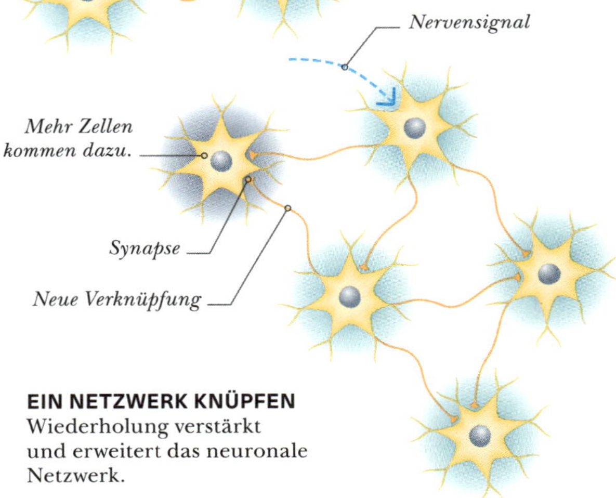

EIN NETZWERK KNÜPFEN
Wiederholung verstärkt und erweitert das neuronale Netzwerk.

NEUROPLASTIZITÄT

Die Fähigkeit des Gehirns zur Adaption heißt Neuroplastizität. Früher dachte man, das Gehirn könne sich nur in der Kindheit verändern und degeneriere danach unaufhaltsam. Inzwischen weiß man: Nervengewebe passt sich an. Wie Muskeln, die man trainiert, kann man es stimulieren oder vernachlässigen.

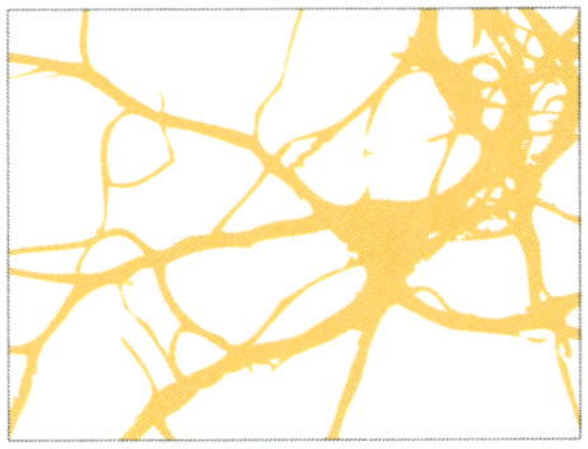

UNTERSTIMULIERTES GEHIRN
Ohne Anregung bilden sich weniger Verknüpfungen (spärliche Verästelungen).

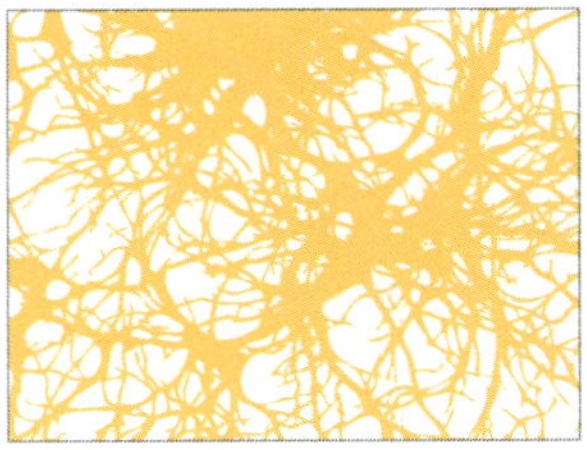

STIMULIERTES GEHIRN
Mit Anregung bilden sich mehr Verknüpfungen (als dichtes Astwerk zu sehen).

Samskara

Im Yoga spiegelt sich das Konzept der Neuroplastizität in den *Samskaras* wider. So werden Eindrücke durch Gedanken und Erfahrungen bezeichnet. Mithilfe von Yoga können schlechte Gewohnheiten durchbrochen werden: Bei jeder bewussten Veränderung von Gedanken oder Handlungen durch Achtsamkeit und Übung werden neue Synapsen gebildet – je häufiger der neue Pfad genutzt wird, desto stärker werden diese.

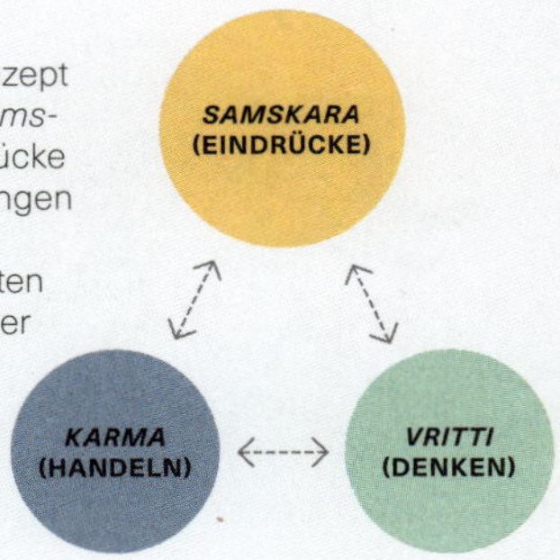

KREISLAUF DER GEWOHNHEIT

Wie Yoga das Gehirn anregt

Neuroplastizität, die Fähigkeit des Gehirns zur Adaption, kann man nicht durch Tabletten fördern. Die effektivste Art, das Gehirn zu neuen Verknüpfungen anzuregen, sind Verhaltensänderungen. Jede Art der Yogapraxis unterstützt diesen Prozess – hier sind einige Tipps, die die Wirkung verstärken.

Intensität steigern
Moderate bis kraftvolle Aktivität wie beim Sonnengruß ist einer der effektivsten Wege zur Anregung der BDNF-Produktion (S. 25). Dieses Protein stimuliert das Nervenwachstum und schützt neuronale Verknüpfungen im Gehirn.

Routinen ändern
Bewusste Variationen der Yogapraxis (und anderer Verhaltensmuster) regen Geist und Körper an.

Meditieren
Laut Forschung baut Meditation die graue Substanz der Hirnrinde auf.

Gemeinsam praktizieren
Sich gemeinsam mit anderen zu bewegen und der Anleitung eines Lehrers oder einer Lehrerin zu folgen, aktiviert Spiegelneuronen. Dieses Nervennetzwerk hilft uns, Bewegungen nachzuahmen und fördert indirekt auch das Mitgefühl.

NEUROGENESE

Früher ging man davon aus, dass jeder Mensch mit einer bestimmten Anzahl an Nervenzellen geboren wird und keine neuen bildet. Inzwischen wurde in wichtigen, für das Gedächtnis und den Geruchssinn verantwortlichen Hirnregionen wie dem Hippocampus Neurogenese (die Neubildung von Nervenzellen) nachgewiesen. Neuronale Stammzellen in diesen Hirnregionen können neue Neuronen bilden.

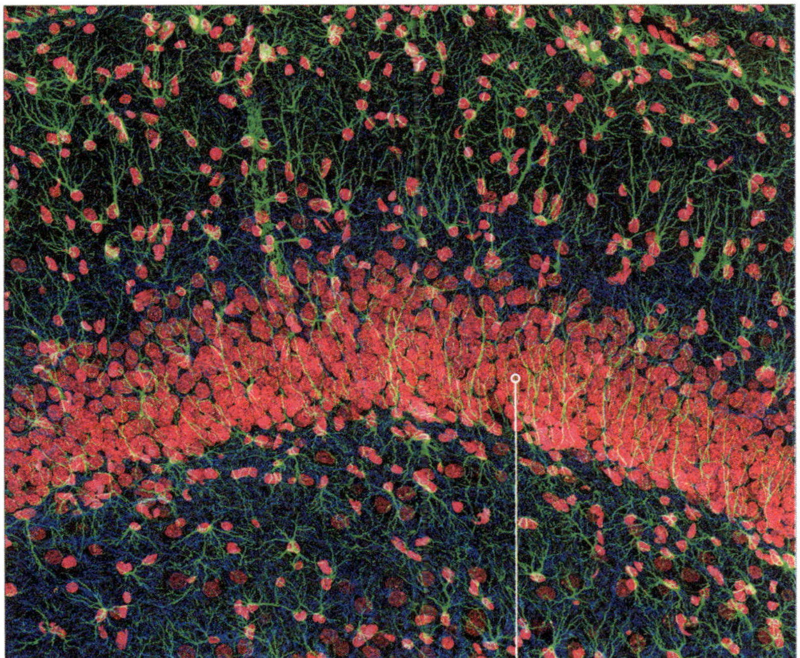

ENTSTEHUNG NEUER ZELLEN
In diesem Gewebe im Hippocampus sind Gliazellen blau, Nervenausläufer grün und Nervenzellkörper sowie Stammzellen rosa eingefärbt.

Stammzellen
Stammzellen im Hippocampus können sich in Neuronen verwandeln und das Gedächtnis verbessern.

CORTISOL-SPIEGEL

Ein ständig erhöhter Spiegel des Stresshormons Cortisol steht in Zusammenhang mit einer erhöhten Aktivität der Amygdala (Angstzentrum, S. 27) und einer reduzierten Aktivität des Hippocampus (Gedächtniszentrum). Dieser Zustand hemmt die Bildung neuer Neuronen. Die Yogapraxis kann den Cortisolspiegel senken und so dazu beitragen, das Erinnerungsvermögen zu fördern.

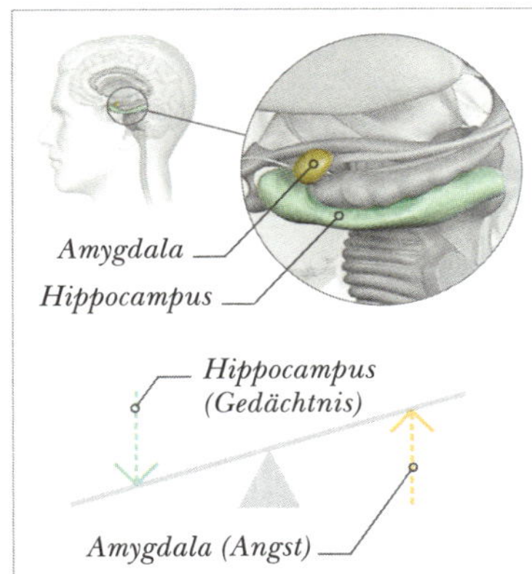

STRESS UND GEDÄCHTNIS
Mehr Aktivität in der Amygdala korreliert mit weniger Aktivität im Hippocampus und beeinträchtigt das Gedächtnis.

Mudras üben
Mudras sind Fingerhaltungen, die Konzentration und Achtsamkeit erfordern. Wie Blinde, die mithilfe der Brailleschrift lesen und schreiben, eine stärkere Sensorik in den Händen entwickeln, so fördern Mudras die Motorik und schärfen die Sinne.

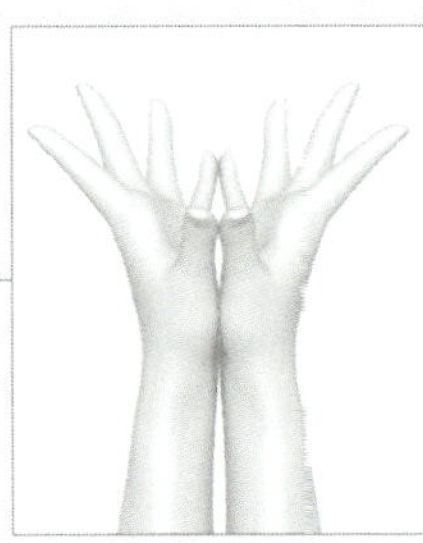
PADMA MUDRA

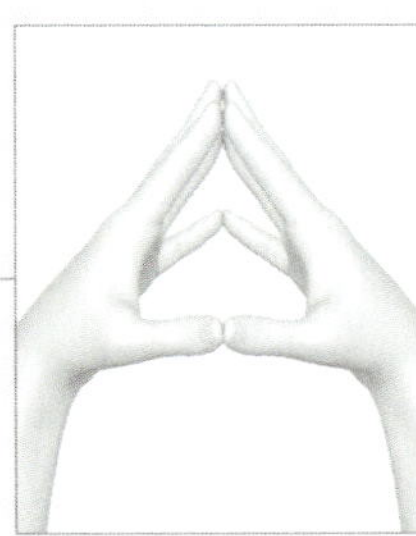
HAKINI MUDRA

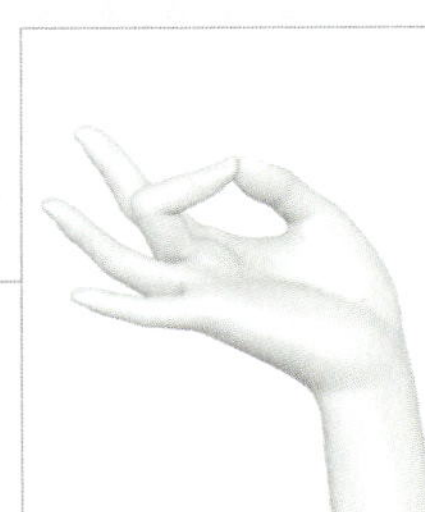
SHUNI MUDRA

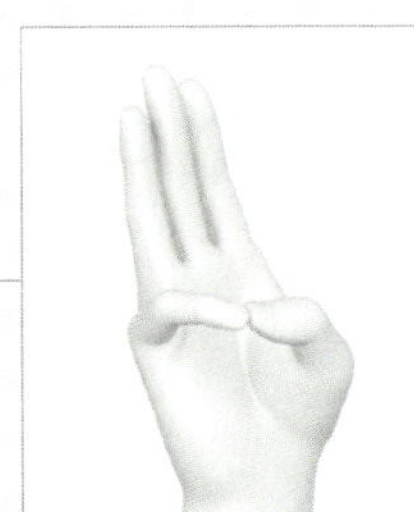
BUDDHI MUDRA

DAS HORMON-SYSTEM

Das Hormonsystem vermittelt Informationen langsamer und langfristiger als das Nervensystem. Es besteht aus Drüsen, die Hormone ausschütten, welche über das Blut zu den Zellen transportiert werden.

ÜBERSICHT

Das Gehirn steuert die Ausschüttung der Hormone, um im Körper ein Gleichgewicht zu halten, das man Homöostase nennt. Innere, emotionale oder äußere Stressfaktoren können diese Balance stören, doch durch Yoga lässt sie sich stärken. So kann die Yogapraxis beispielsweise die Symptome des Typ-2-Diabetes mindern oder vorbeugend wirken.

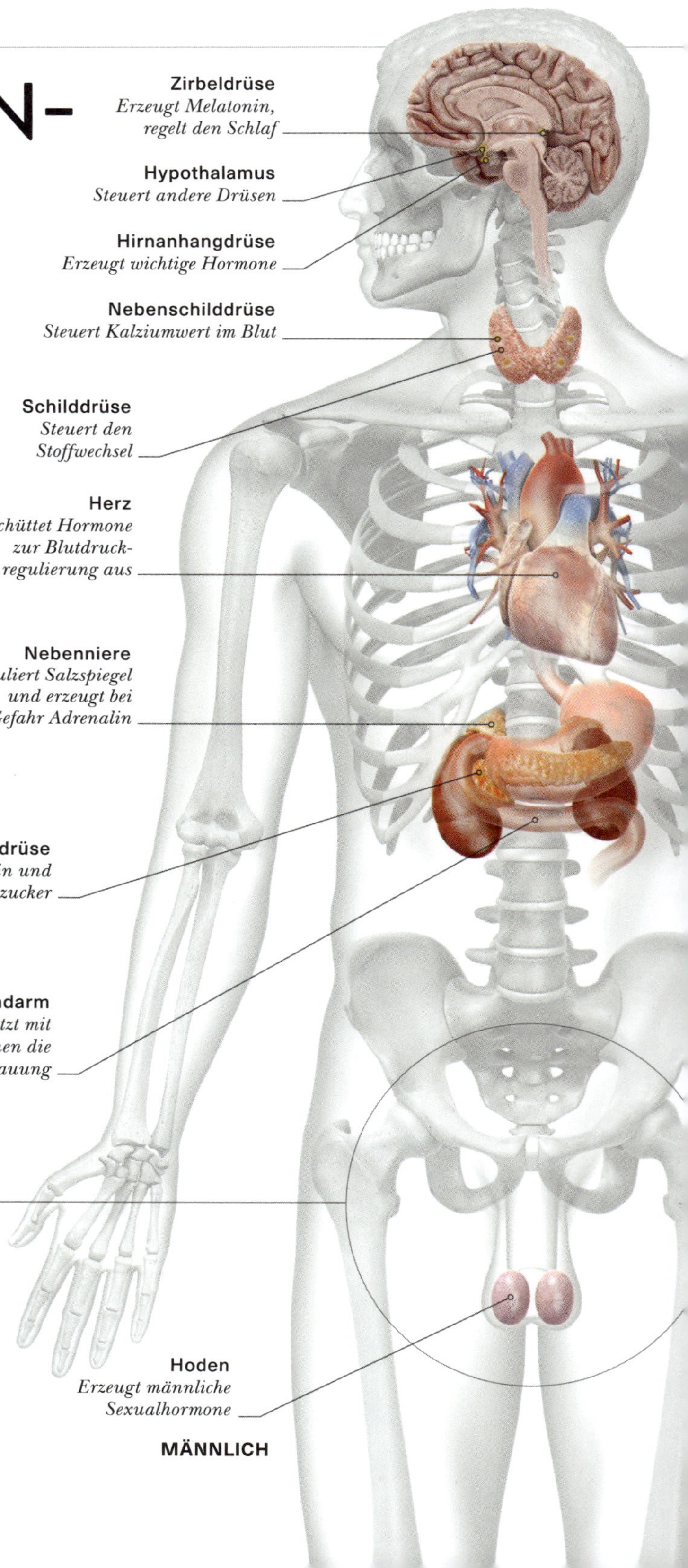

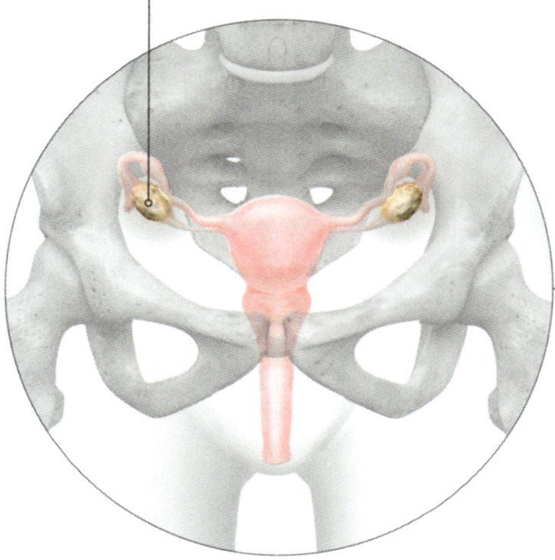

WEIBLICH

MÄNNLICH

Homöostase und Allostase

Homöostase beschreibt den Zustand des dynamischen Gleichgewichts. Die meisten Prozesse wie Hormonausschüttung, Blutzuckerspiegel oder Körpertemperatur werden durch negative Rückmeldungen gesteuert, ähnlich wie bei einem Thermostat. Die Natur strebt immer nach dem Gleichgewicht. Die Yogis nennen den Zustand *Samatva*, was man mit »Ausgeglichenheit«, aber auch mit »Gelassenheit« übersetzen kann. Die Allostase ist ein Prozess, mit dem die Homöostase auch unter Stress aufrechterhalten wird. Je mehr Stress, desto schwerer die »allostatische Last«, und umso mehr Zellen müssen arbeiten, um das Gleichgewicht zu halten. Das erhöht das Risiko für chronische Krankheiten. Es wird vermutet, dass Yoga die allostatische Last reduzieren kann.

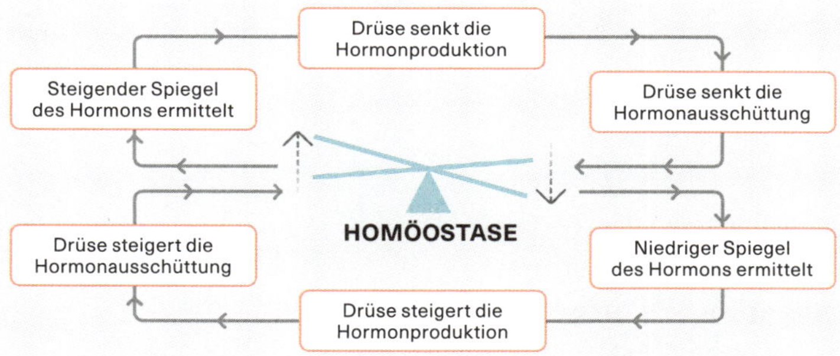

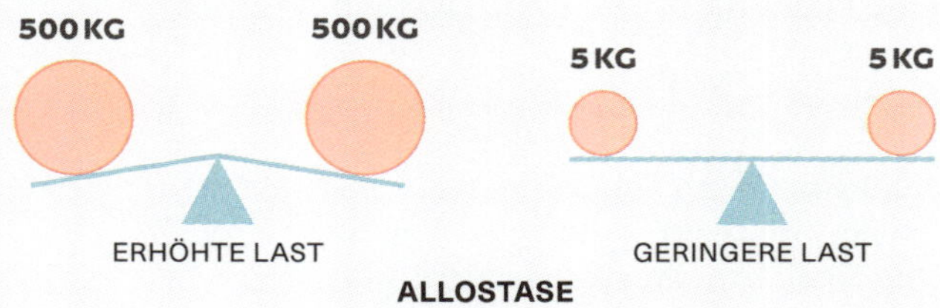

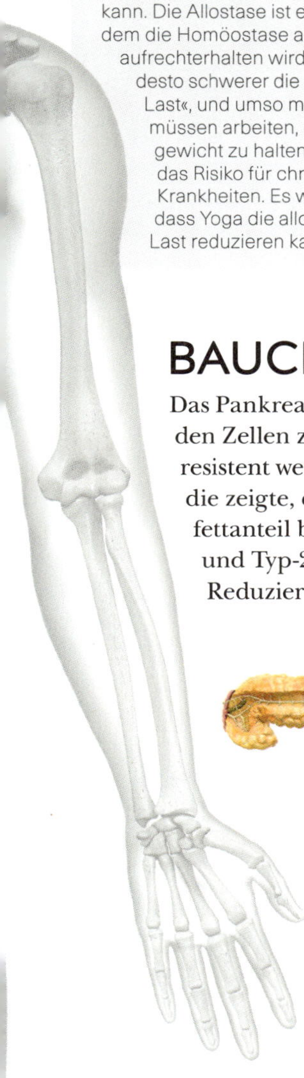

BAUCHSPEICHELDRÜSE

Das Pankreas schüttet Insulin aus, um Zucker zu den Zellen zu transportieren. Zellen können insulinresistent werden, was Krankheiten auslöst. Eine Studie zeigte, dass Yoga Blutzuckerspiegel und Körperfettanteil bei Patienten mit metabolischem Syndrom und Typ-2-Diabetes positiv beeinflussen und zur Reduzierung der Medikation beitragen kann.

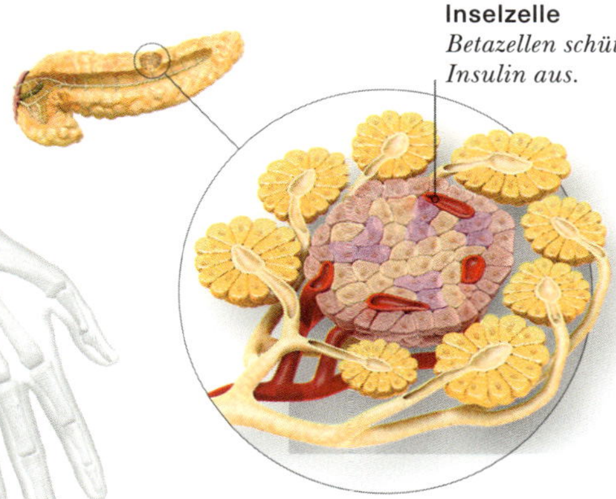

Pankreasinseln
Inselzellen enthalten verschiedene Zellen. Betazellen schütten Insulin aus, das zur Glukoseverwertung nötig ist.

Stoffwechsel

Die Yogapraxis verlangsamt den Stoffwechsel (Metabolismus) meist ein wenig, sodass der Körper mit weniger Energie auskommt. Das führt nicht zu einer Gewichtzunahme, denn ein durch die Entspannungsmethoden niedrigerer Spiegel an Stresshormonen wie Cortisol vermindert die Speicherung von Fett im Körper.

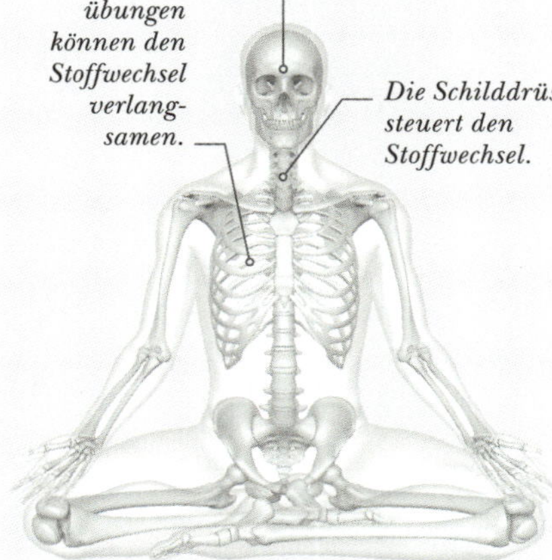

DIE ATMUNG

Wir atmen etwa 12–20-mal pro Minute ein und aus. Dadurch versorgen wir die Zellen mit Sauerstoff und scheiden Stoffwechselendprodukte wie Kohlendioxid aus. Zum Atmungssystem gehören die Nasenhöhlen, die Atemwege und die Lunge.

ÜBERSICHT

Unsere Atmung steuern wir nicht bewusst, das macht das vegetative Nervensystem. Doch nach der Yogaphilsophie können wir durch die Kontrolle des Atems unseren Körper manipulieren. Studien belegen, dass sich das Nervensystem über die Atmung beeinflussen lässt.

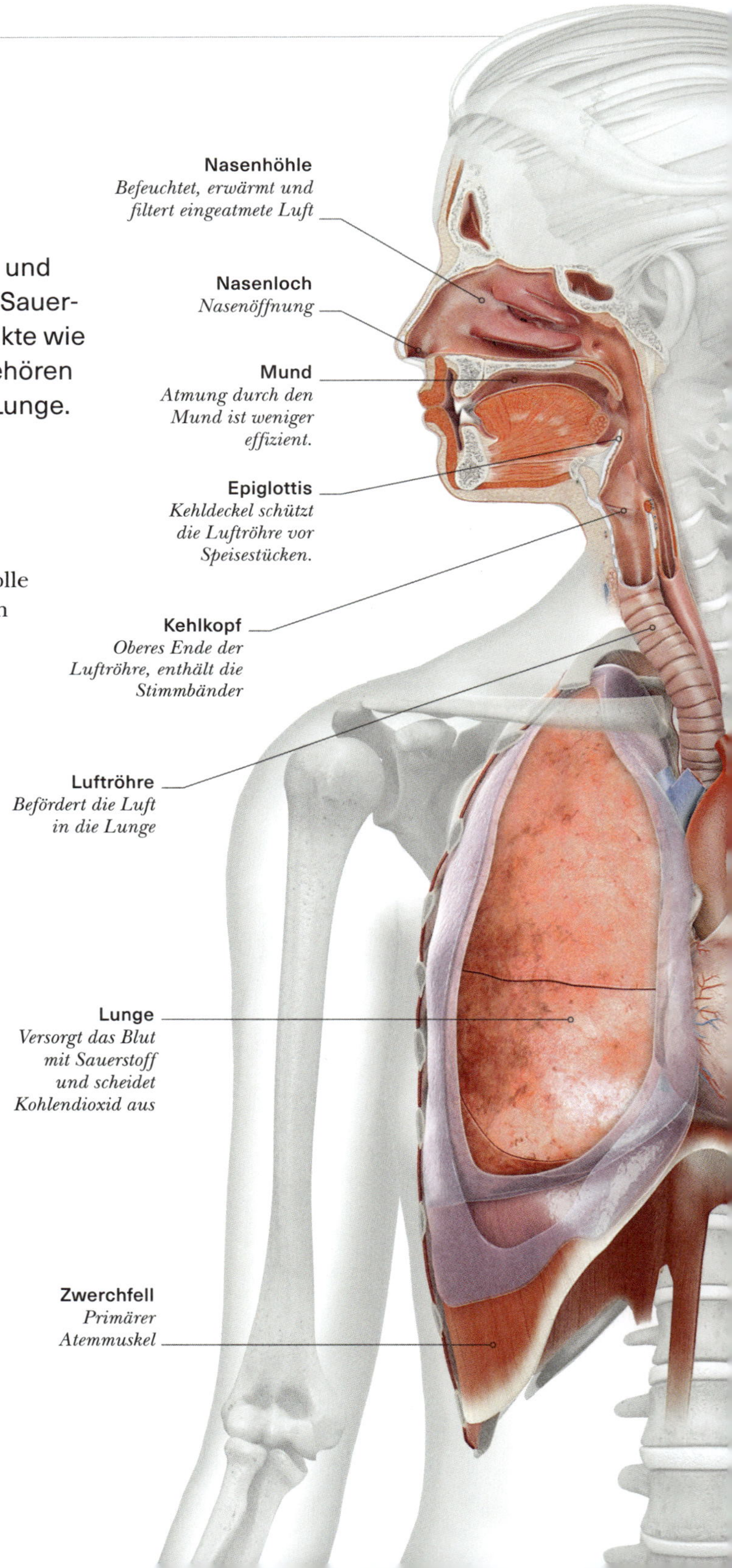

Vorteile der Nasenatmung

Im Yoga wird meist durch die Nase geatmet. Die Forschung zeigt, dass dies tatsächlich Vorteile gegenüber der Mundatmung hat. Zum Beispiel:

- **Filtert die Luft.** Staub, Pollen, Schadstoffe und mikroskopisch kleine Eindringlinge werden durch Haare und Schleim abgefangen. Antikörper zerstören und neutralisieren Fremdstoffe.
- **Erwärmt und befeuchtet die Luft.** Die Atmung fällt leichter, die Gewebe der Atemorgane werden weniger belastet.
- **Verhindert Mundtrockenheit und Mundgeruch,** im Gegensatz zur Mundatmung.
- **Erhöht den Stickoxidspiegel.** Das Molekül wird auf natürliche Weise in den Nasen- und Nasennebenhöhlen freigesetzt und wirkt gefäßerweiternd. Das verbessert Entspannung, Durchblutung und Sauerstofftransport.
- **Erhöht die Sauerstoffaufnahme** um 10–20 %.
- **Senkt den Blutdruck,** fördert einen parasympathischen Zustand und verbessert die Herzfrequenzvariabilität.
- **Verbessert die Konzentration** bei geistigen Aufgaben.

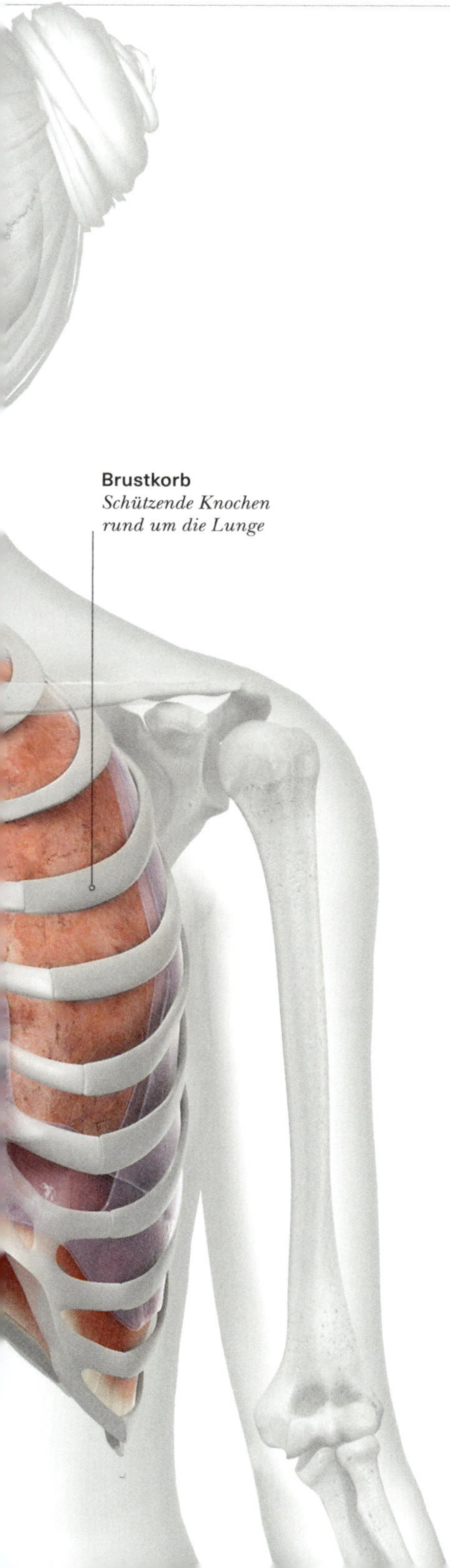

WIE WIR ATMEN

Bei der Einatmung fließt die Luft durch Nase und Hals in die Lunge. Lunge und Brustkorb dehnen sich in alle Richtungen aus, das Zwerchfell wird aktiviert und senkt sich. Bei der Ausatmung entspannt sich das Zwerchfell und hebt sich. Lunge und Brustkorb ziehen sich zusammen, und die Luft entweicht durch Nase und Hals.

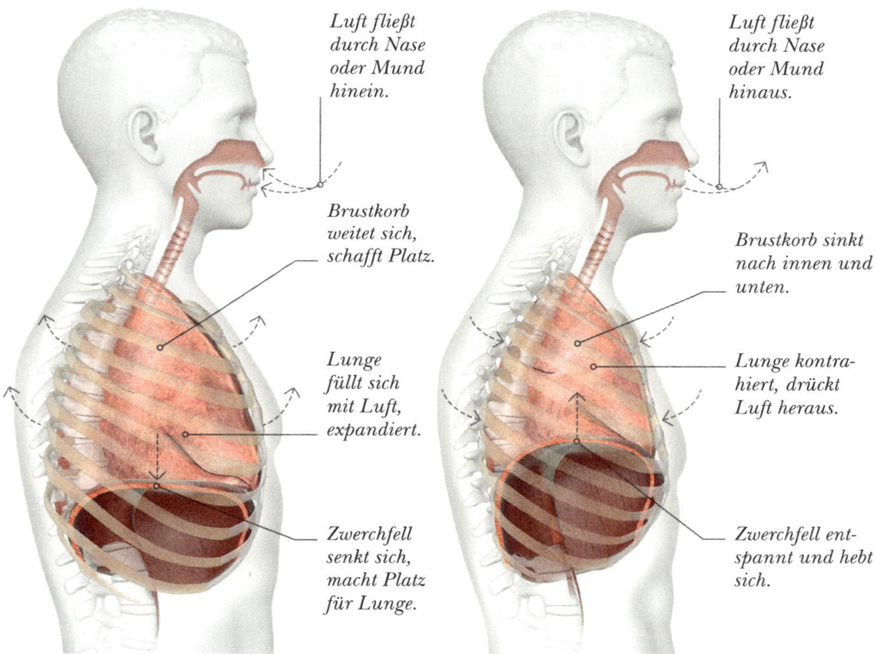

EINATMUNG **AUSATMUNG**

Bauchatmung

Bei der Bauchatmung atmet man nicht wirklich in den Bauch, sondern lässt den Bauch locker, sodass er sich mit der Atmung nach innen und außen bewegen kann. Wenn sich das Zwerchfell beim Einatmen senkt, drückt es die Bauchorgane nach unten und außen. Diese Atmung nennt man auch Zwerchfellatmung.

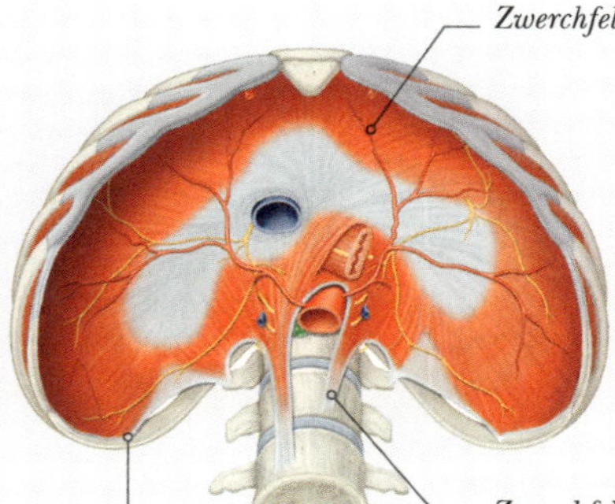

INNENANSICHT

PRANAYAMA

Die Yogis nutzen »Pranayama« genannte Atemtechniken, um den Energiefluss im Körper auszugleichen, den Geist zu beruhigen und achtsam im Hier und Jetzt zu sein. Das Wort *Prana* bezeichnet im Sanskrit die Lebensenergie, die alles durchfließt, und ist zugleich das Wort für Atmung. In der Yogaphilosophie ist beides untrennbar verbunden.

Pranayama-Techniken

TECHNIK	ERKLÄRUNG	TRADITIONELLE ABSICHT	WISSENSCHAFT
Dreiteilige Atmung *Dirga*	Langsame, lange Atemzüge; Aktivierung des Zwerchfells beim vollen Einatmen; Ausdehnung in drei Bereichen: Bauch, untere Rippen, dann Brust	Stressabbau, Reinigung, Kultivierung der Präsenz	Zahlreiche Studien belegen, dass langsame, tiefe Atemübungen Entspannung und Konzentration fördern, das Lernen erleichtern und Ängste, Depressionen, Ärger und Verwirrung verringern (siehe S. 33, 36).
Bienenatmung *Bhramari*	Ein summendes Geräusch, oft mit geschlossenen Augen und zugehaltenen Ohren (siehe S. 36)	Beruhigt, verbessert den Schlaf, lindert Schlafstörungen	Summen kann den Stickoxidspiegel auf das 15-fache anheben. *Bhramari* senkt Herzfrequenz und Blutdruck. Regelmäßiges Üben wirkt sich positiv auf den Schlaf aus, indem es die Dominanz des Parasympathikus erhöht.
Siegreiche Atmung *Ujjayi*	Geräusch wie Meeresrauschen, Zusammenziehen des Stimmritzenmuskels (siehe S. 35), oft während Asanas praktiziert, z. B. Sonnengruß	Wärmt, regt den Fluss des Prana an, beruhigt	Reduziert nachweislich Ängste und erhöht die Sauerstoffsättigung sowie die anhaltende, kontrollierte Aufmerksamkeit. Forschungsergebnisse deuten darauf hin, dass es auch zum Aufwärmen der Stimme und zur Stimmrehabilitation nützlich sein kann.
Kühlende Atmung *Sitali* oder *Sitkari*	Eins der wenigen Pranayama mit Mundatmung. Durch die aufgerollte Zunge oder die Zähne einatmen, durch die Nase ausatmen.	Kühlt und beruhigt, vor allem bei Überhitzung	3 Monate tägliches Üben senkt nachweislich den Blutdruck und verbessert die Herzfrequenzvariabilität bei Menschen mit Bluthochdruck. Eine Studie aus dem Jahr 2020 zeigte, dass die Körperoberflächentemperatur anstieg, nicht sank.
Feueratmung *Kapalabhati*	Schnelle Atemzüge, Aktivierung der Atemmuskeln bei aktivem Ausatmen, danach passives Einatmen (siehe S. 37)	Spendet Energie, wärmt, klärt, befreit die Atemwege	Erhöhte Sympathikusaktivität, verminderte CO_2-Konzentration im Blut (Hypokapnie), die Schwindel und Kribbeln verursachen kann. Vermeiden bei Bluthochdruck, Herzerkrankungen, Glaukom, Angstzuständen, Schwindelgefühlen, Schwangerschaft.
Blasebalgatmung *Bhastrika*	Kraftvolles, tiefes Einatmen, geräuschvolles Ausatmen	Wärmt, reinigt, befreit die Atemwege	Gleiche Einschränkungen wie für *Kapalabhati*. Kann Hirndurchblutung, Lungenfunktion und Immunität verbessern. Nicht geeignet bei akuten Ängsten, kann aber im Laufe der Zeit bei Depressionen und emotionaler Regulierung helfen.
Wechselatmung *Anulom Vilom* und *Nadi Shodhana*	*Anulom Vilom* wird auf S. 35 gezeigt. Bei *Nadi Shodhana* wird der Atem nach dem Ausatmen angehalten (beide Nasenlöcher abdecken).	Fördert Ausgeglichenheit, Ruhe und Konzentration.	Die Wechselatmung beeinflusst das parasympathische Nervensystem. Die Forschung zeigt eine Erhöhung des Vagustonus und der Herzfrequenzvariabilität. Scheint linke und rechte Gehirnhälften in Einklang zu bringen.
Quadratische Atmung *Sama Vritti*	Jeweils 4 Sekunden: einatmen, Luft anhalten, ausatmen, Luft anhalten. Mehrere Runden bis zu mehreren Minuten wiederholen	Ausgleichend. *Sama vritti* bedeutet »gleiche Länge«	Gut bekannt, aber wenig erforscht. Passen Sie die Dauer des Atemanhaltens an die individuelle CO_2-Toleranz an, um Angstzustände, Anspannung oder Blutdruckanstieg zu vermeiden. 2 oder 3 Sekunden genügen.

NASENZYKLUS

Häufig strömt durch ein Nasenloch mehr Luft als durch das andere (alle 4–5 Stunden wechselnd). Dazu verengen sich die Gefäße (das Nasenloch ist offen) oder weiten sich (das Nasenloch verengt sich). Beobachten Sie diesen Zyklus oder verschließen Sie bei einer Atemübung ein Nasenloch ganz, um unterschiedliche Wirkungen zu erzielen (Kasten rechts).

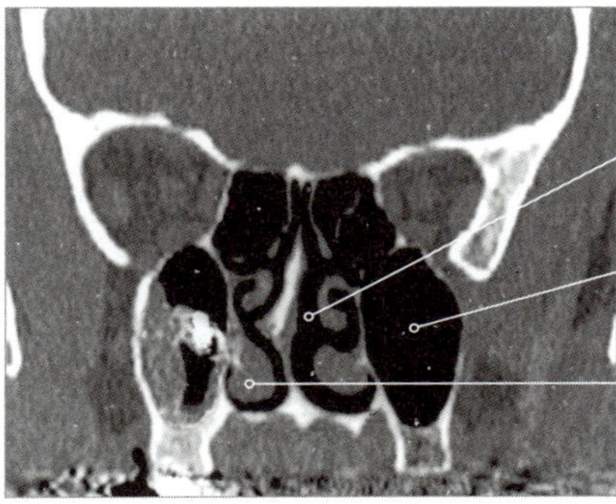

NASENGEWEBE
Auf dem Bild sieht man rechts den offenen und links den zugeschwollenen Nasengang, verstärkt durch eine verstopfte Nase.

Linke und rechte Gehirnhälfte

Jede Hirnhälfte steuert die gegenüberliegende Körperhälfte. Die rechte Hirnhälfte kontrolliert also zum Beispiel den linken Arm. Das gilt auch für die Nasenlöcher. Vorstellbar wäre eine leichte Aktivierung des Sympathikus bei Atmung durch das rechte und des Parasympathikus bei Atmung durch das linke Nasenloch. Die Studienergebnisse sind aber nicht eindeutig.

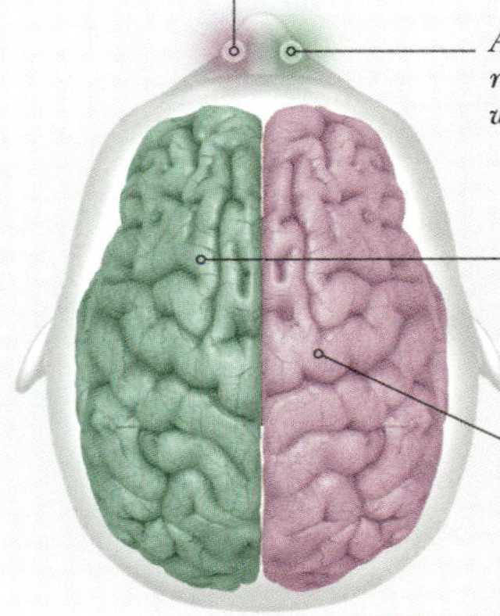

GEHIRNHÄLFTEN

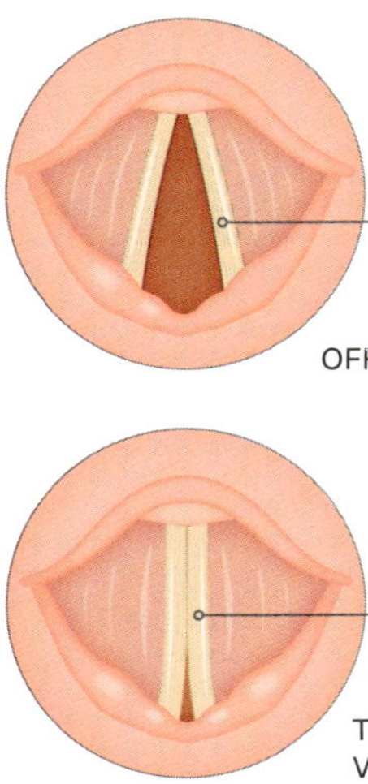

SIEGREICHE ATMUNG (UJJAYI)
Bei dieser Atemtechnik werden die Stimmbänder teilweise verengt, wie bei einem sanften Flüstern. Dabei entsteht ein leises Rauschen, das den Geist fokussiert.

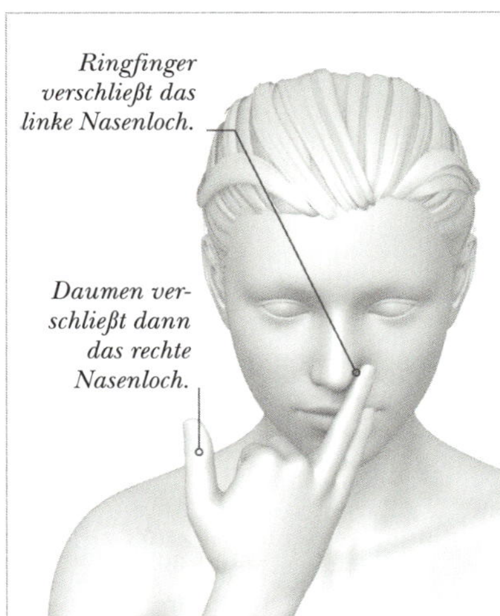

Ringfinger verschließt das linke Nasenloch.
Daumen verschließt dann das rechte Nasenloch.

WECHSELATMUNG
Die Atemtechnik beruhigt Geist und Körper und aktiviert beide Hirnhälften. Die Ausführung ist einfach: Nasenloch verschließen, ausatmen, einatmen, Nasenloch wechseln.

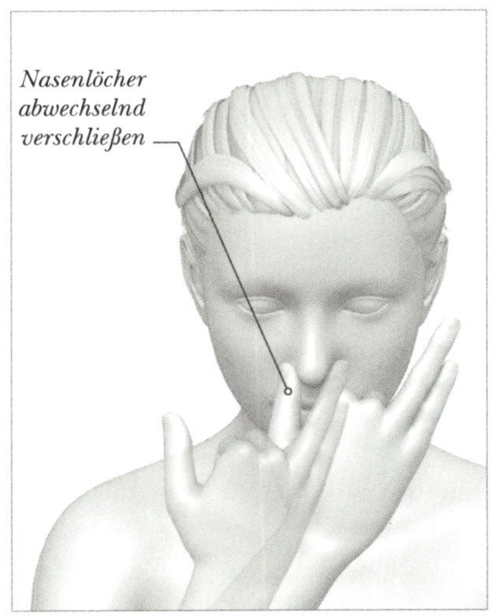

WECHSELATMUNG AUSFÜHREN
Das linke Nasenloch ist offen. Langsam ausatmen. Tief einatmen, das linke Nasenloch verschließen und das rechte öffnen. Abwechselnd fortfahren.

DER VAGUSNERV

Der Vagusnerv ist der zehnte der 12 Hirnnerven. Er ist der einzige Hirnnerv, der über den Kopf und den Hals hinausgeht und das Herz, die Lunge und die Verdauungsorgane erreicht. Er macht einen großen Teil der parasympathischen Nervenfasern aus, ist an der Verlangsamung der Herz- und Atemfrequenz beteiligt und vermittelt ein Gefühl von Ruhe und Sicherheit.

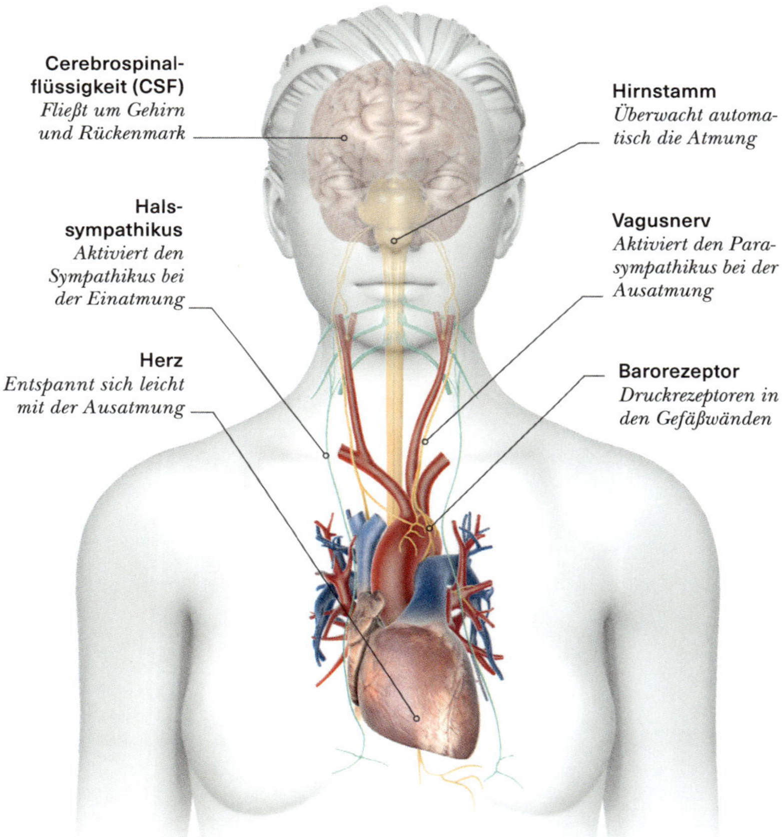

EIN- UND AUSATMUNG

Bei der Einatmung fließt Blut zu Herz und Lunge, um deren Funktion zu unterstützen. Barorezeptoren (siehe S. 138) registrieren den erhöhten Druck und antworten mit einem Signal, um die Aktivität des Sympathikus kurzfristig zu erhöhen. Bei der Ausatmung ist der Parasympathikus aktiver und das Herz entspannter. So erklärt sich die beruhigende Wirkung der verlängerten Ausatmung beim *Pranayama*. Singen, Mantrengesang (z. B. Om) oder Summen (z. B. Bienenatmung) scheinen ebenfalls die Aktivität des Vagusnervs zu beeinflussen. Diese Praktiken bewirken nicht nur ein längeres Ausatmen, sondern Wissenschaftler vermuten, dass die Vibrationen den aurikulären Zweig des Vagusnervs (in der Nähe des Ohrs) beeinflussen, was ein Gefühl der Sicherheit und Leichtigkeit hervorrufen kann.

Cerebrospinalflüssigkeit (CSF) auch: Liquor cerebrospinalis.

In einer Studie von 2022 wurde die Fließgeschwindigkeit des Liquors bei normaler Atmung und yogischer Atmung verglichen. Tiefe Bauchatmung (Dirga) förderte den stärksten Anstieg des Liquorflusses – möglicherweise aufgrund der stärkeren Kontraktion des Zwerchfells. Der Liquor polstert Gehirn und Rückenmark und verteilt Nährstoffe und Hormone. Der Liquorfluss unterstützt das ZNS bei der Beseitigung von Stoffwechselendprodukten. er erhöht sich bei Druckveränderungen im Herzen, in den REM-Phasen und bei der Atmung.

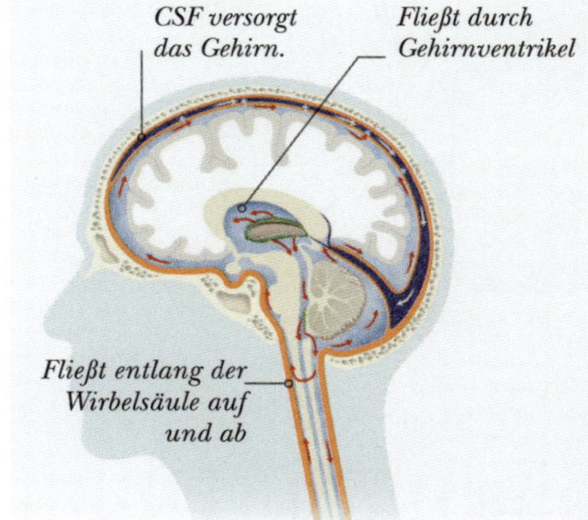

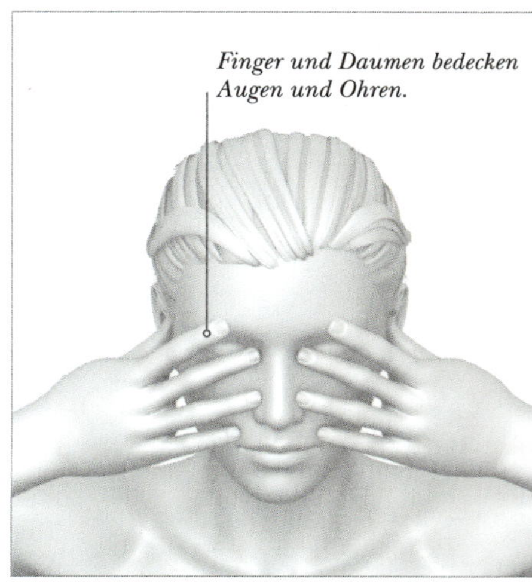

BIENENATMUNG (BRAHMARI)

Bei dieser Atemtechnik verschließt man Augen und Ohren und summt bei der verlängerten Ausatmung. Sie kann Herzfrequenz und Blutdruck senken und nervöse Anspannung lindern.

INTENSIVES PRANAYAMA

Anhalten des Atems (*kumbhaka*)und schnelle Atemtechniken wie *kapalabhati* oder *bhastrika* können, wenn sie allmählich geübt werden, die kardiorespiratorische Funktion verbessern und die psychische Belastbarkeit steigern. Hören Sie auf, wenn Sie sich unwohl fühlen. Nicht zu empfehlen bei Herzerkrankungen, Glaukom, Angstzuständen, Schwindelgefühl und Schwangerschaft.

ATEM ANHALTEN (KUMBHAKA)

Viele Pranayamas beinhalten das Anhalten des Atems nach dem Einatmen (*Antar Kumbhaka*) oder Ausatmen (*Bahir Kumbhaka*). Dadurch sammelt sich vorübergehend Kohlendioxid im Blut an (Hyperkapnie) und der für das Gewebe verfügbare Sauerstoffgehalt sinkt (Hypoxie).

FEUERATMUNG (KAPALABHATI)

Ähnelt dem Hyperventilieren. Die Übung besteht aus einem passiven Einatmen und einem kraftvollen, aktiven Ausatmen, bei dem die Bauchmuskeln nach innen gezogen werden.

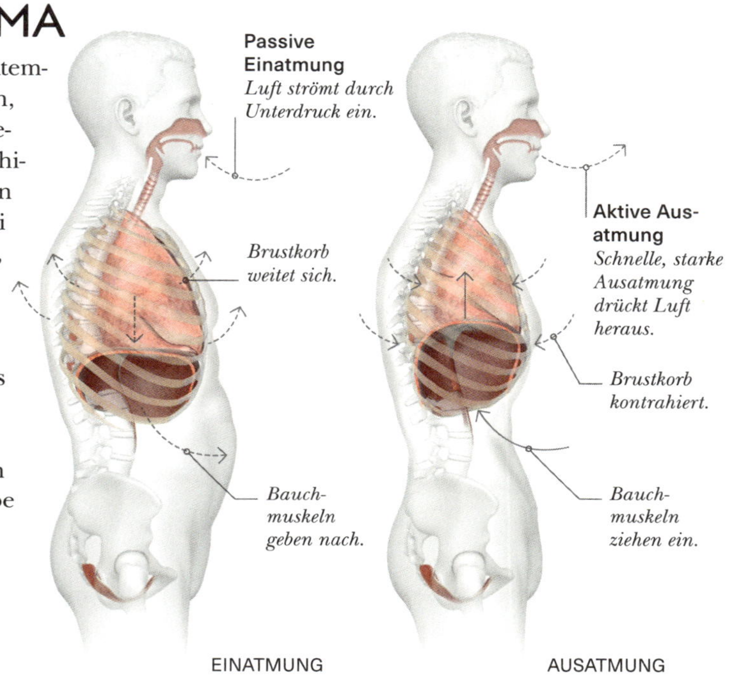

NEBENHÖHLEN

Die Nebenhöhlen sind ein System verbundener, luftgefüllter Hohlräume im Schädel. Sie machen den Kopf leichter, bieten Resonanzraum für die Stimme und ermöglichen freies Atmen. Wenn sie durch Atemwegserkrankungen oder Allergien verengt sind, fällt das Atmen schwerer.

Kriyas sind traditionelle Yogapraktiken zur Reinigung des Körpers. Neti, die Nasenspülung, hat sich bewährt und wird auch durch Studien bestätigt.

NETI-NASENSPÜLUNG

Neti ist eine traditionelle yogische Reinigungspraxis. Dabei wird zur Spülung der Nebenhöhlen mit einem Kännchen oder einer Quetschflasche warmes Salzwasser (gefiltert oder mindestens 5 Minuten abgekocht) in ein Nasenloch gegossen und läuft aus dem anderen Nasenloch heraus. Die Spülung kann Verstopfung lindern, Schadstoffe und Allergene beseitigen und Infektionen der Nasennebenhöhlen vorbeugen. Nasenspülungen mit Kochsalzlösung verringern nachweislich die Wahrscheinlichkeit, an Erkältungen, Grippe und COVID-19 zu erkranken. Sie lindern die Krankheitssymptome und verkürzen die Dauer der Erkrankung nach der Exposition.

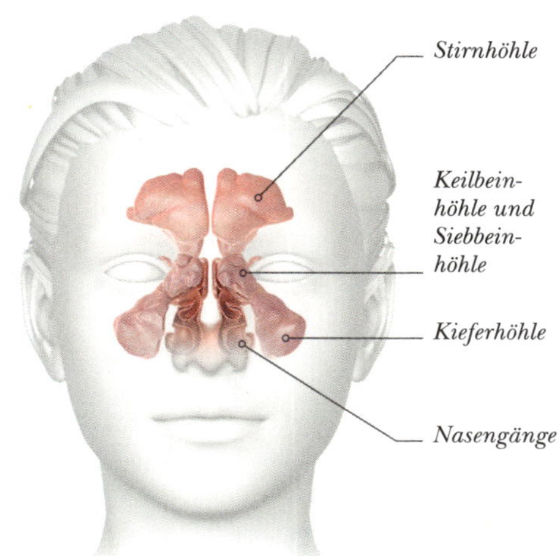

NEBENHÖHLEN

Wir haben vier Paare von Nebenhöhlen: Stirnhöhlen, Keilbein-, Siebbein- und Kieferhöhlen. Sie alle verbessern die Nasenatmung und helfen, Krankheitserreger zu beseitigen.

DAS HERZ-KREIS-LAUF-SYSTEM

Das Herz, ein komplexes Netzwerk von Gefäßen, und das Blut, das darin zirkuliert, bilden das Herz-Kreislauf-System.

ÜBERSICHT

Das Herz schlägt konstant, um Blut durch den Körper zu pumpen und damit Abfallprodukte abzutransportieren und lebensnotwendigen Sauerstoff zu liefern. Studien zeigen, dass Yoga das Herz-Kreislauf-System stärken und unterstützen, Herzerkrankungen vorbeugen sowie Blutdruck und Cholesterinspiegel senken kann.

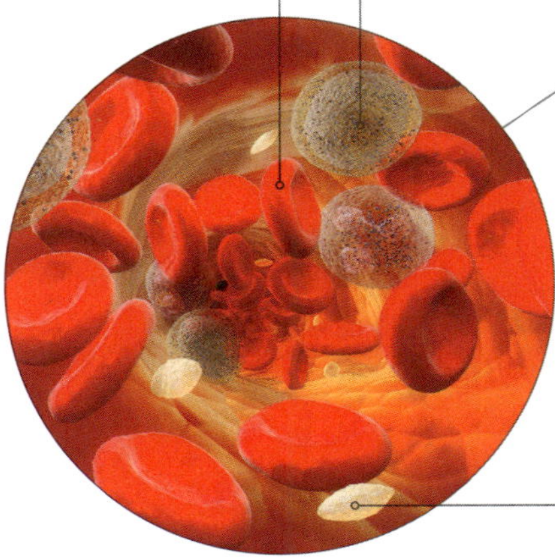

Zusammensetzung des Blutes

Im Körper eines Erwachsenen zirkulieren etwa fünf Liter Blut. Blut besteht aus roten und weißen Blutkörperchen sowie Blutplättchen, die in einer Flüssigkeit (Plasma) schwimmen. Das Blut befördert Sauerstoff, Nährstoffe und Hormone und transportiert Abfallstoffe aus den Zellen ab.

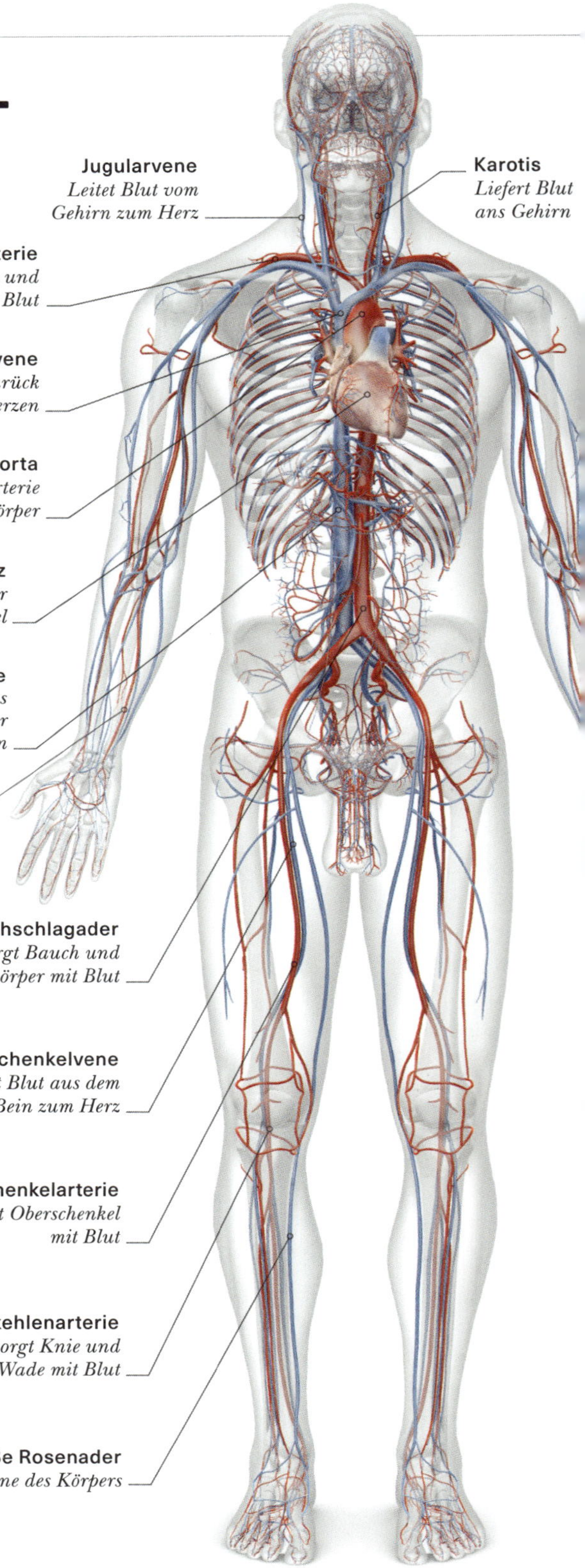

HERZ UND KREISLAUF

Der Blutkreislauf hat zwei Systeme: Lungenkreislauf und großen Körperkreislauf. Venen leiten Blut zum Herzen, Arterien davon weg. Die Venen sind blau abgebildet (wenig Sauerstoff), die Arterien rot (viel Sauerstoff). Ausnahmen: Lungenarterien (wenig Sauerstoff) und Lungenvenen (viel Sauerstoff).

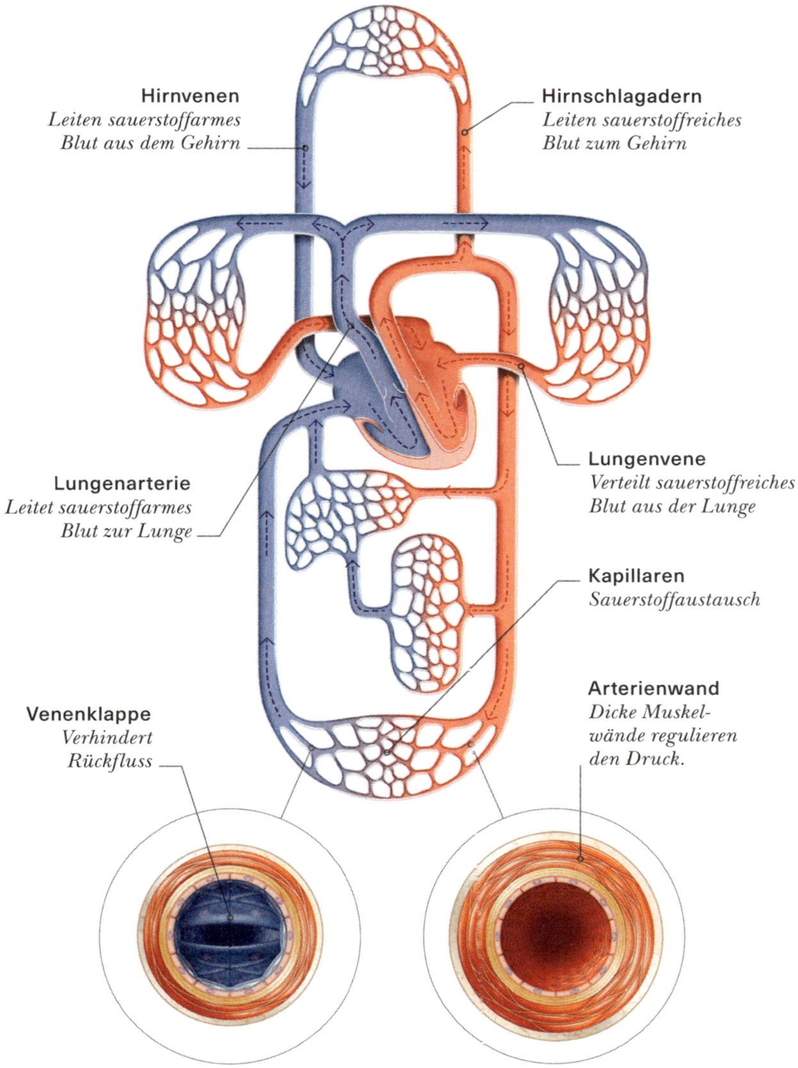

Vene

Fast alle Venen leiten sauerstoffarmes Blut aus den Zellen zum Herzen.

Arterie

Fast alle Arterien leiten sauerstoffreiches Blut vom Herzen zu den Zellen.

Herzfrequenzvariabilität

Die Anpassungsfähigkeit des Herzens an verschiedene Anforderungen nennt man Herzfrequenzvariabilität. Je stärker diese Variabilität ausgeprägt ist, desto besser bewältigt unser Körper Belastungen. Yoga scheint diese Fähigkeit zu fördern.

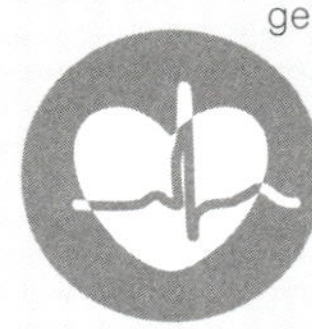

HERZSCHLAG

Bluthochdruck

Studien zeigen, dass Yoga den Blutdruck deutlich senken kann. Weltweit leiden über eine Milliarde Menschen an Bluthochdruck. Yoga bietet kostengünstige Hilfe ohne Nebenwirkungen. Bluthochdruck sollte beim Arzt abgeklärt werden.

BLUTDRUCK-MESSGERÄT

Cholesterin

Studien haben gezeigt, dass Yoga das »gute« Cholesterin (HDL) erhöhen und das »schlechte« Cholesterin (LDL) senken kann. Das verhindert die Verengung von Arterien und mindert so das Risiko von Herzerkrankungen.

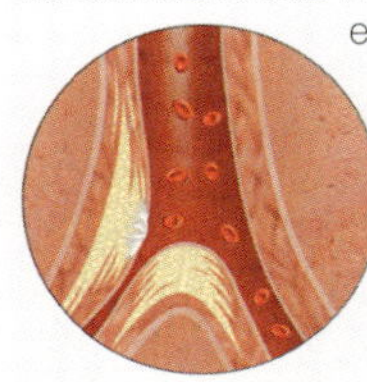

VERENGTE ARTERIE

Herzerkrankungen

Einer Metastudie nach mindert Yoga das Risiko von Herzerkrankungen genauso gut oder besser als andere Bewegungsprogramme. Langzeitstudien zeigen: Ein yogischer Lebensstil (Asanas, Meditation, soziale Kontakte, pflanzliche Kost) wirkt vorbeugend.

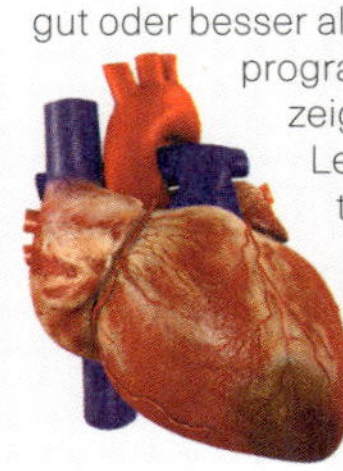

BESCHÄDIGTES HERZGEWEBE

DAS LYMPH-SYSTEM

Immun- und Lymphsystem wehren gemeinsam Eindringlinge ab. Akute Entzündungen können Symptome dieser Abwehrschlacht sein, etwa bei Wunden. Chronische Entzündungen können jedoch ernsthafte Erkrankungen auslösen.

ÜBERSICHT

Die Lymphgefäße leiten überschüssige Flüssigkeit aus dem Gewebe ab und transportieren Immunzellen. Studien legen nahe, dass Yoga die Selbstheilungskräfte des Körpers stärkt, gegen chronische Entzündungen hilft und das Immunsystem anregt, sodass wir weniger stark und seltener krank werden.

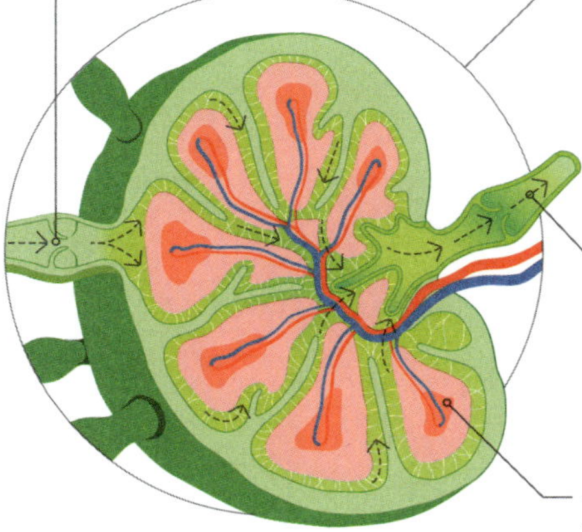

Lymphknoten
Die Lymphknoten kann man sich als Kontrollpunkte vorstellen, an denen die Lymphflüssigkeit gereinigt wird. Yogaübungen, besonders der Sonnengruß und Umkehrhaltungen, regen den Lymphfluss an.

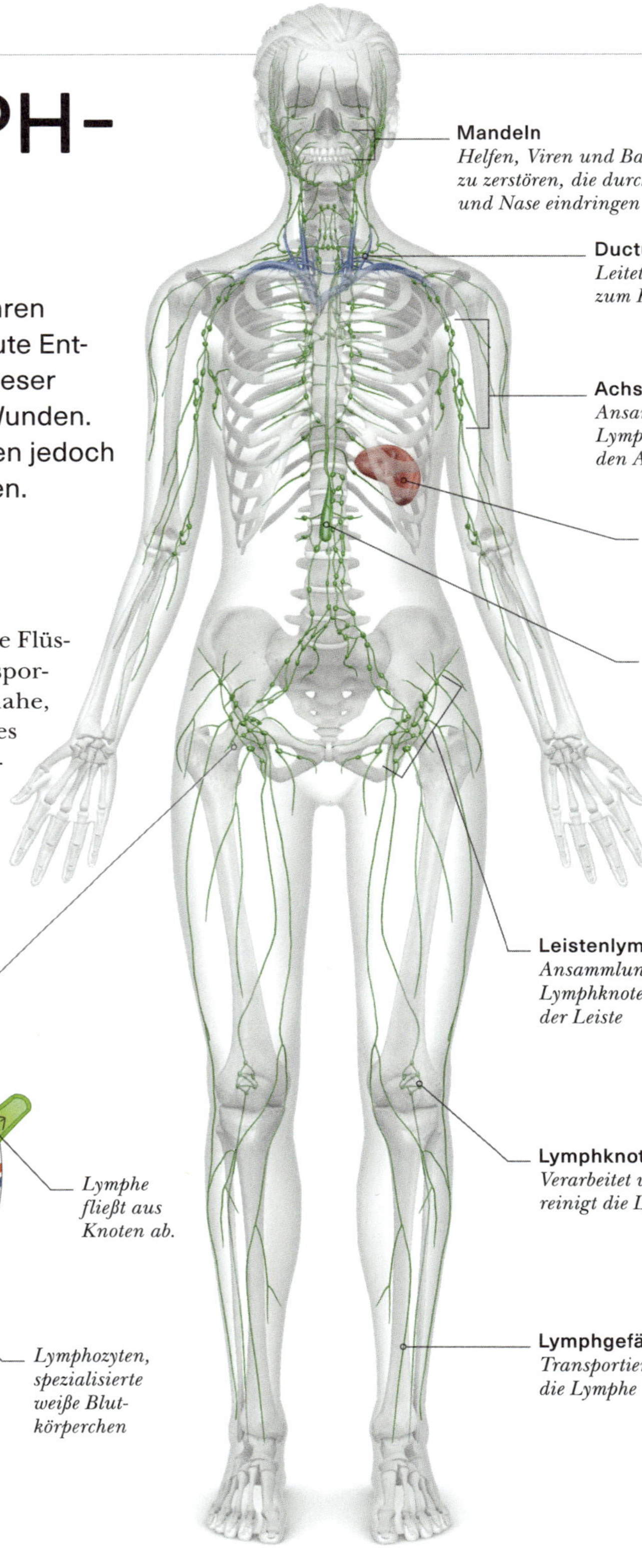

Weiße Blutkörperchen

Weiße Blutkörperchen kämpfen gegen Viren, Bakterien und Krebszellen. Mithilfe von Fragmenten dieser Feinde (Antigene) können die Blutkörperchen passende Antikörper und chemische Botenstoffe (Zytokine) herstellen. Kommunikation spielt hier eine große Rolle – Missverständnisse können zu chronischen Entzündungen führen.

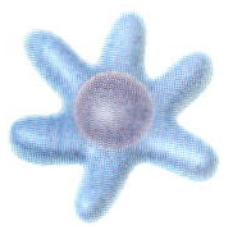

DENDRITISCHE ZELLEN
präsentieren die Antigene, die der Körper als fremdartig erkennt, und aktivieren die T-Zellen.

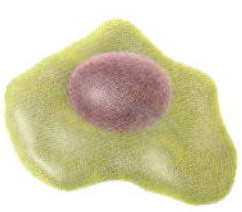

MAKROPHAGEN
sind Fresszellen, die Zytokine freisetzen, um Entzündungen zu bekämpfen (siehe Bild unten).

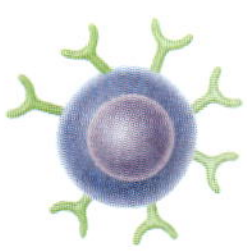

B-ZELLEN
sind spezialisierte Lymphozyten, die Antikörper ausschütten. Diese Proteine bekämpfen Antigene.

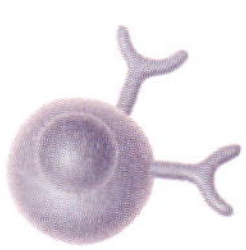

T-ZELLEN
sind spezialisierte Lymphozyten, die durch die Präsentation der Antigene zum Kampf aktiviert werden.

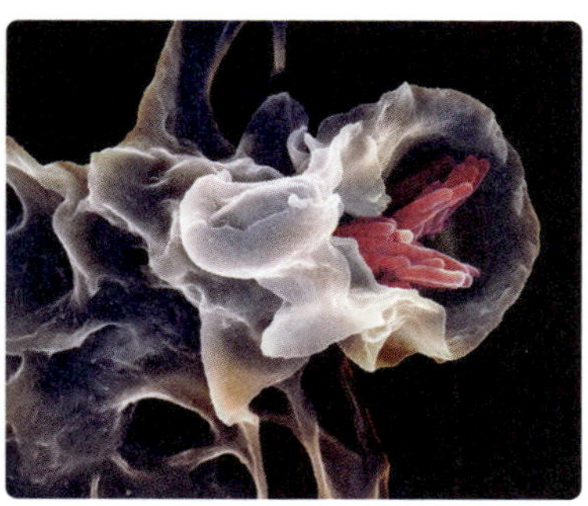

PHAGOZYTOSE
Makrophagen (weiß) suchen nach Eindringlingen (rot) und »fressen« sie. Das nennt man Phagozytose.

ENTZÜNDUNGSREAKTION

Entzündungsreaktionen, ausgelöst vom Kampf der weißen Blutkörperchen gegen Feinde, zeigen sich oft als Hitze, Schmerz, Rötung und Schwellung. Bei Autoimmunerkrankungen bekämpfen sie fälschlicherweise körpereigenes Gewebe, beispielsweise bei der rheumatischen Arthritis (Bild unten).

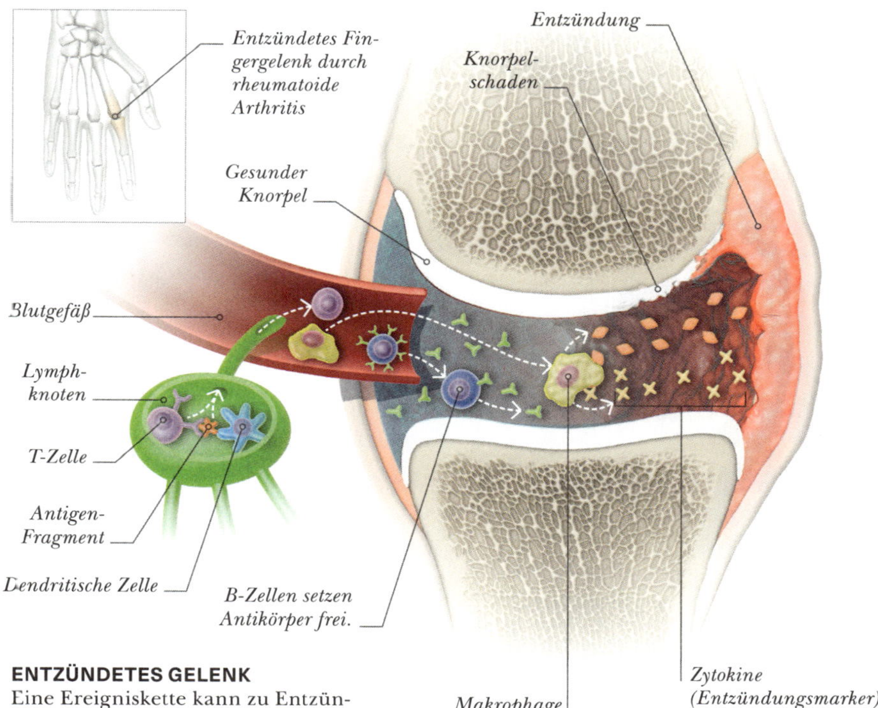

ENTZÜNDETES GELENK
Eine Ereigniskette kann zu Entzündungen, Gelenkschäden, Funktionsverlust und Schmerzen führen.

Yoga und Entzündungen

Yoga scheint Entzündungen mildern zu können, indem es die Stressreaktion dämpft, welche das Krankheitsrisiko erhöht. Eine Studie zeigt, dass Yoga die Anzahl der Zytokine senken und so Entzündungen verhindern kann. Regelmäßiges Üben verspricht die beste Wirkung.

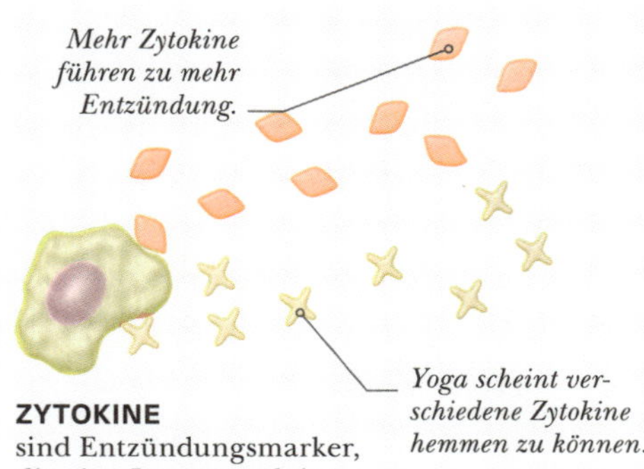

ZYTOKINE
sind Entzündungsmarker, die eine Immunreaktion auslösen.

DIE VERDAUUNG

Im schlauchförmigen Verdauungstrakt übernehmen verschiedene Gewebsschichten das Absorbieren von Nährstoffen und das Ausscheiden von Abfällen.

ÜBERSICHT

Nahrung wird in absorbierbare Teile aufgespalten: vom Kauen im Mund über die chemische Zersetzung im Magen bis zum Pressen im Darm. Nährstoffe gelangen ins Blut und in die Zellen. Beim Yoga gilt der Grundsatz »Du bist, was du isst«. Der physische Körper *(Annamaya)* wird mit dem »Nahrungskörper« gleichgesetzt.

Der Weg der Nahrung

Yoga übt man am besten mit leerem Magen, idealerweise isst man 2–4 Stunden vor der Yogapraxis nichts. Bei niedrigem Blutzuckerspiegel oder anderen Beschwerden kann zum passenden Zeitpunkt ein Snack eingenommen werden.

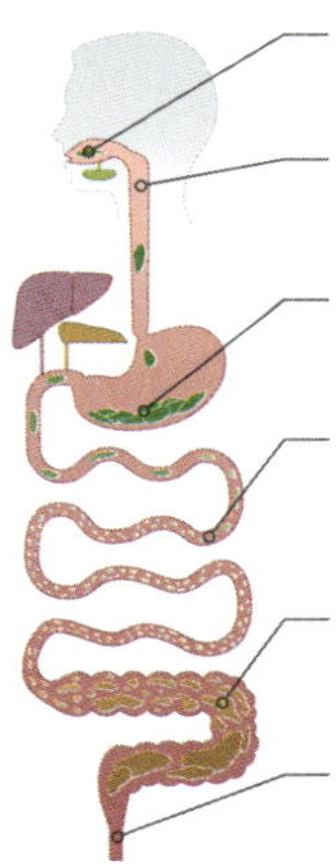

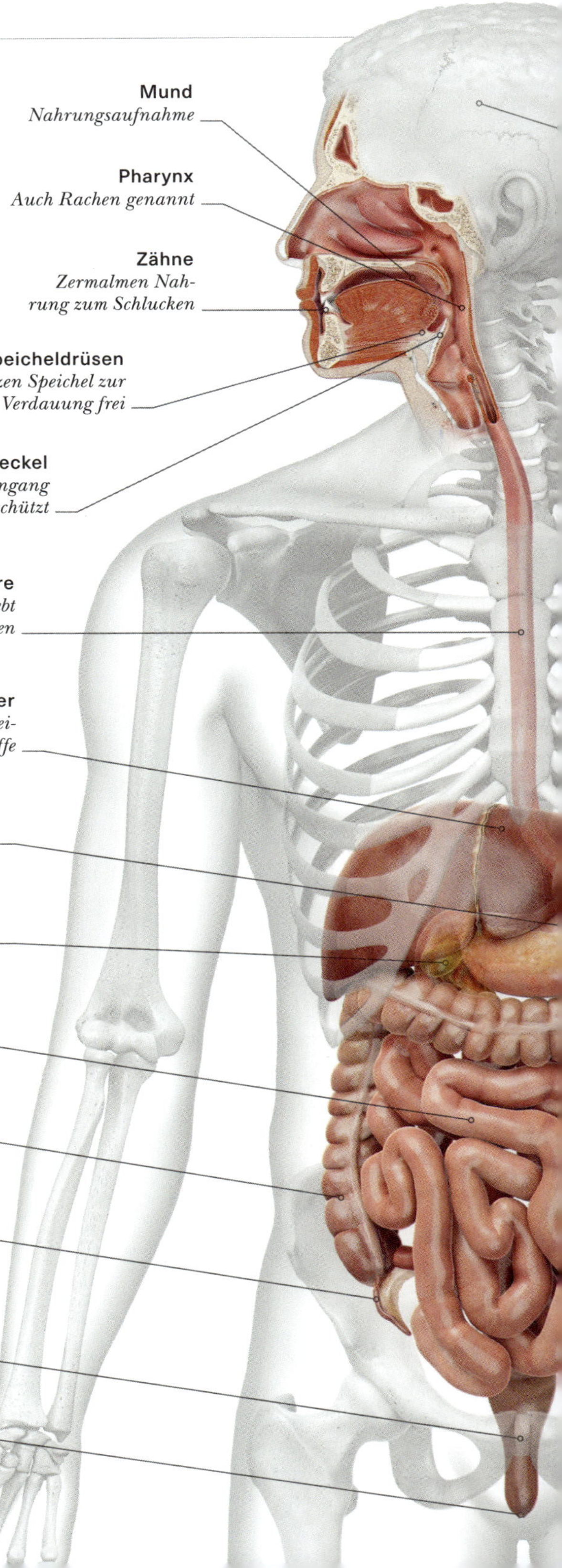

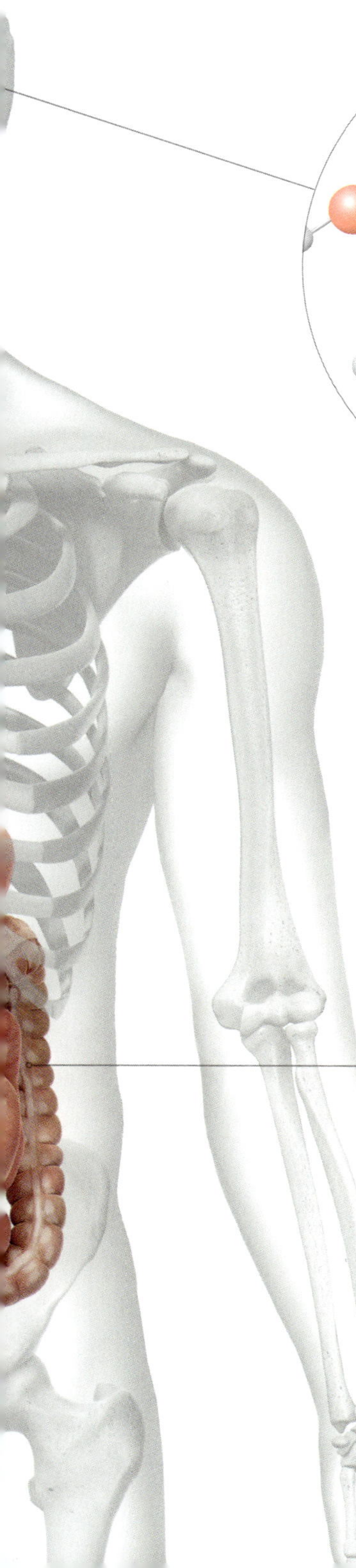

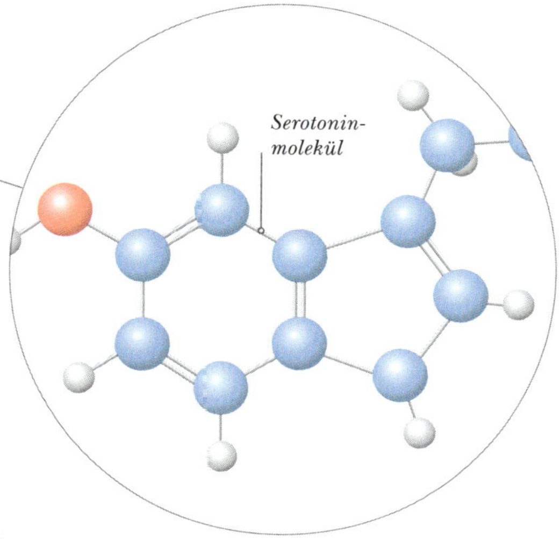

Darm-Hirn-Informationsübertragung

Etwa 95 % des Serotonins – eines Botenstoffs, der die Stimmung reguliert – wird im Darm gespeichert und teils von dort gesteuert. Gerät das enterische Nervensystem (siehe Kasten rechts) aus dem Takt, kann das zu Darmbeschwerden wie Reizdarmsyndrom, Depression und Ängsten führen.

Enterisches Nervensystem (ENS)

Dieses selbstständige System wurde erst vor Kurzem erforscht. Es verfügt über 100 Millionen Neuronen, die uns »Schmetterlinge« im Bauch bescheren, wenn wir verliebt sind, oder für unser »Bauchgefühl« verantwortlich sind. Yoga fördert die Verbindung von Geist und Körper, sodass wir diese Prozesse besser wahrnehmen und fördern können, um Stimmung und Verdauung positiv zu beeinflussen.

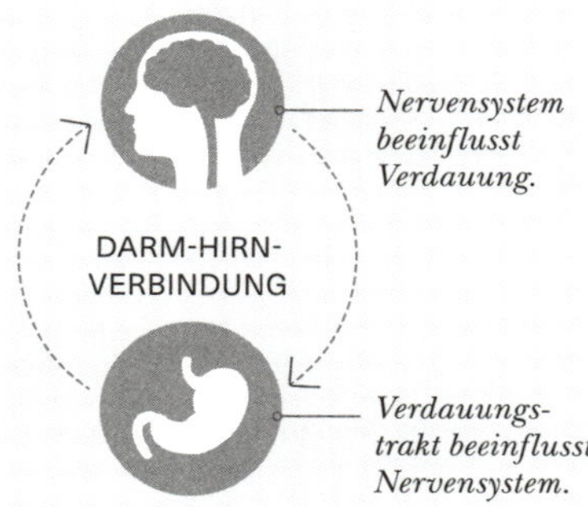

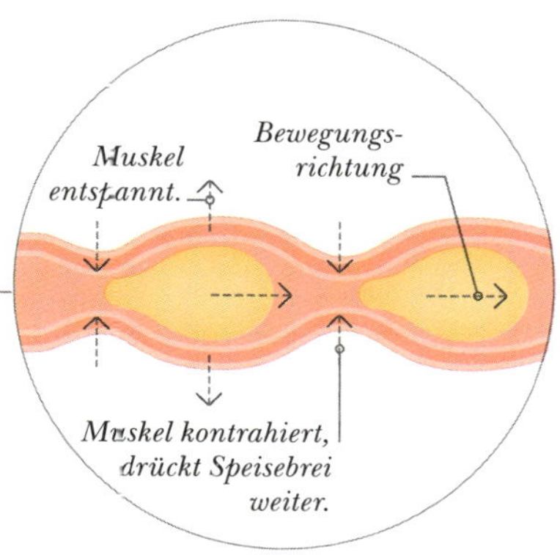

Peristaltik

Peristaltik nennt man die unbewusste Bewegung der glatten Muskulatur, die den Speisebrei durch den Verdauungstrakt drückt. Sie wird durch Entspannung und Bewegung (wie Asanas) angeregt.

Ahimsa als Ernährungsprinzip

Viele Yogis achten bewusst auf ihre Ernährung. *Ahimsa* nennt man das Prinzip, keinem Wesen Leid zuzufügen. Für viele bedeutet das eine vegetarische Ernährung, um Tiere möglichst wenig leiden zu lassen. Eine pflanzenbasierte Ernährung mindert das Risiko von Herzerkrankungen oder Krebs. Darüber hinaus könnte sie die Treibhausgasemissionen durch die Erzeugung und Verarbeitung von Lebensmitteln um 30–70 % senken und dem Umweltschutz dienen. Bereits ein fleischfreier Tag pro Woche ist sinnvoll.

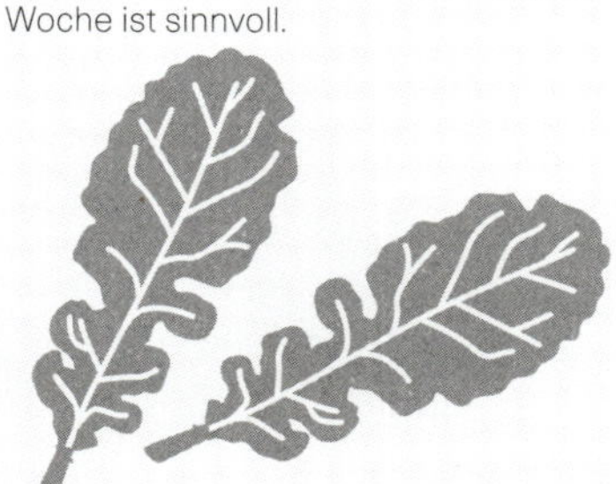

NAHRUNG OHNE LEID

DAS HARNSYSTEM

Über die Harnwege werden Abfallstoffe und Wasser ausgeschieden, um das Blutvolumen auszugleichen. Auf diese Weise wird der Blutdruck reguliert, auf den auch die Yogapraxis Einfluss hat.

ÜBERSICHT

Die Nieren verarbeiten Abfall aus dem Blut zu Urin, der in der Blase gespeichert wird. Der Harnabgang ist in der Regel steuerbar, doch einige Menschen verlieren diese Kontrolle, was zu Harninkontinenz führt. Hier kann die Yogapraxis helfen und unterstützend wirken.

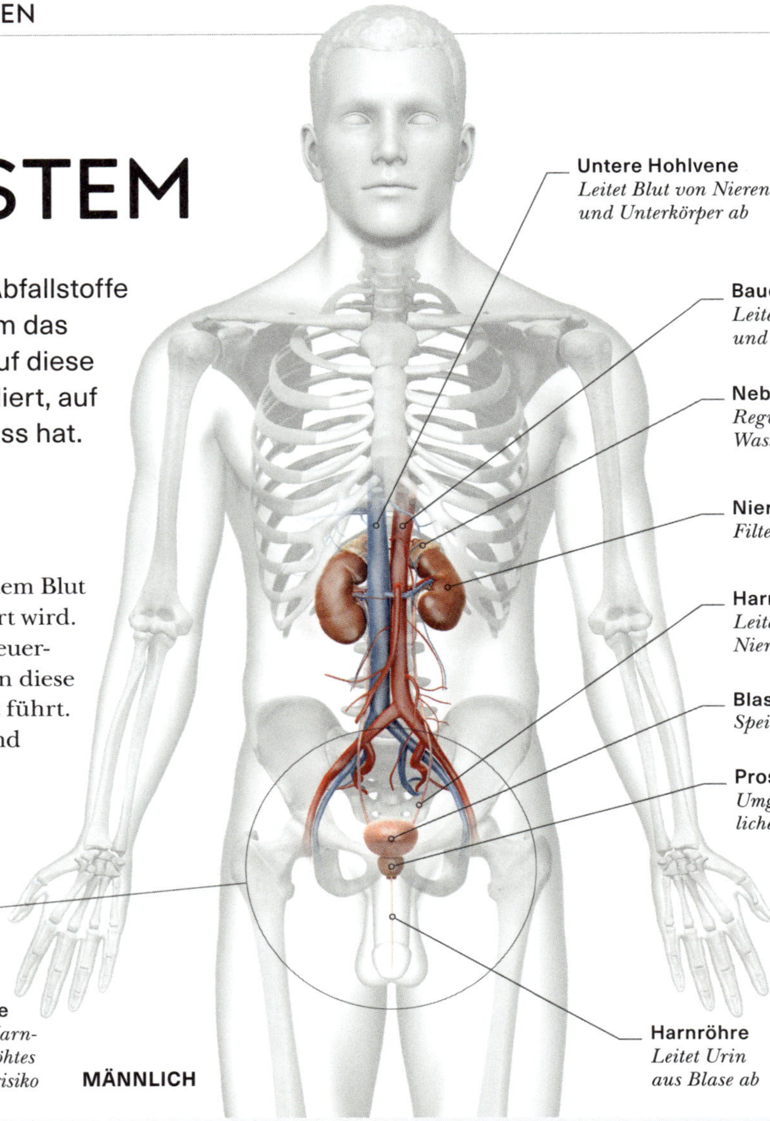

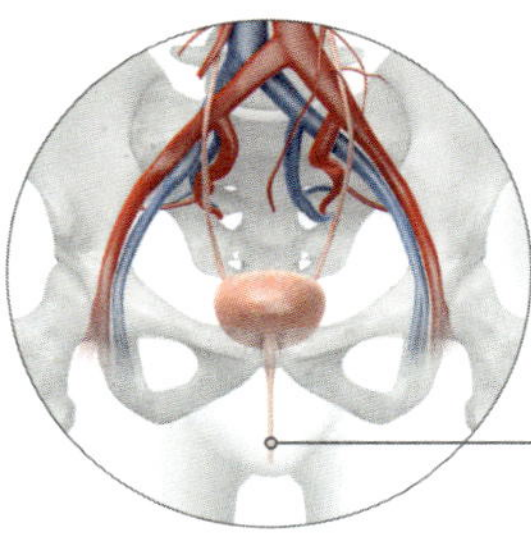

WEIBLICH

MÄNNLICH

Die Beckenbodenmuskulatur

ist wichtig für die Kontrolle der Blase. Verbreitete Beschwerden wie häufiger oder schmerzhafter Harndrang oder ungewollter Urinabgang beim Niesen oder Lachen können durch Yogaübungen positiv beeinflusst werden. Durch ein sanftes *Mula Bandha* (S. 157) und Entspannungstechniken lässt sich der Beckenboden kräftigen.

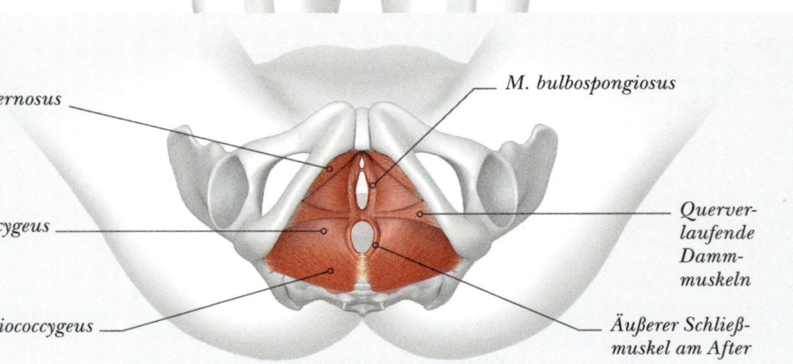

ANSICHT VON UNTEN – WEIBLICH

DIE FORTPFLANZUNG

Das Fortpflanzungssystem dient der Reproduktion und dem Erhalt der Spezies. Yoga stärkt dieses System, etwa durch Training des Beckenbodens, das sich positiv auf Sexualität, Wehen und Geburt auswirken kann.

ÜBERSICHT

Die Atemübungen beim Yoga scheinen einen positiven Einfluss auf den Beckenboden, die Harnwege sowie auf die Fortpflanzungsorgane zu haben. Auch durch seine stresslösende Wirkung kann die Yogapraxis eventuell Fruchtbarkeit und Empfängnis fördern.

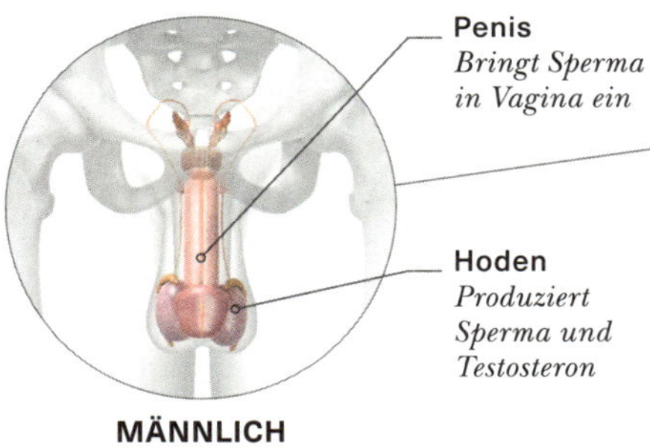

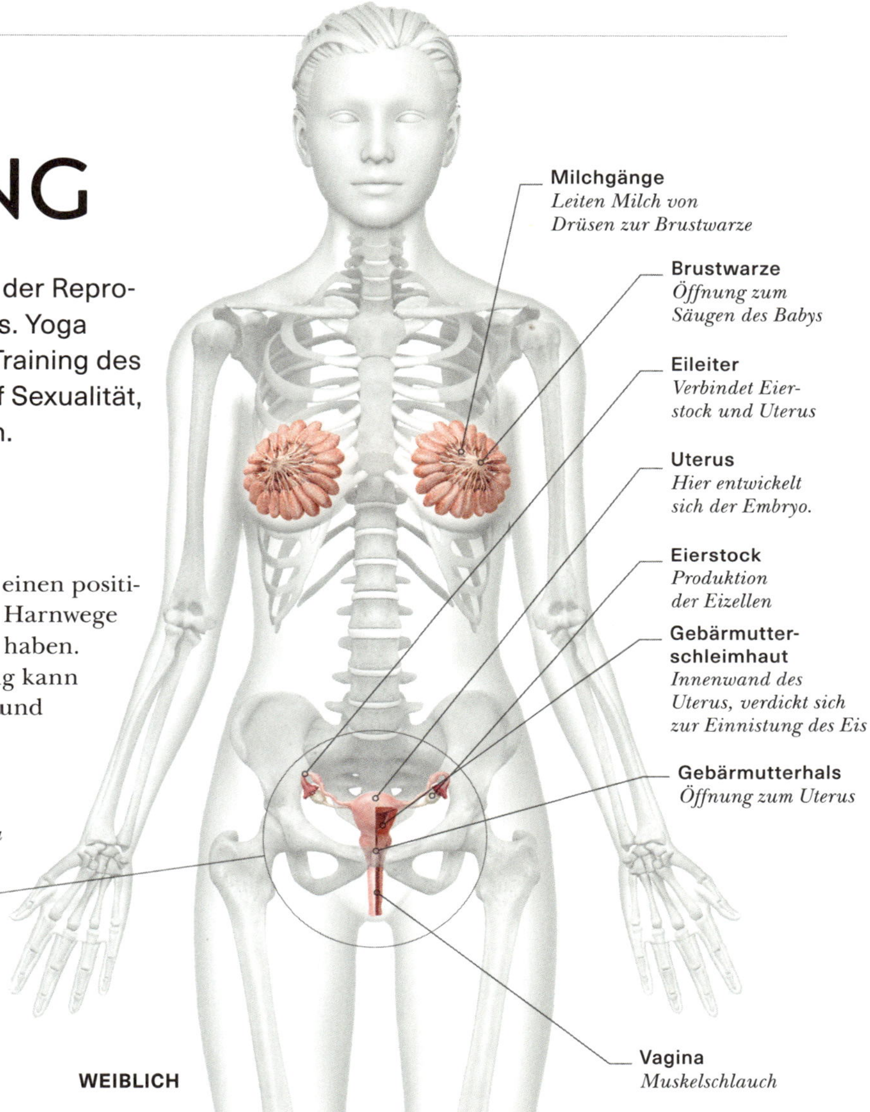

Bewegung des Beckenbodens

Ein gesunder Beckenboden bewegt sich bei der Atmung frei und locker und folgt den Bewegungen des Zwerchfells. Die Yogapraxis kann die Achtsamkeit für diese Region erhöhen sowie Kraft, Flexibilität und Entspannung der Beckenbodenmuskulatur fördern. Das kann sich positiv auf Blase, Darm und Sexualorgane auswirken.

ATMUNG
Der Beckenboden senkt sich mit der Einatmung und hebt sich mit der Ausatmung.

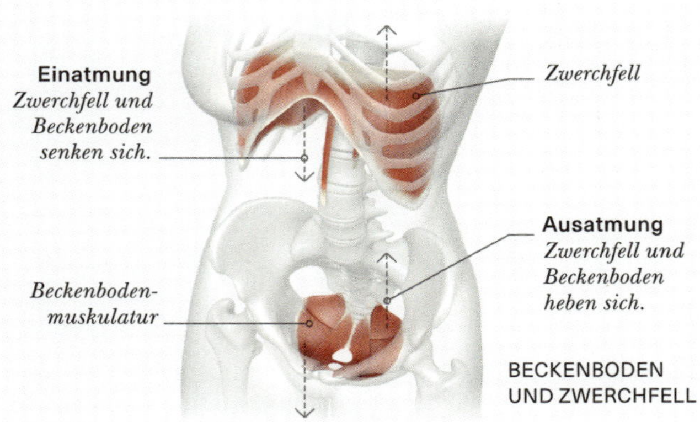

DIE ASANAS

Dieser Teil des Buches nimmt Sie mit auf eine meditative Entdeckungsreise in Ihre innere Welt. Lernen Sie durch Visualisieren, Berühren und Hineinfühlen Ihren Körper kennen. Beim Üben der 30 Asanas können Sie Muskeln kennenlernen und mehr über die menschliche Anatomie, Physiologie und Bewegungslehre erfahren. Ich hoffe, dass Sie in den gezeigten Yogahaltungen die Verbindung von Körper und Geist erleben und mehr über sich selbst lernen werden.

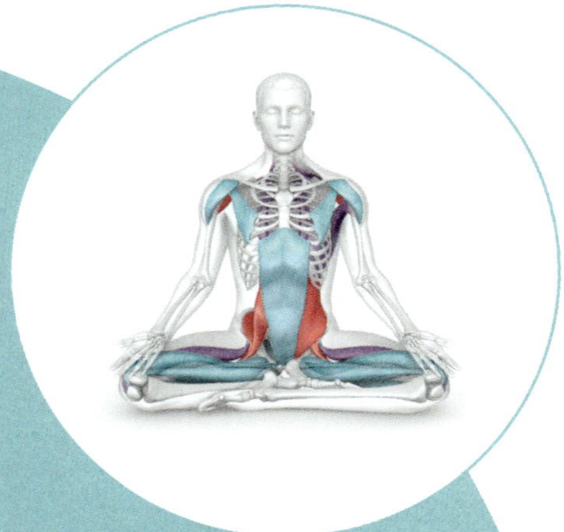

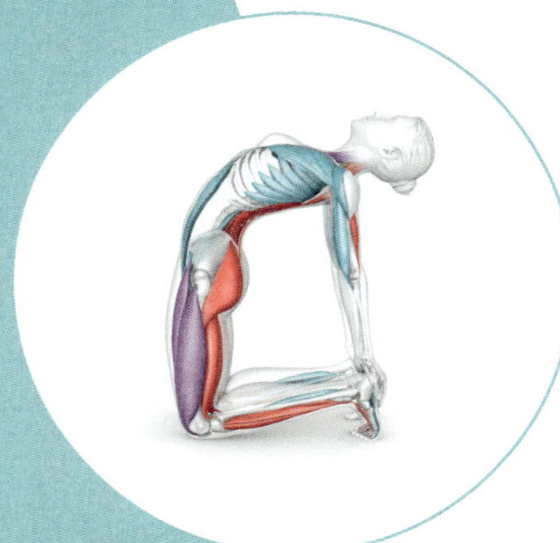

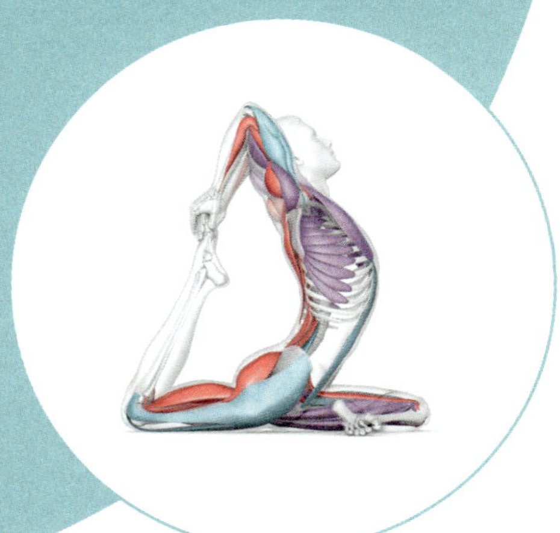

ASANAS IM SITZEN

Sitzende und kniende Yogahaltungen haben eine erdende, meditative Wirkung und bilden oft Anfang und Abschluss einer Yogastunde. Die Illustrationen zeigen, wie der Körper auf verschiedene Weise von der Yogapraxis profitieren kann. Probieren Sie die Variationen aus, damit Sie die Positionen stabil und entspannt halten können – und denken Sie daran: Wer atmen kann, kann Yoga üben.

VOLLKOMMENER SITZ *Siddhasana*

Im traditionellen Yoga dienen alle anderen Übungen zur Vorbereitung des Körpers auf diese Sitzhaltung für die Meditation. Sie wird mit gerader Wirbelsäule und aktivierten Bauchmuskeln ausgeführt.

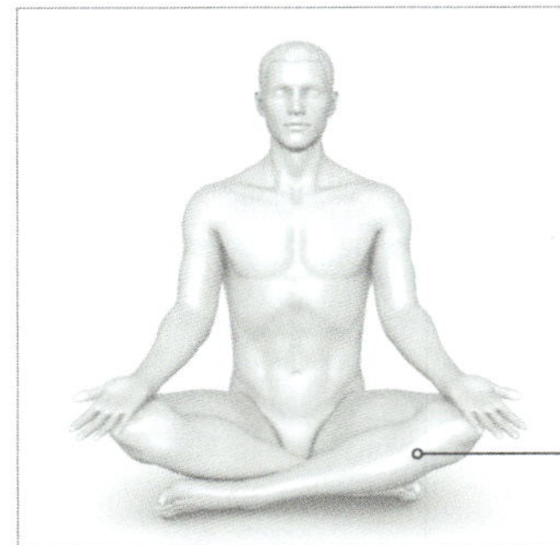

VARIATION
Eine leichtere Variante ist *Sukhasana* (Schneidersitz) mit gekreuzten Unterschenkeln. Wenn auch das unbequem ist, setzen Sie sich erhöht, z. B. auf ein Kissen, um die Hüften zu entlasten.

HAUPTWIRKUNG

Bauch- und Rückenmuskeln arbeiten, während die Außenseiten der Hüften gedehnt werden, was manche stark, andere kaum spüren. Für viele Menschen ist es schwierig, Wirbelsäule und Becken neutral auszurichten, wenn sie auf dem Boden sitzen.

LEGENDE
- •-- ***Gelenke***
- o— *Muskeln*
- Anspannung
- Anspannung und Dehnung
- Dehnung

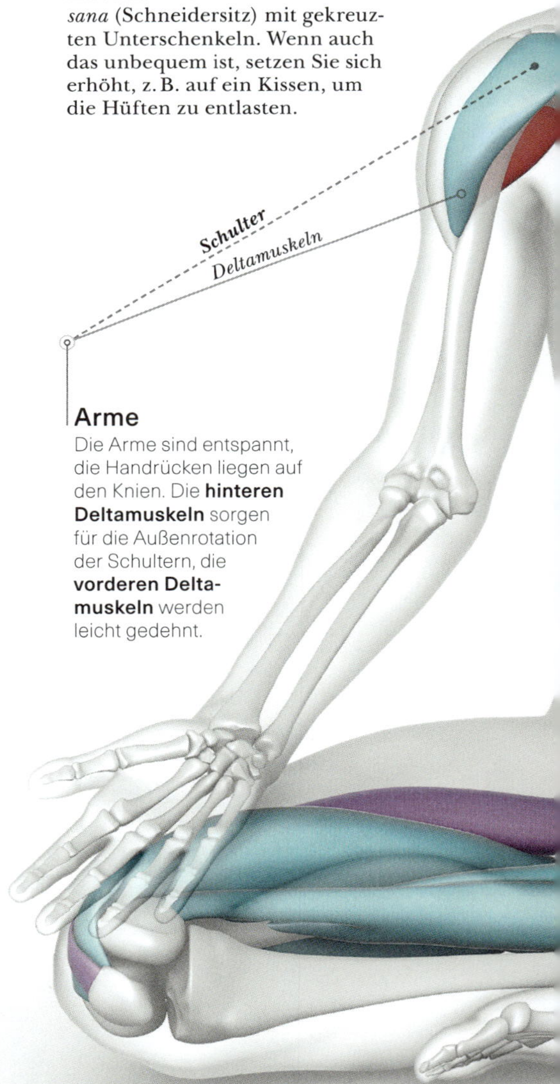

Arme

Die Arme sind entspannt, die Handrücken liegen auf den Knien. Die **hinteren Deltamuskeln** sorgen für die Außenrotation der Schultern, die **vorderen Deltamuskeln** werden leicht gedehnt.

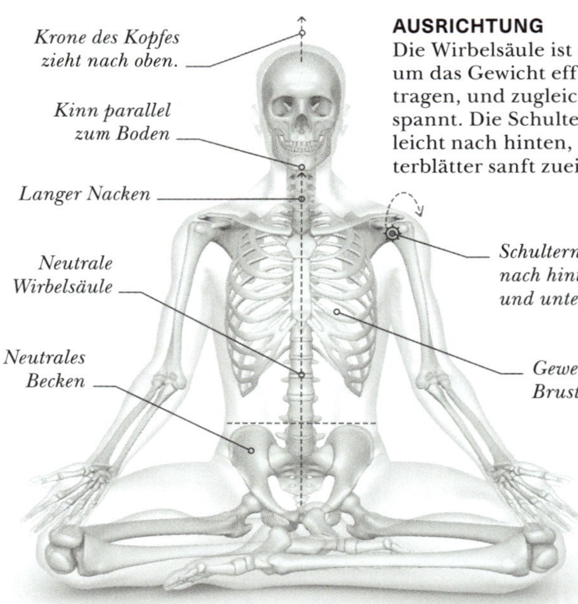

AUSRICHTUNG
Die Wirbelsäule ist neutral, um das Gewicht effizient zu tragen, und zugleich entspannt. Die Schultern ziehen leicht nach hinten, die Schulterblätter sanft zueinander.

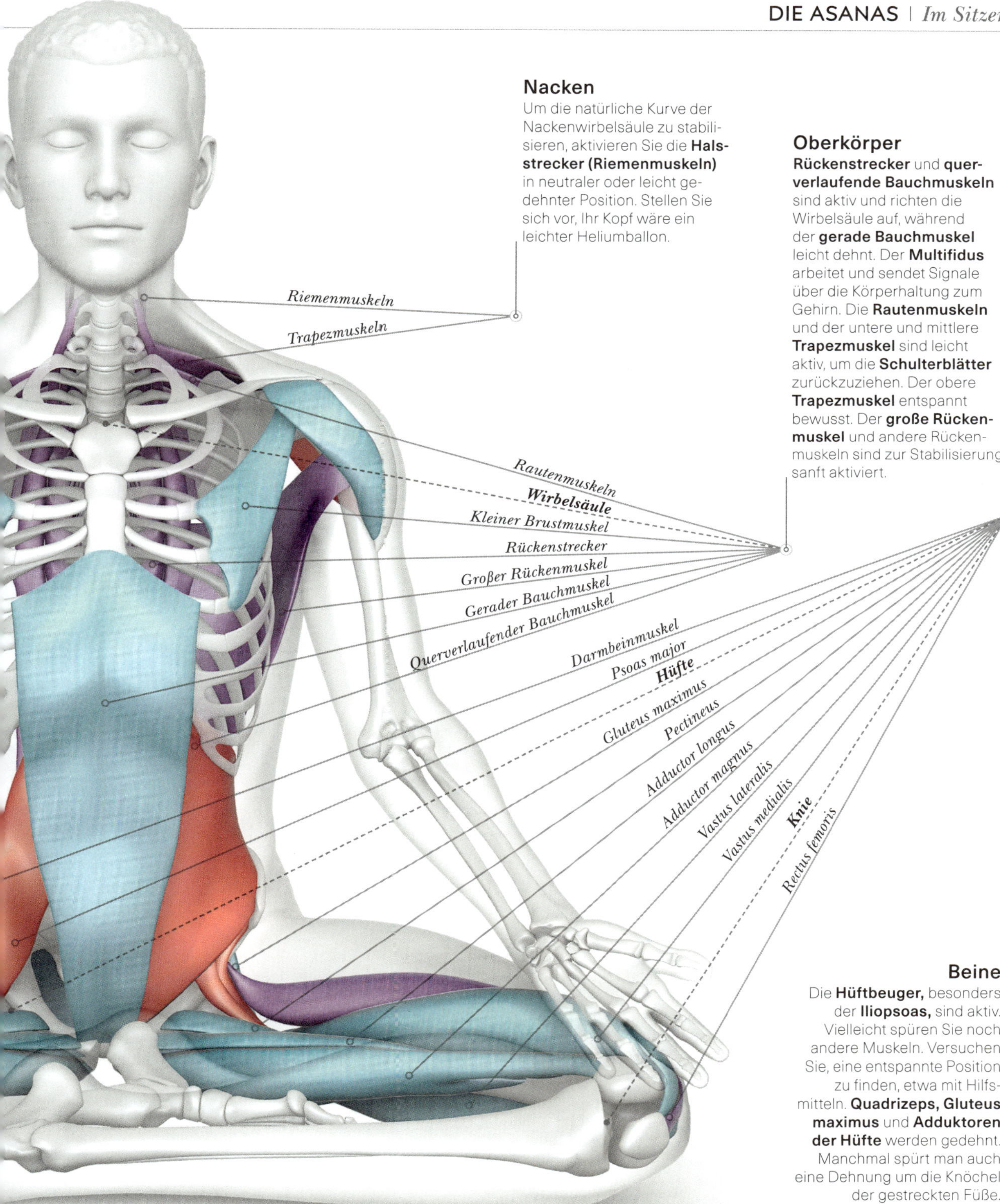

Nacken

Um die natürliche Kurve der Nackenwirbelsäule zu stabilisieren, aktivieren Sie die **Halsstrecker (Riemenmuskeln)** in neutraler oder leicht gedehnter Position. Stellen Sie sich vor, Ihr Kopf wäre ein leichter Heliumballon.

Oberkörper

Rückenstrecker und **querverlaufende Bauchmuskeln** sind aktiv und richten die Wirbelsäule auf, während der **gerade Bauchmuskel** leicht dehnt. Der **Multifidus** arbeitet und sendet Signale über die Körperhaltung zum Gehirn. Die **Rautenmuskeln** und der untere und mittlere **Trapezmuskel** sind leicht aktiv, um die **Schulterblätter** zurückzuziehen. Der obere **Trapezmuskel** entspannt bewusst. Der **große Rückenmuskel** und andere Rückenmuskeln sind zur Stabilisierung sanft aktiviert.

Beine

Die **Hüftbeuger,** besonders der **Iliopsoas,** sind aktiv. Vielleicht spüren Sie noch andere Muskeln. Versuchen Sie, eine entspannte Position zu finden, etwa mit Hilfsmitteln. **Quadrizeps, Gluteus maximus** und **Adduktoren der Hüfte** werden gedehnt. Manchmal spürt man auch eine Dehnung um die Knöchel der gestreckten Füße.

» IM DETAIL

In *Siddhasana* sind die Wirbel entlang der natürlichen Wölbung der Wirbelsäule übereinander gestapelt. Wenn wir aufrecht sitzen, kann sich der Brustkorb beim Atmen optimal bewegen. Beim Einatmen weitet er sich, beim Ausatmen kontrahiert er.

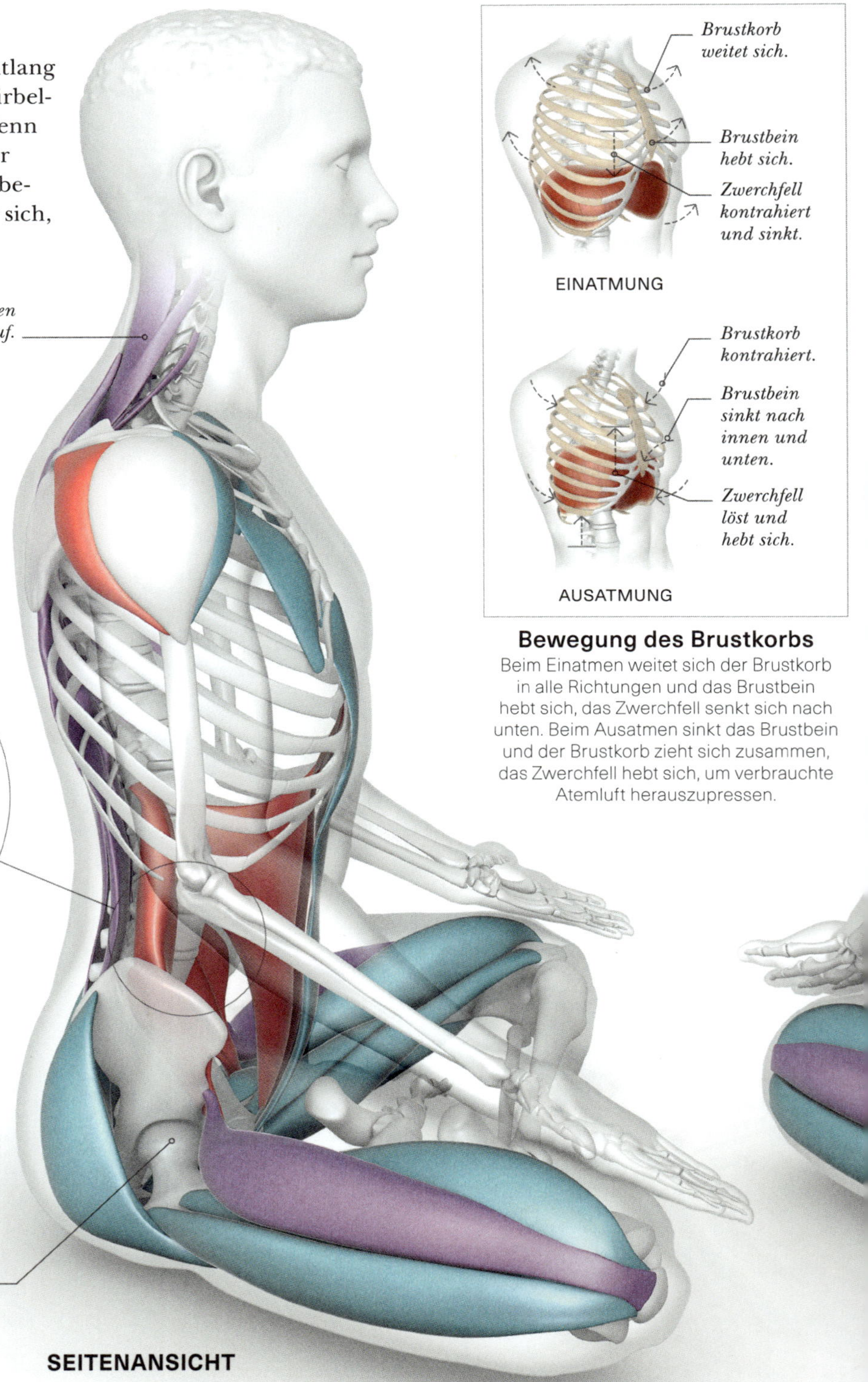

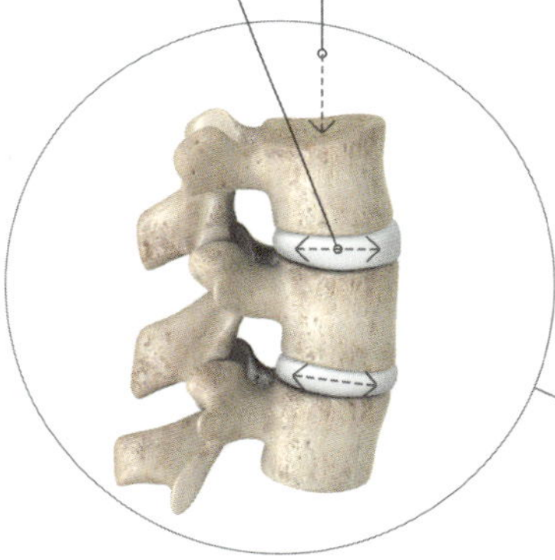

Position der Wirbel

Wenn die Wirbelsäule natürlich gewölbt ist (neutrale Position, S. 16), sind die Wirbel übereinandergestapelt. Das Gewicht verteilt sich gleichmäßig auf die Bandscheiben. Diese bestehen aus schwammartigen Faserknorpeln, die der Wirbelsäule dynamische Bewegungen erlauben.

Bewegung des Brustkorbs

Beim Einatmen weitet sich der Brustkorb in alle Richtungen und das Brustbein hebt sich, das Zwerchfell senkt sich nach unten. Beim Ausatmen sinkt das Brustbein und der Brustkorb zieht sich zusammen, das Zwerchfell hebt sich, um verbrauchte Atemluft herauszupressen.

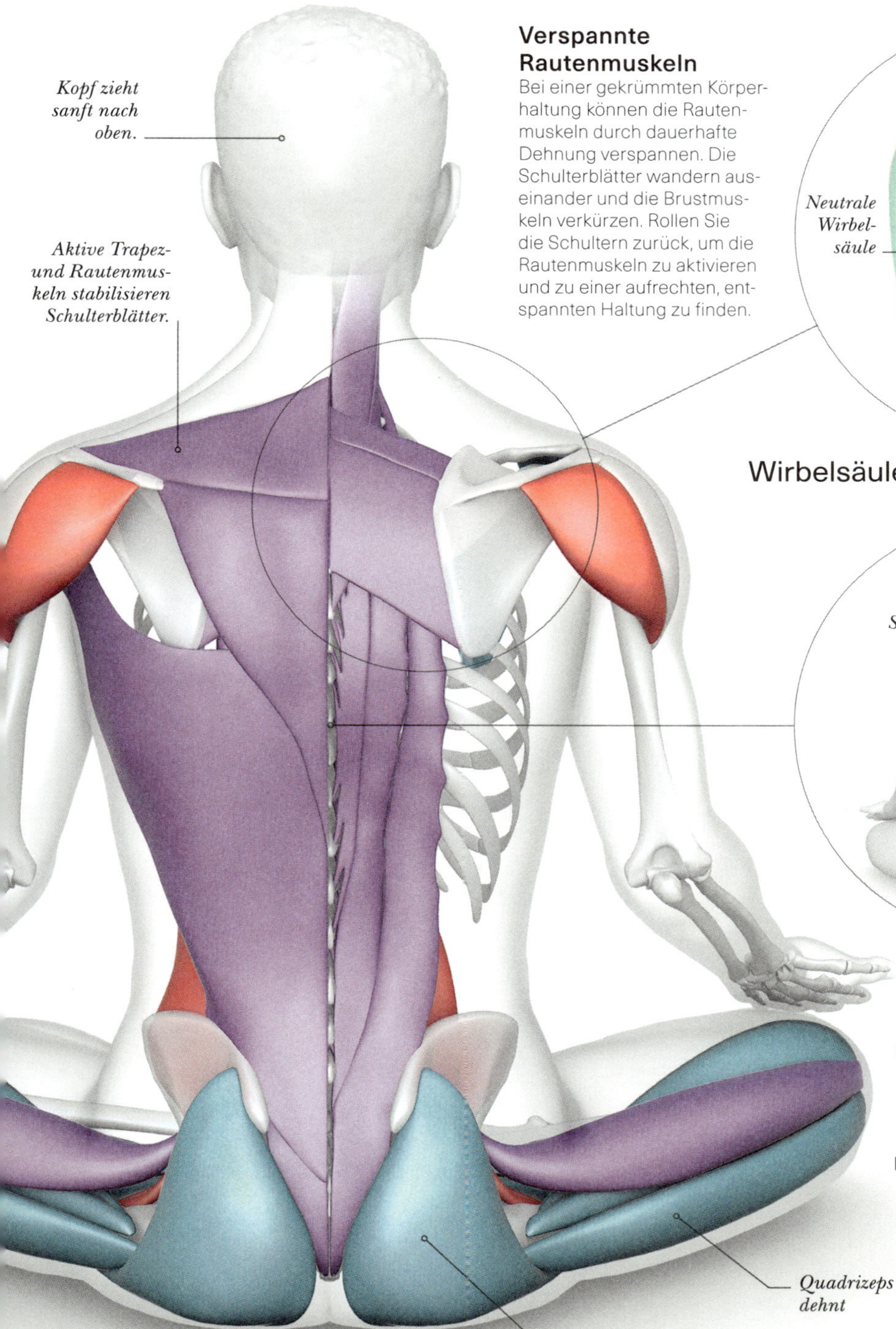

RÜCKANSICHT

Verspannte Rautenmuskeln

Bei einer gekrümmten Körperhaltung können die Rautenmuskeln durch dauerhafte Dehnung verspannen. Die Schulterblätter wandern auseinander und die Brustmuskeln verkürzen. Rollen Sie die Schultern zurück, um die Rautenmuskeln zu aktivieren und zu einer aufrechten, entspannten Haltung zu finden.

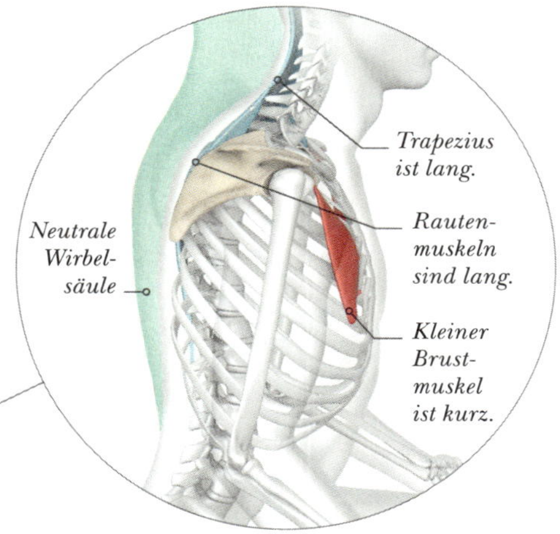

Wirbelsäulenstrecker

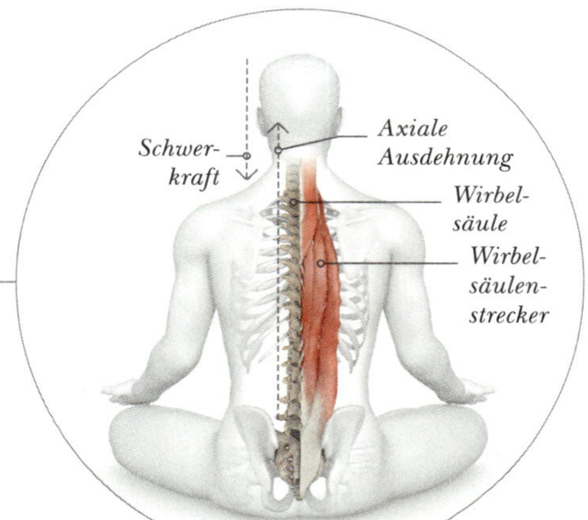

Aufrechte Wirbelsäule

Um den Körper entgegen der Schwerkraft aufzurichten und einer krummen Haltung entgegenzuwirken, müssen einige Muskeln aktiv sein und Schädel, Wirbelsäule und Brustkorb optimal ausrichten. Aber eine zu rigide Aufrichtung stört die natürlichen Kurven der Wirbelsäule, die wir für eine stabile Haltung benötigen.

SCHMETTERLING

Baddha Konasana

Diese Position, auch gebundene Winkelhaltung genannt, öffnet die Hüften und dehnt die Leisten. Sie kann Krämpfe im Becken lösen und erhöht die Flexibilität der Knöchel, was Balancehaltungen erleichtert.

HAUPTWIRKUNG

In dieser Asana werden die Oberschenkelinnenseiten gedehnt, besonders in der Leiste. Wenn möglich, greifen Sie die Füße und öffnen Sie sie, als würden Sie ein Buch aufschlagen, um die Knöchel zu dehnen.

LEGENDE

- *Gelenke*
- *Muskeln*
- Anspannung
- Anspannung und Dehnung
- Dehnung

AUSRICHTUNG
Die Wirbelsäule ist in ihren natürlichen Kurven stabil, das Becken neutral ausgerichtet. Die Oberschenkel sinken in Auswärtsrotation nach unten.

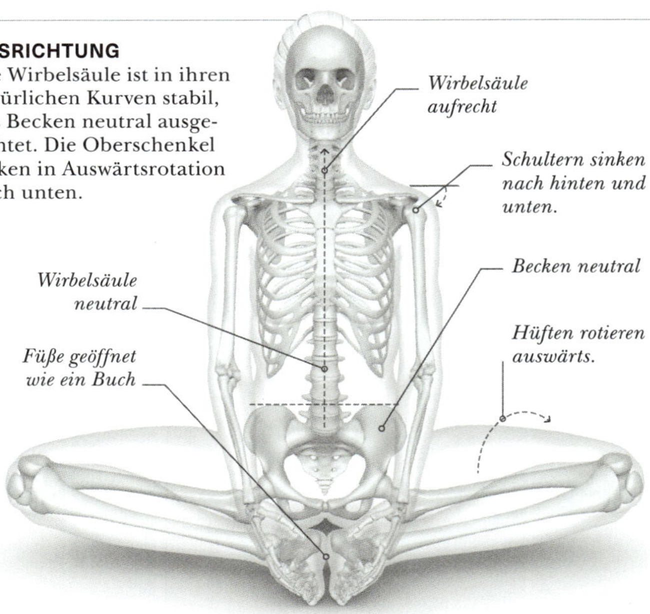

Arme
Wenn Sie die Füße greifen, sind die Armbeuger aktiv, um den Ellbogen zu beugen: **Brachialis,** unterstützt vom **Bizeps** und **Brachioradialis.**

Unterschenkel
Der **Tibialis anterior** flext den Fuß, und der **lange Zehenstrecker** streckt die Zehen. Wenn Sie mit den Händen nachhelfen und die Füße aktiv öffnen, werden auch die **Wadenbeinmuskeln** gedehnt.

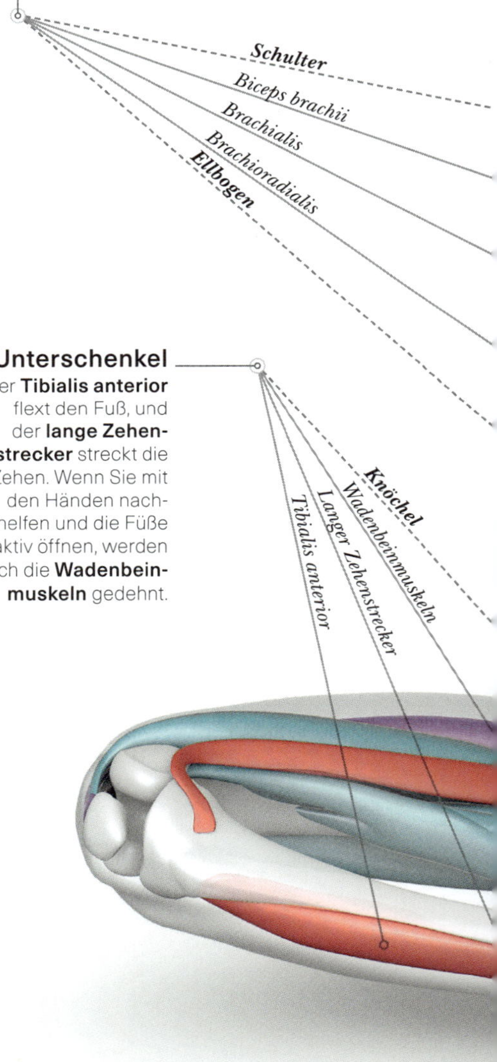

Oberkörper

Oft wird in dieser Haltung der Rücken rund und verliert die natürliche Krümmung der Lendenwirbelsäule. Aktivieren Sie die **Rückenstrecker,** um die Wirbelsäule aufzurichten. Der **gerade Bauchmuskel** wird leicht gedehnt.

Oberschenkel

Die **Hüftbeuger,** besonders der **Iliopsoas,** sind aktiv, um die Hüfte gebeugt zu halten. **Quadrizeps** und **Adduktoren** werden stark gedehnt. Auch wenn Sie die **Hamstrings** anfangs anspannen, um die Knie zu beugen, versuchen Sie, die Beinrückseiten loszulassen. Sie sind nicht das Zielgebiet der Übung.

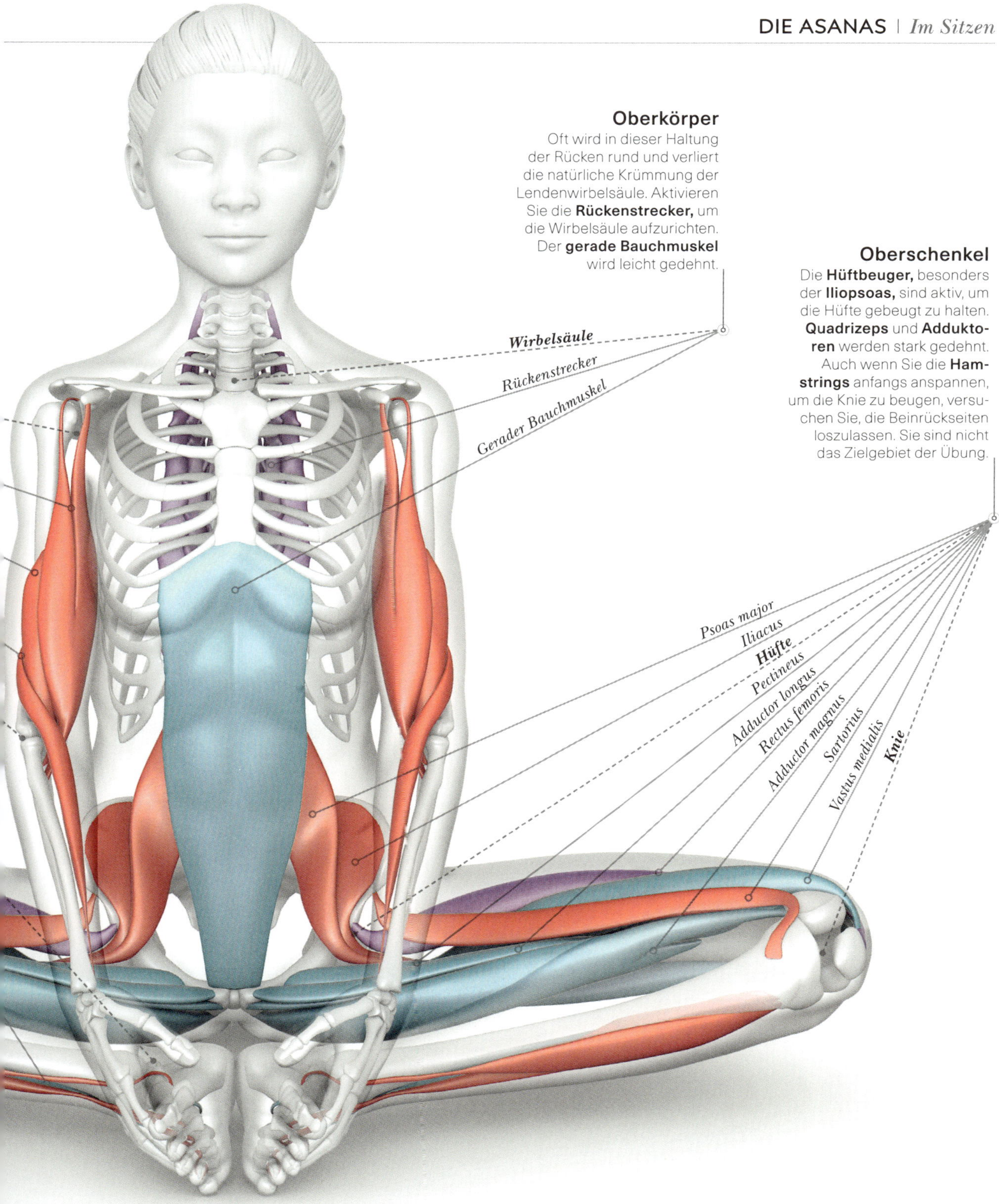

» IM DETAIL

Wie diese Asana bei Ihnen aussieht, hängt von Ihrem Knochenbau ab. Es ist nicht wichtig, ob die Knie ganz bis zum Boden sinken. Versuchen Sie, die Hüften so gut wie möglich zu entspannen.

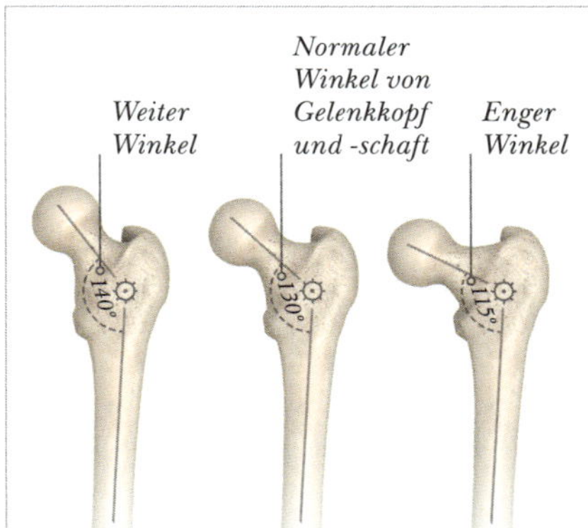

Oberschenkelknochen – Unterschiede

Achten Sie darauf, ob Sie eine »harte« oder »weiche« Grenze spüren. Bei der harten stoßen die Knochen aufeinander, eine Dehnung ist kaum spürbar. Bei der weichen ist die Beweglichkeit durch feste Muskeln eingeschränkt, die Dehnung ist spürbar. Die weiche Grenze können wir erweitern, die harte nicht. Der Winkel im Oberschenkelknochen begrenzt den Bewegungsspielraum.

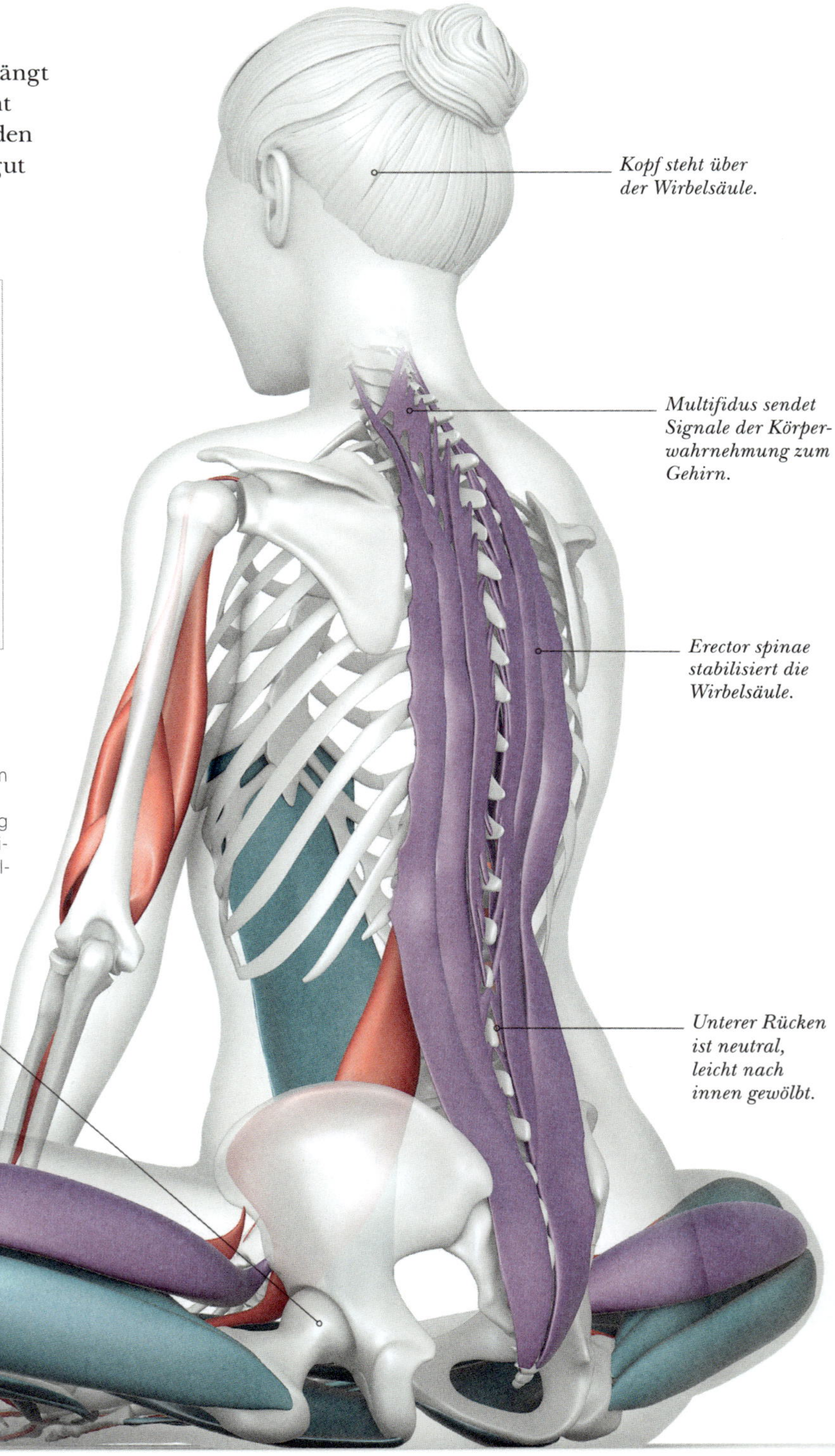

ANSICHT SEITE/HINTEN

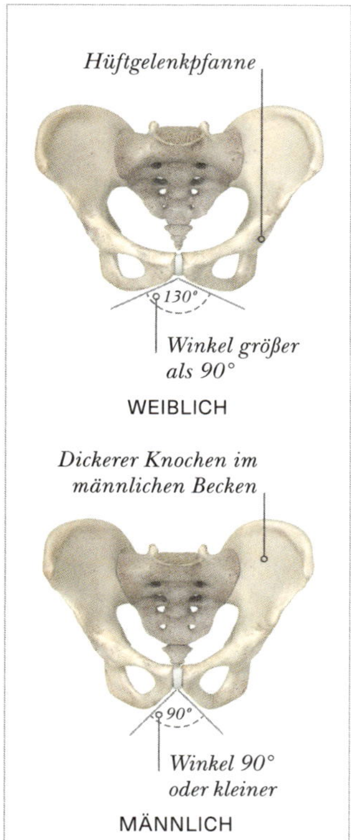

Becken – Unterschiede

Die Form des Beckens unterscheidet sich individuell. Dazu kommt ein Unterschied zwischen Mann und Frau: Frauen haben ein breiteres Becken, um eine Geburt zu ermöglichen. Durch diese Unterschiede sehen Asanas bei jedem anders aus. Hier entscheidet der Knochenbau mit darüber, wie tief Sie die Knie zum Boden sinken lassen können.

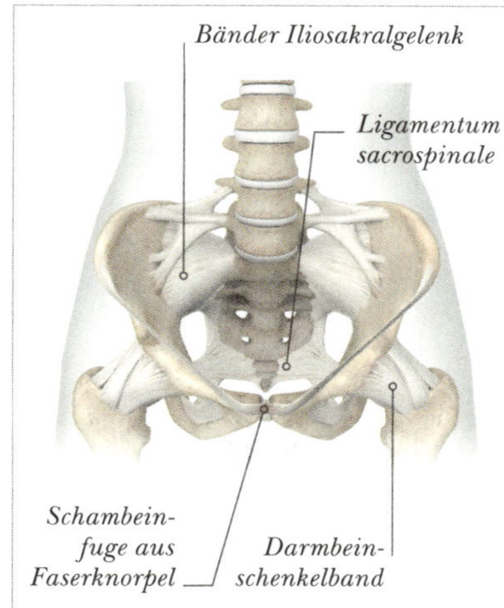

Becken – Hormone

In der Schwangerschaft wird bei Frauen das Hormon Relaxin freigesetzt, in kleinen Mengen unter Umständen auch um den Eisprung herum. Das Hormon macht die Bänder und Faserknorpel im Becken flexibler, um den Körper auf die Geburt vorzubereiten. Frauen sollten in diesen Phasen besonders darauf achten, den Körper nicht zu überdehnen.

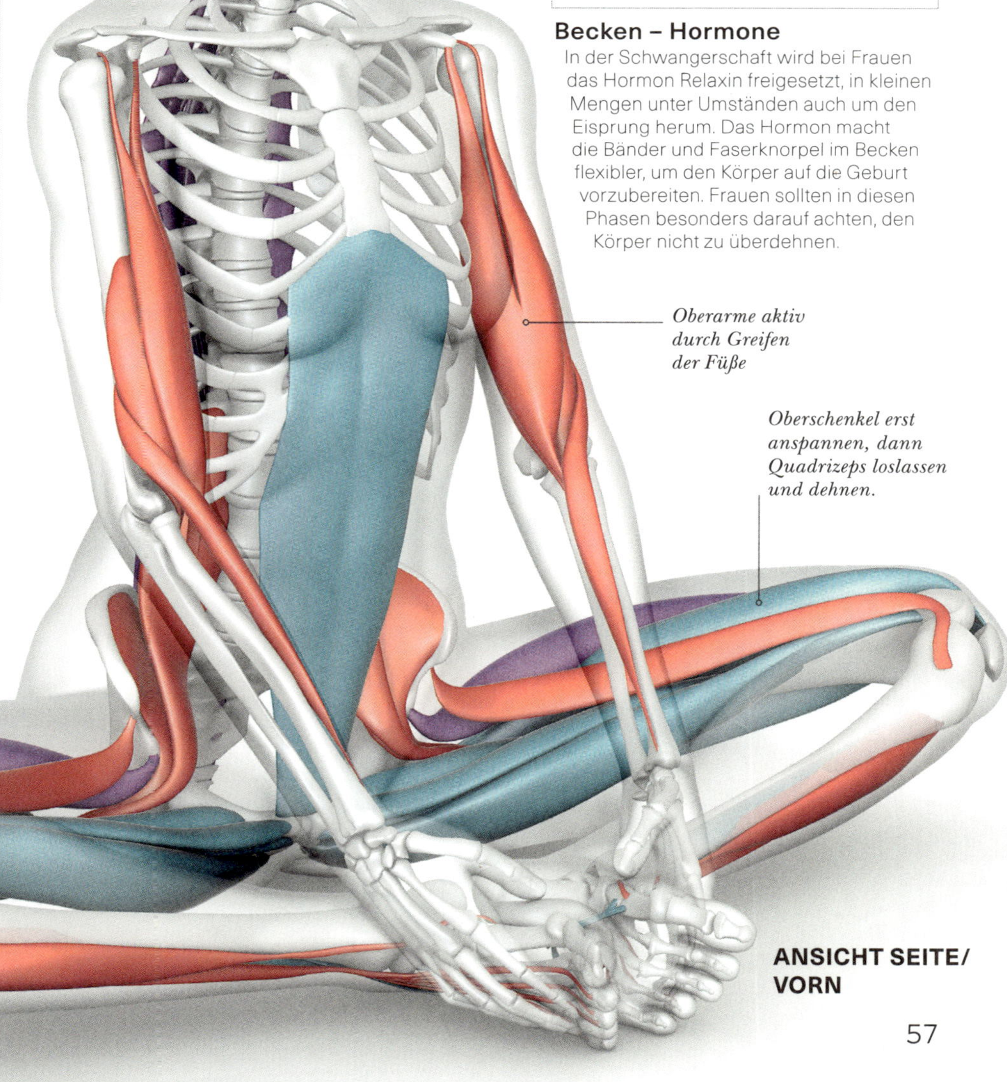

ANSICHT SEITE/ VORN

KATZE

Marjaryasana

Diese sanfte Haltung im Vierfüßlerstand wärmt Wirbelsäule, Hüften und Schultern auf. Atmen Sie beim Runden des Rückens aus. Die Asana wird meist im Wechsel mit der Kuh (S. 60) praktiziert: geführtes Hohlkreuz beim Einatmen, Katzenbuckel beim Ausatmen.

HAUPTWIRKUNG

Die Rückenmuskeln werden gedehnt, während die Brust- und Bauchmuskeln anspannen. Die Armmuskeln sind aktiv zur Stabilisierung des Körpers, der Brustkorb wird leicht zusammengedrückt und unterstützt die tiefe Ausatmung.

AUSRICHTUNG
Die Hände stehen stabil direkt unter den Schultern (oder leicht davor) und die Knie unter den Hüften. Runden Sie die Wirbelsäule so gleichmäßig wie möglich.

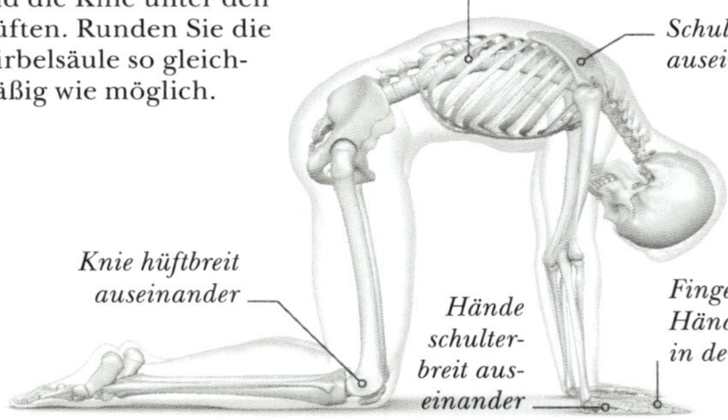

Unterkörper
Die Lendenwirbelsäule ist gewölbt, der **Quadratus lumborum** wird gedehnt. Die **Bauchmuskeln** kontrahieren, der Bauchnabel zieht nach innen. Das Becken kippt nach hinten, das Steißbein zieht nach unten.

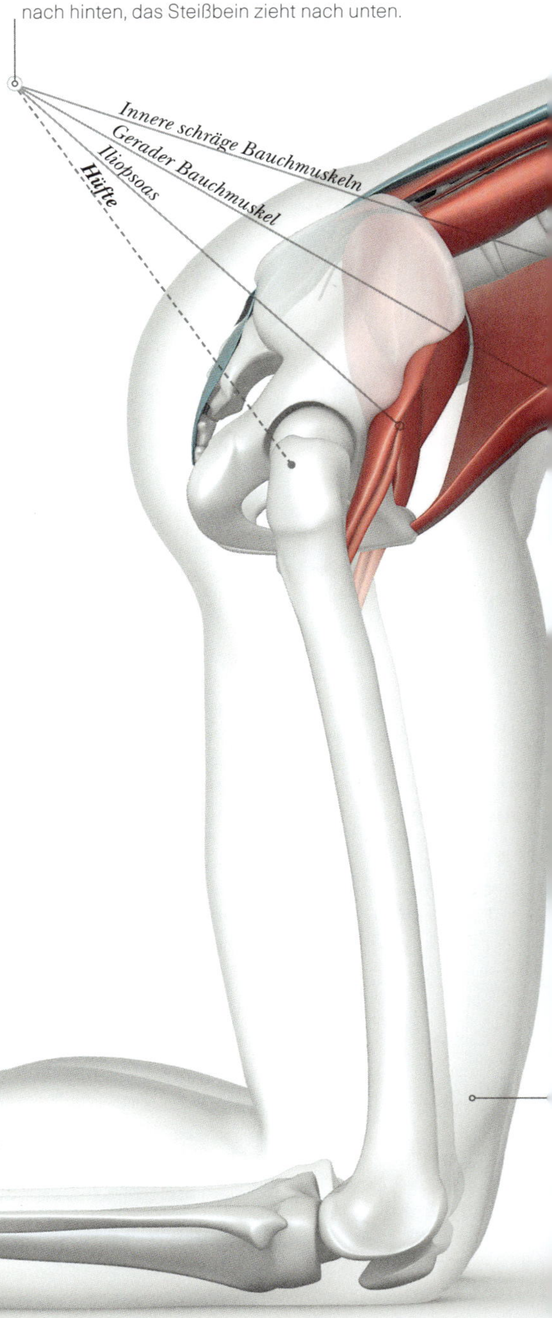

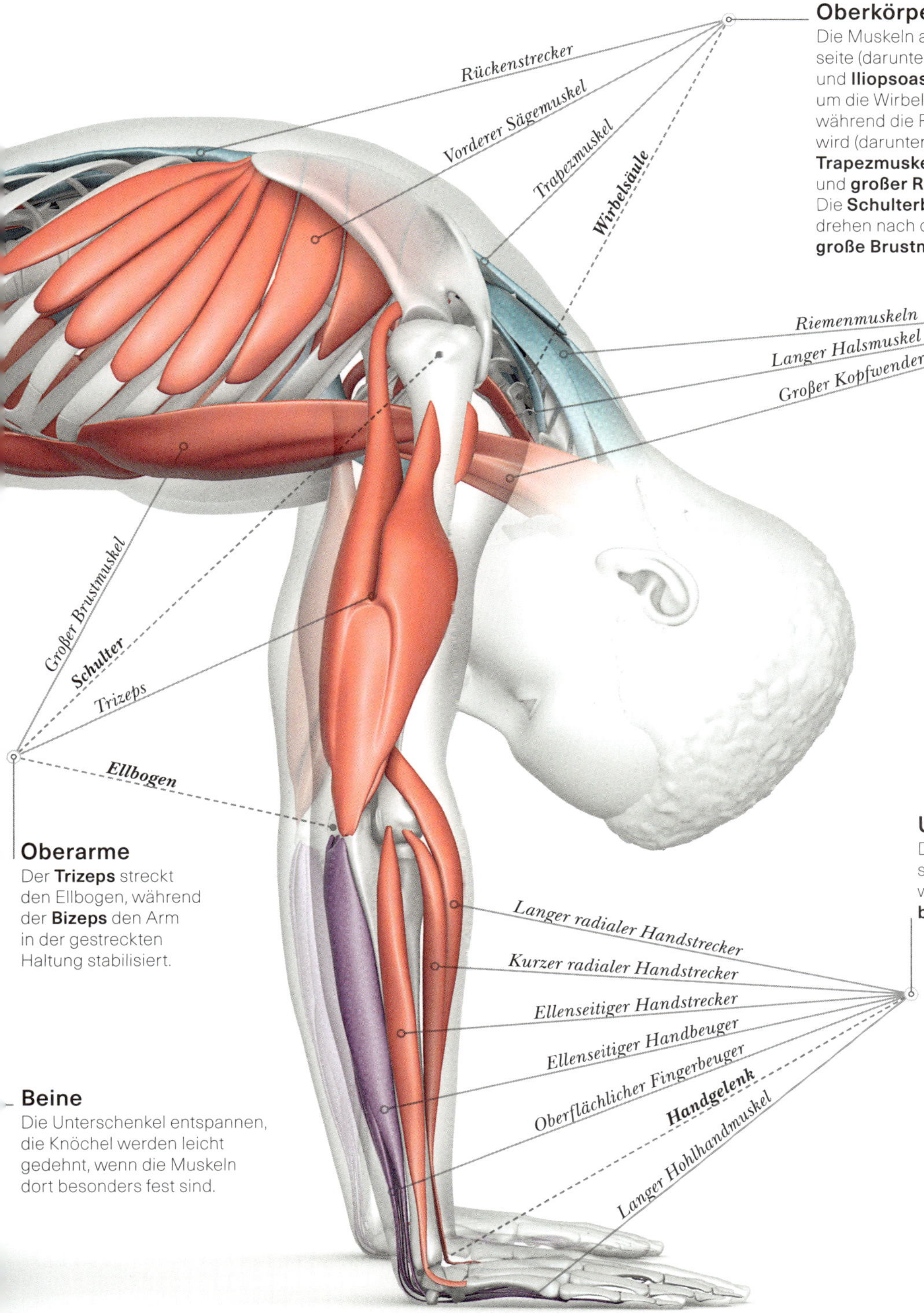

Oberkörper

Die Muskeln an der Körpervorderseite (darunter **Bauchmuskeln** und **Iliopsoas**) spannen an, um die Wirbelsäule zu wölben, während die Rückseite gedehnt wird (darunter **Rückenstrecker, Trapezmuskel, Rautenmuskeln** und **großer Rückenmuskel).** Die **Schulterblätter** ziehen und drehen nach oben und außen, der **große Brustmuskel** ist leicht aktiv.

Hals

Die **Beugemuskulatur des Halses (großer Kopfwender, langer Halsmuskel** und **langer Kopfmuskel)** spannen an. Die **Streckmuskeln des Halses (oberer Trapezmuskel, Riemenmuskeln)** werden gedehnt, das Kinn zieht zur Brust.

Oberarme

Der **Trizeps** streckt den Ellbogen, während der **Bizeps** den Arm in der gestreckten Haltung stabilisiert.

Unterarme

Die **Handgelenkstrecker** sorgen aktiv für die Streckung, während die **Handgelenkbeuger** leicht gedehnt werden.

Beine

Die Unterschenkel entspannen, die Knöchel werden leicht gedehnt, wenn die Muskeln dort besonders fest sind.

LEGENDE

- *Gelenke*
- *Muskeln*
- Anspannung
- Anspannung und Dehnung
- Dehnung

KUH

Bitilasana

Die sanfte Haltung im Vierfüßlerstand, die Wirbelsäule, Hüften und Schultern aufwärmt, hat ihren Namen vom leicht gebogenen Rücken einer Kuh. Sie wird meist im Wechsel mit der Katze (S. 58) praktiziert: geführtes Hohlkreuz beim Einatmen, Katzenbuckel beim Ausatmen.

HAUPTWIRKUNG

Die Brust- und Bauchmuskeln werden gedehnt, während die Rückenmuskeln anspannen. Der Brustkorb kann sich weiten und unterstützt die tiefe Einatmung. Wölben Sie die Wirbelsäule sanft und gleichmäßig und heben Sie den Kopf.

AUSRICHTUNG

Die Hände stehen stabil direkt unter den Schultern (oder leicht davor), die Knie unter den Hüften. Wölben Sie die Wirbelsäule gleichmäßig in ein leichtes Hohlkreuz lassen Sie den Nacken lang.

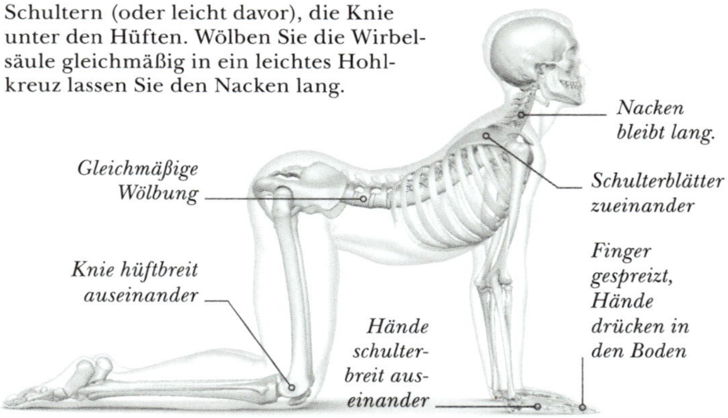

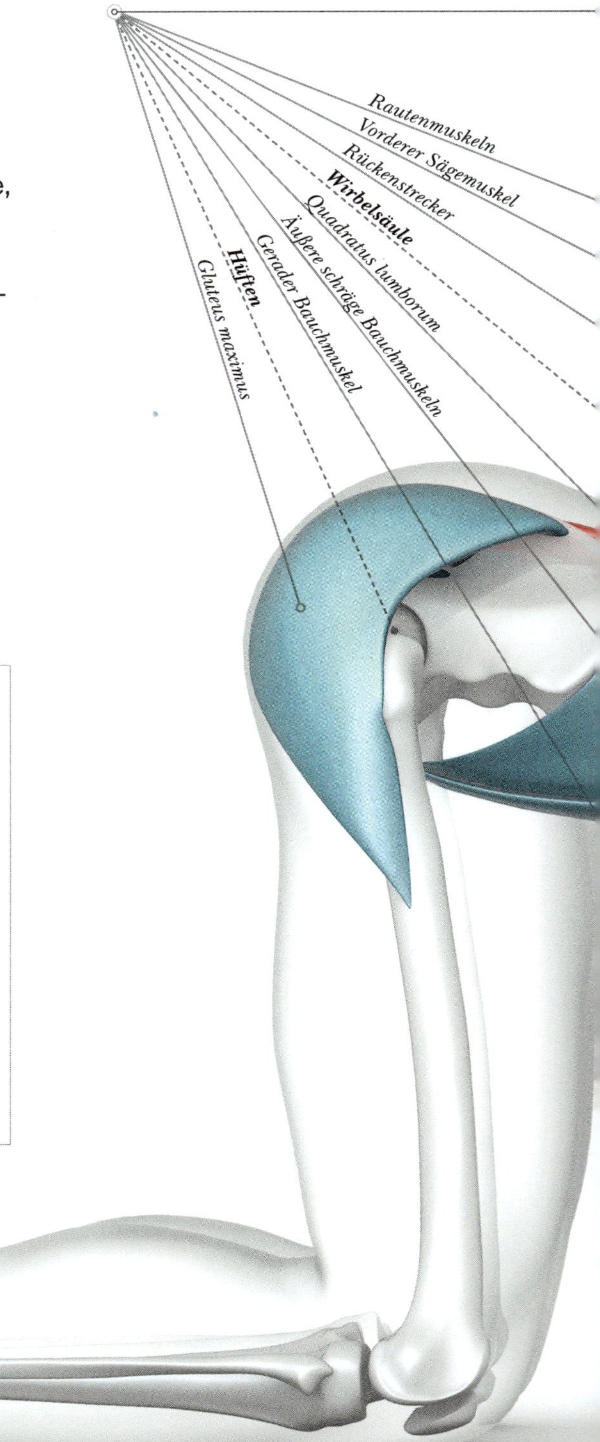

Oberkörper

Die **Rückenstrecker** spannen an, um ein Hohlkreuz zu machen, die **Bauchmuskeln** werden gedehnt. Die **Trapezmuskeln** ziehen die **Schulterblätter** zusammen, die **Sägemuskeln** stabilisieren.

Hals

Die **Streckmuskulatur des Halses** spannt an, die **Beugemuskulatur** wird leicht gedehnt, wenn Sie das Kinn anheben. Den Nacken aber nicht überstrecken, als ob dort ein rohes Ei läge, das nicht zerquetscht werden darf.

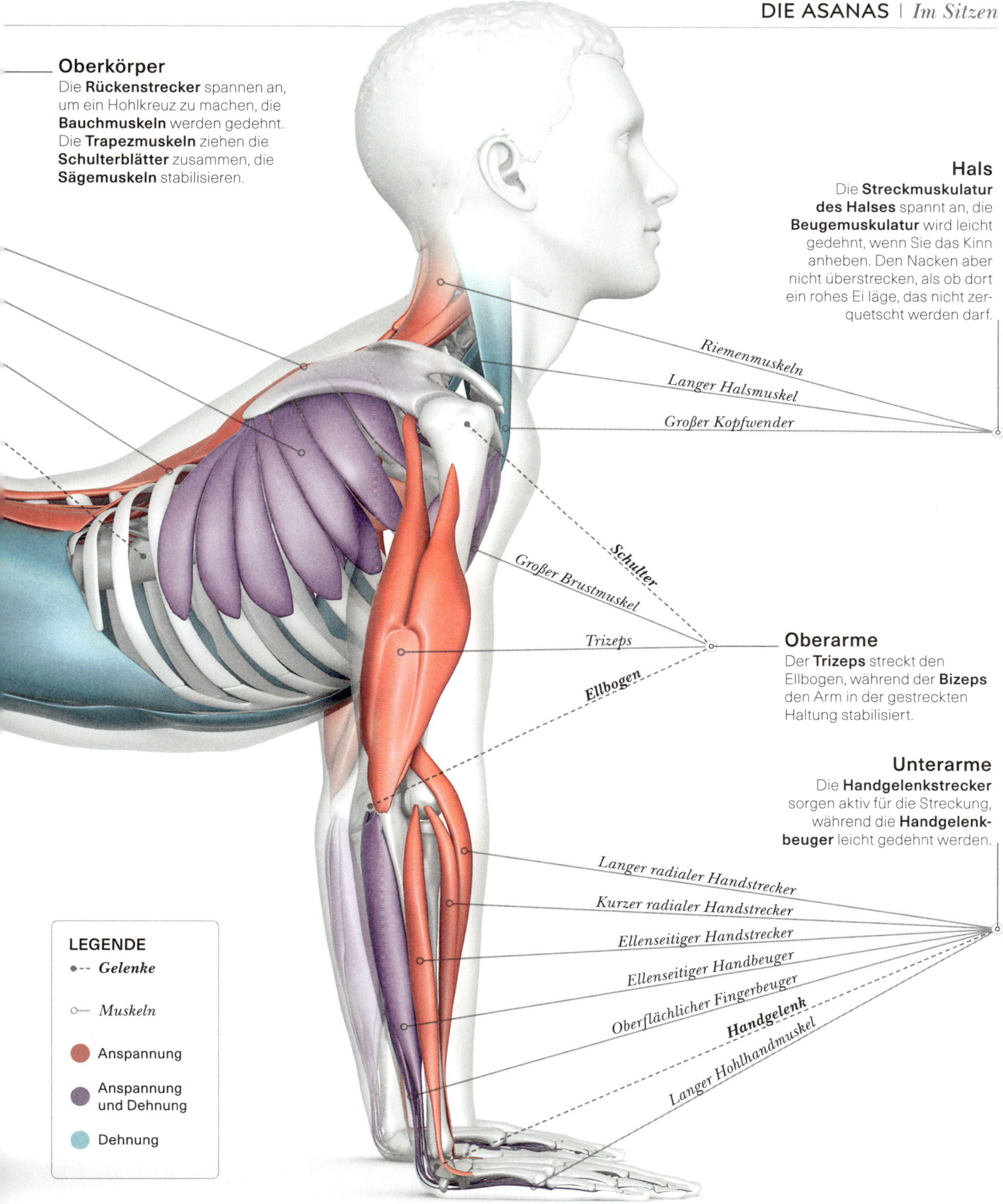

Oberarme

Der **Trizeps** streckt den Ellbogen, während der **Bizeps** den Arm in der gestreckten Haltung stabilisiert.

Unterarme

Die **Handgelenkstrecker** sorgen aktiv für die Streckung, während die **Handgelenkbeuger** leicht gedehnt werden.

» IM DETAIL

Der Wechsel zwischen Katze (Beugen) und Kuh (Strecken) im Rhythmus der Atmung fördert die Verbindung von Geist und Körper und unser Körperbewusstsein.

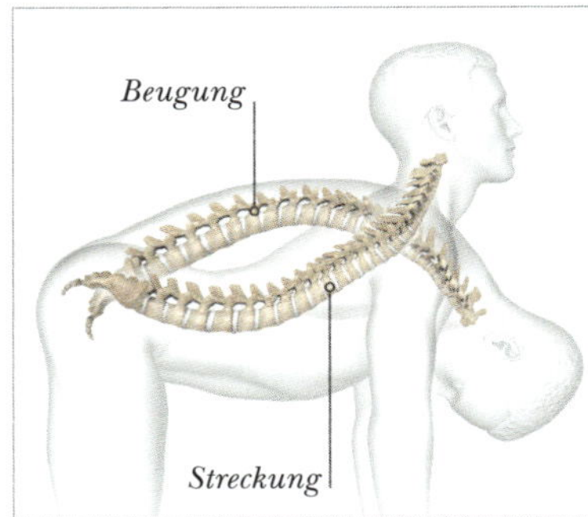

Beugung und Streckung der Wirbelsäule

Beim Beugen der Wirbelsäule spannt die Vorderseite des Körpers an und die Rückseite wird gedehnt. Beim Strecken, also in den Rückbeugen, ist die Rückseite aktiv und der Vorderseite wird gedehnt. Die Rückenstrecker spielen bei der Streckung die wichtigste Rolle.

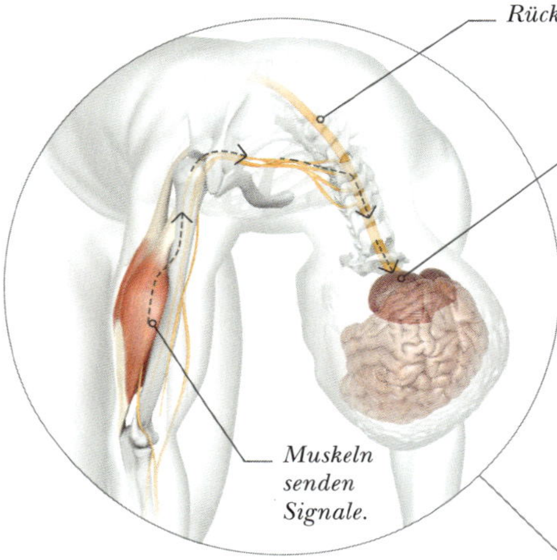

Verbindung von Geist und Körper

Meist stellen wir uns vor, dass unser Gehirn die Muskeln steuert. Sie bekommen tatsächlich Anweisungen in Form von Bewegungssignalen, doch die Kommunikation läuft in beide Richtungen: Unser Körper sendet jede Menge Sinnessignale ans Gehirn. Yoga fördert diese Verbindung von Geist und Körper.

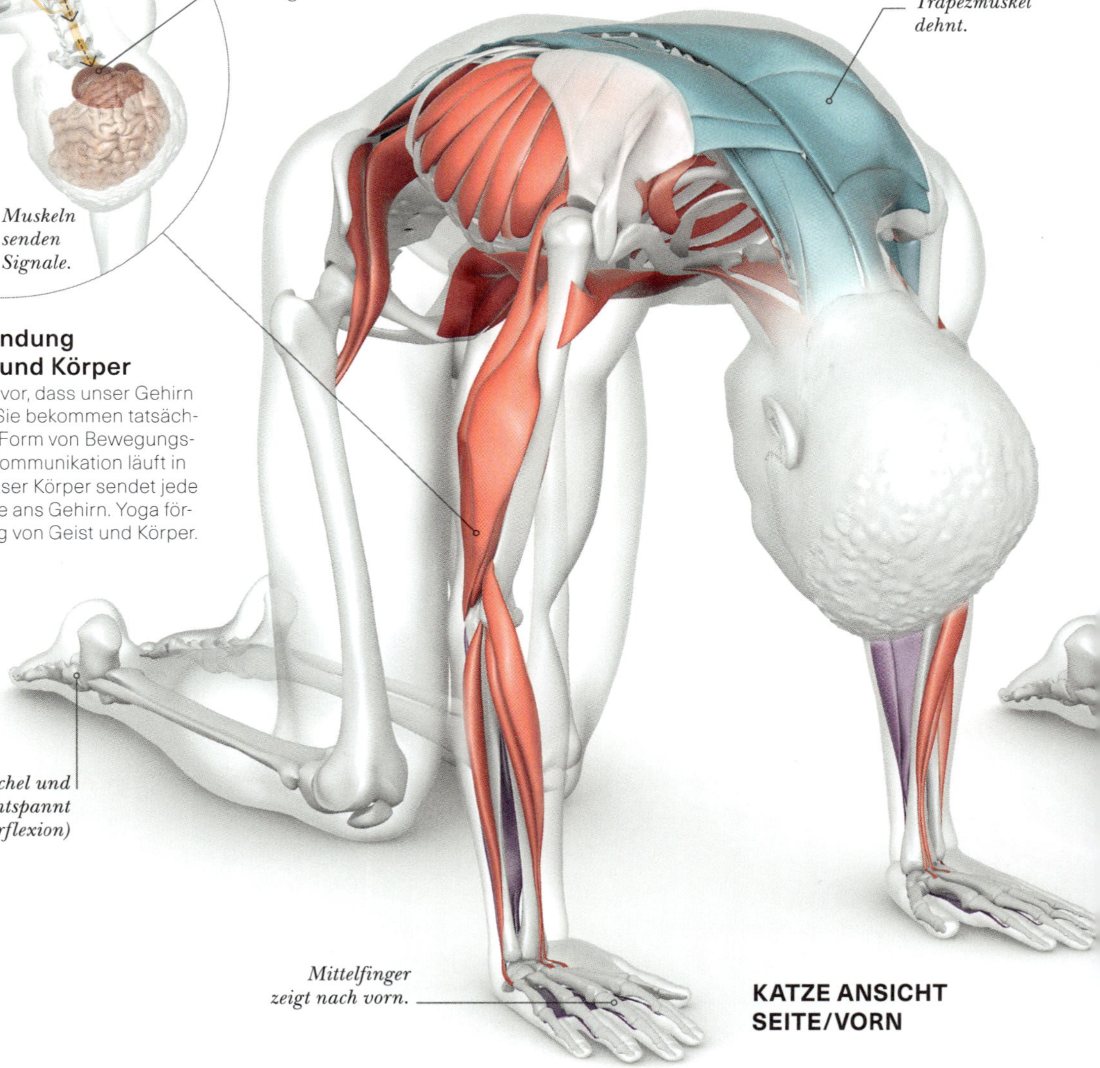

KATZE ANSICHT SEITE/VORN

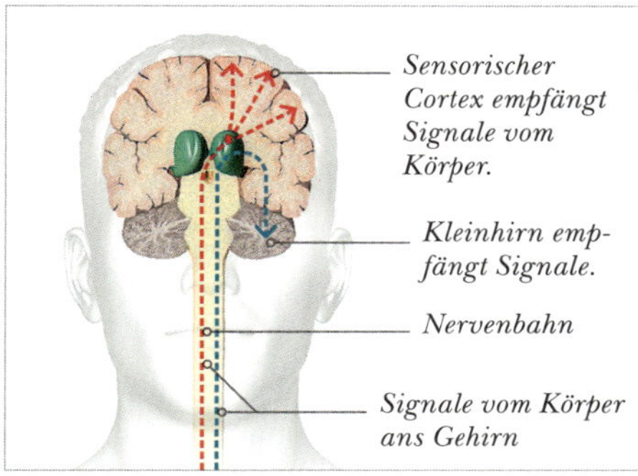

Propriozeption

Propriozeption ist die Wahrnehmung der eigenen Körperlage und -bewegung im Raum. Unser Kleinhirn empfängt unbewusste Signale unseres Körpers über dessen Position, während die Hirnrinde bewusst analysiert, wo wir uns gerade befinden. Der fließende Übergang zwischen den Asanas trainiert diese Prozesse und die Gleichgewichtskontrolle.

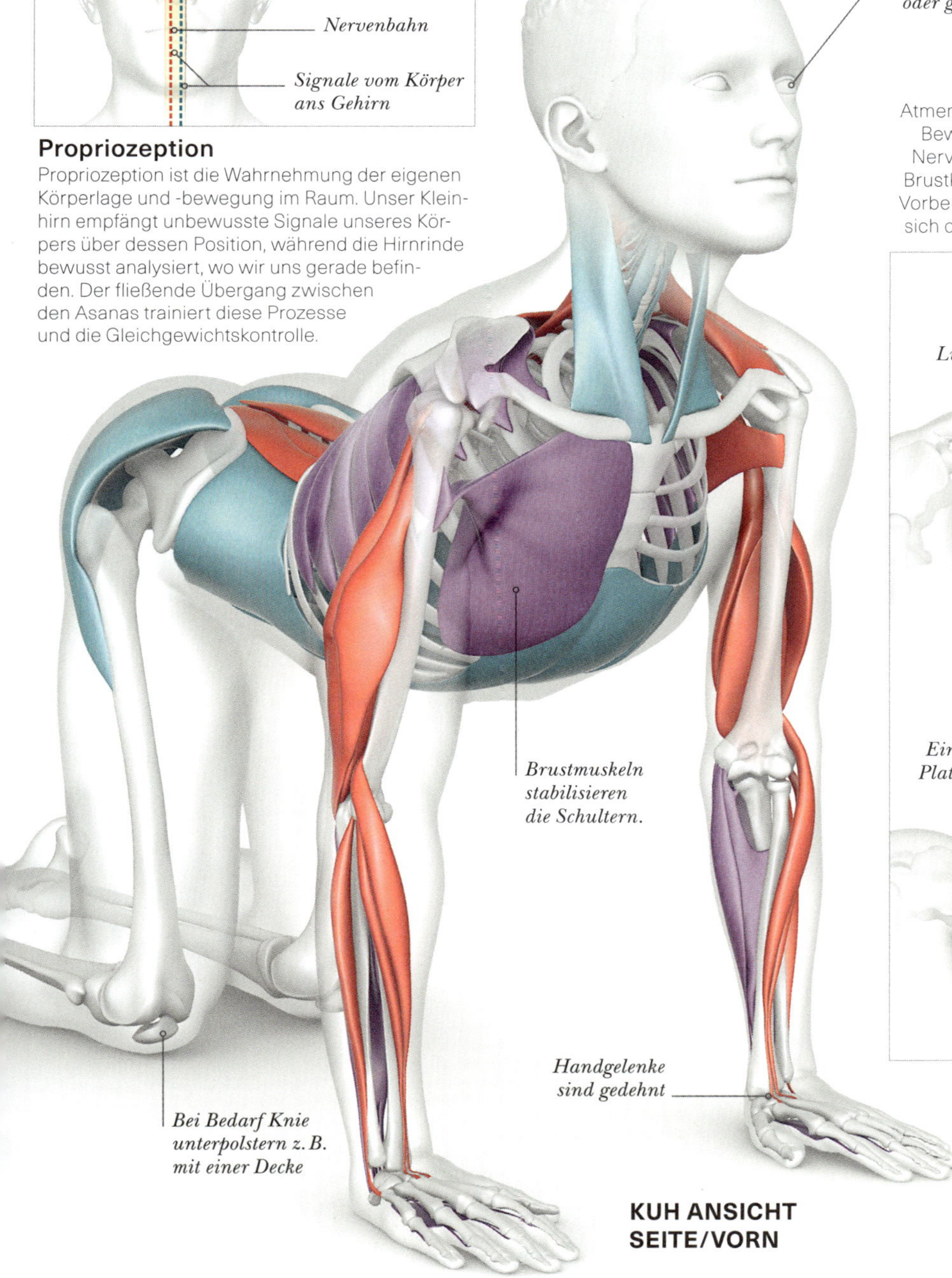

KUH ANSICHT SEITE/VORN

Ein- und Ausatmung

Atmen Sie bewusst und synchron mit Ihren Bewegungen, das ist Balsam für unser Nervensystem. Atmen Sie aus, wenn der Brustkorb zusammengedrückt wird (wie in Vorbeugen oder Drehungen) und ein, wenn sich der Brustkorb weitet (in Rückbeugen).

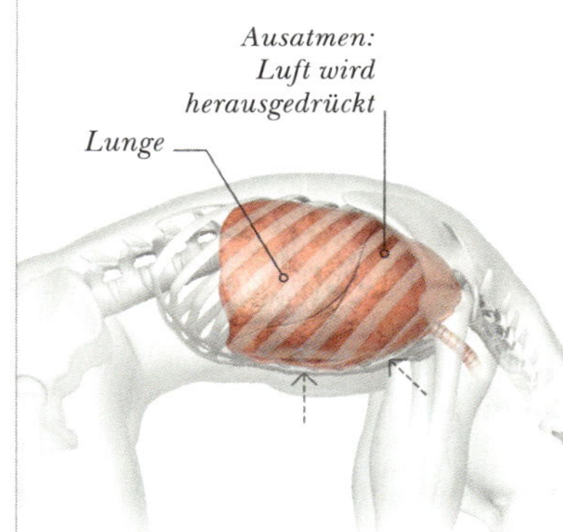

AUSATMEN IN DER KATZE

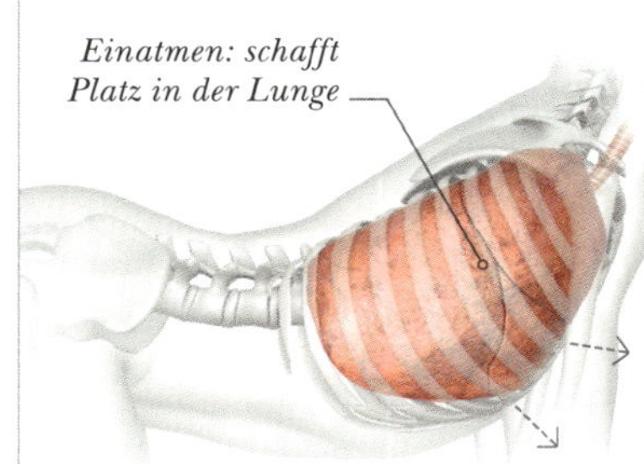

EINATMEN IN DER KUH

KUHGESICHT

Gomukhasana

Die sitzende Haltung bezieht die Schultergelenke mit ein. Sie kann verspannte Schultern lockern, besonders wenn man viel am Schreibtisch und am Computer sitzt, sollte aber bei Verletzungen der Rotatorenmanschette vermieden werden. Achten Sie beim Wechsel der Arme auf Unterschiede zwischen beiden Seiten.

HAUPTWIRKUNG

Die Schultern und die Außenseiten von Hüften und Gesäß werden intensiv gedehnt. Dazu ist die Haltemuskulatur aktiv, um die Wirbelsäule aufzurichten und den Rücken gerade zu halten.

LEGENDE
- •-- *Gelenke*
- ○— *Muskeln*
- Anspannung
- Anspannung und Dehnung
- Dehnung

Oberer **Arm**
Vorderer Deltamuskel und **großer Brustmuskel** beugen die Schulter. **Mittlerer Deltamuskel** und **Obergrätenmuskel** stabilisieren und sorgen für die Abduktion. **Untergrätenmuskel, kleiner Rundmuskel** und **hinterer Deltamuskel** sorgen für die Außenrotation. **Ellbogenbeuger** sind aktiv, **Trizeps** dehnt.

Oberkörper
Rückenstrecker und **querverlaufender Bauchmuskel** richten aktiv die Wirbelsäule auf, der **gerade Bauchmuskel** dehnt. Die **Rautenmuskeln** ziehen aktiv die **Schulterblätter** nach hinten.

AUSRICHTUNG
Die Knie liegen mittig übereinander, während die Hände zueinandergreifen. Beide Ellbogen ziehen zur Mittellinie. Die Wirbelsäule ist aufrecht oder leicht in der Rückbeuge – sie dreht nicht zur Seite und beugt nicht nach vorn.

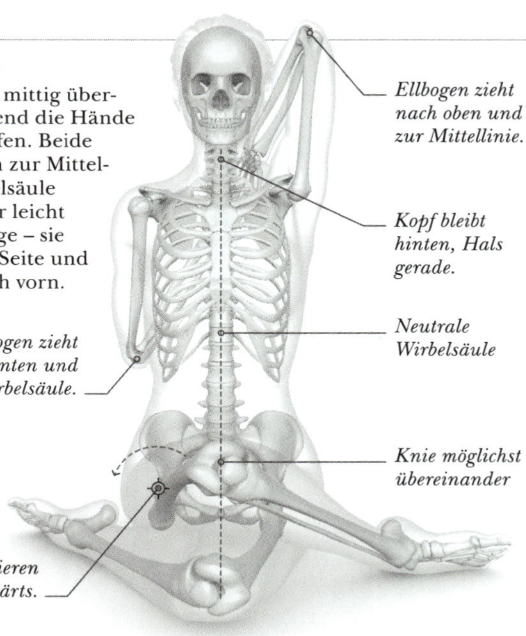

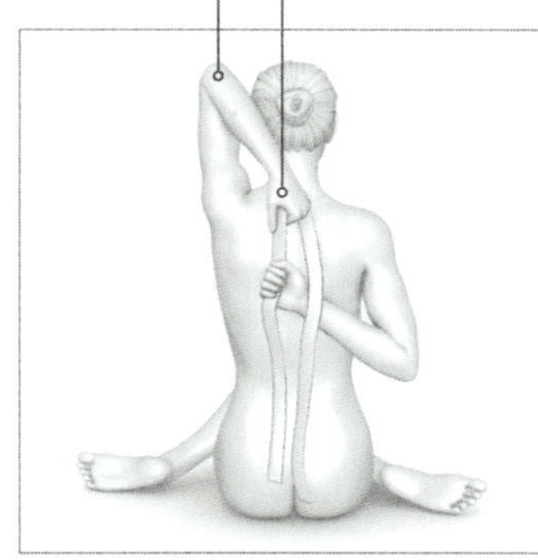

VARIATION
Wenn die Finger nicht ineinandergreifen können, nutzen Sie Gurt oder Handtuch als Verlängerung. Etwa zehn Atemzüge halten; vielleicht können die Finger näher zueinander wandern.

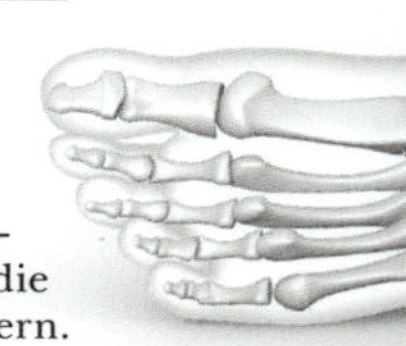

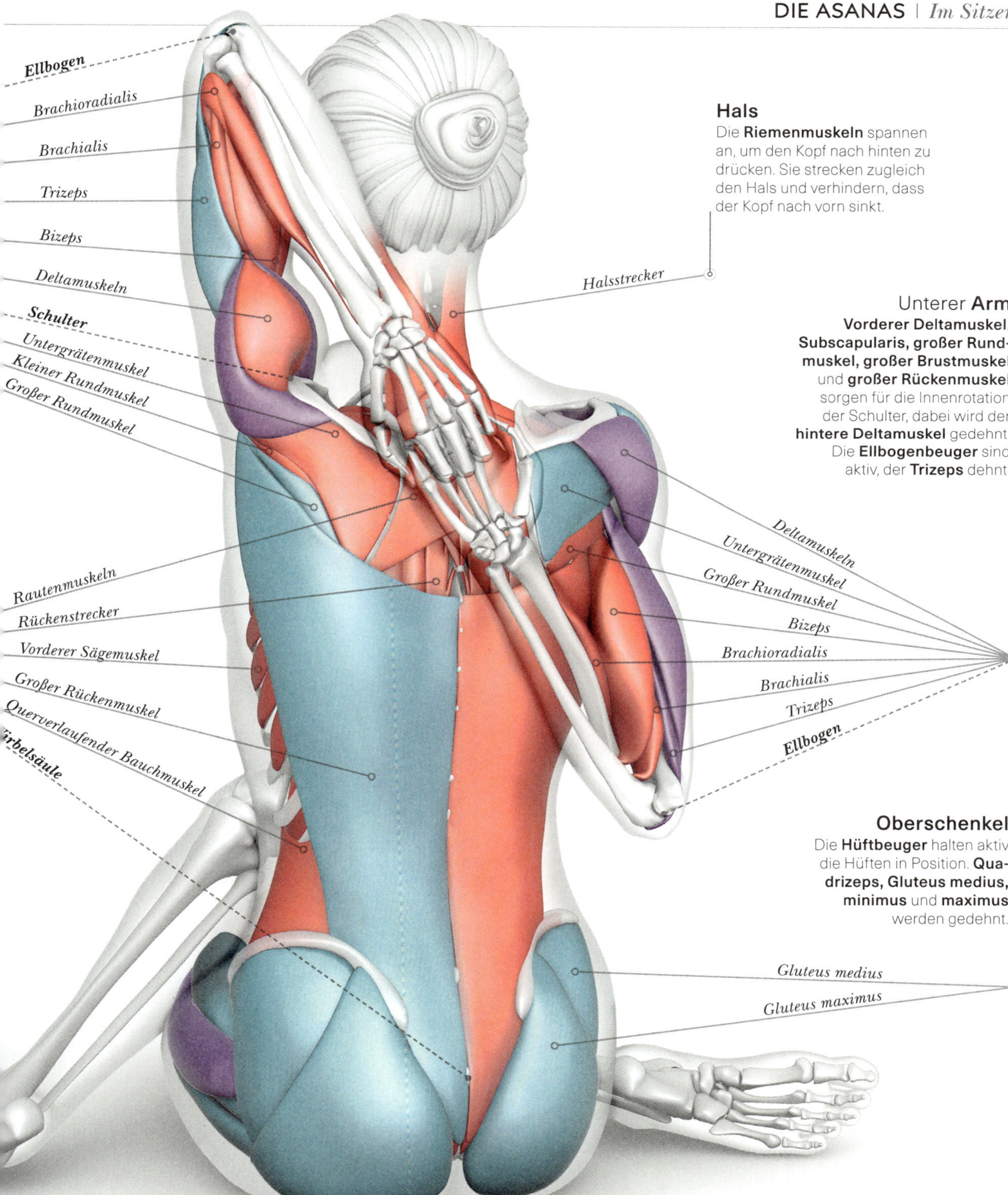

Hals

Die **Riemenmuskeln** spannen an, um den Kopf nach hinten zu drücken. Sie strecken zugleich den Hals und verhindern, dass der Kopf nach vorn sinkt.

Unterer **Arm**

Vorderer Deltamuskel, Subscapularis, großer Rundmuskel, großer Brustmuskel und **großer Rückenmuskel** sorgen für die Innenrotation der Schulter, dabei wird der **hintere Deltamuskel** gedehnt. Die **Ellbogenbeuger** sind aktiv, der **Trizeps** dehnt.

Oberschenkel

Die **Hüftbeuger** halten aktiv die Hüften in Position. **Quadrizeps, Gluteus medius, minimus** und **maximus** werden gedehnt.

» IM DETAIL

Die Haltung aktiviert dynamisch die Schultern einschließlich der Deltamuskeln. Die Kompression der Schultergelenke kann lokal und im ganzen Körper durchblutungsfördernd wirken.

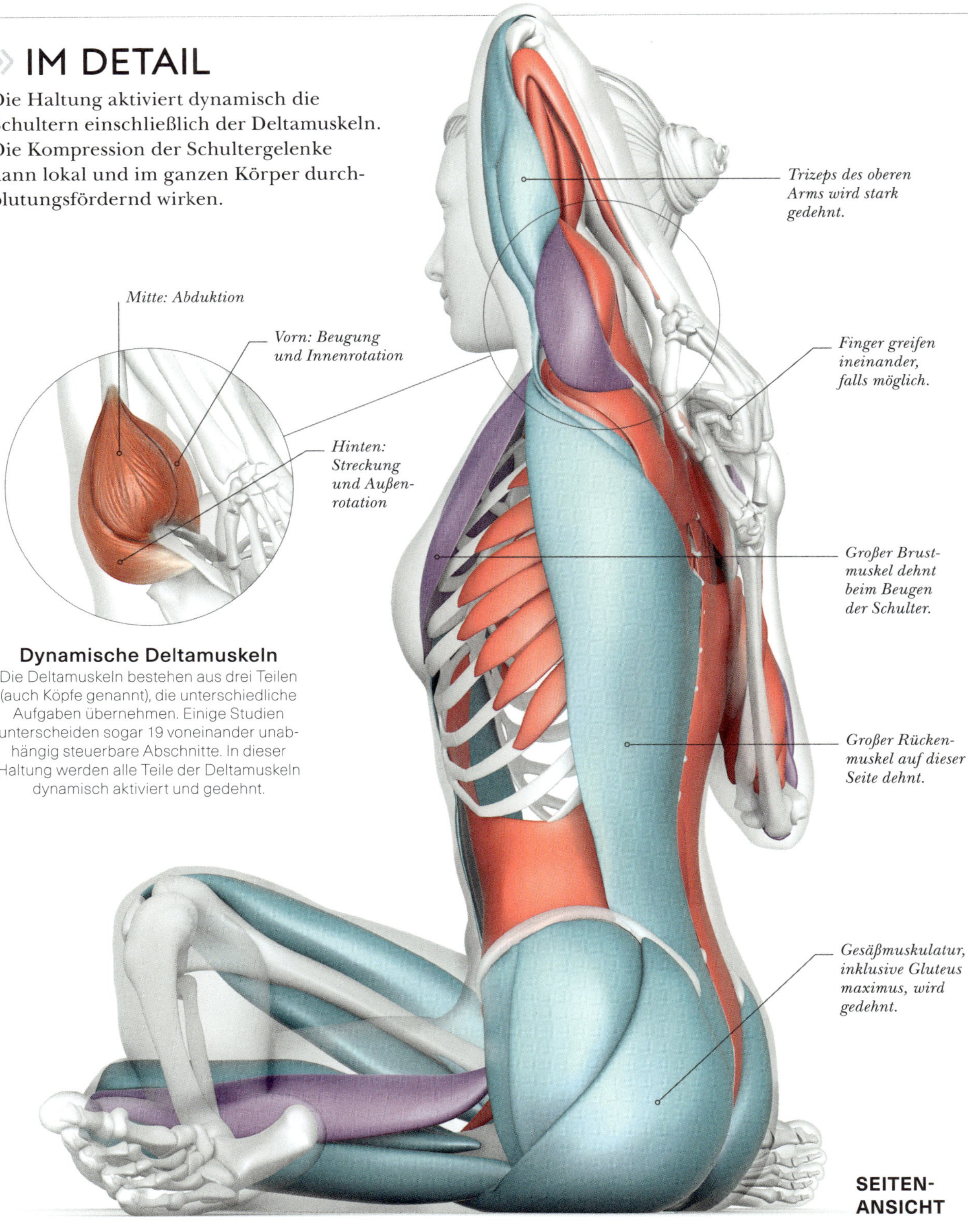

Dynamische Deltamuskeln

Die Deltamuskeln bestehen aus drei Teilen (auch Köpfe genannt), die unterschiedliche Aufgaben übernehmen. Einige Studien unterscheiden sogar 19 voneinander unabhängig steuerbare Abschnitte. In dieser Haltung werden alle Teile der Deltamuskeln dynamisch aktiviert und gedehnt.

SEITENANSICHT

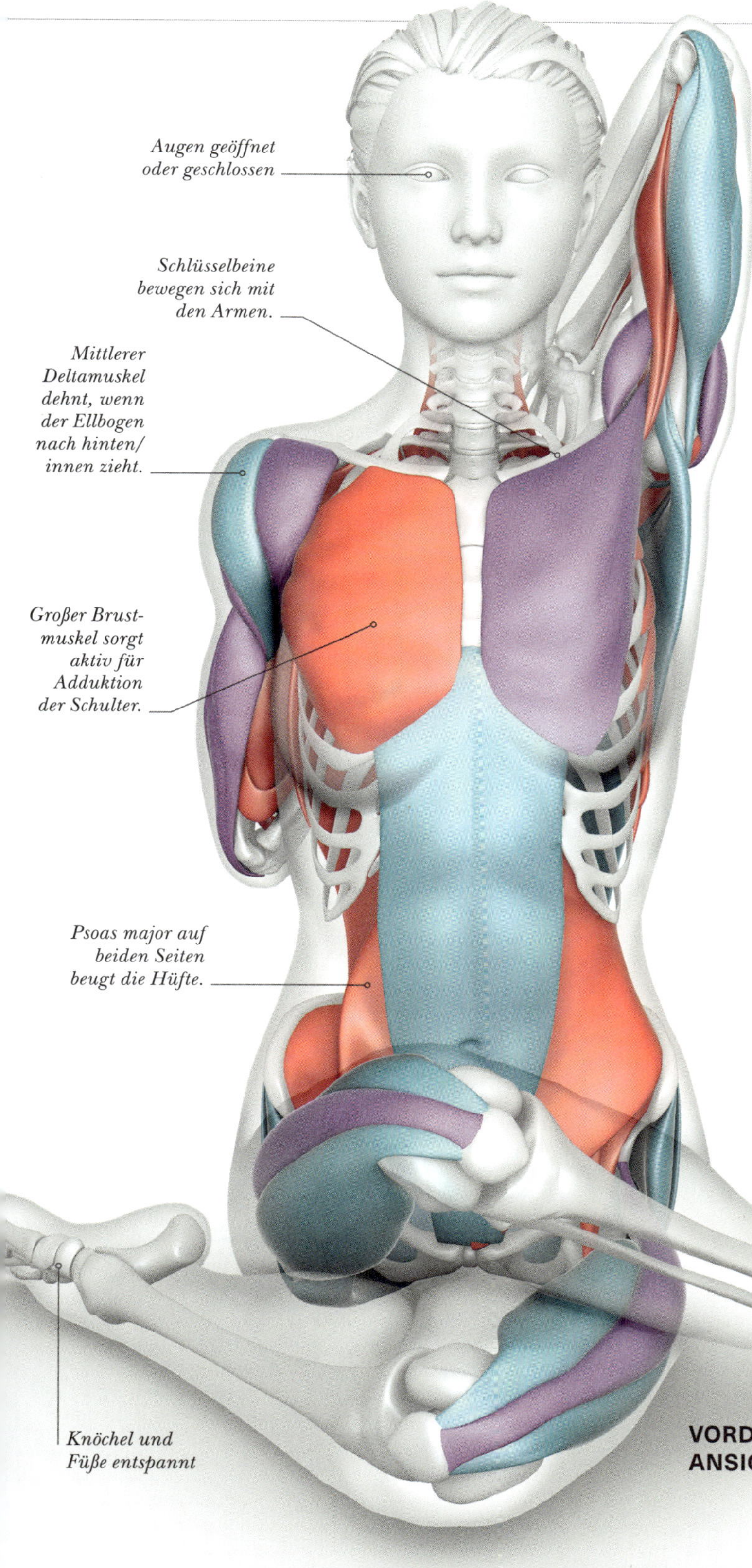

VORDERANSICHT

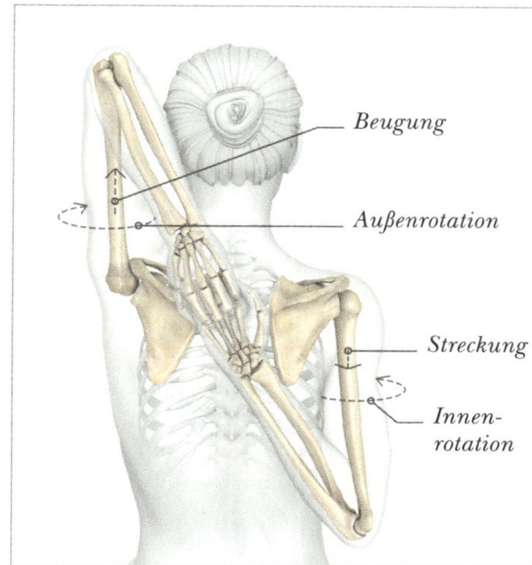

Bewegungsumfang

Der Körper hat viel Bewegungspotenzial, aber unser bewegungsarmer Lebensstil schränkt dieses ein. Werden die Gelenke nicht regelmäßig bewegt, nimmt der Bewegungsumfang ab. Die Yogapraxis hilft dabei, ihn zu erhalten.

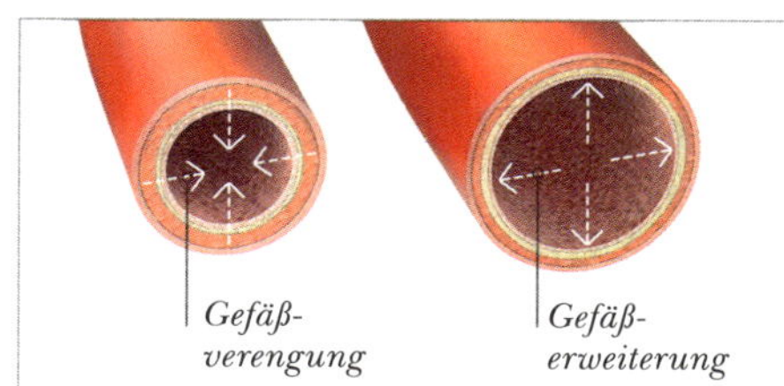

Veränderung der Blutgefäße

In der Haltung wird auf die Blutgefäße in den Schultern ein leichter Druck ausgeübt. Beim Lösen der Armposition verstärkt sich der Blutfluss. Diese Druckveränderung sorgt für einen Stickoxidanstieg, der die Gefäße weitet. Das senkt den Blutdruck leicht und fördert die Entspannung.

GEDREHTE KOPF-ZUM-KNIE-HALTUNG

Parivrtta Janu Sirsasana

Die Seitdehnung im Sitzen mobilisiert die Wirbelsäule auf eine Art, die bei unseren Bewegungen im Alltag nicht oft vorkommt. Die seitliche Beugung tut Bandscheiben, Faszien und Nervensystem gut.

HAUPTWIRKUNG

Durch die seitliche Beugung werden die Muskeln entlang der Wirbelsäule gedehnt und gekräftigt. Die Schultermuskulatur arbeitet, um die Arme über den Kopf zu strecken. Die Oberschenkelinnenseiten dehnen.

Hals
Die **Drehmuskeln** und der **Halbdornmuskel des Halses,** der **Multifidus** und der **große Kopfwender** auf der dem Boden zugewandten Seite sind aktiv (Bild: rechte Körperseite) und werden auf der oberen (Bild: linken) Seite gedehnt. Die **Riemenmuskeln** arbeiten auf der oberen Seite und werden auf der nach unten zeigenden Seite gedehnt.

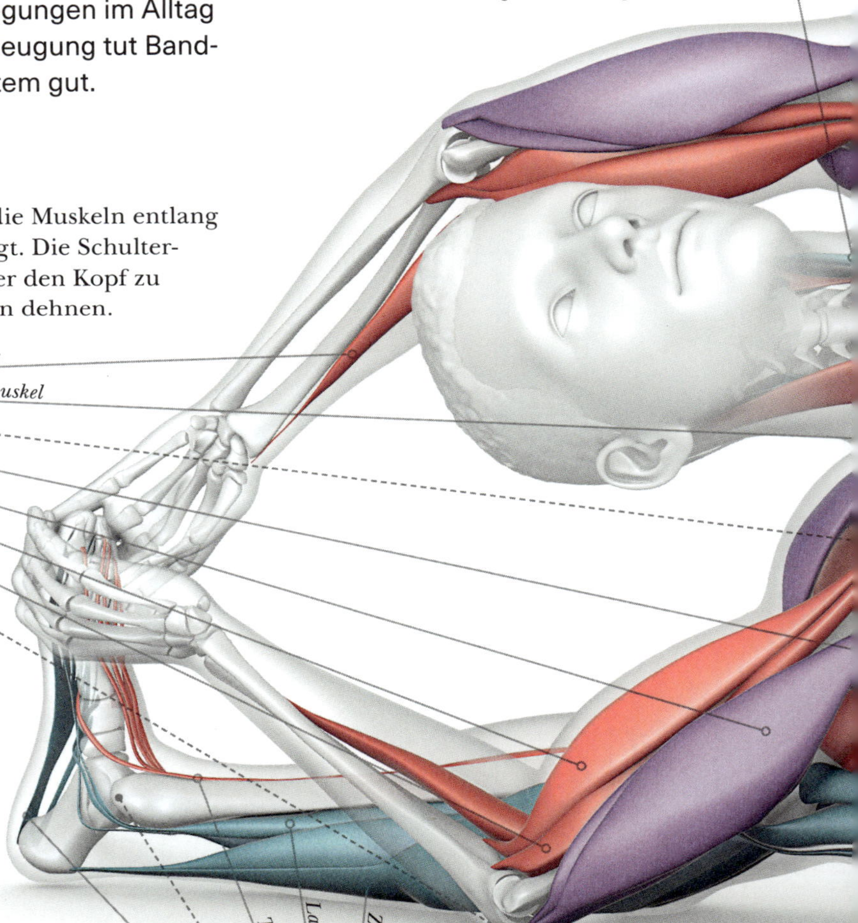

Arme
Beugemuskeln der Schultern (u. a. **vordere Deltamuskeln)** sind aktiv. **Mittlere Deltamuskeln** und **Obergrätenmuskel** arbeiten an der Abduktion der Schultern. **Hintere Deltamuskeln, Untergrätenmuskel** und **kleiner Rundmuskel** sorgen für die Außenrotation. **Brachialis, Bizeps** und **Brachioradialis** beugen die Ellbogen.

LEGENDE
- *Gelenke*
- *Muskeln*
- Anspannung
- Anspannung und Dehnung
- Dehnung

Unterschenkel des gestreckten Beins
Die **Beugemuskulatur des Knöchels** ist aktiv, um den Fuß zu flexen. Wenn Sie den Fuß greifen und heranziehen, spüren Sie vielleicht eine Dehnung in der **Wade** sowie der **Muskeln und Faszien der Fußsohle.**

Oberschenkel des gestreckten Beins
Hamstrings und **Gluteus maximus** werden gedehnt, der **Quadrizeps** streckt aktiv das Knie. Die **Innenrotatoren – Gluteus medius, Gluteus minimus** und **Vastus medialis** – dehnen aktiv. Eventuell spüren Sie eine Dehnung des **Iliotibialbandes** (IT-Band).

Oberkörper

Äußere schräge Bauchmuskeln, Rückenstrecker und **Quadratus lumborum** der unteren Seite arbeiten, während die obere Seite dehnt, um die Wirbelsäule seitlich zu beugen. Auf beiden Seiten arbeiten **Drehmuskeln** und **Multifidus,** um die Wirbelsäule zu drehen, und senden Signale ans Gehirn. Der querverlaufende Bauchmuskel stabilisiert die Wirbelsäule.

AUSRICHTUNG
Ziehen Sie das obere Schulterblatt nach hinten, als ob Sie den ganzen Rücken an eine Wand lehnen würden. Der Fokus liegt auf der langen Wirbelsäule und dem geweiteten Brustkorb.

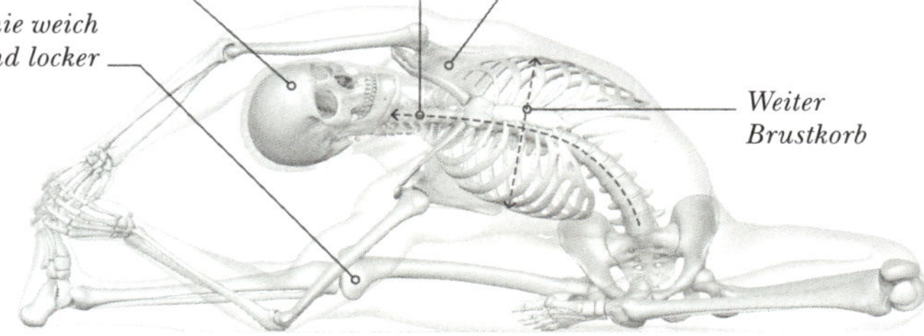

Gebeugtes Bein

Adduktoren, Quadrizeps und **Iliopsoas** werden gedehnt. Die **Hamstrings** arbeiten, um das Knie zu beugen – versuchen Sie trotzdem, das Bein in der Haltung zu entspannen.

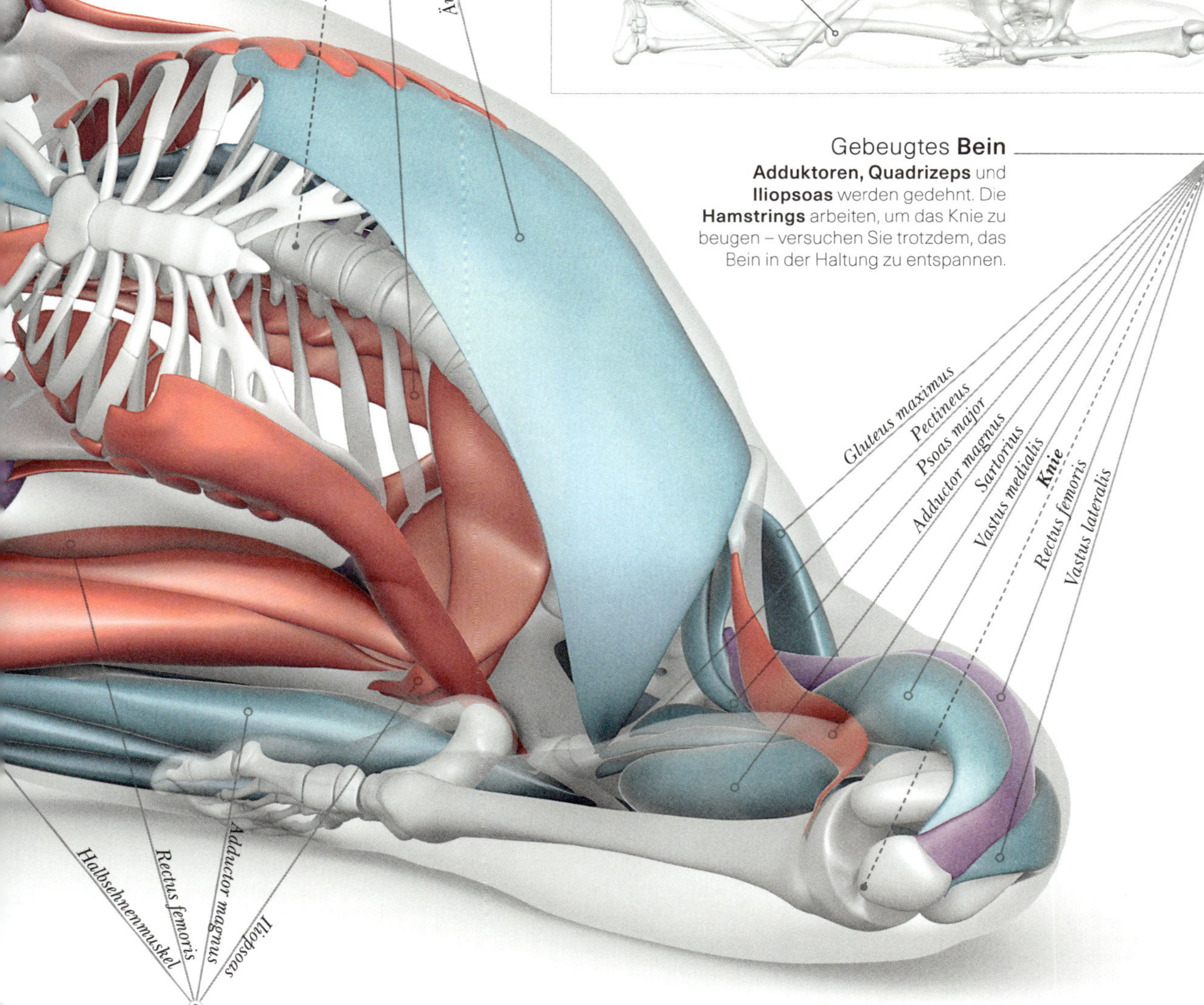

» IM DETAIL

Die Position kontrahiert auf einer Seite die Rücken- und Bauchmuskeln und dehnt sie auf der anderen und wirkt auch auf die Bandscheiben. Sie müssen den Fuß nicht greifen, die Arme können einfach zur Seite strecken.

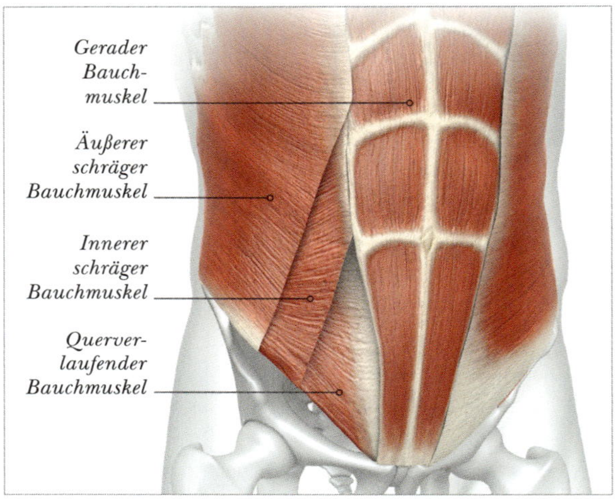

Gesunde Bandscheiben

Bei der Seitbeugung der Wirbelsäule werden die Bandscheiben zur Seite gedrückt. Bei der Beugung nach links schieben sie nach rechts und umgekehrt. Die Struktur dieser Knorpel lässt diese natürliche Bewegung zu.

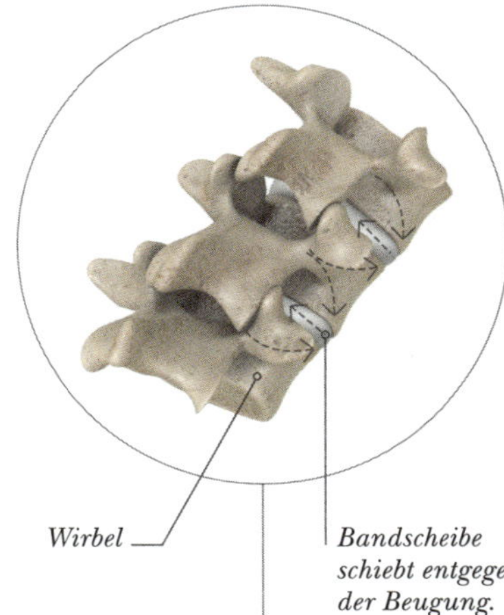

Funktion der Bauchmuskeln

Die in mehreren Schichten quer übereinander verlaufenden Bauchmuskeln umschließen den Bauchraum. Sie schützen die Bauchorgane und halten sie an Ort und Stelle und sind für das Drehen und Neigen des Oberkörpers verantwortlich.

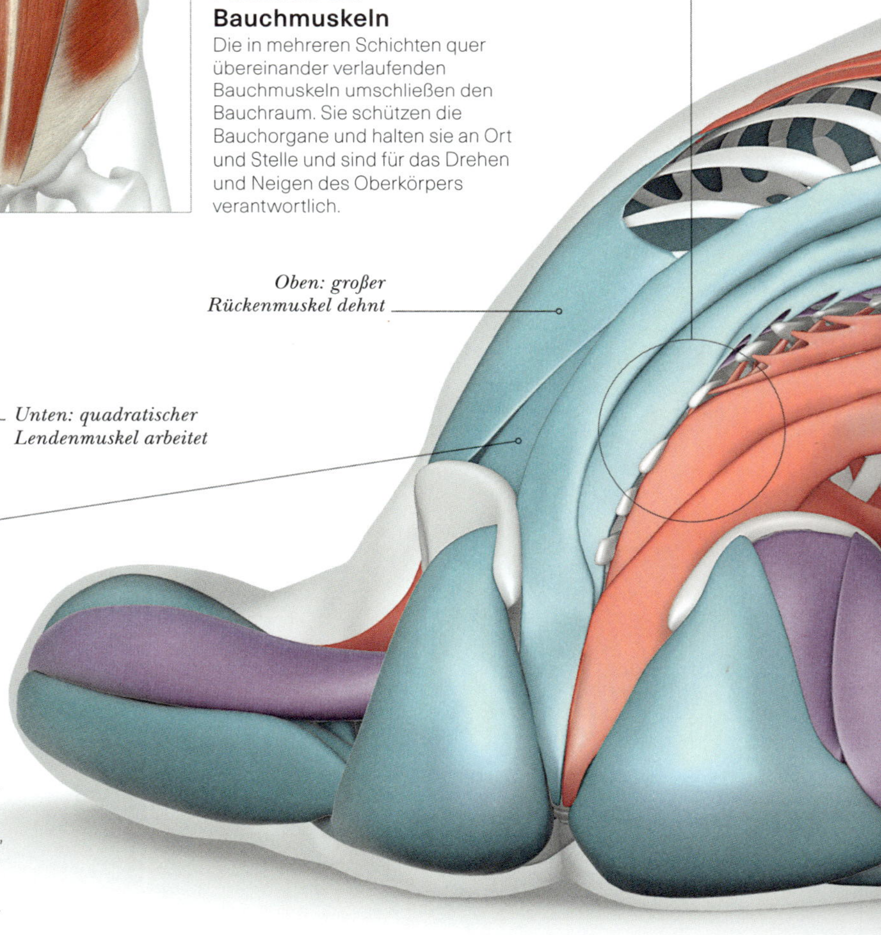

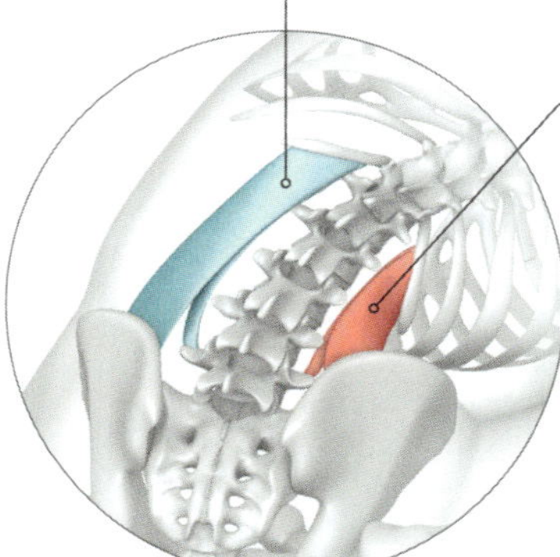

Einseitige Bewegungen

Der quadratische Lendenmuskel ist ein wichtiger Stabilisator. Wenn die Rückenstrecker schwach sind, versucht er, das auszugleichen, was eine schwere Aufgabe für diesen kleinen Muskel ist und zu Ermüdung und Schmerzen führen kann. Die Asana dehnt und kräftigt ihn.

Druck und Gleichgewicht

Nehmen Sie den Kontakt Ihres Körpers mit dem Boden wahr, der individuell verschieden sein kann. Achten Sie auf Veränderungen, wenn Sie in die Asana hineingehen und diese wieder auflösen.

ANSICHT VON UNTEN

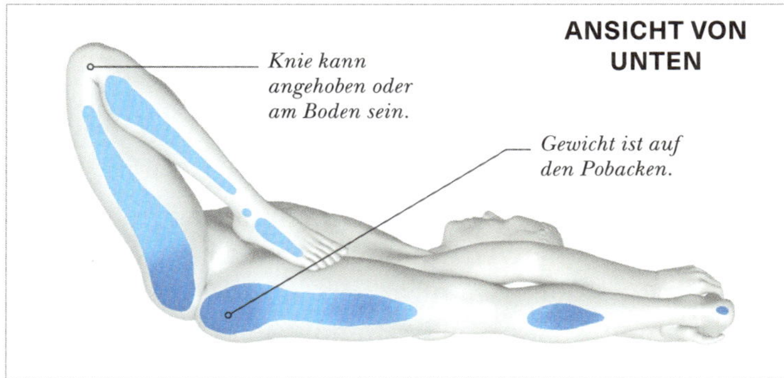

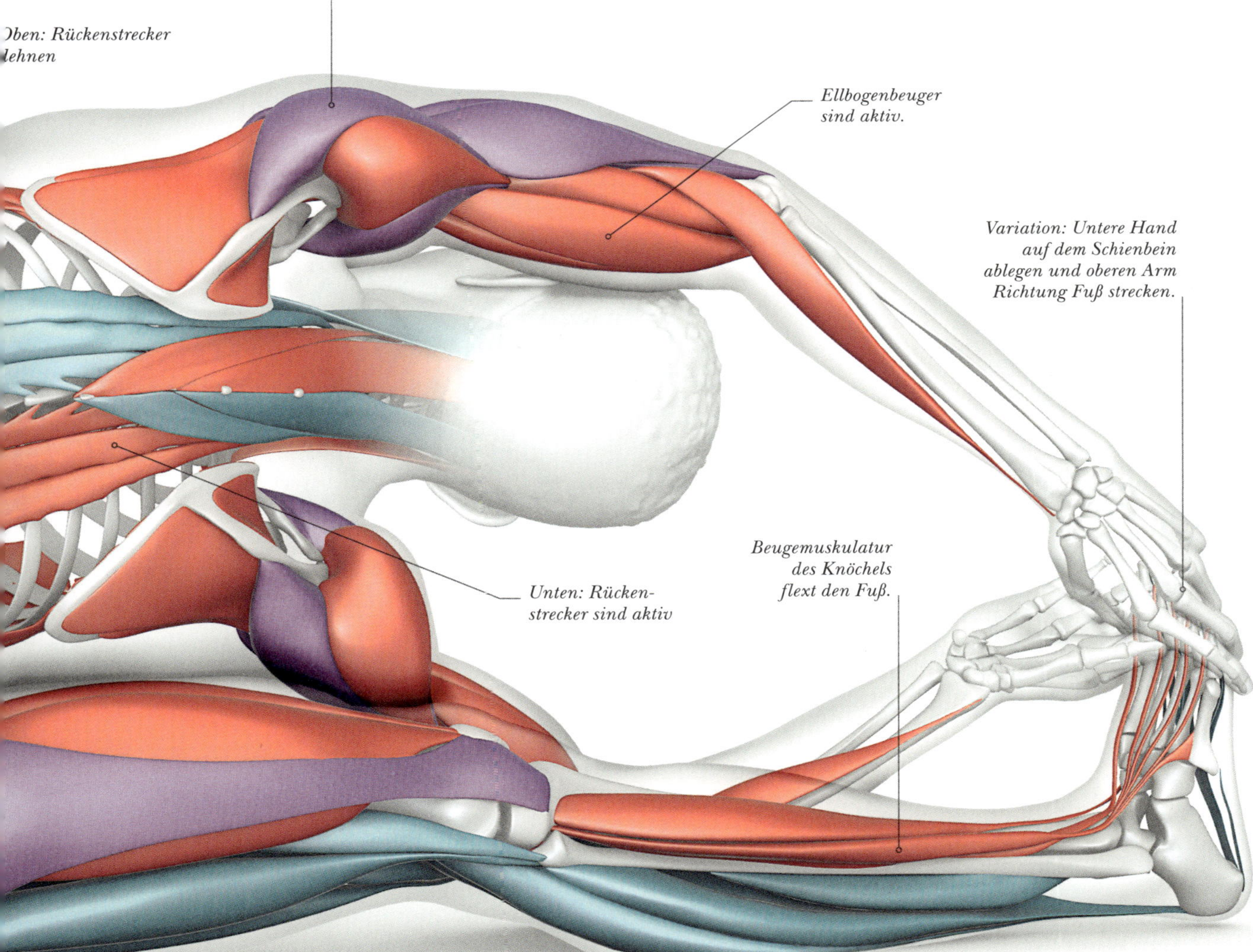

RÜCKANSICHT

DREHSITZ

Ardha Matsyendrasana

Die Drehung im Sitzen aktiviert die Muskulatur entlang der Wirbelsäule und regt die Verdauung an. Achtsames Üben der Twists im Yoga kann Verletzungen durch Drehbewegungen im Alltag vorbeugen. Bei Bandscheibenproblemen und Osteoporose nicht zu weit drehen oder zu viel Kraft ausüben.

HAUPTWIRKUNG

Bauch- und Rückenmuskeln arbeiten und dehnen dynamisch, um die Wirbelsäule zu drehen. Oberschenkel, Gesäß und Hüften werden durch die Außenrotation gedehnt. Der hintere Arm drückt aktiv nach unten, um mehr Länge in der Wirbelsäule zu schaffen.

LEGENDE
- *Gelenke*
- *Muskeln*
- Anspannung
- Anspannung und Dehnung
- Dehnung

AUSRICHTUNG
Eine gerade Wirbelsäule ist wichtiger als die Intensität der Drehung. Wenn Sie tiefer in den Twist gehen wollen, sollten Sie dazu eher die Rumpfmuskulatur nutzen als die Arme.

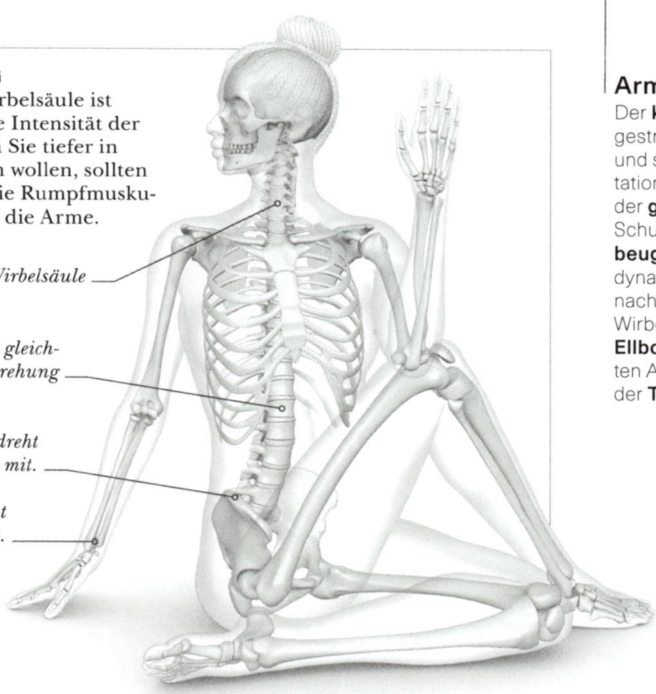

Hals

Um den Hals zu drehen, arbeiten die Muskeln auf der kontralateralen Seite (von der Sie sich wegdrehen): **Drehmuskeln, Multifidus, großer Kopfwender** und **Halbdornmuskel.** Auf der ipsilateralen Seite (zu der Sie sich hindrehen) werden die entsprechenden Muskeln gedehnt. **Riemenmuskeln** sind auf der ipsilateralen Seite aktiv und dehnen auf der kontralateralen Seite.

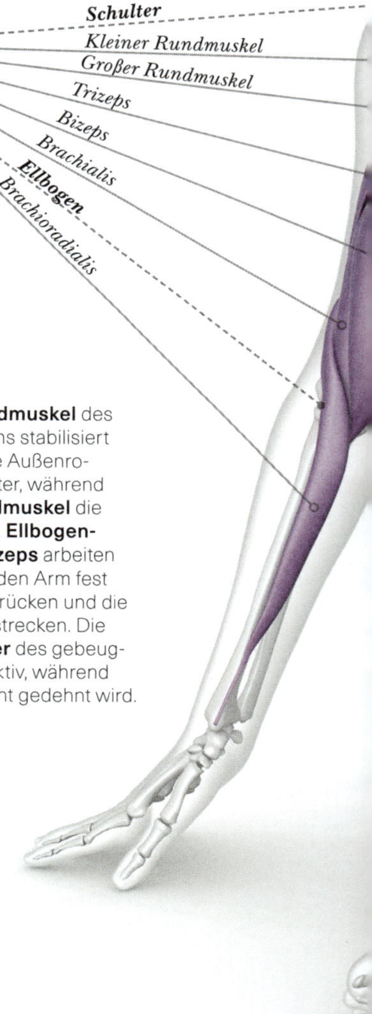

Arme

Der **kleine Rundmuskel** des gestreckten Arms stabilisiert und sorgt für die Außenrotation der Schulter, während der **große Rundmuskel** die Schulter streckt. **Ellbogenbeuger** und **Trizeps** arbeiten dynamisch, um den Arm fest nach unten zu drücken und die Wirbelsäule zu strecken. Die **Ellbogenbeuger** des gebeugten Arms sind aktiv, während der **Trizeps** leicht gedehnt wird.

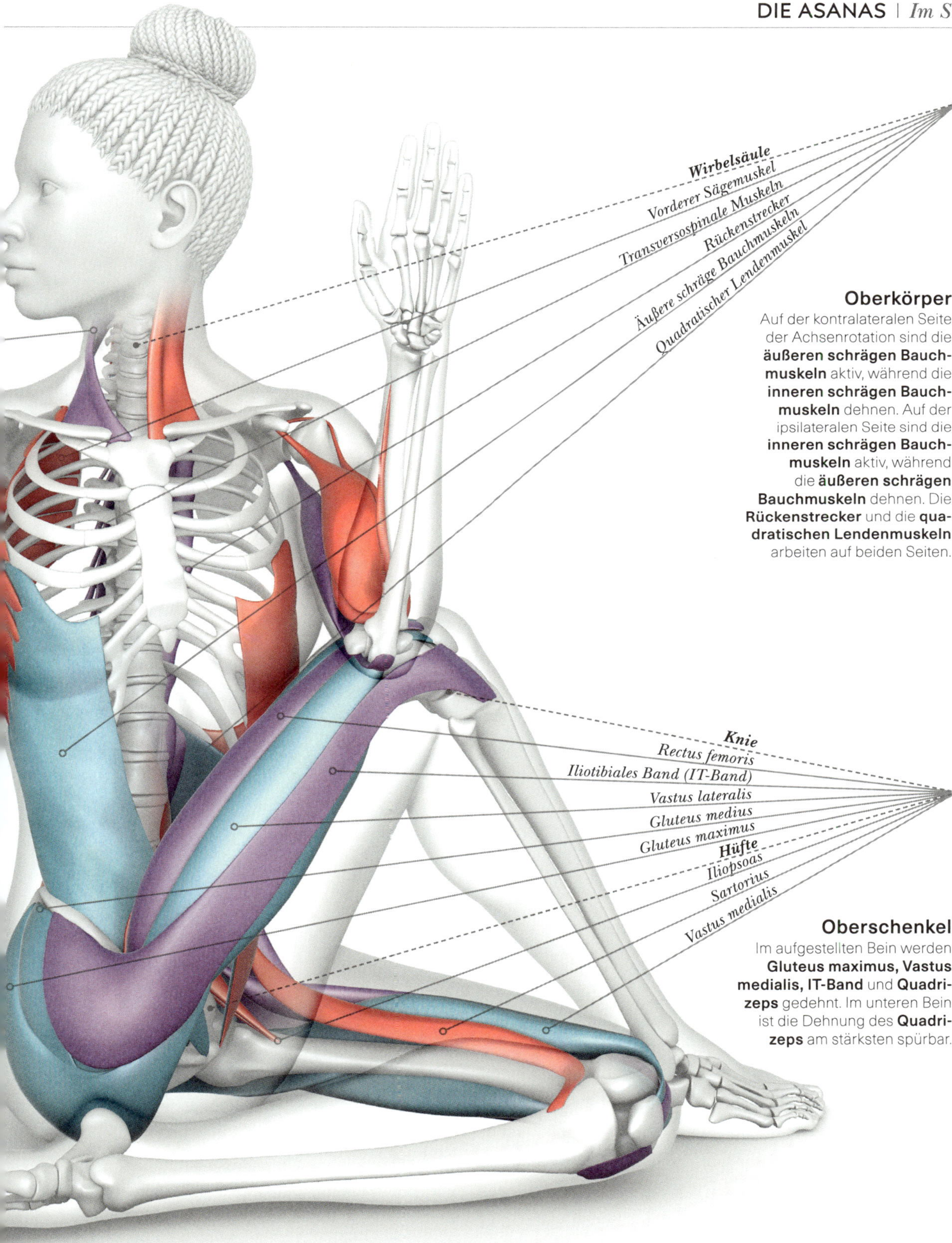

Oberkörper

Auf der kontralateralen Seite der Achsenrotation sind die **äußeren schrägen Bauchmuskeln** aktiv, während die **inneren schrägen Bauchmuskeln** dehnen. Auf der ipsilateralen Seite sind die **inneren schrägen Bauchmuskeln** aktiv, während die **äußeren schrägen Bauchmuskeln** dehnen. Die **Rückenstrecker** und die **quadratischen Lendenmuskeln** arbeiten auf beiden Seiten.

Oberschenkel

Im aufgestellten Bein werden **Gluteus maximus, Vastus medialis, IT-Band** und **Quadrizeps** gedehnt. Im unteren Bein ist die Dehnung des **Quadrizeps** am stärksten spürbar.

» IM DETAIL

Drehungen der Wirbelsäule haben einen Effekt auf die Bandscheiben und das Iliosakralgelenk. Auch wenn Drehungen keine »Giftstoffe auswringen«, wie es manchmal heißt, fördern Sie die Verdauung, indem sie die Peristaltik (Darmbewegungen) anregen.

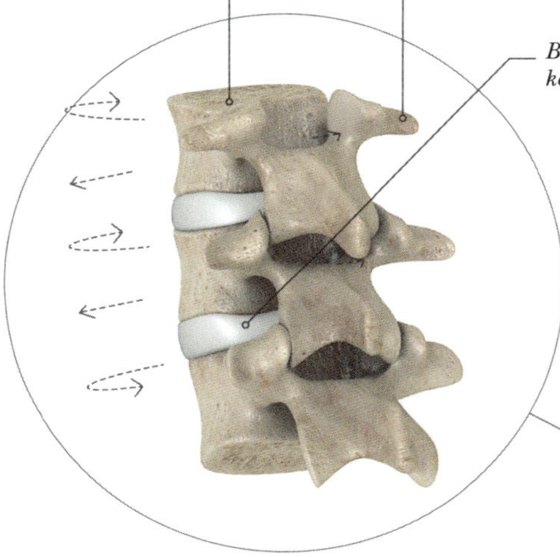

Drehung der Wirbelsäule

Beim Drehen der Wirbelsäule (Twist) wirkt eine natürliche Kompression auf die Bandscheiben. Um davon zu profitieren, sollte die Wirbelsäule zunächst so lang aufgerichtet werden wie möglich. Dann drehen Sie sich mit der Ausatmung so weit, wie Sie mit Muskelkraft können. Die Arme helfen bei der Aufrichtung.

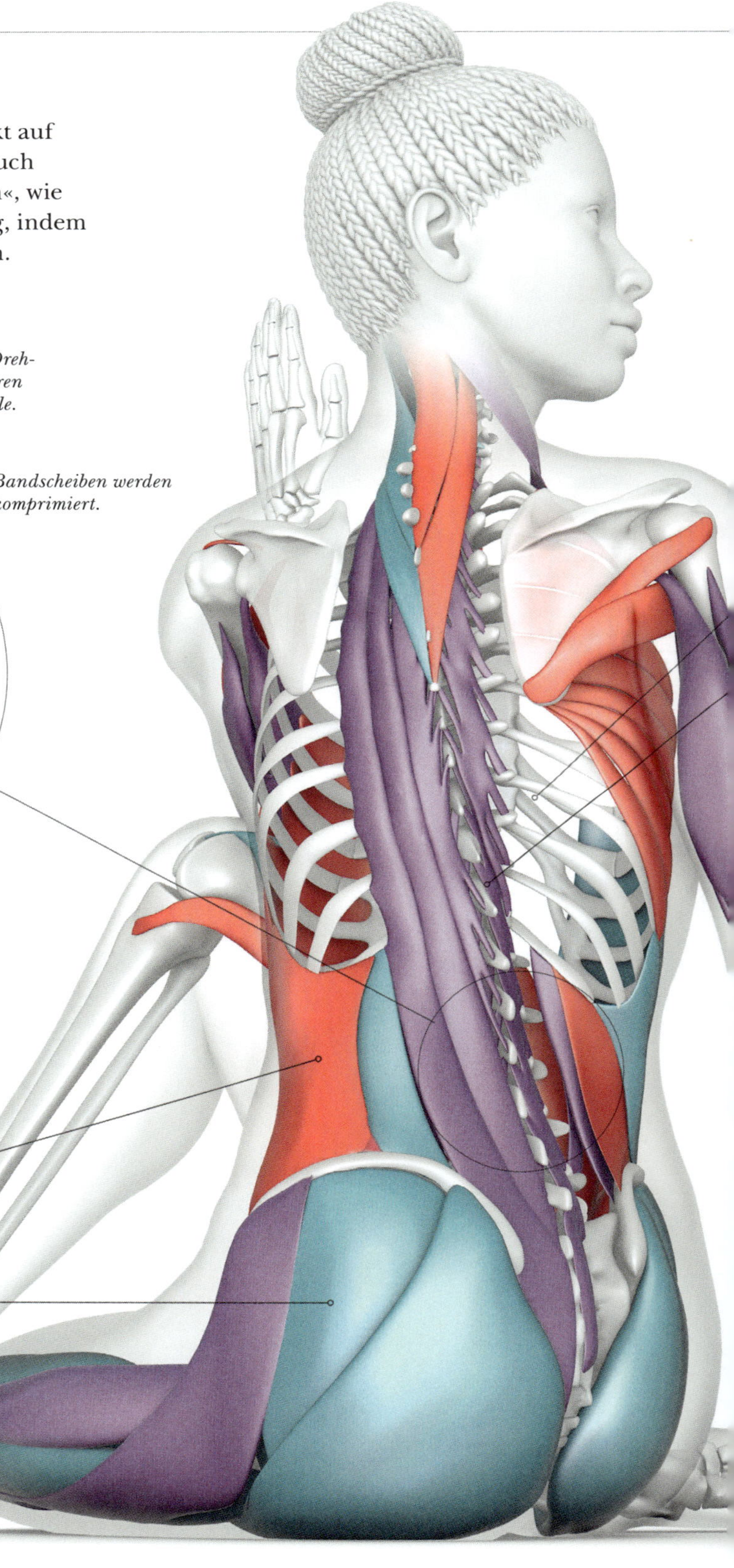

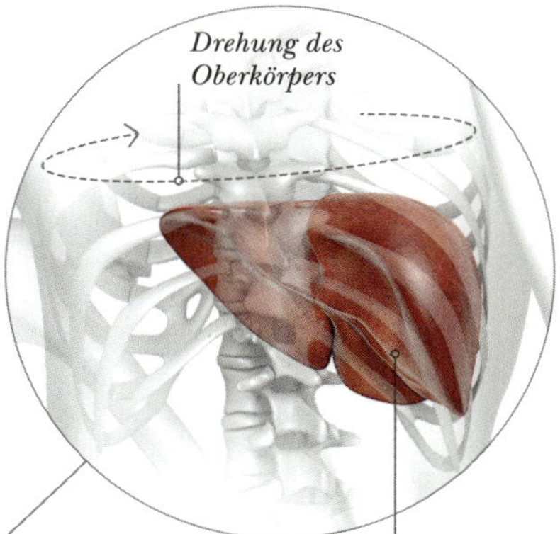

Giftstoffe auswringen

Sie haben vielleicht gehört, dass Twists »Giftstoffe auswringen«. Die Leber entgiftet jedoch automatisch. Die mechanische Komprimierung der Organe kann einen positiven Effekt haben, es ist aber nicht bewiesen, dass sie die Entgiftung fördert. Visualisieren Sie stattdessen, wie Sie negative Energie aus dem Körper herauswringen.

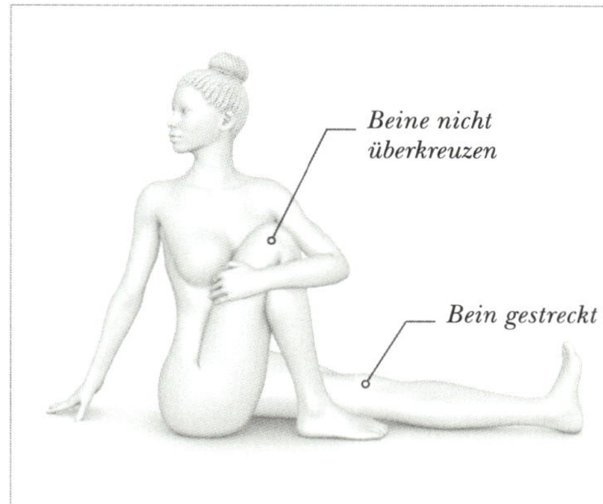

VARIATION

Sanfterer Twist: Lassen Sie ein Bein ausgestreckt und stellen Sie den anderen Fuß an der Innenseite ab. Halten Sie mit dem Arm das Knie fest, um sich aufzurichten.

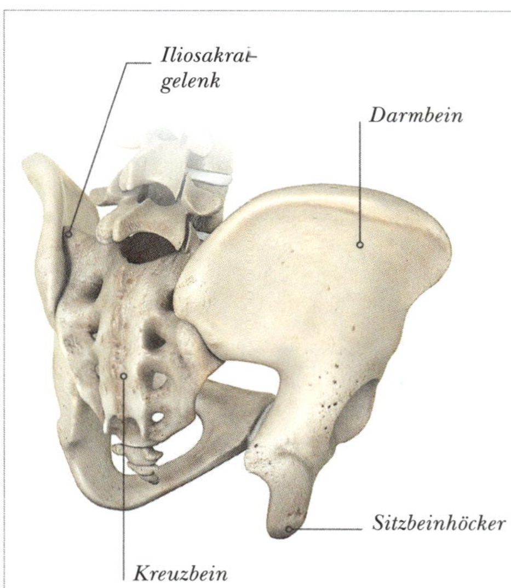

Iliosakralgelenk

Die Sitzbeinhöcker dürfen sich beim Twist am Boden leicht mitbewegen. Wenn sie fixiert sind, wird viel Druck auf das Iliosakralgelenk ausgeübt, was Schmerzen verursachen kann. Zu viel Bewegung kann jedoch auch zu Beschwerden führen – finden Sie einen angenehmen Mittelweg.

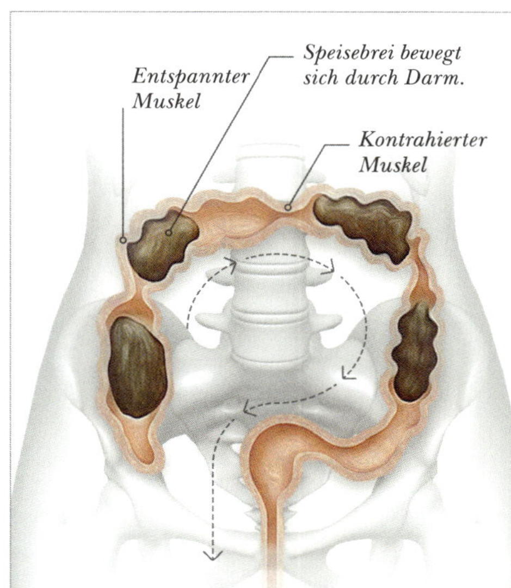

Die Peristaltik anregen

Peristaltik nennt man die unwillkürlichen Bewegungen der glatten Muskulatur des Darms, um verdaute Nahrung zu bewegen (S. 43). Die Verdauungsorgane brauchen glücklicherweise keine bewussten Befehle. Stress und langes Sitzen kann die Peristaltik jedoch hemmen und zu Verstopfung führen. Drehungen regen die Peristaltik an.

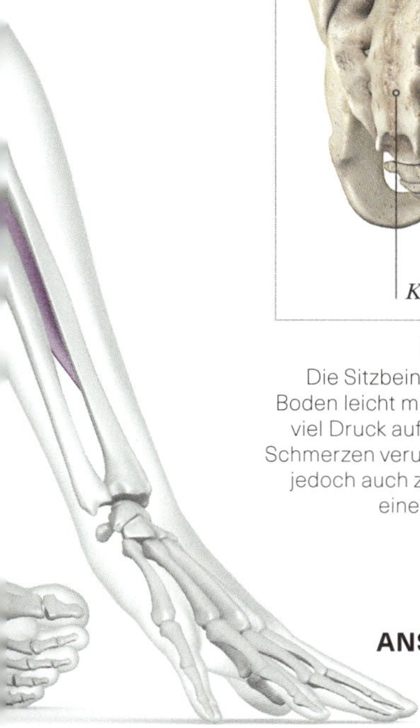

ANSICHT SEITE/HINTEN

KINDHALTUNG

Balasana

Die restorative Vorbeuge erinnert ein wenig an die Position eines Fötus im Mutterleib und wirkt sehr beruhigend auf das Nervensystem. Die Stirn wird auf dem Boden abgelegt, damit der Nacken entspannt und die gesamte Rückenmuskulatur sanft gedehnt wird.

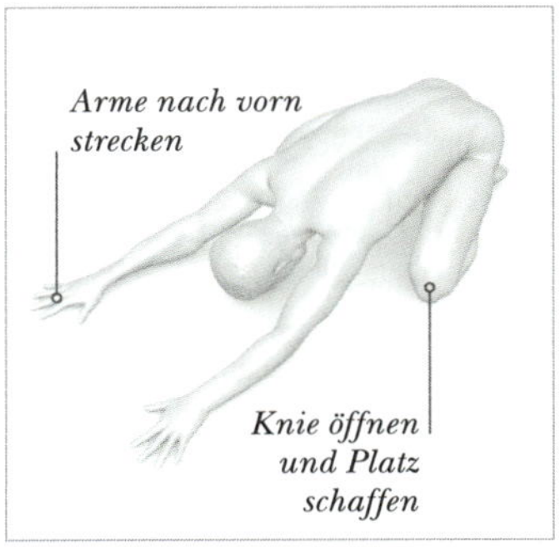

VARIATION
Alternativ können Sie die Knie öffnen und die Arme nach vorn strecken, so hat der Oberkörper mehr Platz – eine gute Ausruhposition bei dynamischen Sequenzen wie dem Sonnengruß.

HAUPTWIRKUNG

Die Muskeln arbeiten nur minimal, sodass der ganze Körper entspannt. Besonders die Muskeln an Rücken, Gesäß und Knöcheln werden gedehnt. Wenn Sie tief atmen, wird die Muskulatur am Brustkorb beim Einatmen aktiviert und lässt beim Ausatmen los.

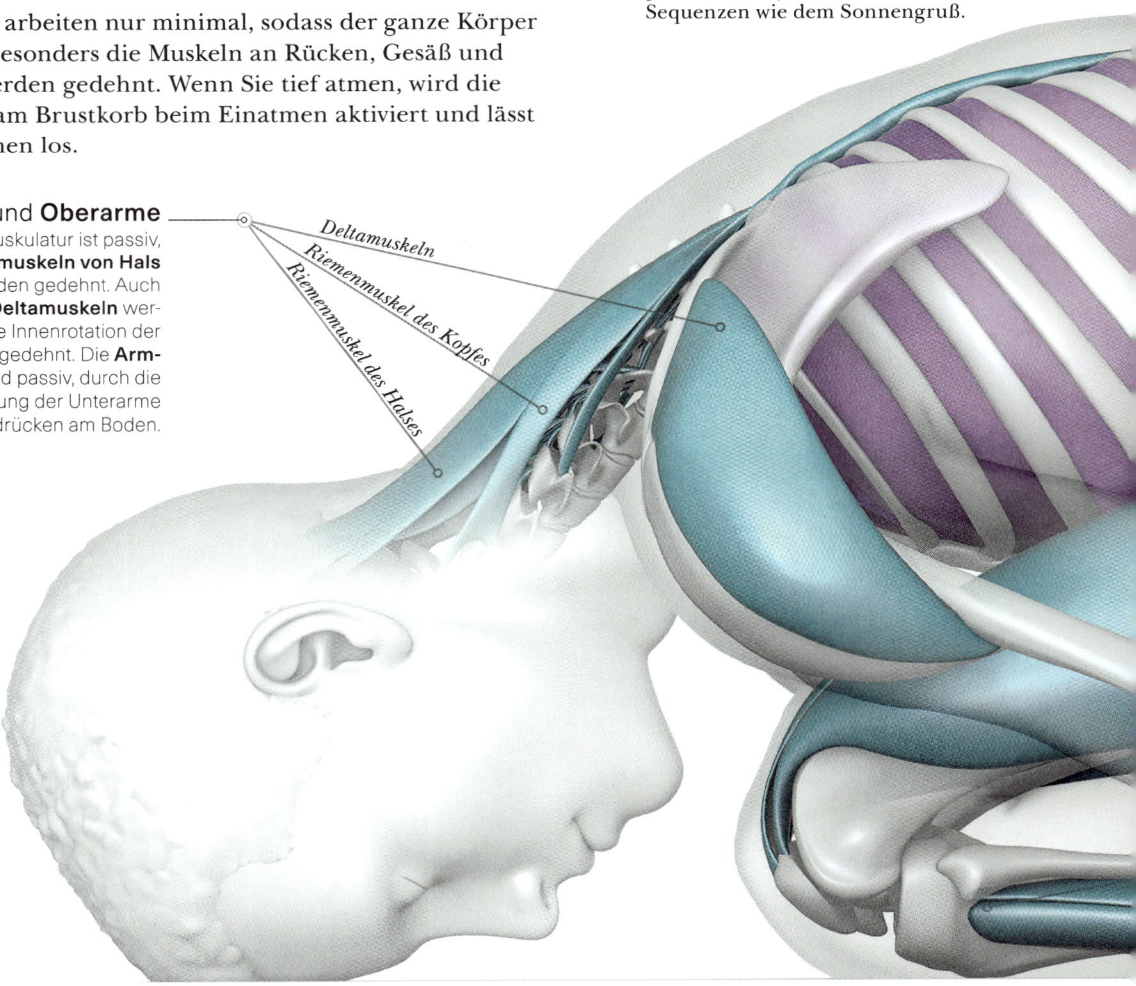

Hals und **Oberarme**
Die Nackenmuskulatur ist passiv, die **Riemenmuskeln von Hals und Kopf** werden gedehnt. Auch die hinteren **Deltamuskeln** werden durch die Innenrotation der Schultern leicht gedehnt. Die **Armmuskeln** sind passiv, durch die Einwärtsdrehung der Unterarme liegen die Handrücken am Boden.

AUSRICHTUNG
Der Bauchraum wird durch das Körpergewicht leicht komprimiert. Legen Sie die Stirn passiv ab, bei Bedarf auf eine gefaltete Decke, ein Kissen oder einen Block.

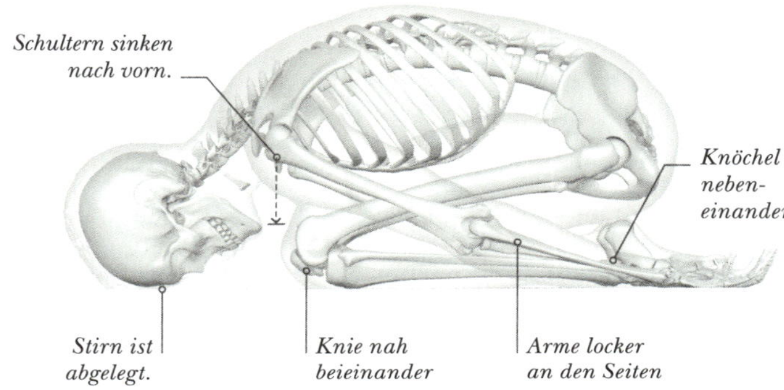

LEGENDE
- •-- ***Gelenke***
- o— Muskeln
- Anspannung und Dehnung
- Dehnung

Oberkörper

Die Wirbelsäule ist leicht gebeugt, sodass die **Rückenstrecker** gedehnt werden. Bei der intensiven, bewussten Atmung wird die tiefe Muskulatur entlang der Wirbelsäule sanft gedehnt.

Beine

Quadrizeps und **Gluteus maximus** werden gedehnt, die Oberschenkelmuskeln entspannen. Durch die Streckung der Füße **(Plantarflexion)** werden die Fußrücken gedehnt.

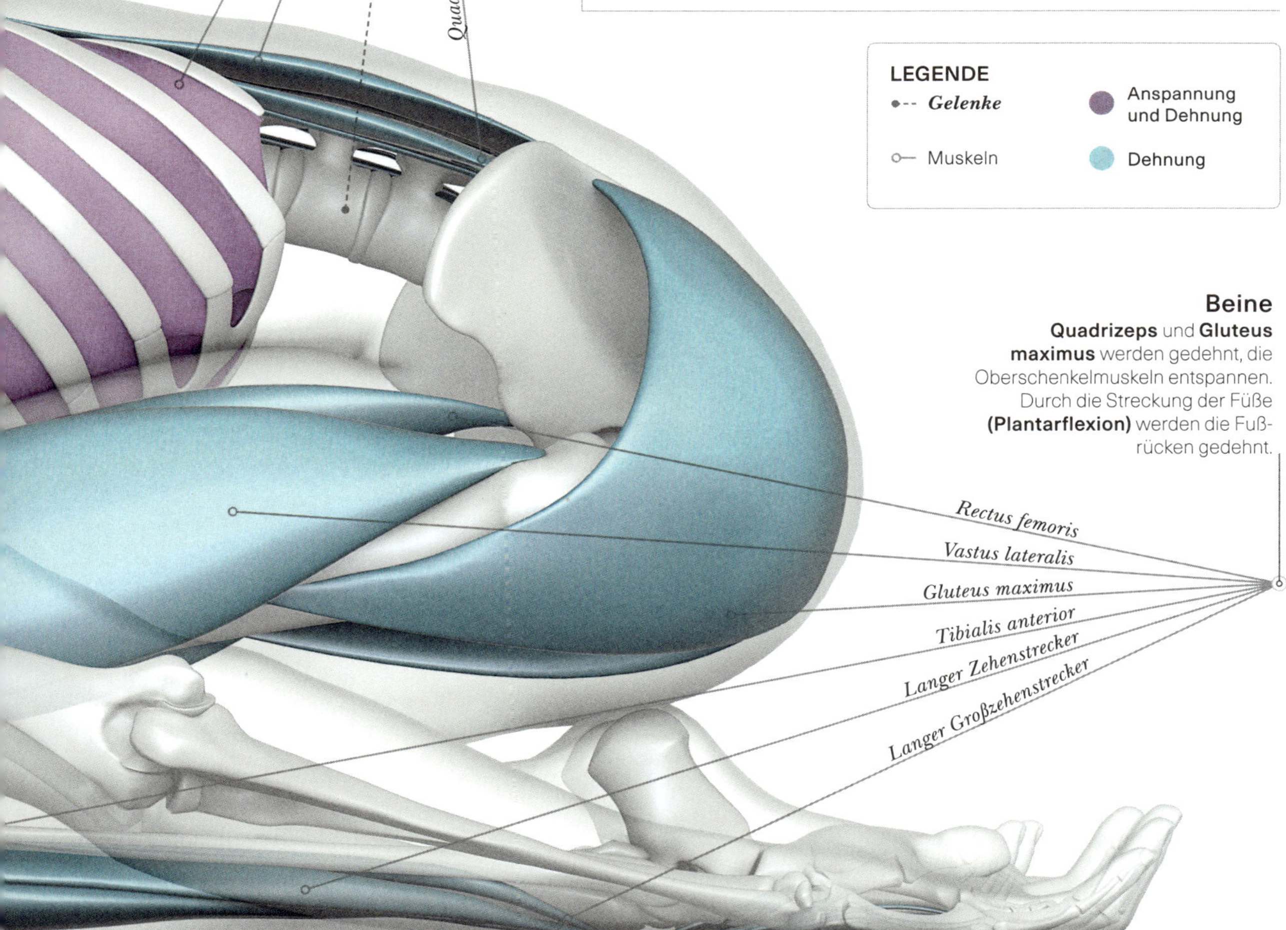

» IM DETAIL

In der Kindhaltung können Sie tief durchatmen, die Muskeln entspannen und ein Gefühl von Sicherheit genießen. Wenn die Haltung für Sie bequem ist, können Sie sie als Ruheposition zwischen anstrengenden Asanas nutzen.

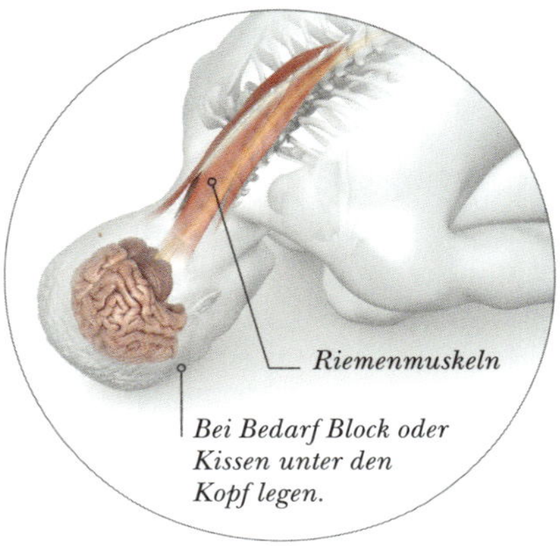

Die Zwischenrippenmuskulatur

besteht aus mehreren, überkreuz verlaufenden Lagen, wie die Bauchmuskulatur. Die äußeren Muskeln unterstützen die Einatmung. Die inneren helfen bei der kraftvollen Ausatmung. Die innersten Muskeln stabilisieren die Rippen und dehnen bei der Einatmung. Achten Sie auf die dynamische Bewegung der Rippen bei der tiefen Atmung.

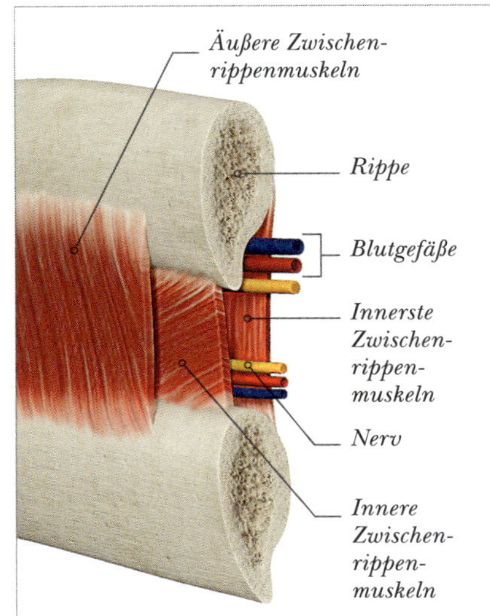

Den Kopf entspannen

Den ganzen Tag über muss die Halsmuskulatur den etwa fünf Kilo schweren Kopf halten. Diese Aktivität hält auch das Nervensystem in einem leicht aufmerksamen Zustand. Wenn Sie Hals- und Kopfmuskeln komplett entspannen, kann auch das Nervensystem herunterfahren.

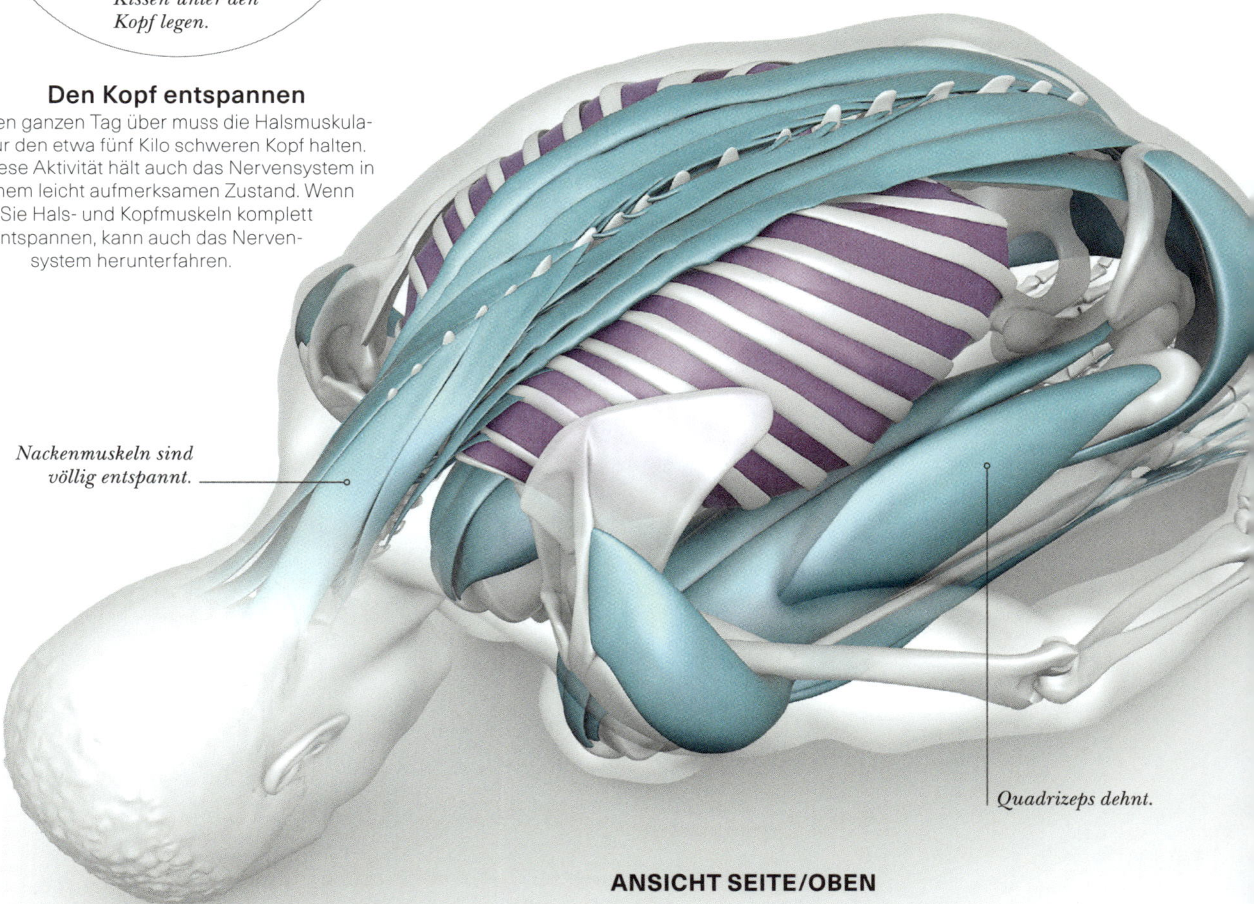

ANSICHT SEITE/OBEN

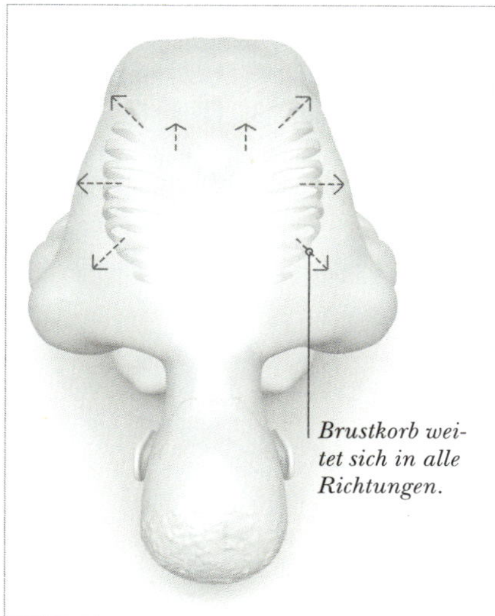

Embryonalstellung

Die Haltung beruhigt, da sie an die Position des Fötus im Mutterleib erinnert. In dieser Haltung sind die meisten Gelenke gebeugt und die Bauchorgane geschützt. Achten Sie auf die Bewegung des Oberkörpers beim Atmen: Der Brustkorb weitet und hebt sich mit der Einatmung, beim Ausatmen sinkt er zusammen.

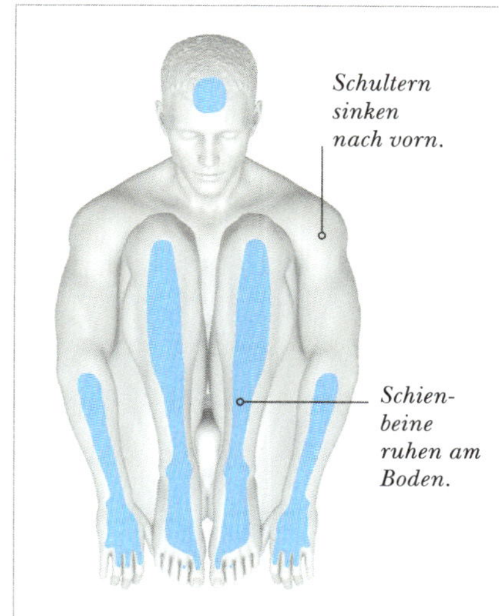

Druckpunkte

Lassen Sie den Körper komplett los: Schienbeine, Unterarme, Hände und Stirn sinken schwer in den Boden. Nutzen Sie bei Bedarf Decken und andere Hilfsmittel zur Unterstützung.

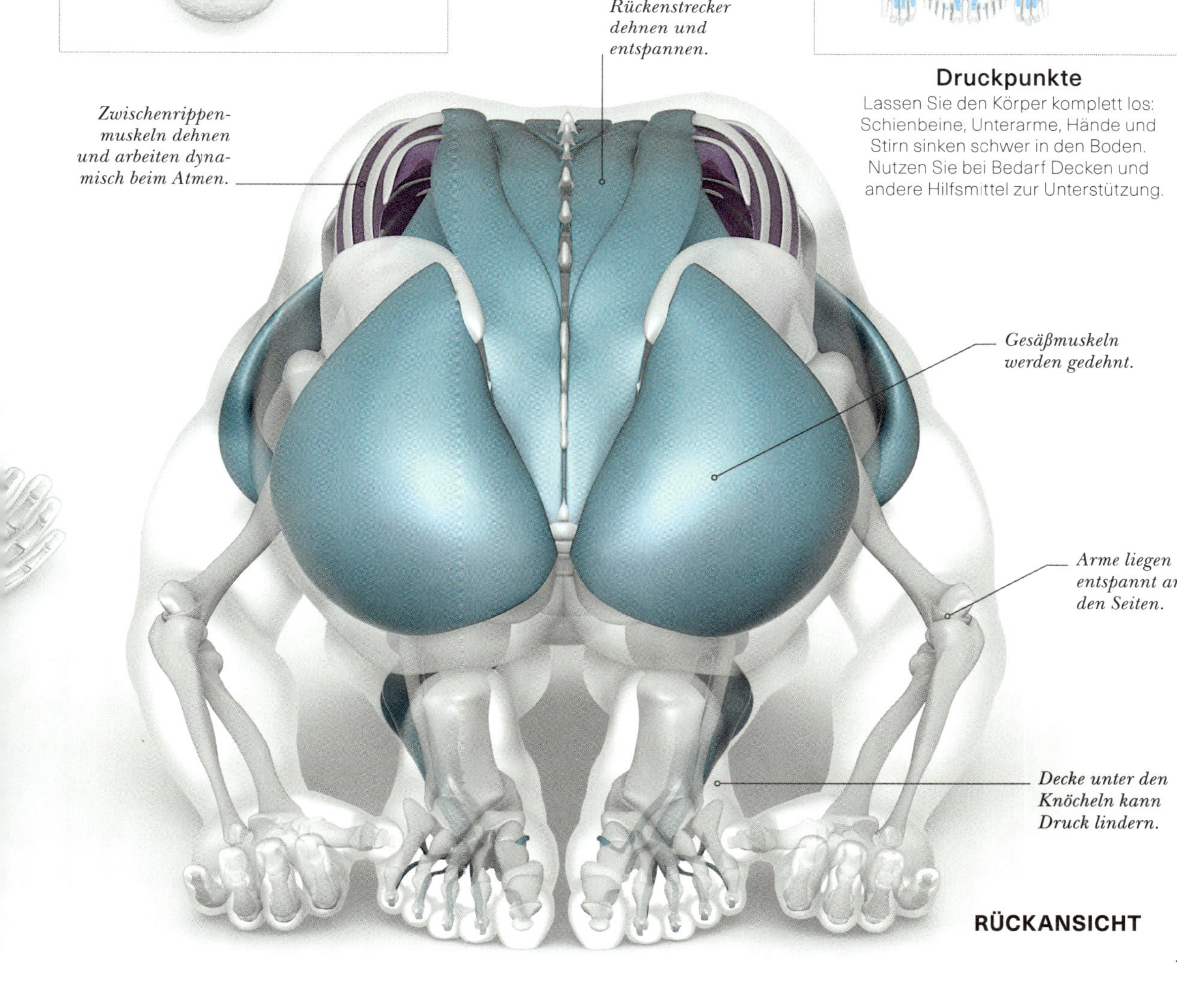

RÜCKANSICHT

KAMEL

Ustrasana

Die Rückbeuge schenkt Energie und Selbstvertrauen. Sie ist eine gute Gegenbewegung zu nach vorn gebeugten Haltungen, die wir im Alltag häufig einnehmen, und sie weitet den Brustkorb. Wenn Sie die Füße nicht erreichen, können Sie die Haltung variieren.

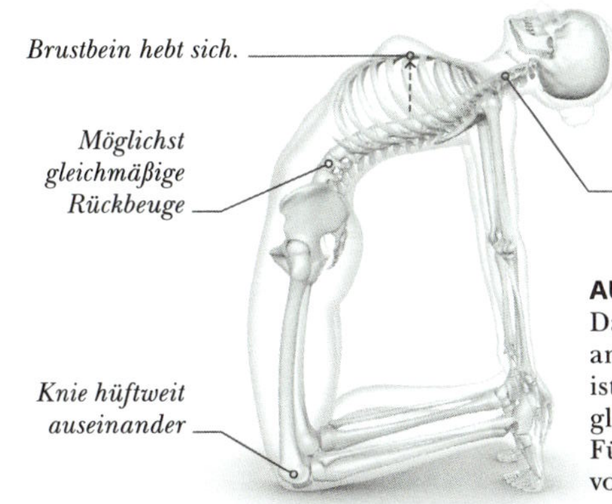

AUSRICHTUNG
Das Brustbein ist angehoben, der Nacken ist lang, die Rückbeuge gleichmäßig. Knie und Füße stehen hüftweit voneinander entfernt.

HAUPTWIRKUNG

Die Vorderseite des Körpers (Brust, Bauch, Hüfte und vordere Oberschenkel) wird gedehnt, während die Rückseite (Rücken, Gesäß, hintere Oberschenkel) aktiv ist. Wenn Sie die Zehen aufstellen, spüren Sie die Dehnung auch an den Fußsohlen.

Hals
Die **Halstrecker** sind aktiv, während die **Halsbeuger** für eine gleichmäßige Wölbung sorgen und stabilisieren, damit der Kopf nicht unkontrolliert nach hinten kippt.

Oberkörper
Die **Rückenstrecker** schaffen Länge in der Wirbelsäule, die **Bauchmuskeln** dehnen. Durch das Weiten des Brustkorbs dehnen die **Brustmuskeln**. **Mittlerer und unterer Trapezmuskel** und **Rautenmuskeln** ziehen die Schulterblätter nach hinten, der **vordere Sägemuskel** dehnt.

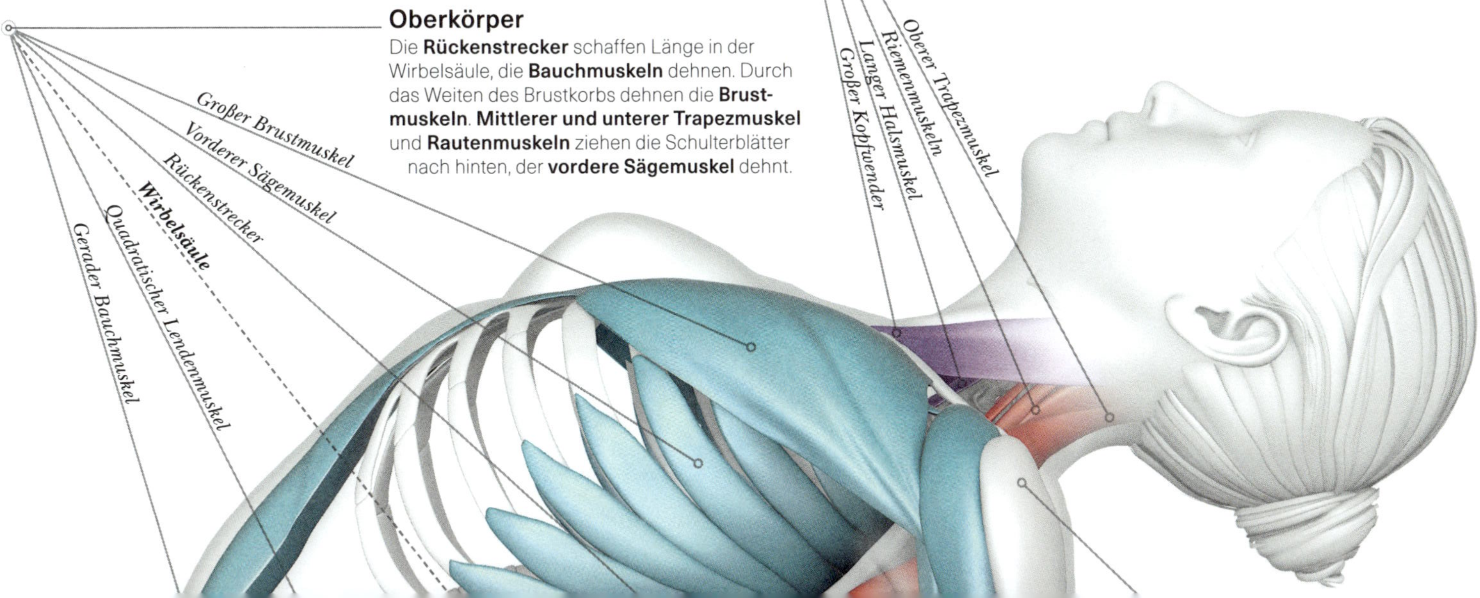

Beine

Die **Hüftstrecker** arbeiten, um die Rückbeuge stabil zu halten, die **Hüftbeuger** werden gedehnt. Der **Quadrizeps** dehnt und stabilisiert mit den **Hamstrings** die Oberschenkel. Durch die **Dorsalflexion** der Füße sind die Knöchel gebeugt und die Zehen aufgestellt. Die Fußsohle wird stark gedehnt.

Arme

Hintere Deltamuskeln, großer Rückenmuskel und **große Rundmuskeln** strecken aktiv die Schultern, **Trizepse** strecken die Ellbogen.

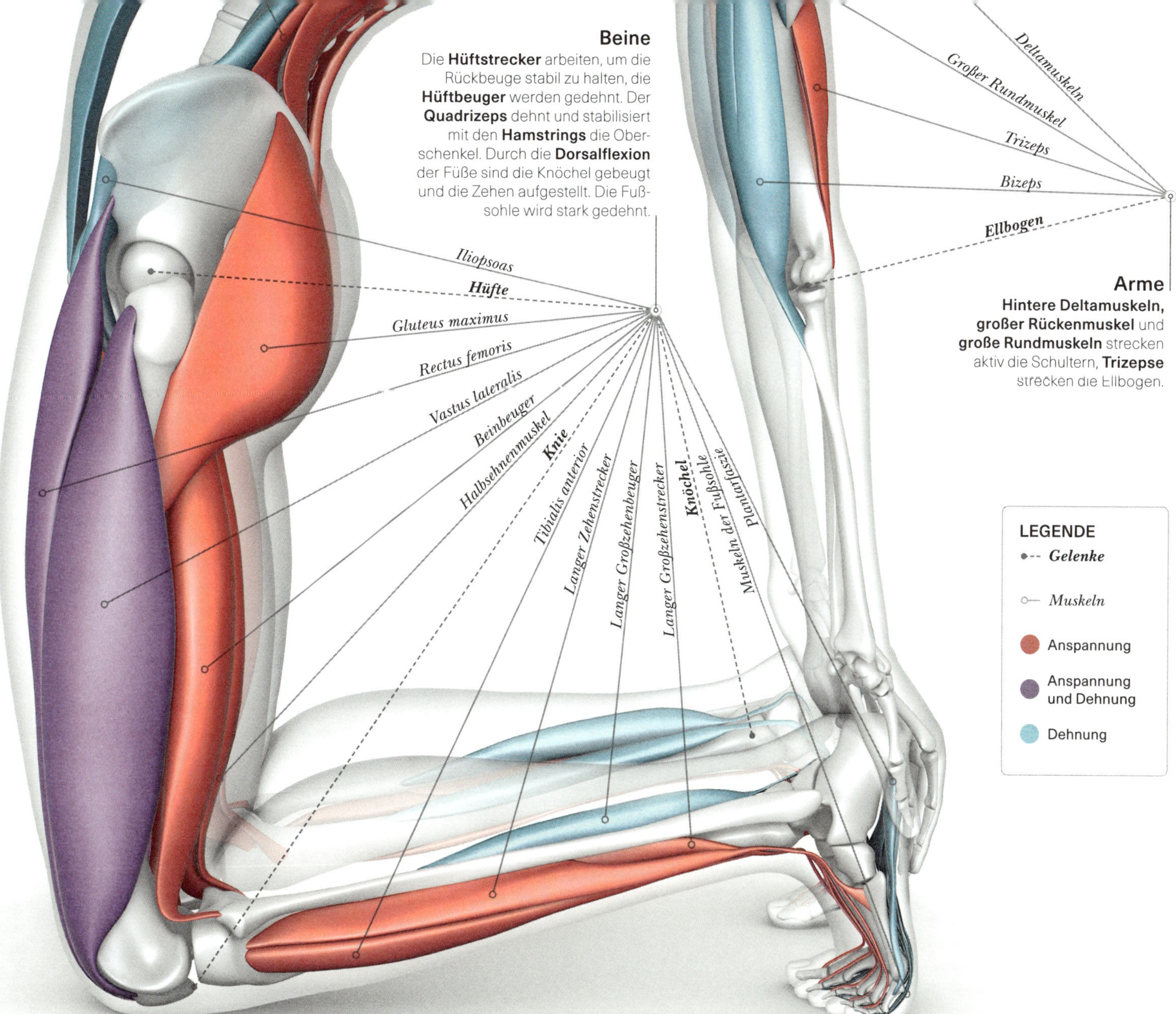

» IM DETAIL

Die Asana kann die Körperhaltung verbessern und den Bandscheiben guttun. Sie sollten gut aufgewärmt sein und auf Ihren Nacken achten.

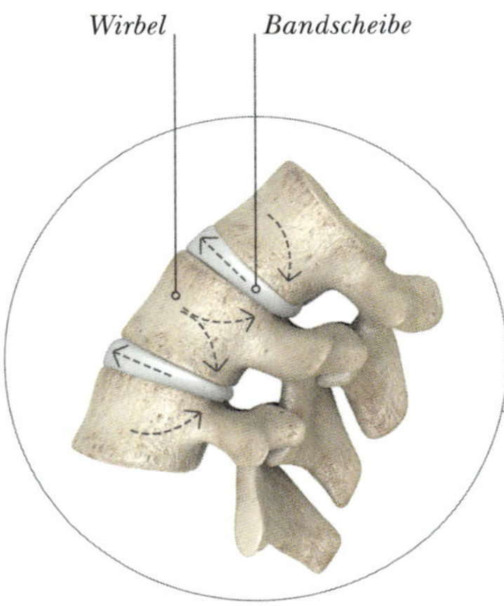

Strecken der Wirbelsäule

Bei Rückbeugen (Strecken der Wirbelsäule) werden die Bandscheiben leicht nach vorn geschoben und die Rückenmuskeln gekräftigt. Das tut den Bandscheiben gut und kann therapeutisch genutzt werden. Bei Rückenproblemen holen Sie ärztlichen oder physiotherapeutischen Rat ein, ob die Übung für Sie geeignet ist.

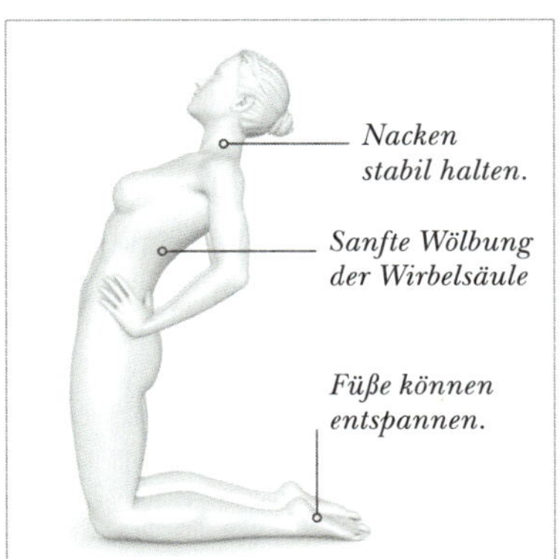

VARIATION

Für eine sanftere Rückbeuge stützen Sie den unteren Rücken fest mit den Händen und lehnen Sie sich leicht zurück, oder Sie stützen sich auf zwei Blöcke neben den Waden.

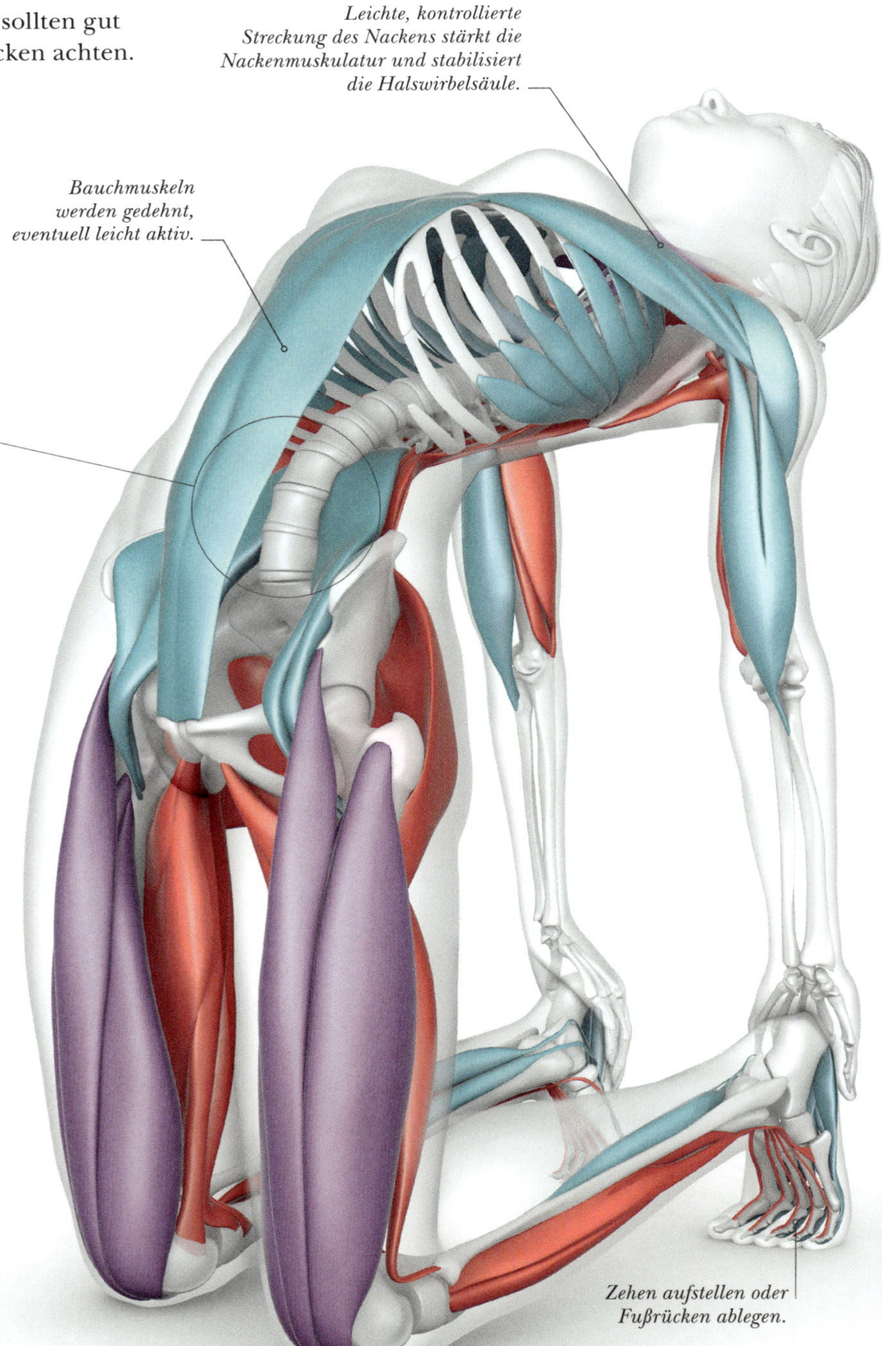

ANSICHT SEITE/VORN

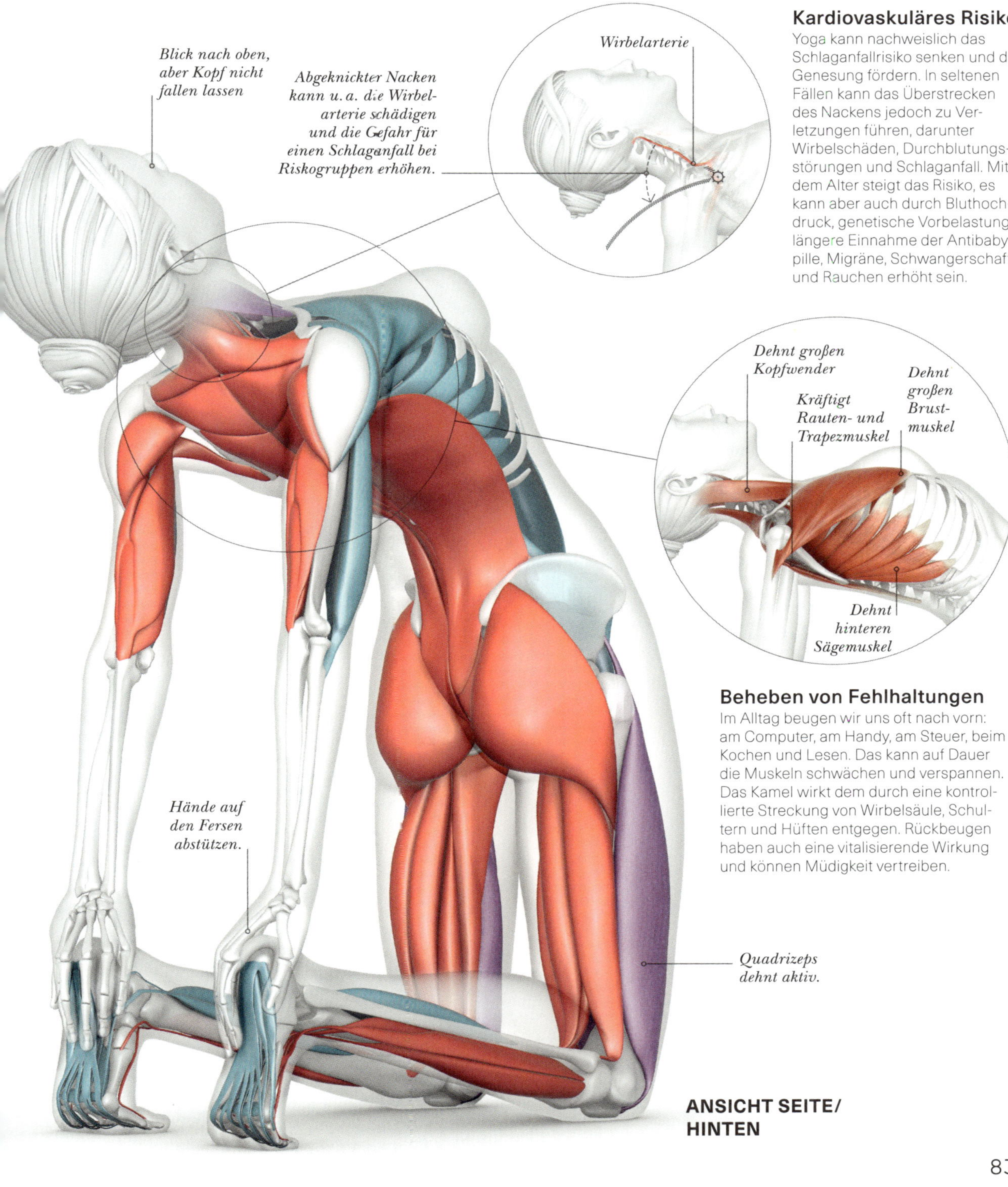

ANSICHT SEITE/ HINTEN

Kardiovaskuläres Risiko

Yoga kann nachweislich das Schlaganfallrisiko senken und die Genesung fördern. In seltenen Fällen kann das Überstrecken des Nackens jedoch zu Verletzungen führen, darunter Wirbelschäden, Durchblutungsstörungen und Schlaganfall. Mit dem Alter steigt das Risiko, es kann aber auch durch Bluthochdruck, genetische Vorbelastung, längere Einnahme der Antibabypille, Migräne, Schwangerschaft und Rauchen erhöht sein.

Beheben von Fehlhaltungen

Im Alltag beugen wir uns oft nach vorn: am Computer, am Handy, am Steuer, beim Kochen und Lesen. Das kann auf Dauer die Muskeln schwächen und verspannen. Das Kamel wirkt dem durch eine kontrollierte Streckung von Wirbelsäule, Schultern und Hüften entgegen. Rückbeugen haben auch eine vitalisierende Wirkung und können Müdigkeit vertreiben.

KÖNIGSTAUBE

Eka Pada Rajakapotasana

Diese Asana ist in ihrer heutigen Form keine traditionelle Yogahaltung. Die Position lässt sich zur Linderung von Ischias- und Rückenschmerzen variieren und dem Körperbau anpassen. Sie sollten gut aufgewärmt sein und langsam in die Haltung gehen.

HAUPTWIRKUNG

Diese Variante der Taube ist eine intensive Dehnung für Hüften, Gesäß, Bauch, Brust, Oberschenkel und Schultern. Arm- und Hüftmuskulatur arbeiten, um den Körper aufrecht in der Position zu halten.

LEGENDE

- *Gelenke*
- *Muskeln*
- Anspannung
- Anspannung und Dehnung
- Dehnung

AUSRICHTUNG
Die Hüfte zeigt nach vorn. Bei Schmerzen im unteren Rücken wählen Sie eine sanftere Variante. Der Blick geht schräg nach vorn und oben.

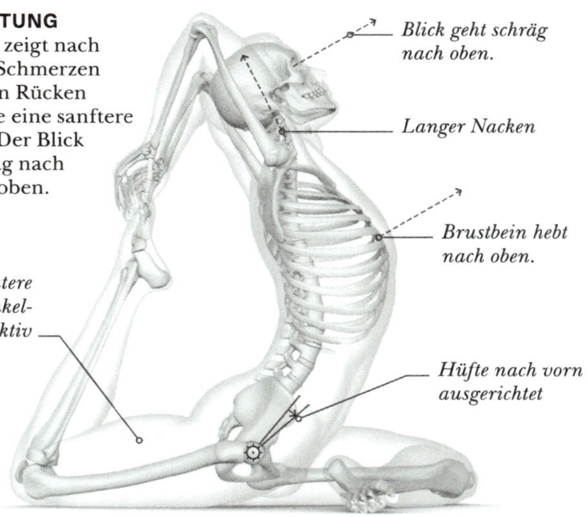

Arme

Die **Beugemuskulatur der Schultern** ist aktiv. Die Deltamuskeln arbeiten dynamisch, um die Haltung einzunehmen und das Bein heranzuziehen. **Brachialis, Bizeps** und **Brachioradialis** beugen den Ellbogen, der **Trizeps** wird gedehnt.

Hinterer **Oberschenkel**

Die Streckmuskulatur der Hüfte ist aktiv, der **Quadrizeps wird gedehnt.** Auch die Hüftbeuger werden intensiv gedehnt.

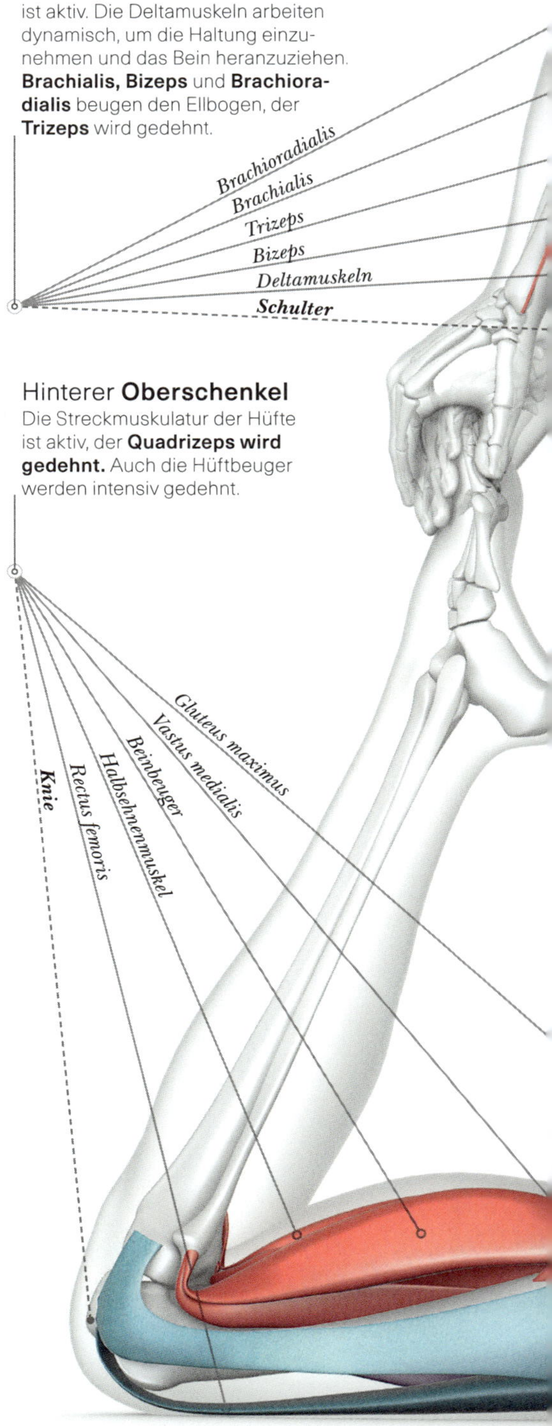

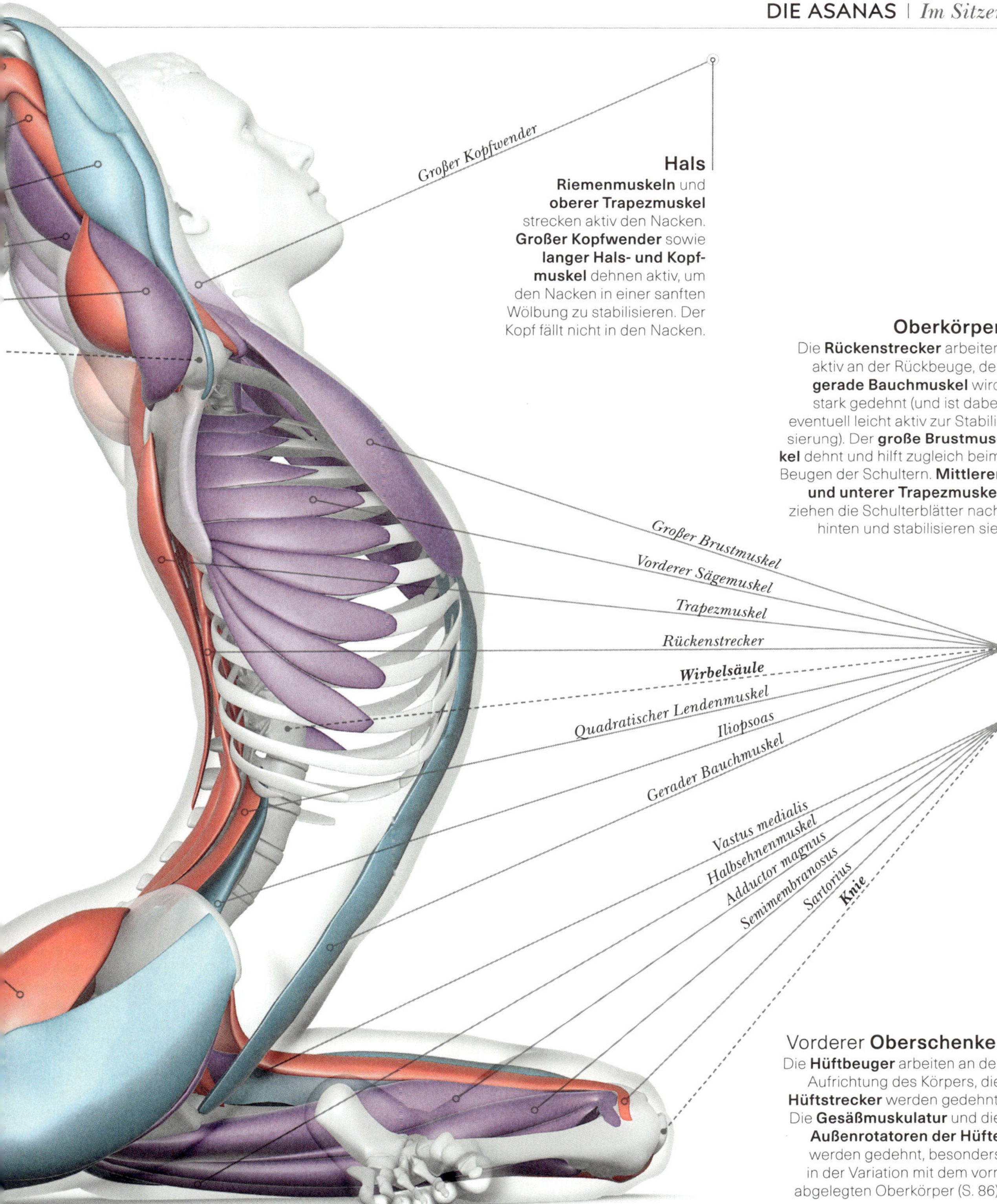

Hals

Riemenmuskeln und **oberer Trapezmuskel** strecken aktiv den Nacken. **Großer Kopfwender** sowie **langer Hals- und Kopfmuskel** dehnen aktiv, um den Nacken in einer sanften Wölbung zu stabilisieren. Der Kopf fällt nicht in den Nacken.

Oberkörper

Die **Rückenstrecker** arbeiten aktiv an der Rückbeuge, der **gerade Bauchmuskel** wird stark gedehnt (und ist dabei eventuell leicht aktiv zur Stabilisierung). Der **große Brustmuskel** dehnt und hilft zugleich beim Beugen der Schultern. **Mittlerer und unterer Trapezmuskel** ziehen die Schulterblätter nach hinten und stabilisieren sie.

Vorderer **Oberschenkel**

Die **Hüftbeuger** arbeiten an der Aufrichtung des Körpers, die **Hüftstrecker** werden gedehnt. Die **Gesäßmuskulatur** und die **Außenrotatoren der Hüfte** werden gedehnt, besonders in der Variation mit dem vorn abgelegten Oberkörper (S. 86).

» IM DETAIL

Die Asana ist herausfordernd, lässt sich aber gut variieren: Legen Sie den Oberkörper vorn ab oder nutzen Sie Hilfsmittel, um die Gelenke zu entlasten.

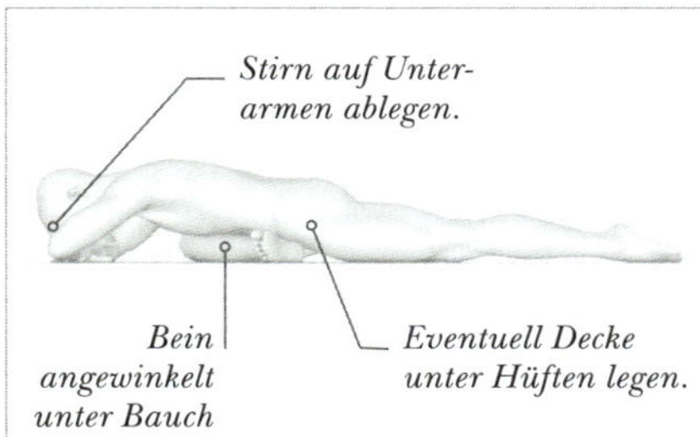

VARIATION
Stützen Sie sich mit den Händen ab, kommen Sie auf die Unterarme oder legen Sie den Oberkörper am Boden ab. Sie können auch die Hüfte abpolstern oder den Winkel des vorderen Knies anpassen: Ein kleiner Winkel vereinfacht, ein großer Winkel intensiviert (Unterschenkel quer vor dem Körper).

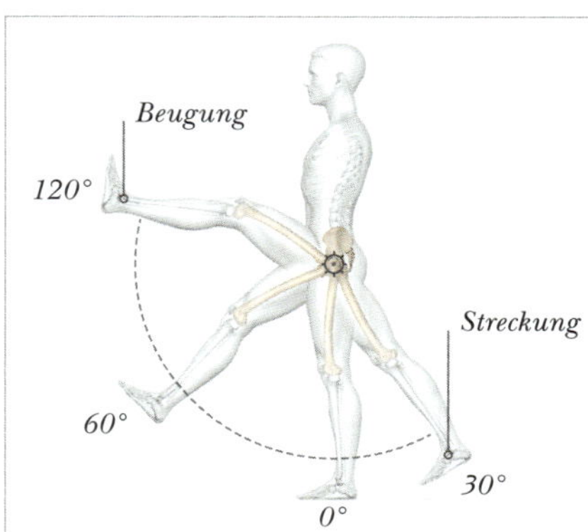

Piriformis

Der Piriformis ist für die Außenrotation der Hüfte zuständig. Wenn die Hüfte mehr als 60° gebeugt ist, übernehmen die Innenrotatoren die Arbeit. So wird der Piriformis intensiv gedehnt, wenn wir die Hüfte zugleich beugen und nach außen rotieren wie in der Taube.

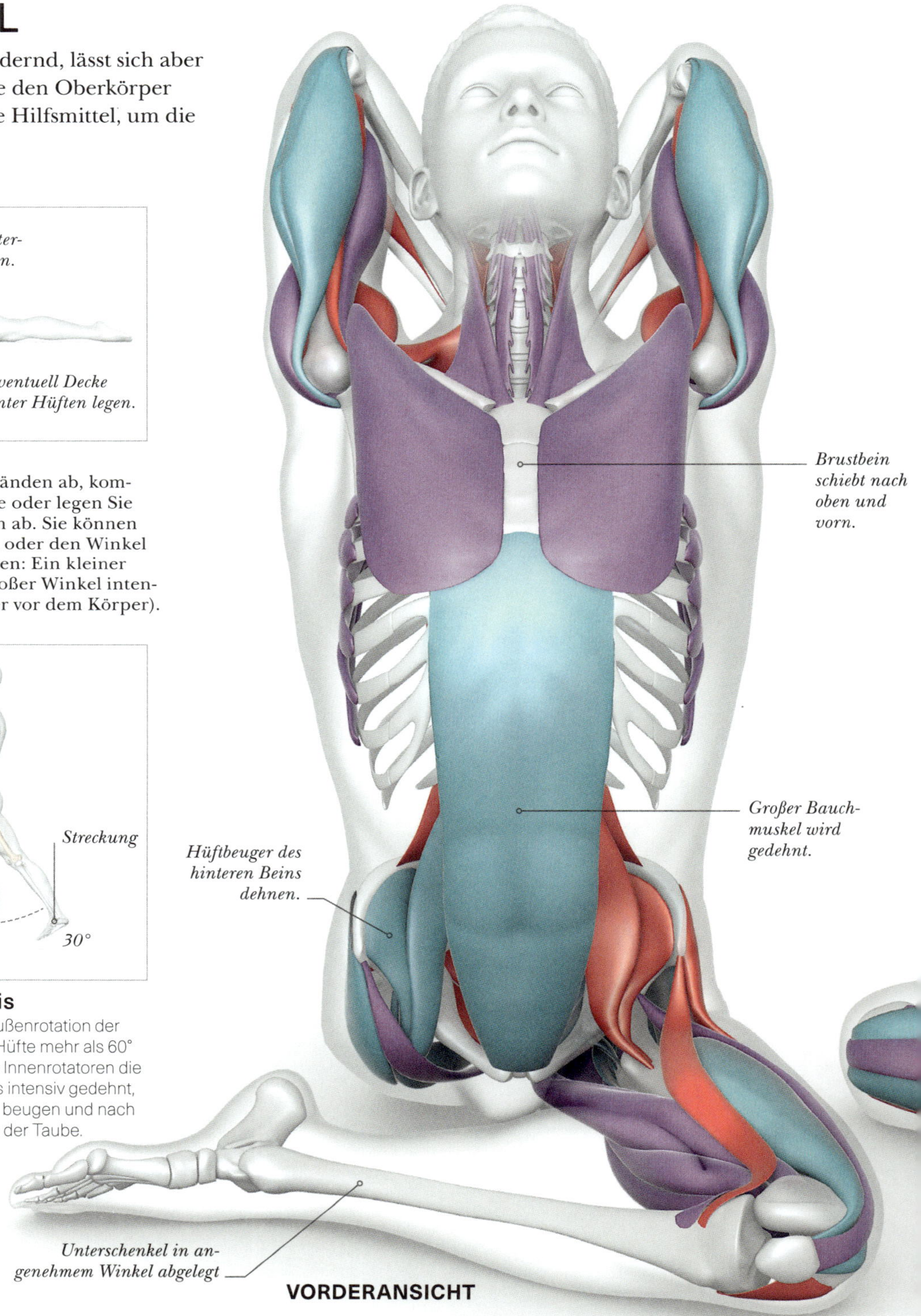

VORDERANSICHT

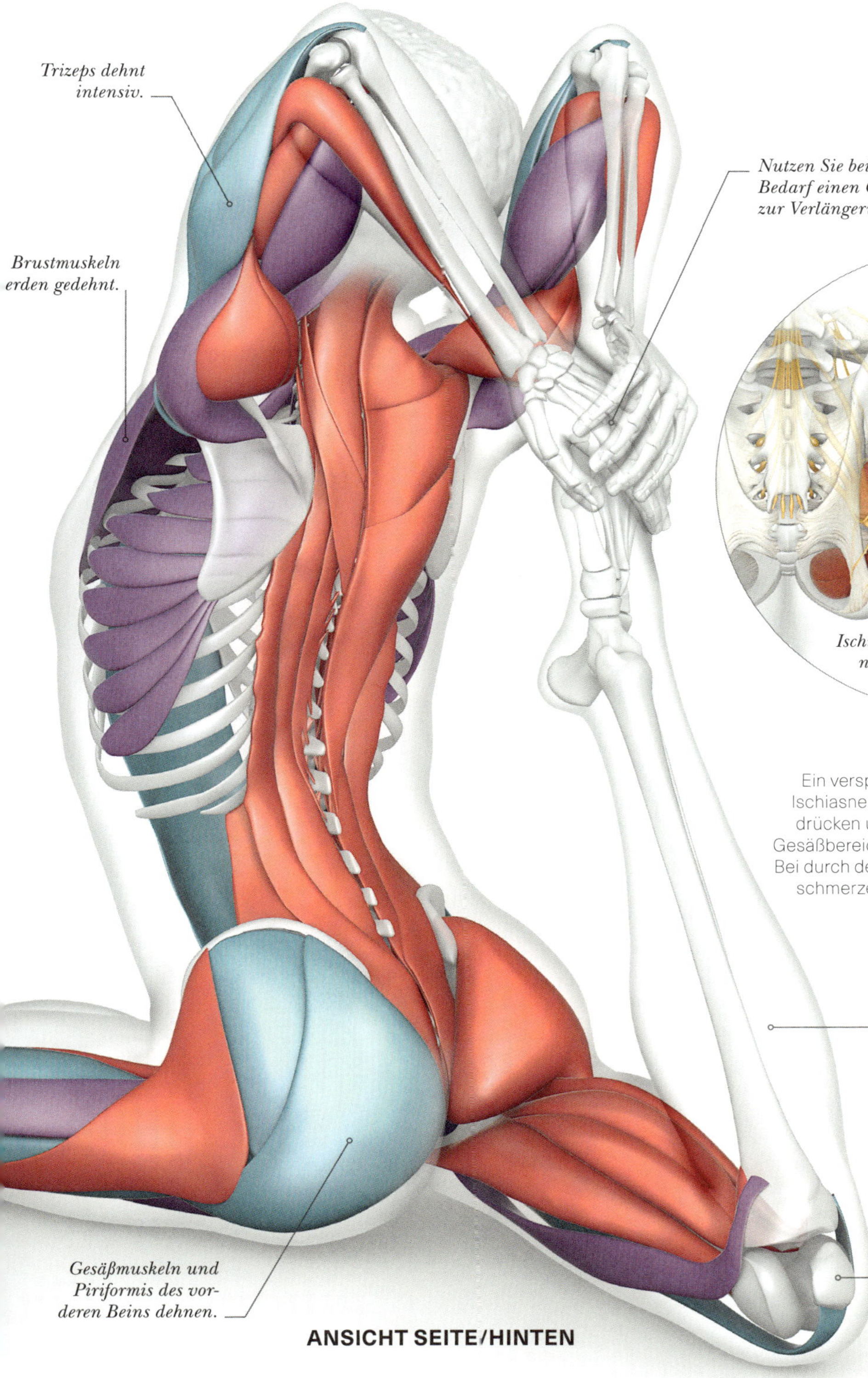

ANSICHT SEITE/HINTEN

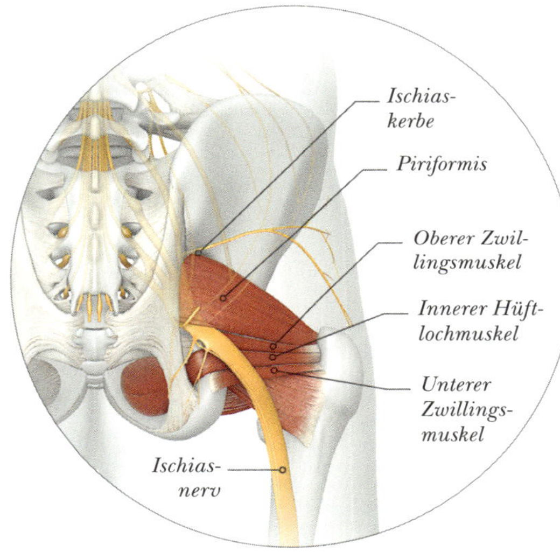

Ischiasnerv

Ein verspannter Piriformis kann auf den Ischiasnerv (den dicksten Nerv im Körper) drücken und so Schmerzen im Hüft- und Gesäßbereich oder Kribbeln im Bein auslösen. Bei durch den Piriformis verursachten Ischiasschmerzen kann die starke Dehnung die Symptome lindern.

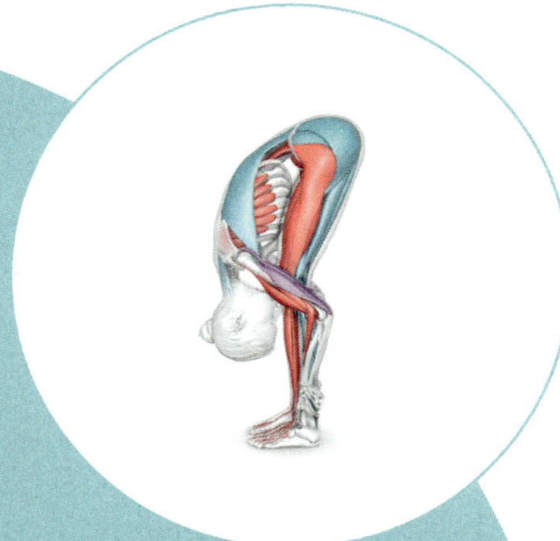

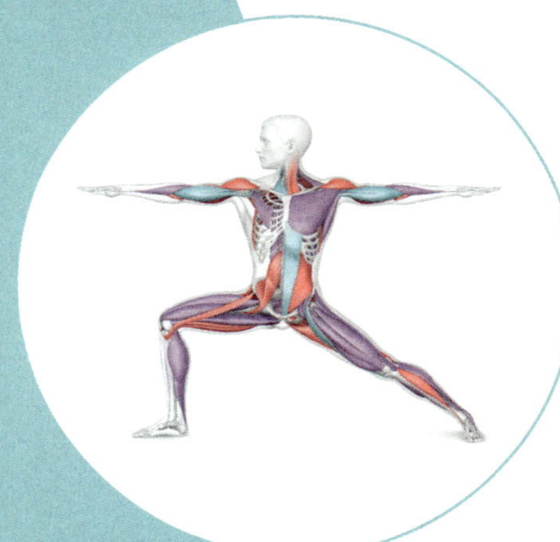

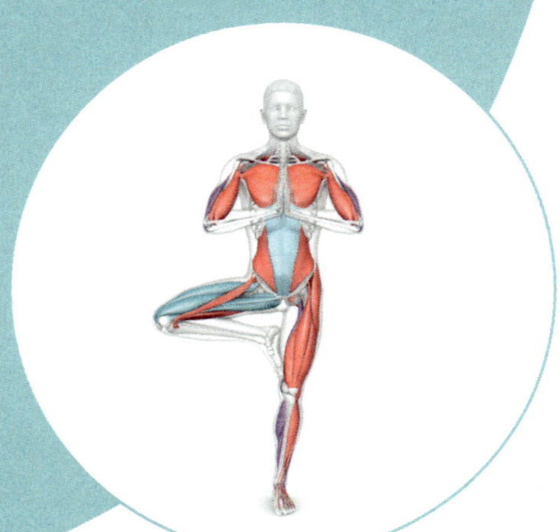

ASANAS IM STEHEN

Stehende Übungen helfen, die Körperhaltung und das Gleichgewicht zu verbessern. Ihre Körperhaltung beeinflusst alle Systeme des Körpers und hat auch Auswirkungen auf Ihr Energielevel, Ihre Wahrnehmung und Ihr Selbstbewusstsein. Durch Üben dieser Asanas können Sie die Haltung verbessern, Schmerzen lindern, Verletzungen vorbeugen und Bewegungsabläufe optimieren.

BERGHALTUNG

Tadasana

Die Position entspricht der anatomischen Grundhaltung des Körpers im Stehen. Sie schafft ein sicheres Gefühl der Verbindung zur Erde. Die meisten Muskeln sind leicht aktiv, um den Körper in der Aufrichtung zu halten und gegen die Schwerkraft zu arbeiten.

HAUPTWIRKUNG

Auch wenn die Muskulatur in dieser Position so wenig wie möglich arbeiten sollte, sind viele Muskeln leicht aktiv, um den Körper aufrecht zu halten und ein Umkippen zu verhindern. Sie spüren diese leichte Aktivität am ehesten in der Bein-, Hüft-, Bauch- und Rückenmuskulatur.

Oberkörper

Rückenstrecker und **querverlaufender Bauchmuskel** strecken und stabilisieren die Wirbelsäule. **Rautenmuskeln** und **mittlerer und unterer Trapezmuskel** stabilisieren die Schulterblätter. Der **kleine Brustmuskel** hebt den Brustkorb leicht an.

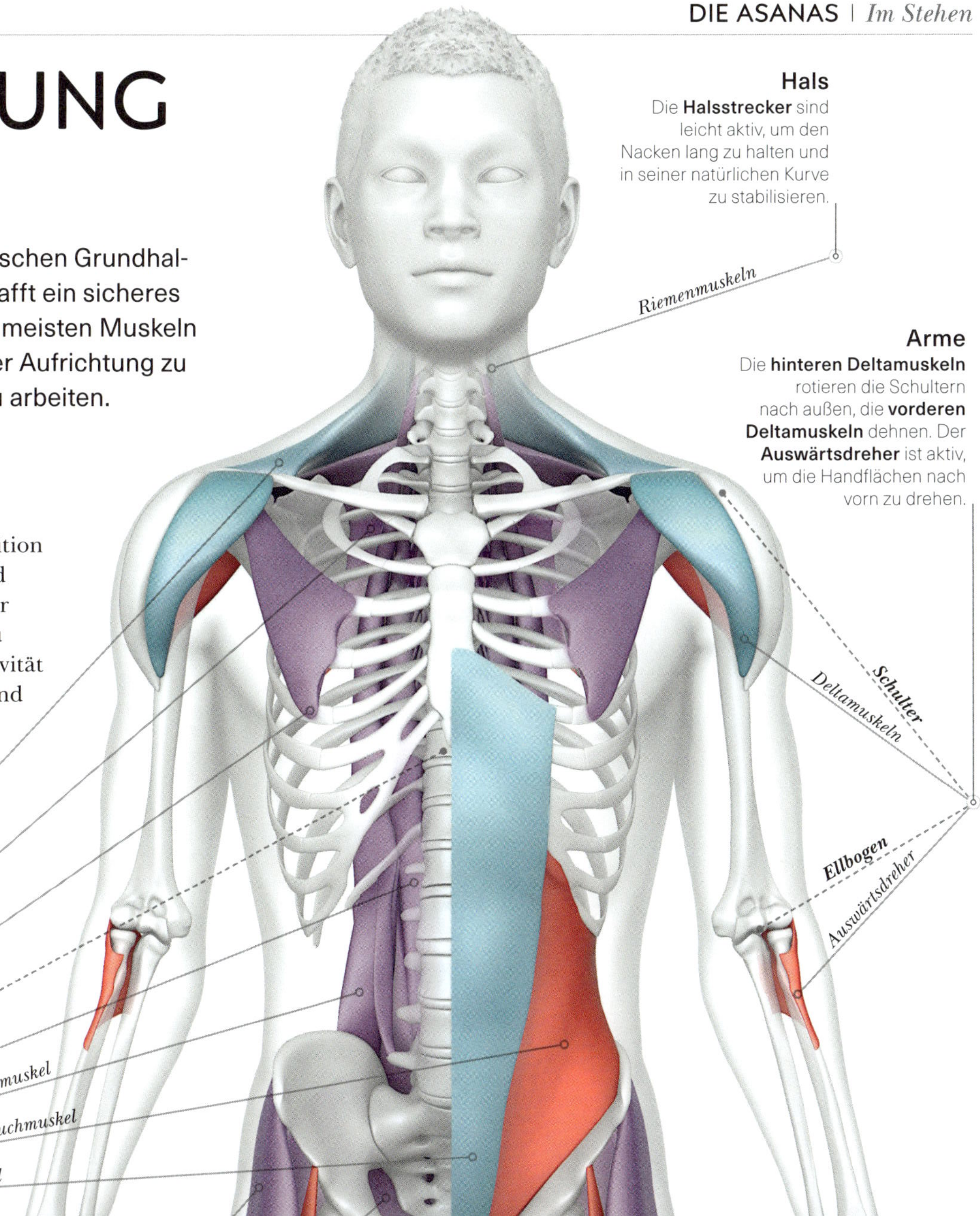

Hals

Die **Halsstrecker** sind leicht aktiv, um den Nacken lang zu halten und in seiner natürlichen Kurve zu stabilisieren.

Arme

Die **hinteren Deltamuskeln** rotieren die Schultern nach außen, die **vorderen Deltamuskeln** dehnen. Der **Auswärtsdreher** ist aktiv, um die Handflächen nach vorn zu drehen.

Oberschenkel

Die Oberschenkelmuskeln sind leicht aktiv. Der **Gluteus maximus** und der **Vastus medialis** stabilisieren die Hüfte. Der **Quadrizeps** streckt und stabilisiert das Knie, die **Hamstrings** an der Rückseite arbeiten, um den Körper aufrecht zu halten.

Unterschenkel

Tibialis anterior und **Wadenmuskeln** sind aktiv, um den Körper in einer neutralen Position aufrecht und in der Balance zu halten.

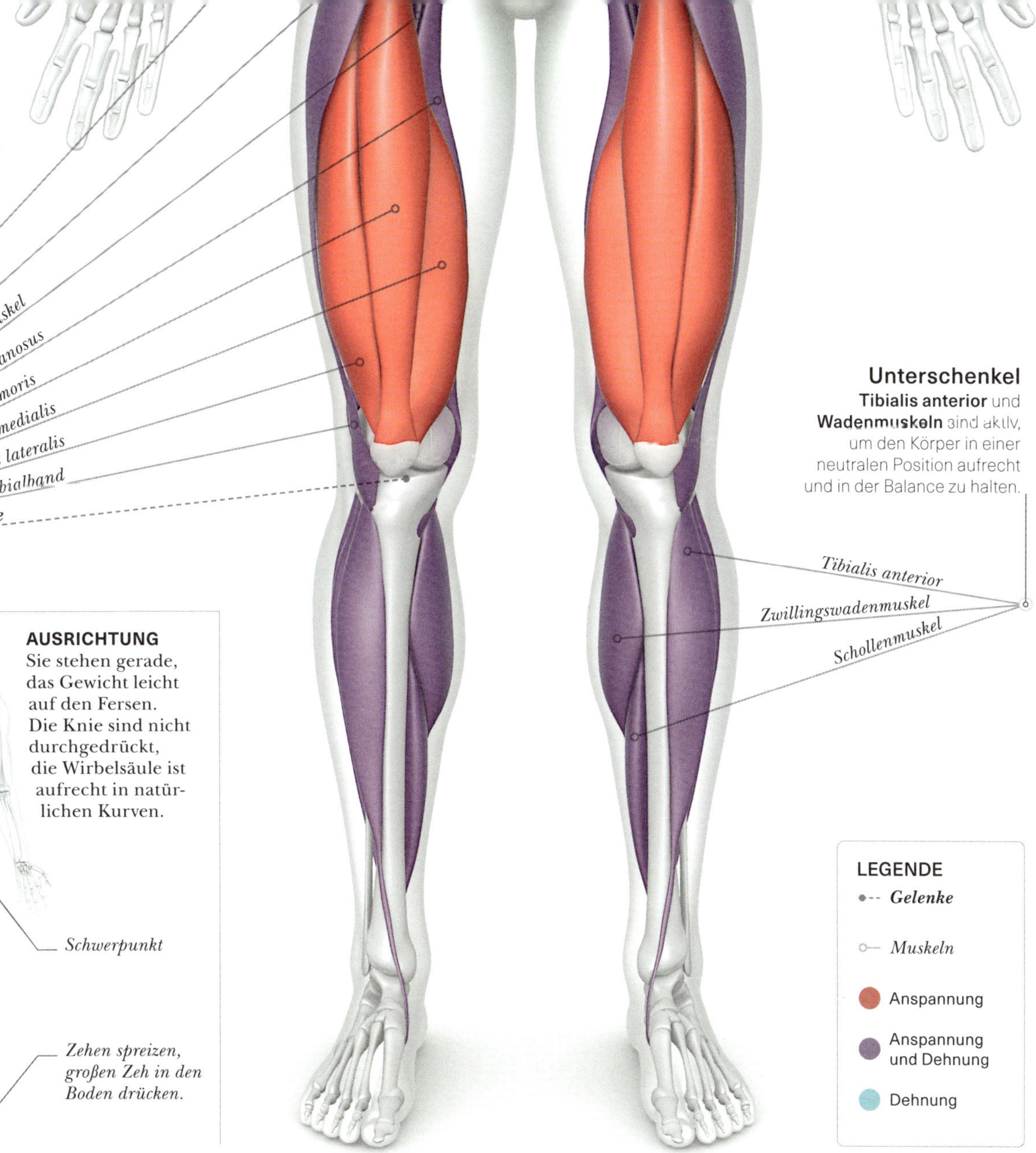

AUSRICHTUNG
Sie stehen gerade, das Gewicht leicht auf den Fersen. Die Knie sind nicht durchgedrückt, die Wirbelsäule ist aufrecht in natürlichen Kurven.

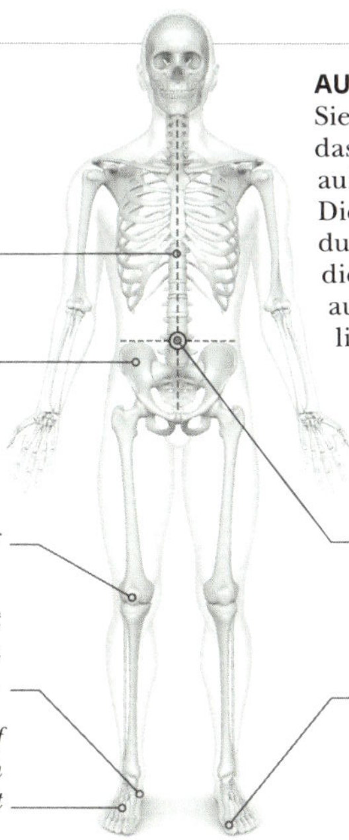

LEGENDE
- *Gelenke*
- *Muskeln*
- Anspannung
- Anspannung und Dehnung
- Dehnung

» IM DETAIL

Die Berghaltung hilft uns, eine aufrechte, stabile und solide Standposition einzunehmen. Die Stellung bei gleichmäßiger Belastung der Füße bildet die Basis und erdet uns.

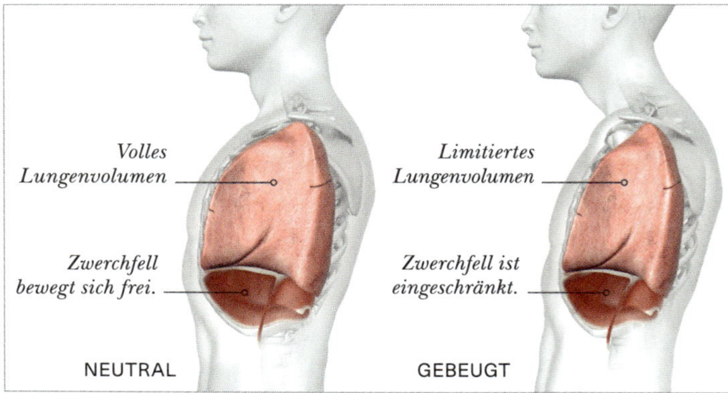

Atmung und Körperhaltung

Eine gebeugte Haltung verringert das Lungenvolumen und hindert das Zwerchfell an der freien Bewegung. Yogisch betrachtet bedeutet das, dass die Energie *(Prana)* nicht richtig fließen kann. Das hat aus physiologischer Perspektive wiederum Auswirkungen auf das Herz-Kreislauf-System, die Verdauung, die Hormone und das Nervensystem. Eine aufrechte Körperhaltung ist daher wichtig für den gesamten Organismus.

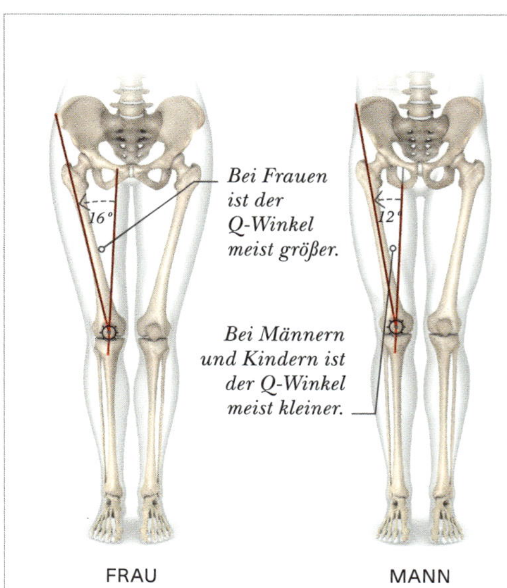

Füße hüftbreit öffnen

Bei einigen Yogastilen berühren sich die Füße in Tadasana. Viele Asanas wurden in Indien für Jungen entwickelt, die schmale Hüften haben. Im Westen werden sie häufig von Frauen, die breitere Hüften haben, praktiziert. Sie stehen stabiler, wenn Sie die Füße hüftweit aufstellen, um den Q-Winkel zu verkleinern (Bild links) und die Knie weniger zu belasten.

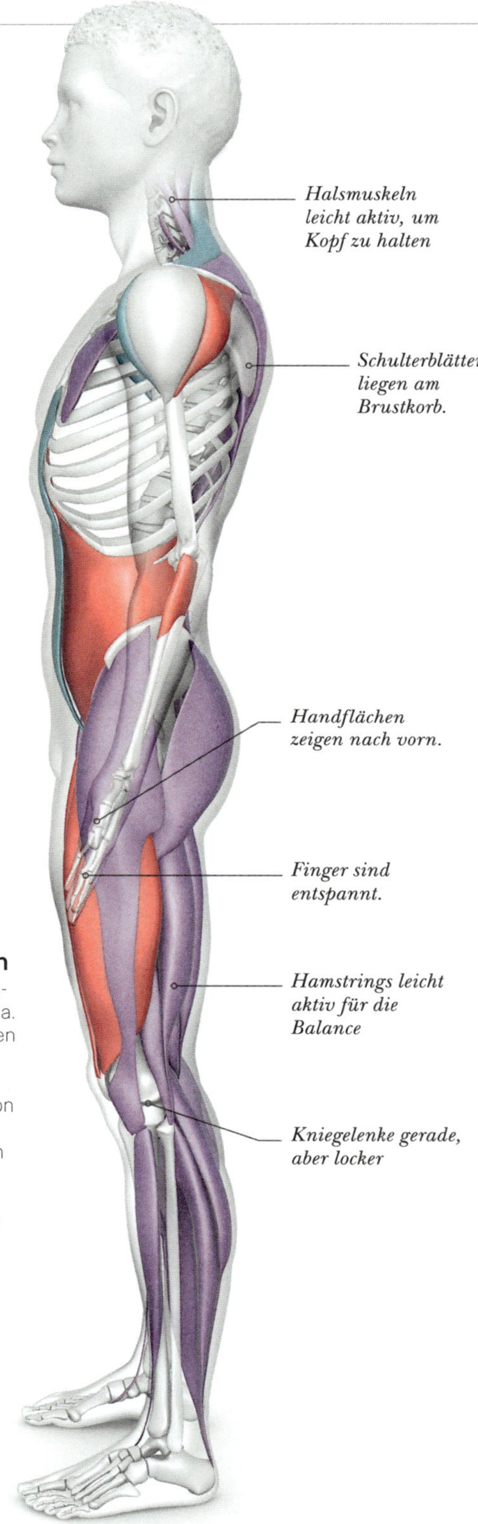

SEITENANSICHT

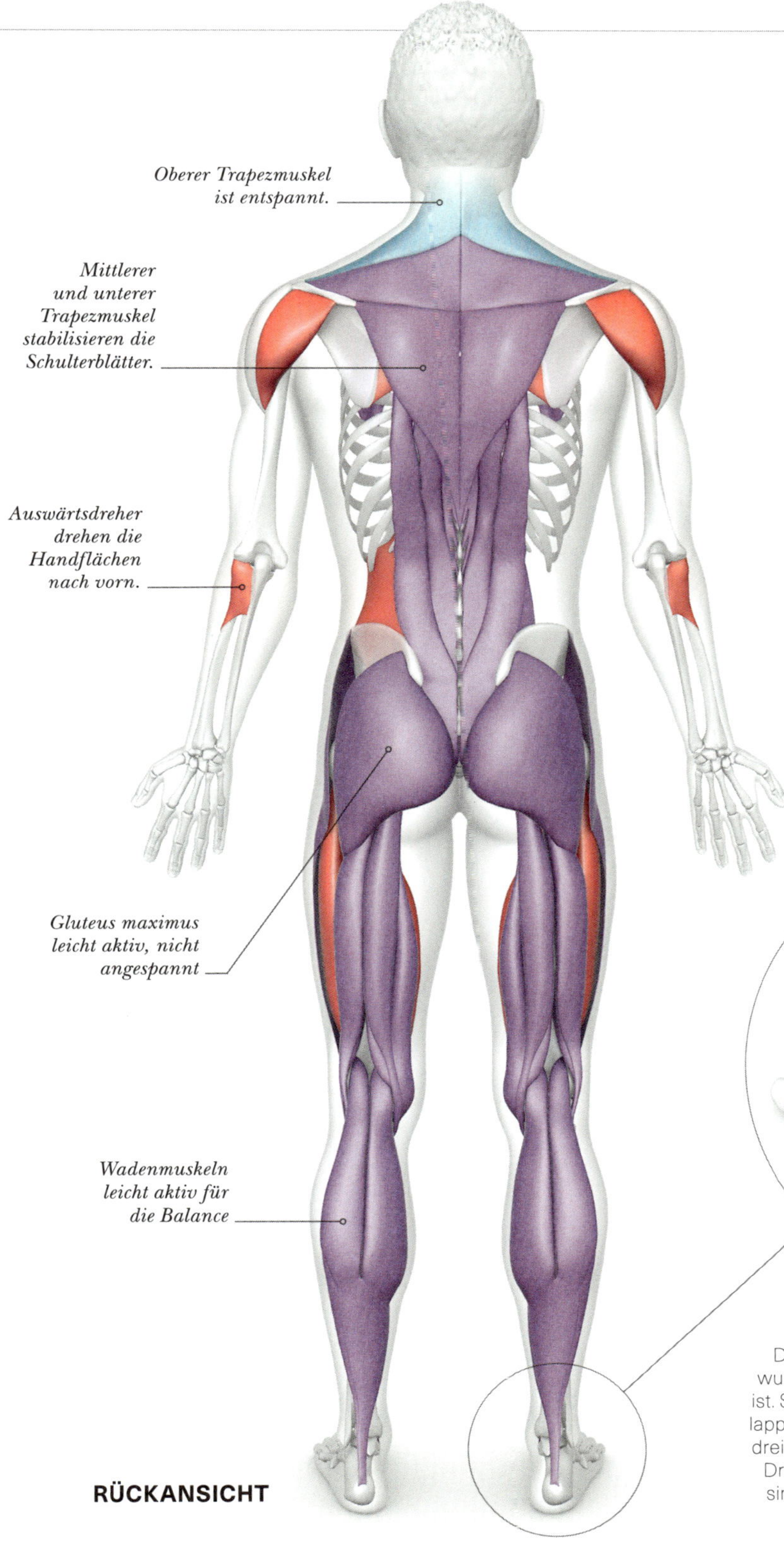

RÜCKANSICHT

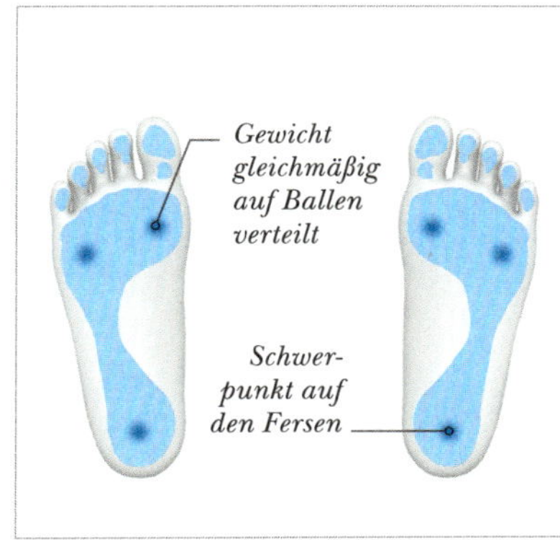

Druckpunkte

Die Füße sind unsere Basis und Verbindung zur Erde, immer im Gleichgewicht zwischen Muskeln, die an drei Stellen das Fußgewölbe heben, und solchen, die uns an drei Druckpunkten erden. Etwa zwei Drittel des Gewichts liegen auf den Fersen, um uns gerade und entspannt aufzurichten.

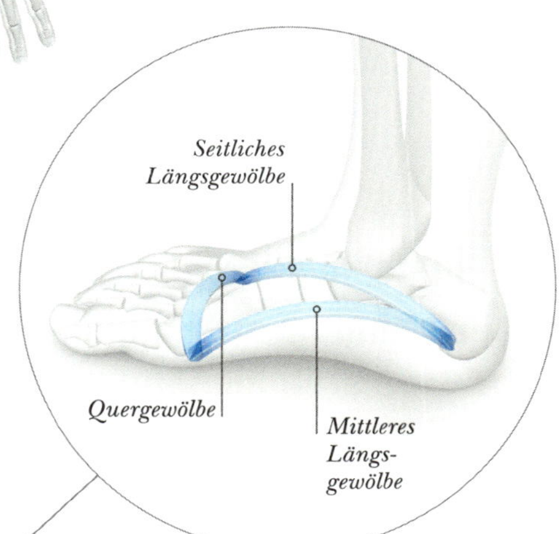

Fußgewölbe

Die Römer bauten gebogene Brücken, weil sie wussten, dass diese Struktur besonders langlebig ist. So ist auch unser Fuß aufgebaut: Drei sich überlappende Bögen bilden ein stabiles Fußgewölbe mit drei Pfeilern. Aktivierung: Zehen heben und die drei Druckpunkte in den Boden pressen, dann Zehen sinken lassen und das Fußgewölbe aktiv lassen.

VORBEUGE

Uttanasana

Die Vorbeuge verbessert die Beweglichkeit. Das bewusste Hinein- und Hinausgehen im Sonnengruß lässt uns Alltagsbewegungen, bei denen wir uns nach vorn beugen, besser und leichter ausführen. Die Asana lässt sich variieren und an jeden Flexibilitätsgrad anpassen.

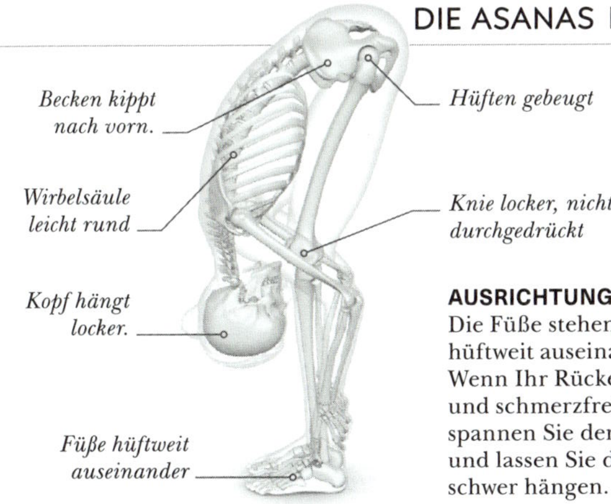

AUSRICHTUNG
Die Füße stehen stabil hüftweit auseinander. Wenn Ihr Rücken gesund und schmerzfrei ist, entspannen Sie den Nacken und lassen Sie den Kopf schwer hängen.

HAUPTWIRKUNG

Die Rückseite des Körpers wird gedehnt: Waden, Oberschenkelrückseiten, Gesäß und Rücken. Die Muskeln an der Vorderseite, insbesondere der Beine, arbeiten, um den Körper in der Haltung zu stabilisieren.

Oberschenkel
Gluteus maximus, medius und **minimus** sowie **Hamstrings** und **Adductor magnus** werden stark gedehnt, während die **Hüftbeuger** arbeiten. Der **Quadrizeps** streckt das Knie und stabilisiert den Körper.

Hals und **Oberkörper**
Alle **Rückenstrecker** und der **große Rückenmuskel** werden gedehnt, wenn der Oberkörper nach vorn beugt.

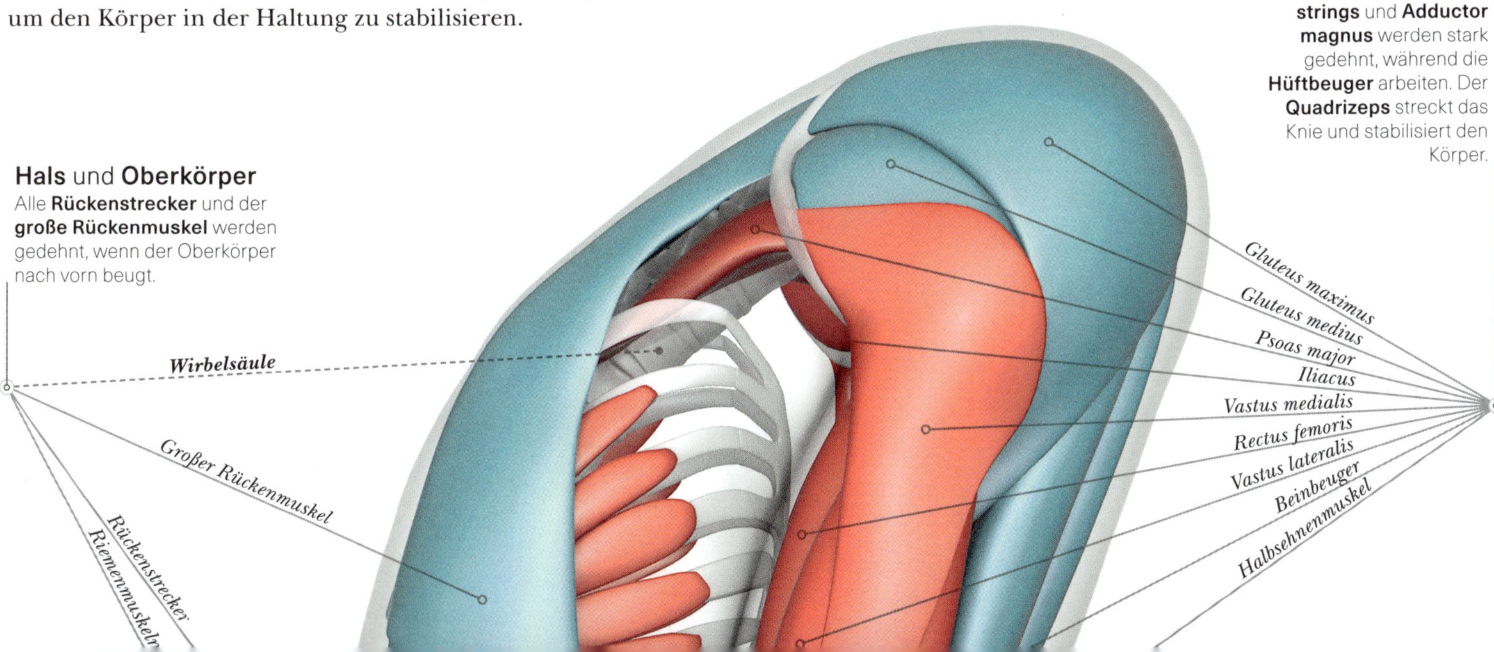

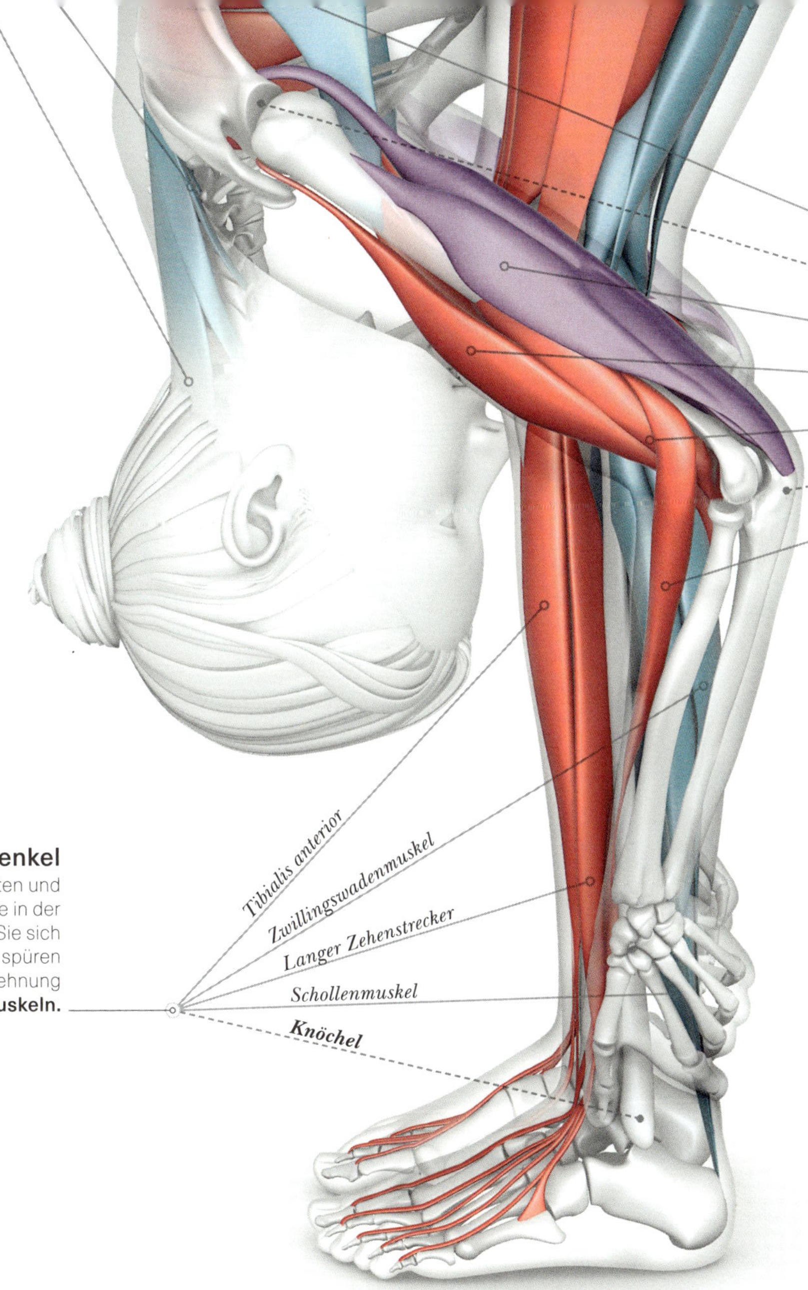

Arme

Wenn Sie sich mit den Armen leicht zu den Beinen ziehen, beugen **Brachialis, Bizeps** und **Brachioradialis** die Ellbogen. Die **vorderen Sägemuskeln** stabilisieren die Schulterblätter und ziehen sie nach außen und oben.

Unterschenkel

Die **Fußheber** arbeiten und stabilisieren die Füße in der Dorsalflexion, wenn Sie sich nach vorn lehnen. Sie spüren vielleicht auch eine Dehnung in den **Wadenmuskeln.**

LEGENDE

- *Gelenke*
- *Muskeln*
- Anspannung
- Anspannung und Dehnung
- Dehnung

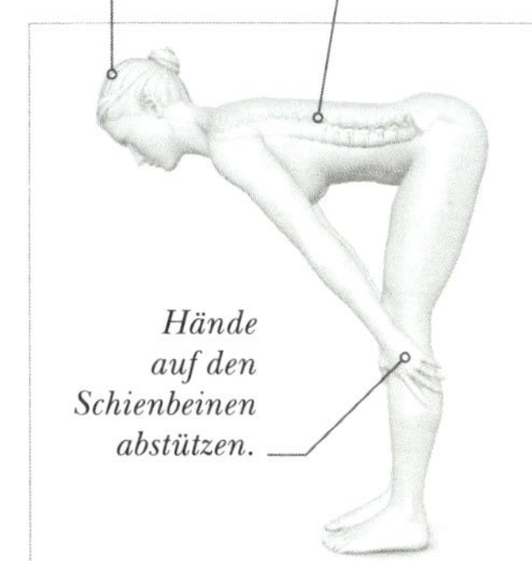

VARIATION

Bei Osteoporose oder Rückenschmerzen bleibt die Wirbelsäule neutral. Stützen Sie die Hände auf die Schienbeine oder zwei Blöcke, die Krone des Kopfes zieht nach vorn. Bei Bedarf Knie beugen.

» IM DETAIL

In der Vorbeuge wird die Wirbelsäule intensiv gedehnt, was Rückenschmerzen lindern kann. Bei Bandscheibenproblemen sollte jedoch kein Druck auf die Lendenwirbelsäule ausgeübt werden.

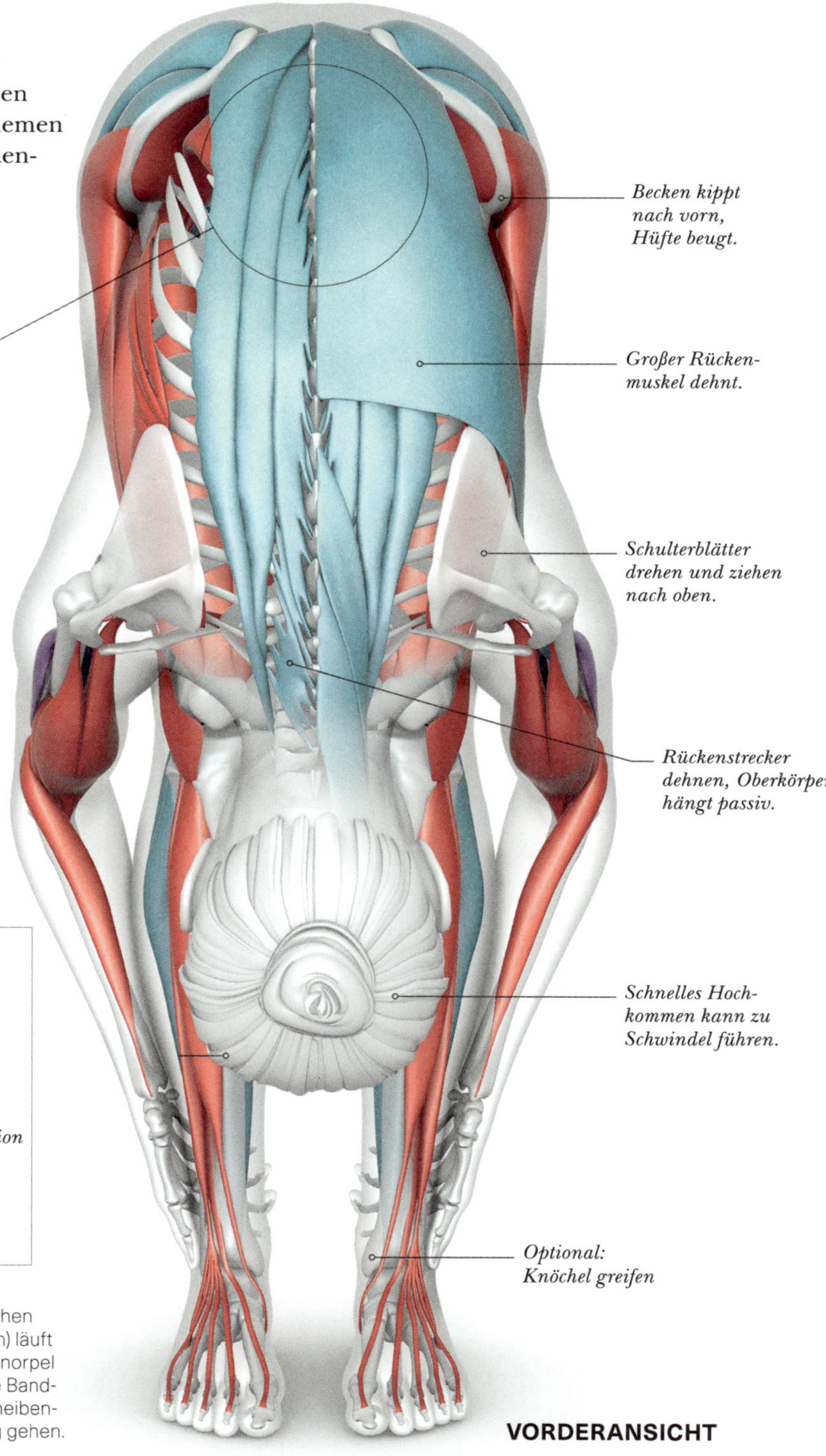

VORDERANSICHT

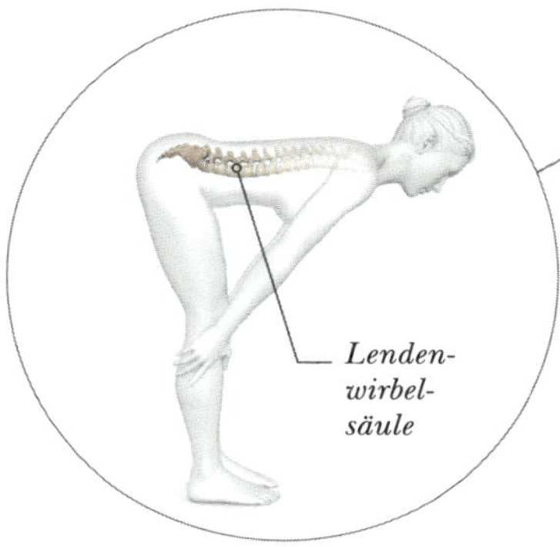

Druck auf die Lendenwirbelsäule

Bei der stehenden Vorbeuge wird viel Druck auf die Lendenwirbelsäule ausgeübt. Besonders beim Hinein- und Hinausgehen ist der untere Rücken empfindlich. Bei Rückenschmerzen, Arthritis, Bandscheibenproblemen, Osteopenie oder Osteoporose lassen Sie die Wirbelsäule neutral. In den Übergängen beugen Sie die Knie und aktivieren den Core.

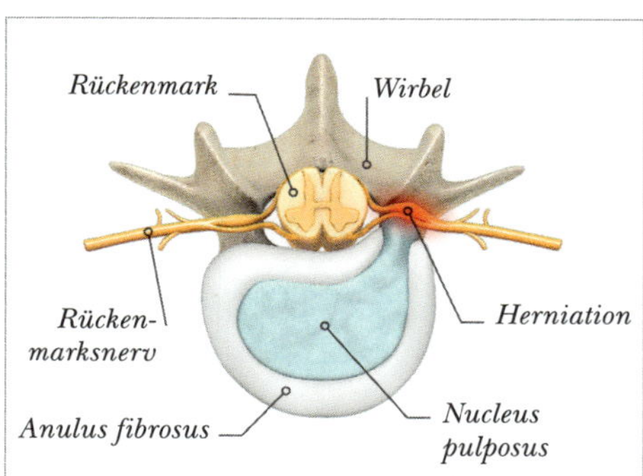

Bandscheibenvorfall

Bandscheiben kann man sich wie Honigbrötchen vorstellen: Beim Bandscheibenvorfall (Herniation) läuft der weiche Teil (Honig) aus dem festeren Faserknorpel (Brötchen). Bei einer Vorbeuge schieben sich die Bandscheiben meist seitlich nach hinten. Bei Bandscheibenproblemen langsam oder nur leicht in die Haltung gehen.

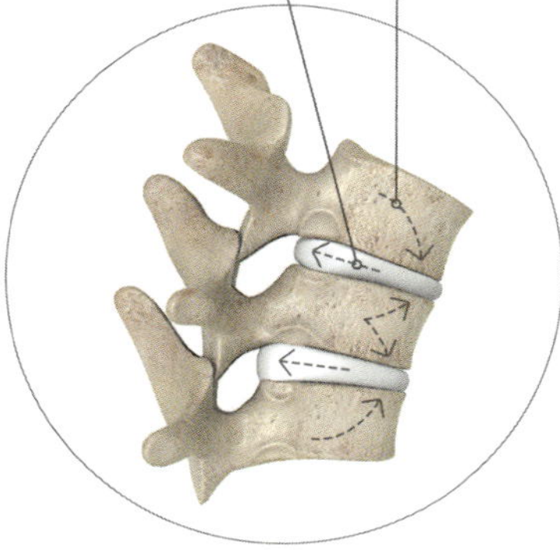

Bandscheiben

Beim Beugen der Wirbelsäule rutschen die Bandscheiben natürlicherweise nach hinten. Die Rückenmarksnerven, die zwischen den Wirbeln verlaufen, können durch Bandscheibenvorfälle gereizt werden. Das macht sich durch Taubheit, Kribbeln oder stechende Schmerzen bemerkbar.

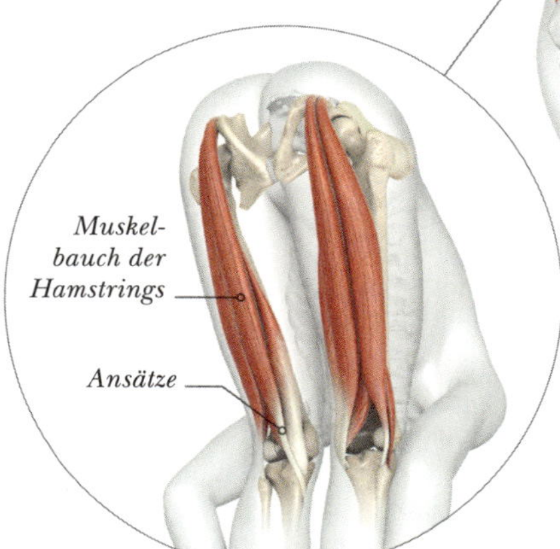

Die richtige Dehnung

Sie sollten die Dehnung im Muskelbauch spüren, nicht in den Ansätzen. Muskelgewebe ist dehnbarer, besser durchblutet und heilt schneller als das Bindegewebe um die Gelenke. Wenn Sie ein scharfes Ziehen an den Ansätzen spüren, gehen Sie weniger tief oder beugen Sie die Knie.

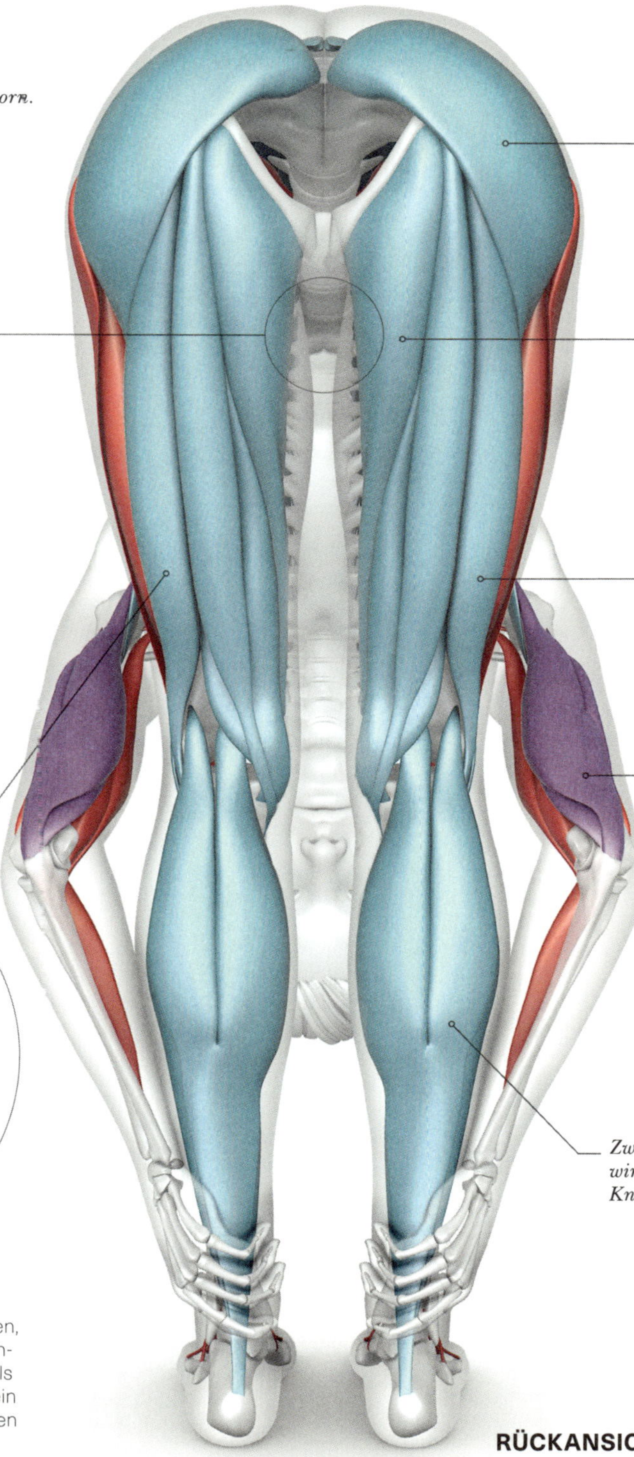

RÜCKANSICHT

STUHLHALTUNG

Utkatasana

Die Asana aktiviert die größten Muskeln des Körpers, regt Herz und Kreislauf an und beansprucht den Core. Die Oberschenkelmuskeln werden gekräftigt, was nach einigen Studien möglicherweise Alterungsprozesse verlangsamen kann.

HAUPTWIRKUNG

Die Muskeln an Oberschenkeln, Hüften und Core arbeiten intensiv, um die Kniebeuge zu halten. Das Heben der Arme fordert den Core noch mehr und kräftigt zusätzlich die Schultermuskulatur. Die Haltung wird etwas einfacher, wenn Sie die Hände auf den Hüften absetzen.

Hals

Der **obere Trapezmuskel** arbeitet leicht, um die Schulterblätter anzuheben. Versuchen Sie trotzdem, diese Region zu entspannen und locker zu lassen. Die **Halsstrecker** sind aktiv, damit der Kopf nicht nach vorne kippt.

Arme

Die **Beugemuskulatur der Schultern** ist aktiv, um die Arme über den Kopf zu strecken. Die **Deltamuskeln** arbeiten dynamisch, um die Arme in der Abduktion zu halten. Der **Trizeps** streckt den Ellbogen.

Oberkörper

Rückenstrecker und **querverlaufender Bauchmuskel** stabilisieren die Wirbelsäule aktiv, **gerader Bauchmuskel** dehnt. **Rautenmuskeln** ziehen mit **mittlerem und unterem Trapezmuskel** die Schulterblätter nach hinten und stabilisieren sie. **Großer Rückenmuskel** wird durch das Beugen der Schultern gedehnt.

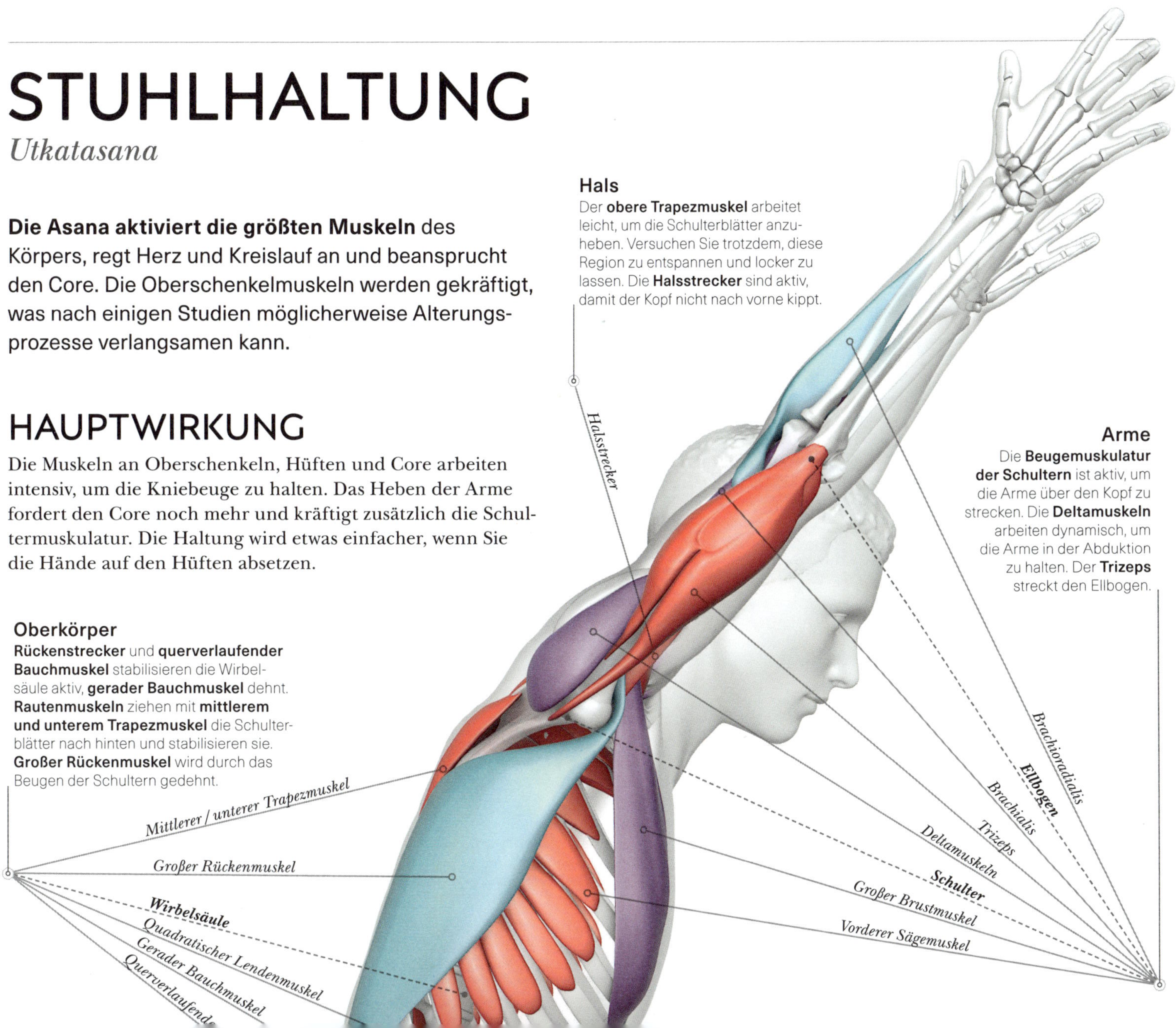

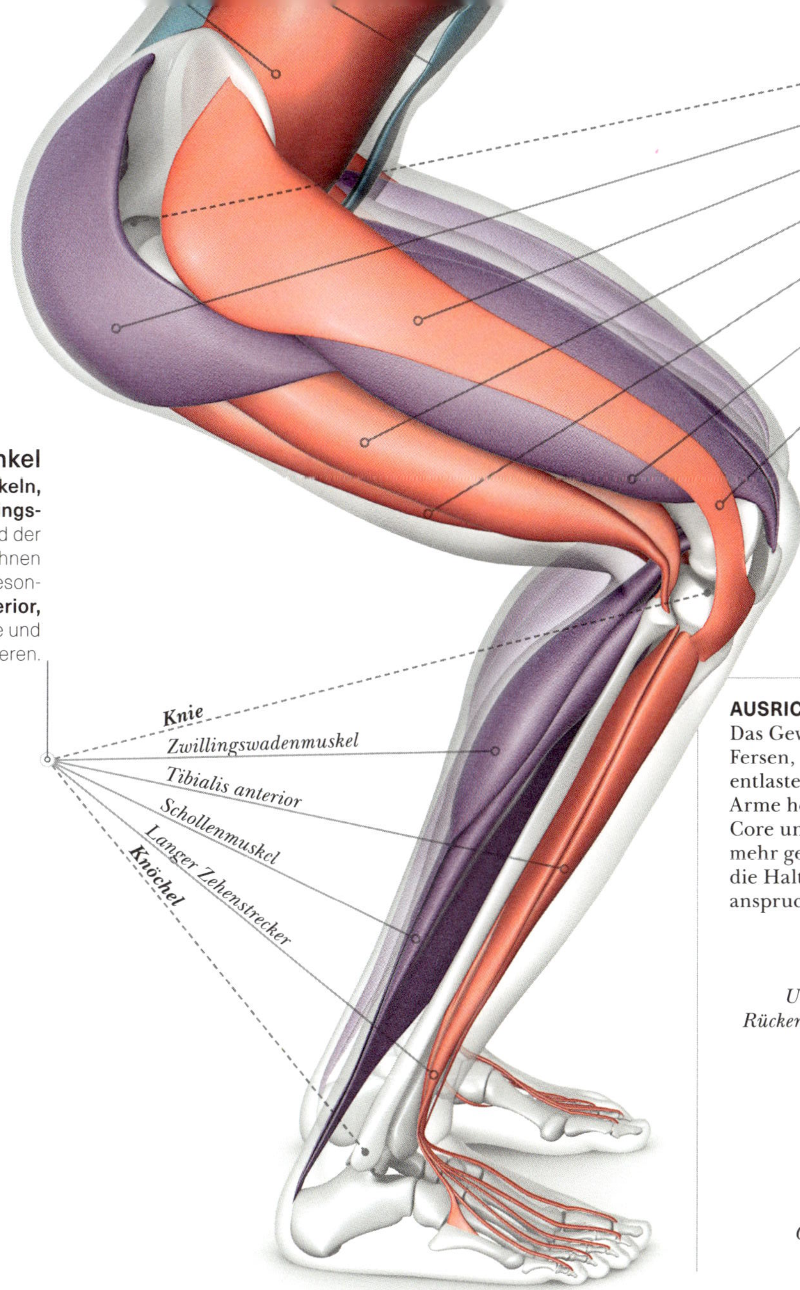

Hüfte und Oberschenkel

Hüftbeuger, Hüftadduktoren, Quadrizeps und **Vastus medialis** sind aktiv, um die Hüften in der Position zu halten. Der **Gluteus maximus** dehnt und arbeitet zugleich. Die **Hamstrings** beugen und stabilisieren die Knie.

Unterschenkel

Die **Wadenmuskeln,** darunter der **Zwillingswadenmuskel** und der **Schollenmuskel,** dehnen aktiv. Die **Fußheber,** besonders der **Tibialis anterior,** arbeiten, um Füße und Knöchel zu stabilisieren.

AUSRICHTUNG

Das Gewicht ruht auf den Fersen, um die Knie zu entlasten. Wenn Sie die Arme heben, werden Core und unterer Rücken mehr gefordert und die Haltung wird anspruchsvoller.

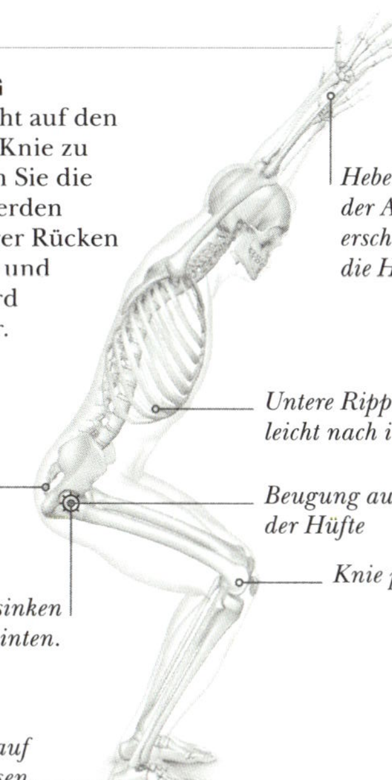

LEGENDE

- *Gelenke*
- *Muskeln*
- Anspannung
- Anspannung und Dehnung
- Dehnung

» IM DETAIL

Die Asana trainiert den ganzen Körper. Das Heben der Arme erhöht den Blutdruck und den Druck auf die Lendenwirbelsäule, was die Core-Muskulatur fordert und den Kreislauf anregt.

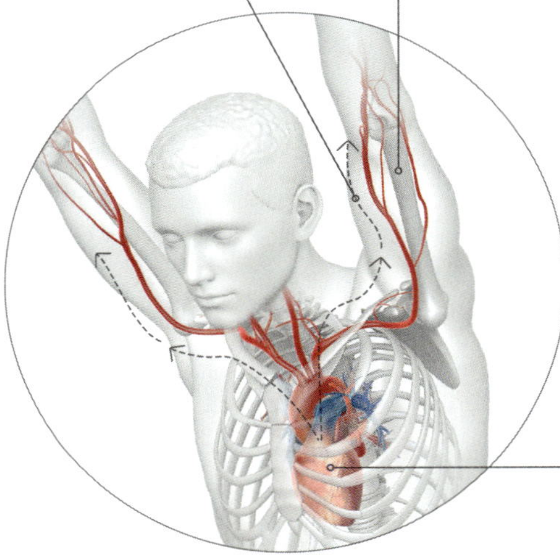

Blutdruck

Immer wenn Sie die Arme anheben, steigt der Herzschlag an, denn der Blutdruck muss erhöht werden, um das Blut bis in die Fingerspitzen nach oben zu pumpen. Achten Sie auf diese Vorgänge in Ihrem Körper. Wenn Sie an Bluthochdruck leiden, können Sie die Hände auf den Hüften absetzen.

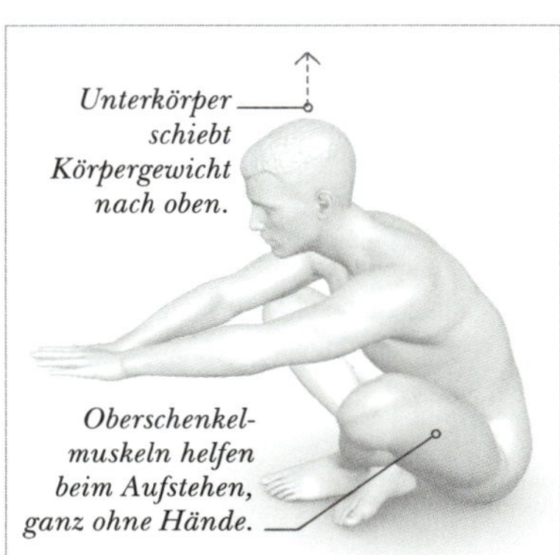

Starker Quadrizeps

Starke Oberschenkelmuskeln können Alterungsprozesse verlangsamen. Wenn Sie diese Muskeln ausgewogen trainieren, kann das Schmerzen (besonders durch Arthritis) in Hüften und Knien lindern und die Balance fördern. Der Quadrizeps ist unverzichtbar zum Aufstehen aus dem Sitz. Wissenschaftlich wird der Aufstehtest (links) zur Erfassung der Leistungsfähigkeit genutzt.

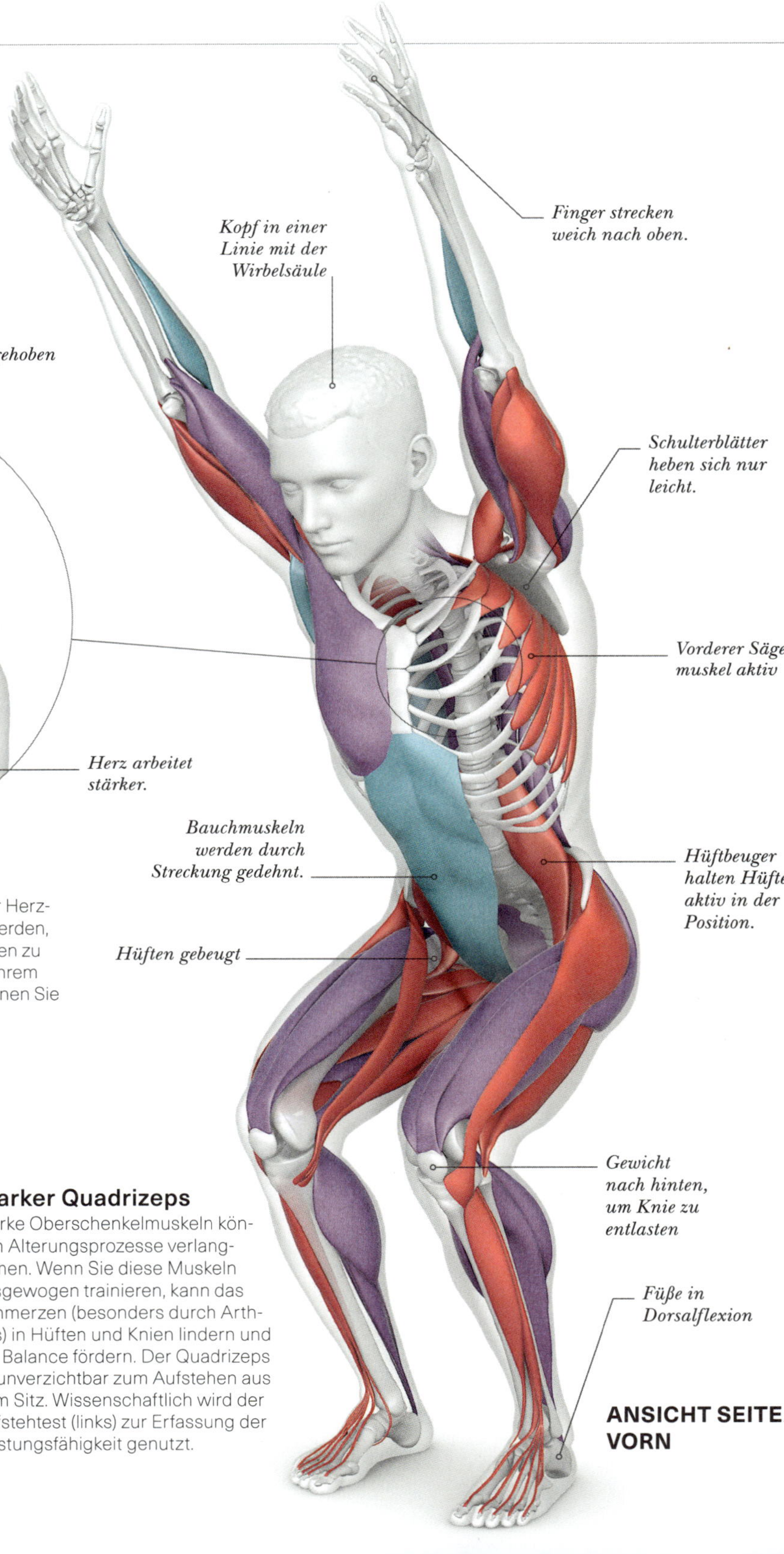

ANSICHT SEITE/ VORN

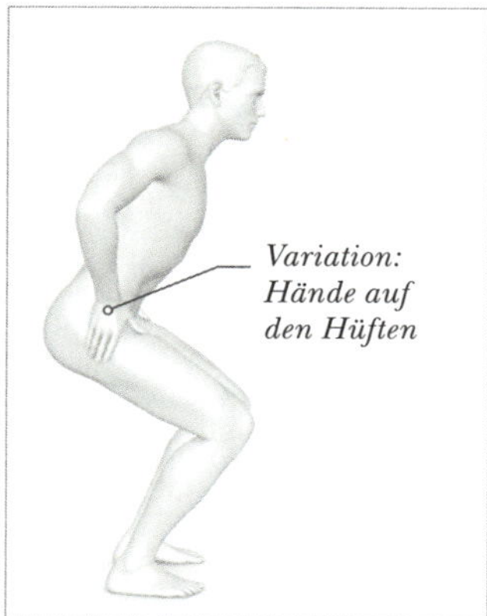

Mehr Druck auf der Lendenwirbelsäule

Das Heben der Arme erhöht den Druck auf die Lendenwirbelsäule – ein gutes Training für die Core-Muskulatur. Manchmal ist der Druck jedoch so stark, dass eine ideale Ausrichtung der Wirbelsäule unmöglich ist und der untere Rücken zu stark belastet wird. Alternative: Hände auf die Hüften stützen.

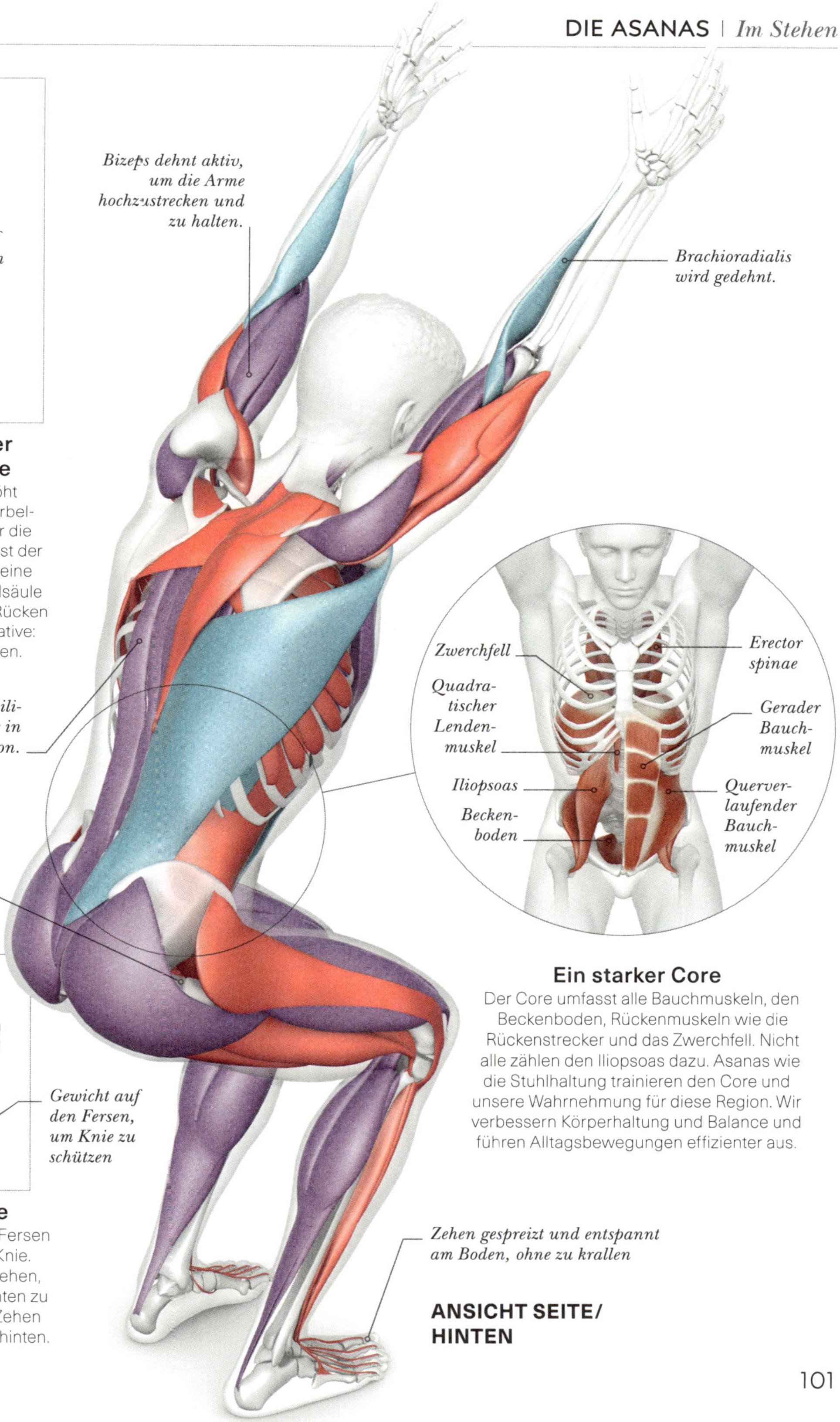

ANSICHT SEITE/ HINTEN

Ein starker Core

Der Core umfasst alle Bauchmuskeln, den Beckenboden, Rückenmuskeln wie die Rückenstrecker und das Zwerchfell. Nicht alle zählen den Iliopsoas dazu. Asanas wie die Stuhlhaltung trainieren den Core und unsere Wahrnehmung für diese Region. Wir verbessern Körperhaltung und Balance und führen Alltagsbewegungen effizienter aus.

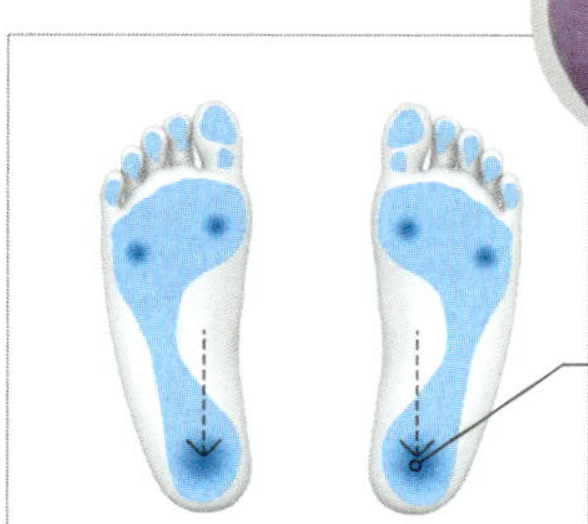

Druck und Balance

Wenn Sie das Gewicht auf die Fersen verlagern, entlastet das die Knie. Spreizen und heben Sie die Zehen, um den Schwerpunkt nach hinten zu bringen. Legen Sie dann die Zehen wieder ab. Das Gewicht bleibt hinten.

KRIEGER I

Virabhadrasana I

Die Haltung ist eine gute Gegenbewegung zu langem Sitzen. Sie tut aber auch Läufern gut, denn die Asana kräftigt sämtliche Muskeln, die beim Laufen beansprucht werden, und dehnt die Hüftbeuger.

HAUPTWIRKUNG

Die Muskulatur an Hüften und Gesäß wird gedehnt und dynamisch aktiviert, um die Balance zu halten. Die Oberschenkelmuskeln arbeiten intensiv, um Hüften und Knie zu stabilisieren. Die Core-Muskulatur hält die Wirbelsäule in einer leichten Rückbeuge.

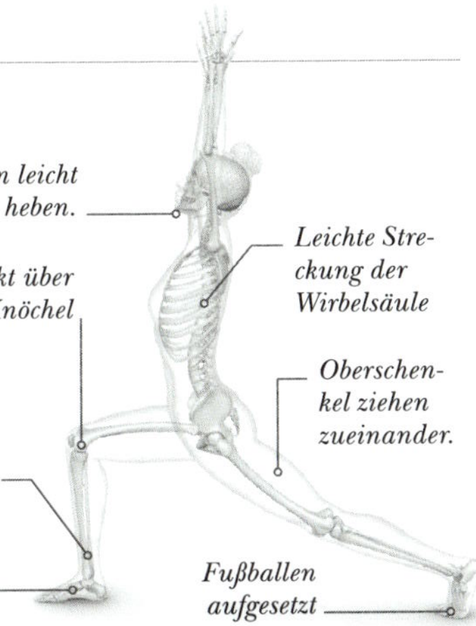

AUSRICHTUNG
Die Füße stehen hüftweit geöffnet, um die Balance zu halten. Das vordere Knie schiebt nicht weiter nach vorne als bis zum Knöchel.

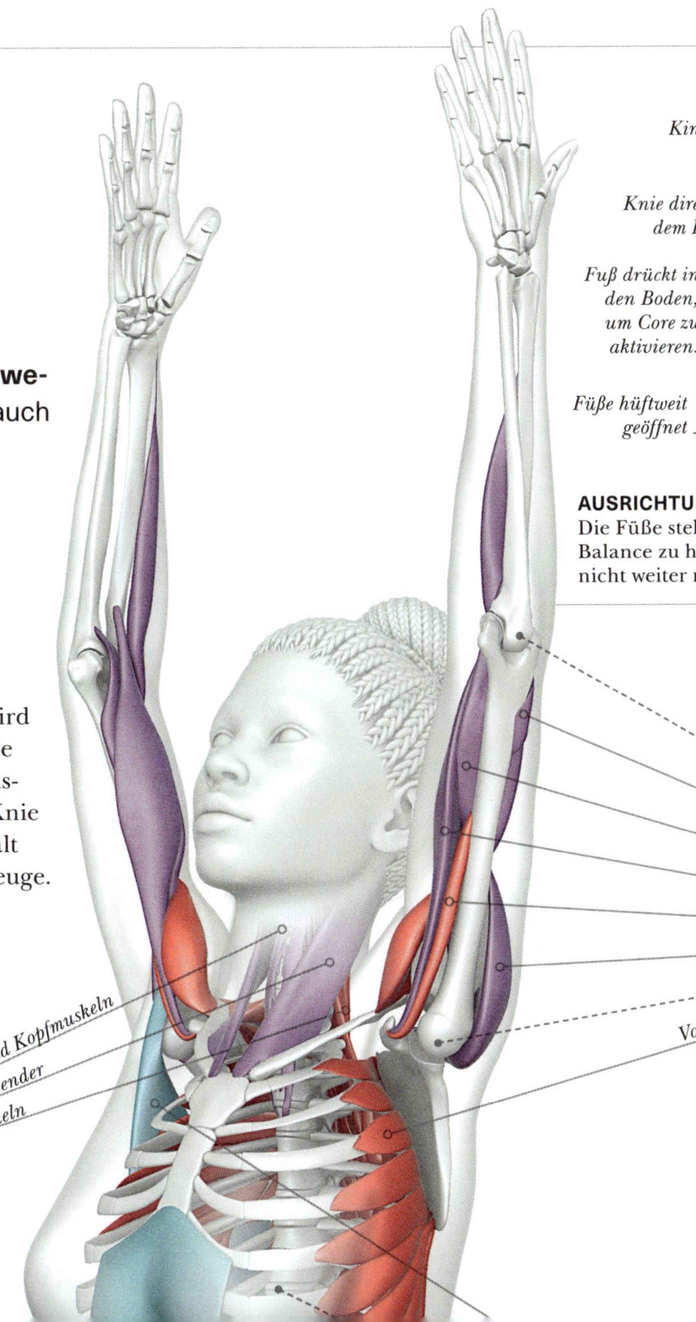

Hals
Die **Halsstrecker** ziehen aktiv die Nackenwirbelsäule lang, während die **Halsbeuger** aktiv dehnen und den Hals stabilisieren, damit der Kopf nicht nach hinten kippt.

Arme
Die **Beugemuskulatur der Schultern** ist aktiv, die **vorderen Deltamuskeln** unterstützen sie. Die **hinteren Deltamuskeln** dehnen aktiv und sorgen für die Außenrotation der Schultern. Der **Trizeps** streckt den Ellbogen. Die Gelenke sollten sich frei anfühlen, nicht fest, wenn Sie die Arme hochstrecken.

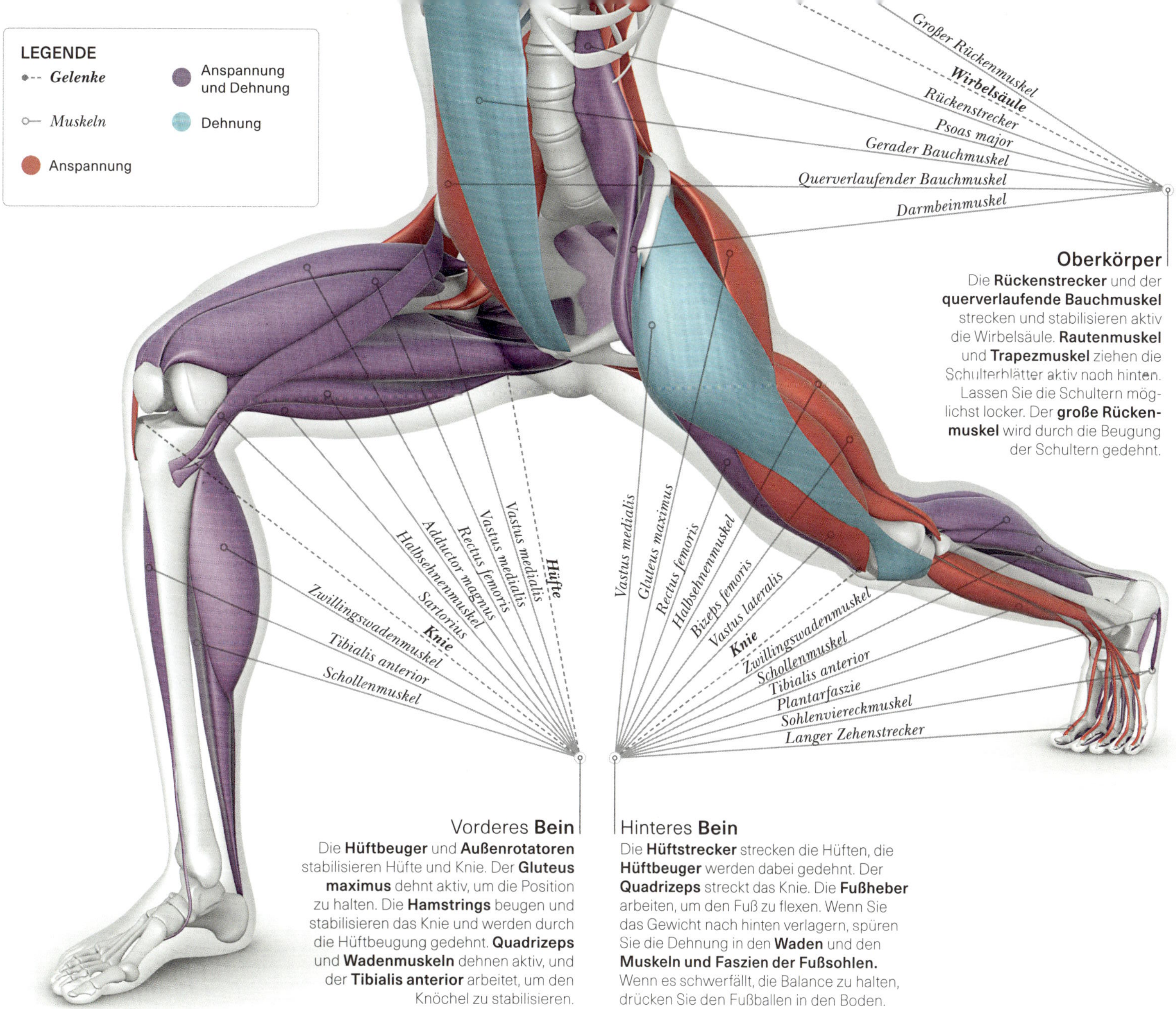

Oberkörper

Die **Rückenstrecker** und der **querverlaufende Bauchmuskel** strecken und stabilisieren aktiv die Wirbelsäule. **Rautenmuskel** und **Trapezmuskel** ziehen die Schulterblätter aktiv nach hinten. Lassen Sie die Schultern möglichst locker. Der **große Rückenmuskel** wird durch die Beugung der Schultern gedehnt.

Vorderes **Bein**

Die **Hüftbeuger** und **Außenrotatoren** stabilisieren Hüfte und Knie. Der **Gluteus maximus** dehnt aktiv, um die Position zu halten. Die **Hamstrings** beugen und stabilisieren das Knie und werden durch die Hüftbeugung gedehnt. **Quadrizeps** und **Wadenmuskeln** dehnen aktiv, und der **Tibialis anterior** arbeitet, um den Knöchel zu stabilisieren.

Hinteres **Bein**

Die **Hüftstrecker** strecken die Hüften, die **Hüftbeuger** werden dabei gedehnt. Der **Quadrizeps** streckt das Knie. Die **Fußheber** arbeiten, um den Fuß zu flexen. Wenn Sie das Gewicht nach hinten verlagern, spüren Sie die Dehnung in den **Waden** und den **Muskeln und Faszien der Fußsohlen.** Wenn es schwerfällt, die Balance zu halten, drücken Sie den Fußballen in den Boden.

» IM DETAIL

Variieren Sie die Haltung, um Ihre ideale Ausrichtung zu finden. In der Asana können Sie Muskeln, die sich bei Stress und Angst verspannen (oberer Trapezius, Psoas major), bewusst loslassen.

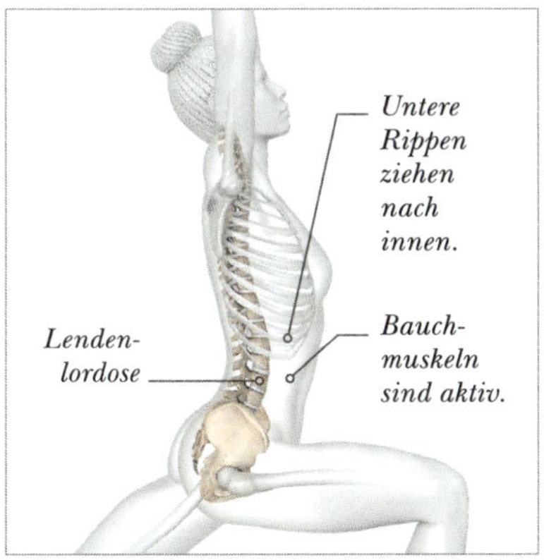

Beweglichkeit der Wirbelsäule

Flexible Menschen neigen dazu, das Becken nach vorn zu kippen, wobei ein starkes Hohlkreuz entsteht (S. 16). Um dagegen zu arbeiten, ziehen Sie die unteren Rippen nach innen und spannen die Bauchmuskeln an, besonders den querverlaufenden Bauchmuskel. Die natürliche Wölbung im unteren Rücken sollte aber bleiben.

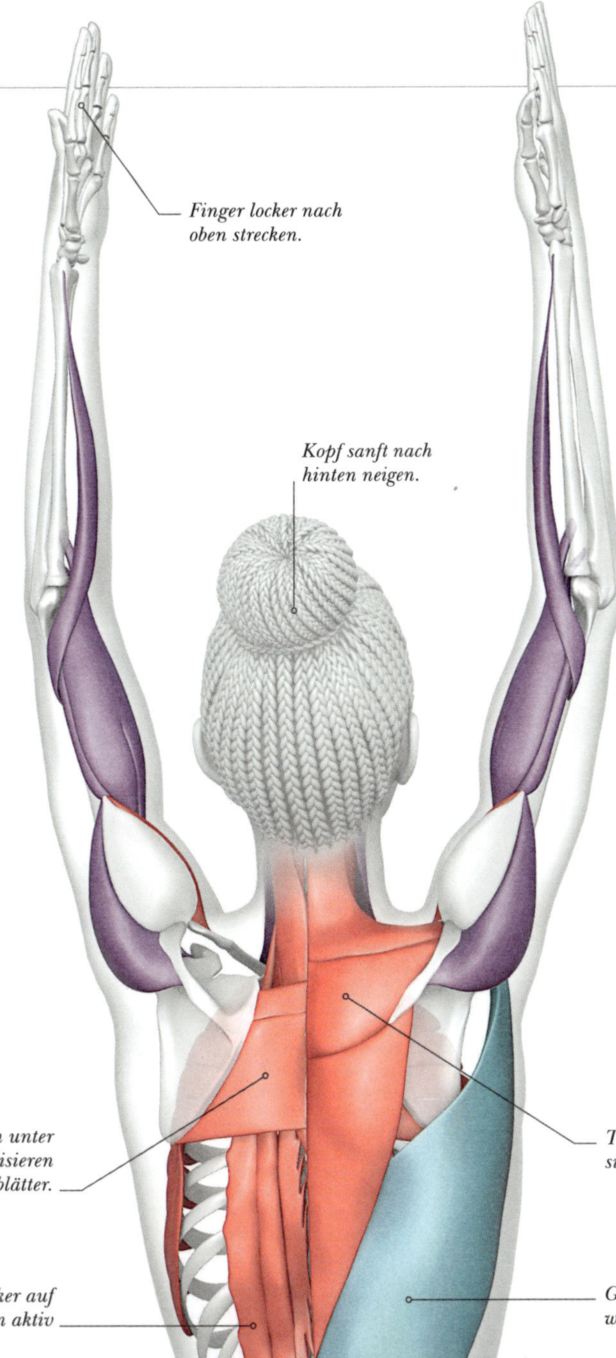

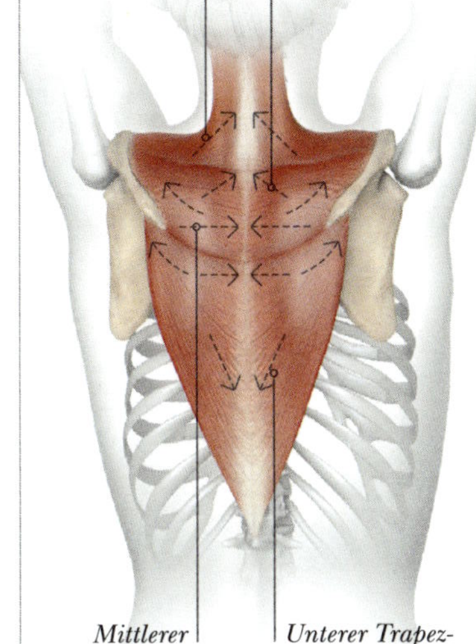

Einsatz der Trapezmuskeln

Der Trapezmuskel hat drei Teile und vier Faserrichtungen. Bei der Flexion der Schultern sind alle Fasern aktiv. Die oberen Trapezmuskeln heben die Schulterblätter. Die Bewegung sollte sanft erfolgen, da diese Muskeln oft verspannen. Die mittleren und unteren Trapezmuskeln sollten die Hauptarbeit machen.

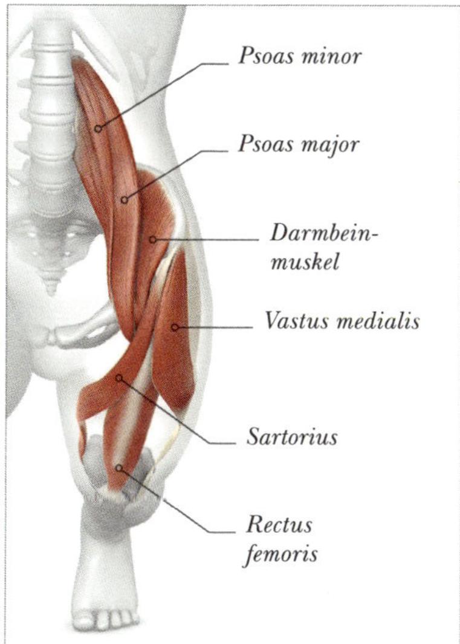

Hüftbeuger

Die Hüftbeuger können durch langes Sitzen verkürzen. Vielleicht fühlen Sie sich nach dieser Asana besonders entspannt, da der Psoas als »Angstmuskel« gilt. Unsere Vorfahren brauchten ihn bei der Flucht vor Raubtieren; moderne Menschen spannen ihn unbewusst beim Sitzen vorm Computer an.

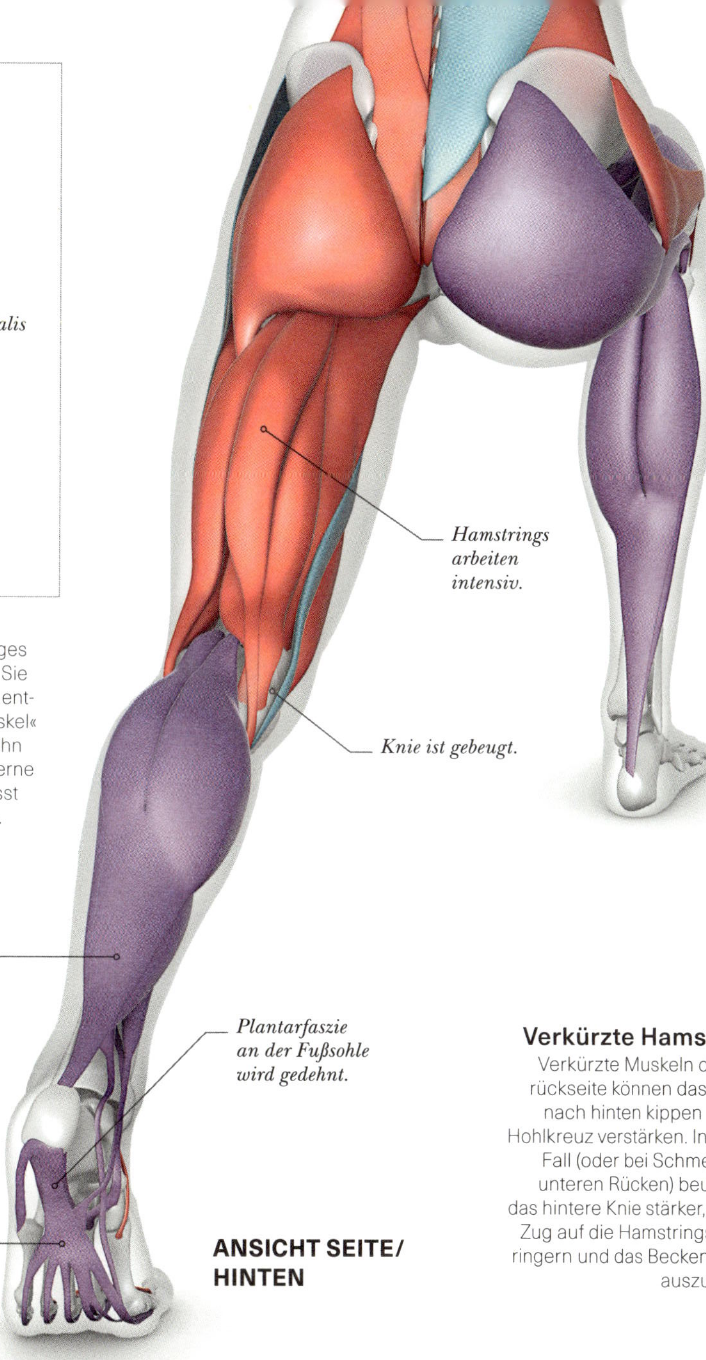

ANSICHT SEITE/ HINTEN

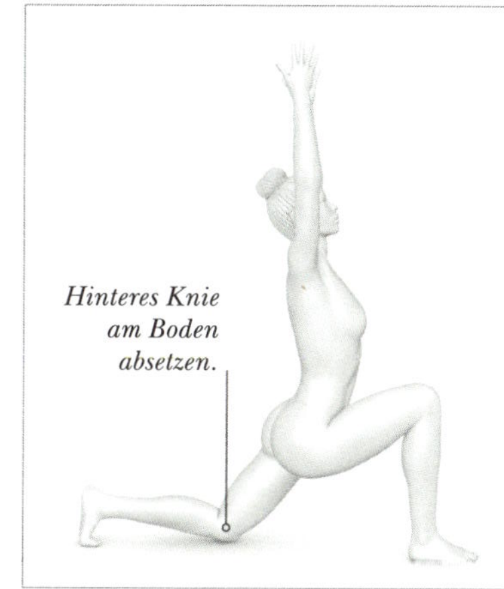

VARIATION

Sie können das hintere Knie auf einer gefalteten Decke absetzen, um die Übung zu vereinfachen. Bei Problemen mit der Balance setzen Sie die Hände am Boden ab und legen den Fokus auf die Dehnung.

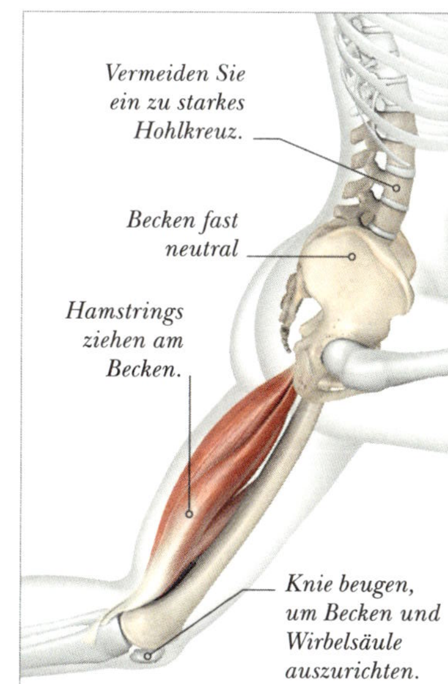

Verkürzte Hamstrings

Verkürzte Muskeln der Beinrückseite können das Becken nach hinten kippen und das Hohlkreuz verstärken. In diesem Fall (oder bei Schmerzen im unteren Rücken) beugen Sie das hintere Knie stärker, um den Zug auf die Hamstrings zu verringern und das Becken neutral auszurichten.

KRIEGER II

Virabhadrasana II

Die kraftvolle Asana erdet, stabilisiert und schenkt uns neue Energie. Länger gehalten, verbessert die Position Balance und Muskelkraft, und bietet Gelegenheit zu beobachten, wie körperliche Anstrengung auch den Geist absorbiert.

HAUPTWIRKUNG

Die Asana fordert die großen Muskelgruppen an Oberschenkeln und Core. Die Arme ziehen auseinander und schaffen Platz in den Gelenken, ohne dass Ellbogen und Finger durchgedrückt werden.

LEGENDE
- •-- *Gelenke*
- o— *Muskeln*
- Anspannung
- Anspannung und Dehnung
- Dehnung

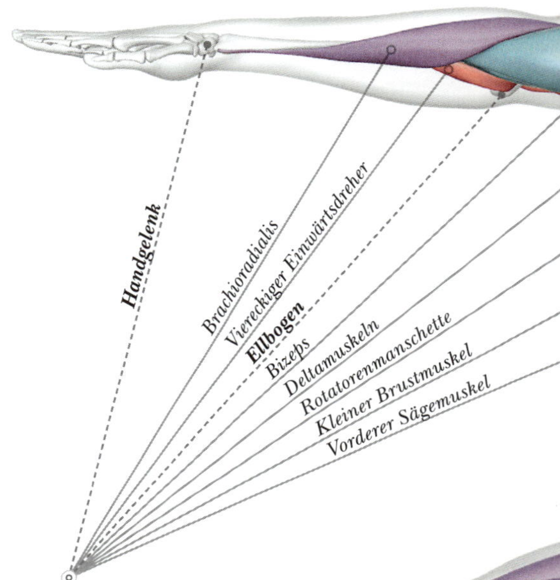

Arme

Der **mittlere Deltamuskel** und der **Obergrätenmuskel** halten die Schultern in der Abduktion. Alle **Deltamuskeln** stabilisieren die Schultern; der **vordere Deltamuskel** hilft dem **großen Rückenmuskel** bei der Innenrotation der Gelenke. Der **Trizeps** streckt den Ellbogen, die **Einwärtsdreher** rotieren die Handfläche nach unten. Die **Brustmuskeln** stabilisieren aktiv den Oberkörper und dehnen zugleich.

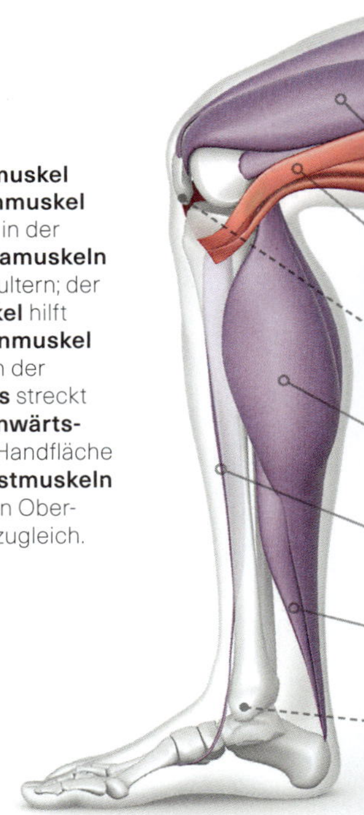

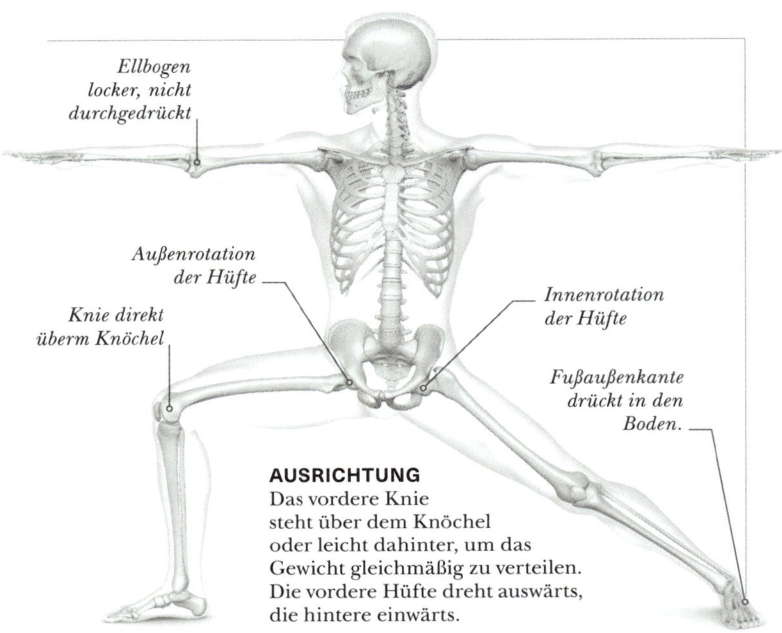

AUSRICHTUNG
Das vordere Knie steht über dem Knöchel oder leicht dahinter, um das Gewicht gleichmäßig zu verteilen. Die vordere Hüfte dreht auswärts, die hintere einwärts.

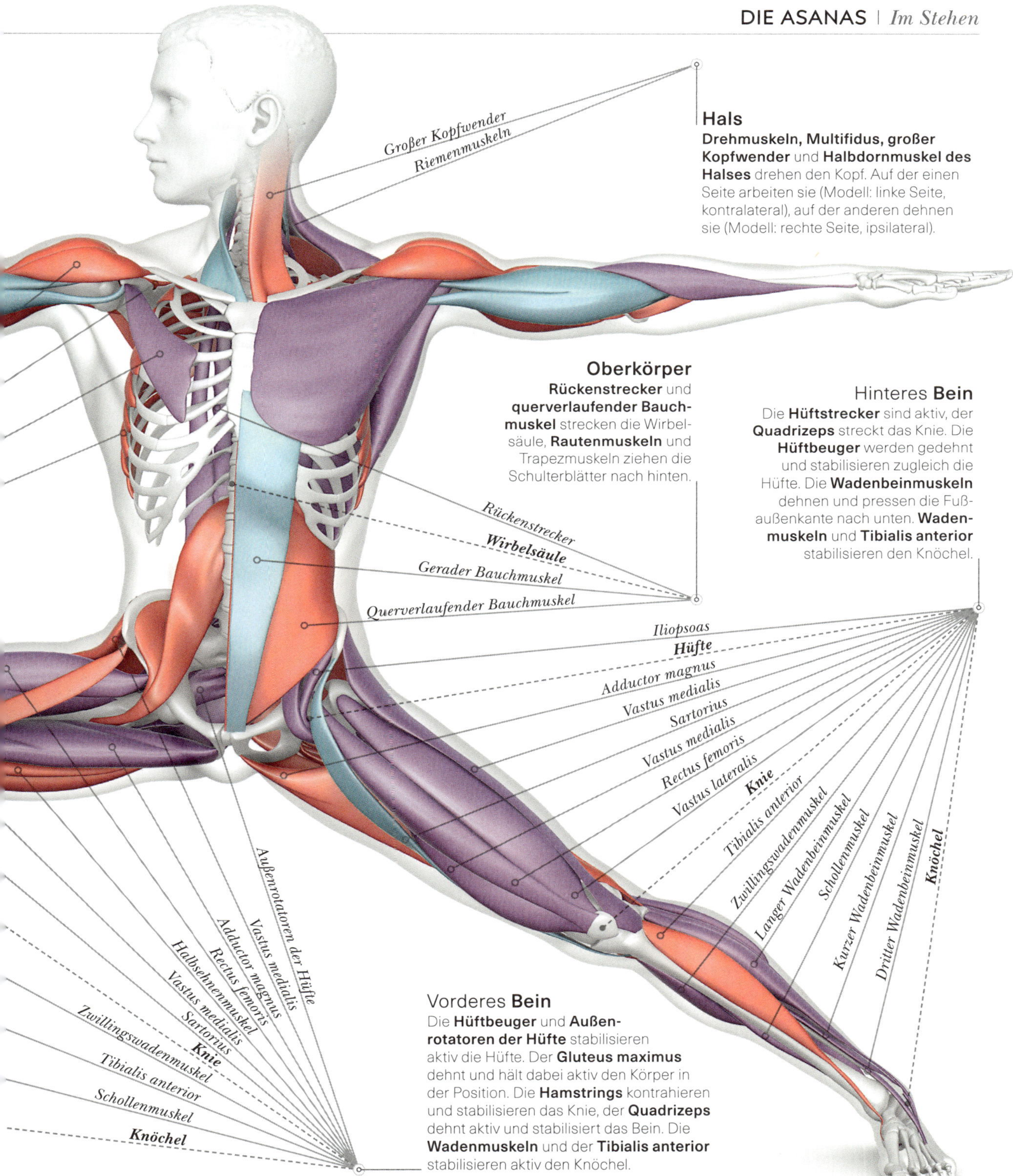

Hals

Drehmuskeln, Multifidus, großer Kopfwender und **Halbdornmuskel des Halses** drehen den Kopf. Auf der einen Seite arbeiten sie (Modell: linke Seite, kontralateral), auf der anderen dehnen sie (Modell: rechte Seite, ipsilateral).

Oberkörper

Rückenstrecker und **querverlaufender Bauchmuskel** strecken die Wirbelsäule, **Rautenmuskeln** und Trapezmuskeln ziehen die Schulterblätter nach hinten.

Hinteres **Bein**

Die **Hüftstrecker** sind aktiv, der **Quadrizeps** streckt das Knie. Die **Hüftbeuger** werden gedehnt und stabilisieren zugleich die Hüfte. Die **Wadenbeinmuskeln** dehnen und pressen die Fußaußenkante nach unten. **Wadenmuskeln** und **Tibialis anterior** stabilisieren den Knöchel.

Vorderes **Bein**

Die **Hüftbeuger** und **Außenrotatoren der Hüfte** stabilisieren aktiv die Hüfte. Der **Gluteus maximus** dehnt und hält dabei aktiv den Körper in der Position. Die **Hamstrings** kontrahieren und stabilisieren das Knie, der **Quadrizeps** dehnt aktiv und stabilisiert das Bein. Die **Wadenmuskeln** und der **Tibialis anterior** stabilisieren aktiv den Knöchel.

» IM DETAIL

Eine korrekte Ausrichtung ist wichtig, um Schäden an den Gelenken zu vermeiden. Hinweise zur Ausrichtung können insbesondere Menschen mit Kniearthrose, Schmerzen oder Verletzungen helfen und machen Yoga so zugänglicher.

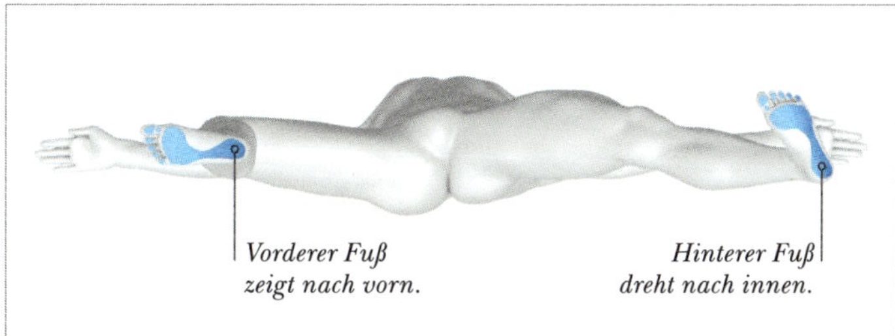

Druck und **Balance**

Die vordere Ferse steht in einer Linie mit dem hinteren Fußgewölbe, das Gewicht ist gleichmäßig auf beide Füße verteilt.

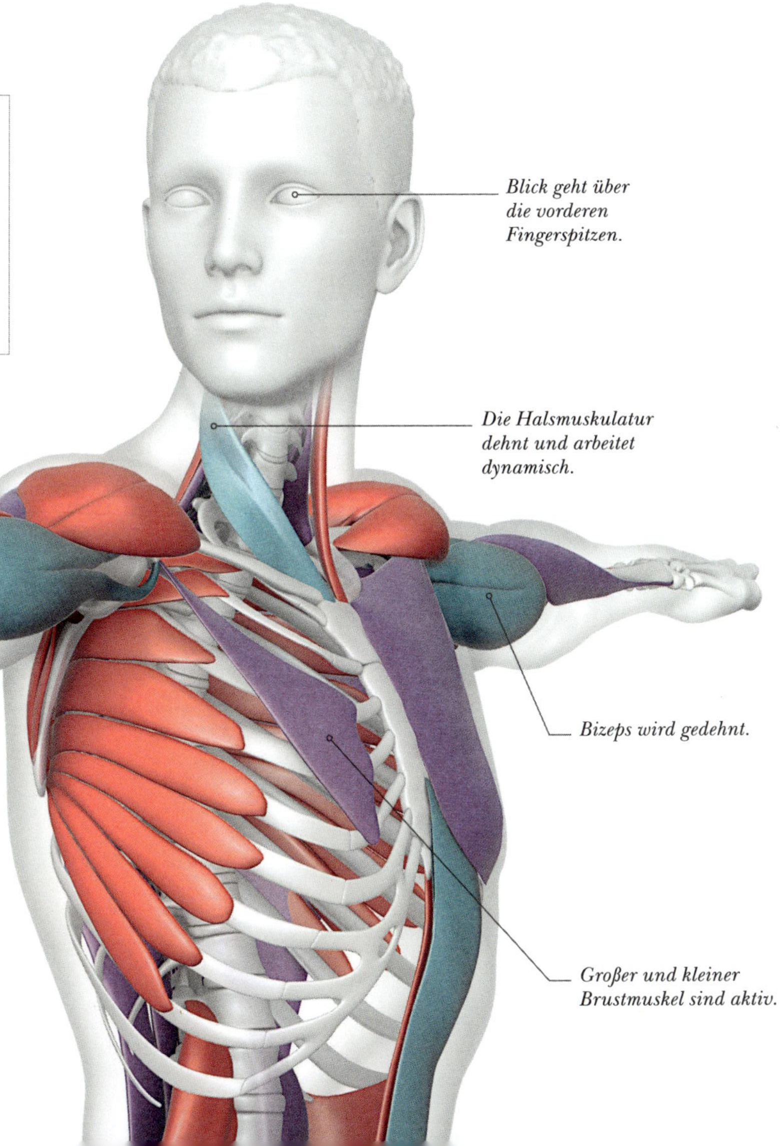

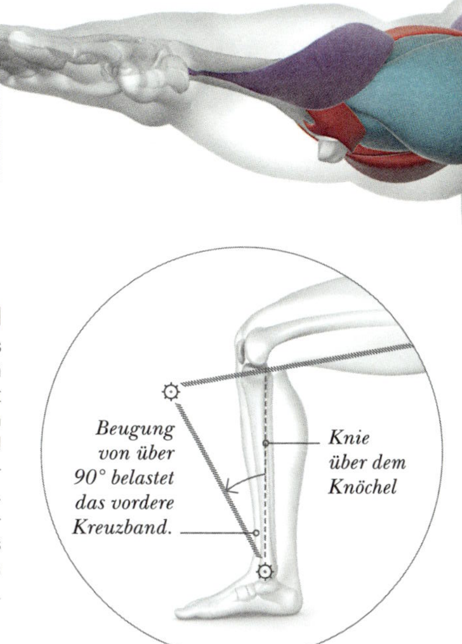

Knie über Knöchel

In dieser Asana sollte das Knie genau über dem Knöchel stehen. Schiebt man es weiter vor, werden das vordere Kreuzband und andere Gelenkstrukturen stark belastet. Bei Knieschmerzen, Verletzungen oder Arthritis sollte das Knie auf keinen Fall vor dem Knöchel sein.

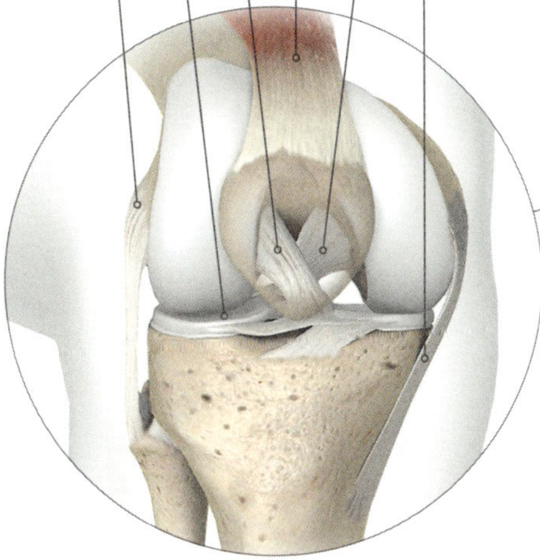

Bänder des Knies

Das Knie ist ein Dreh-Scharniergelenk. Scharniergelenke können beugen und strecken (wie eine Tür, die man auf- und zumacht), das Knie kann jedoch zusätzlich etwas drehen. Wenn das Knie gebeugt ist, sind die Bänder lockerer, sodass eine leichte Rotation möglich ist. Diese Flexibilität macht das Knie aber auch anfällig für Verletzungen, wie beispielsweise beim Fußballspielen. Deshalb ist die genaue Ausrichtung so wichtig.

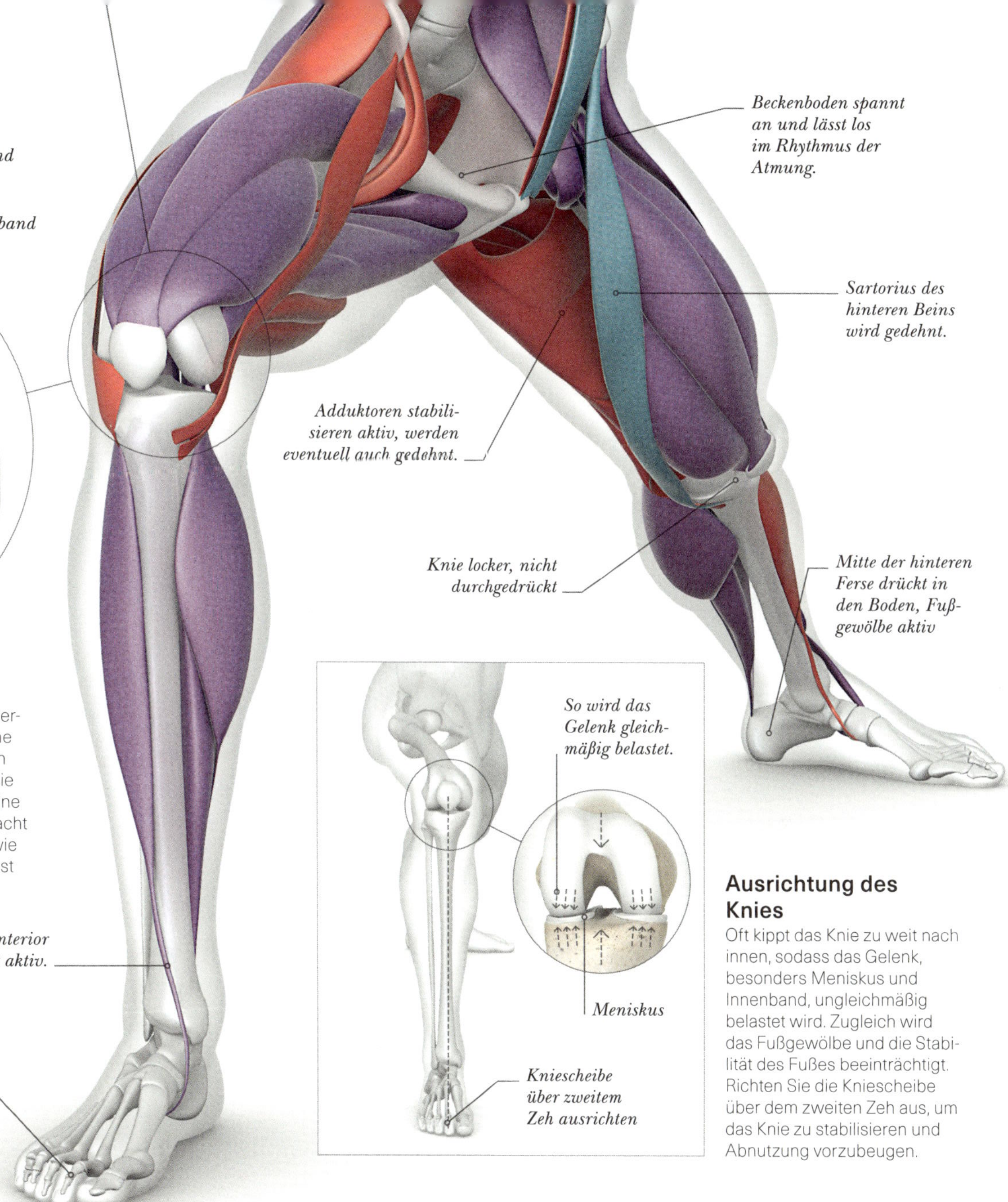

Ausrichtung des Knies

Oft kippt das Knie zu weit nach innen, sodass das Gelenk, besonders Meniskus und Innenband, ungleichmäßig belastet wird. Zugleich wird das Fußgewölbe und die Stabilität des Fußes beeinträchtigt. Richten Sie die Kniescheibe über dem zweiten Zeh aus, um das Knie zu stabilisieren und Abnutzung vorzubeugen.

ANSICHT SEITE/VORN

KRIEGER III

Virabhadrasana III

Die anspruchsvolle Balanceübung fördert Kraft, Fokus und Koordination. Die Kopfhaltung parallel zum Boden trainiert die Balance besonders effektiv, denn der Gleichgewichtssinn, der die Körperhaltung überwacht und uns aufrecht hält, befindet sich im Innenohr.

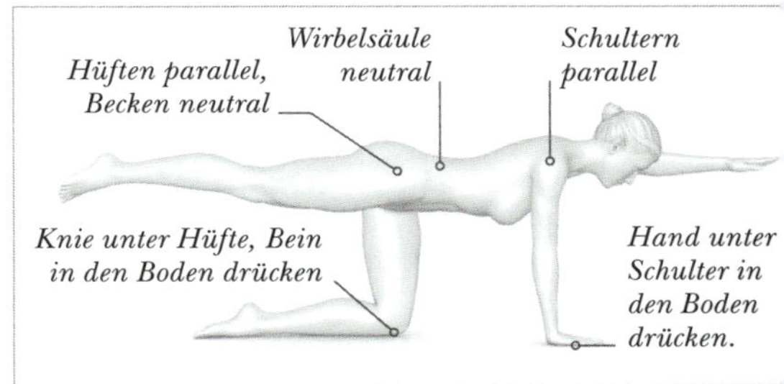

VARIATION
Auch diese Variante fördert die Balance, bietet aber eine stabilere Basis. Aus dem Vierfüßlerstand heben Sie einen Arm und das gegenüberliegende Bein parallel zum Boden.

HAUPTWIRKUNG

Die Beinmuskulatur wird gekräftigt, wenn wir das Gleichgewicht auf einem Bein halten. Die Muskeln an Hüften, Core und Schultern arbeiten intensiv, um den Oberkörper in der Horizontale zu halten.

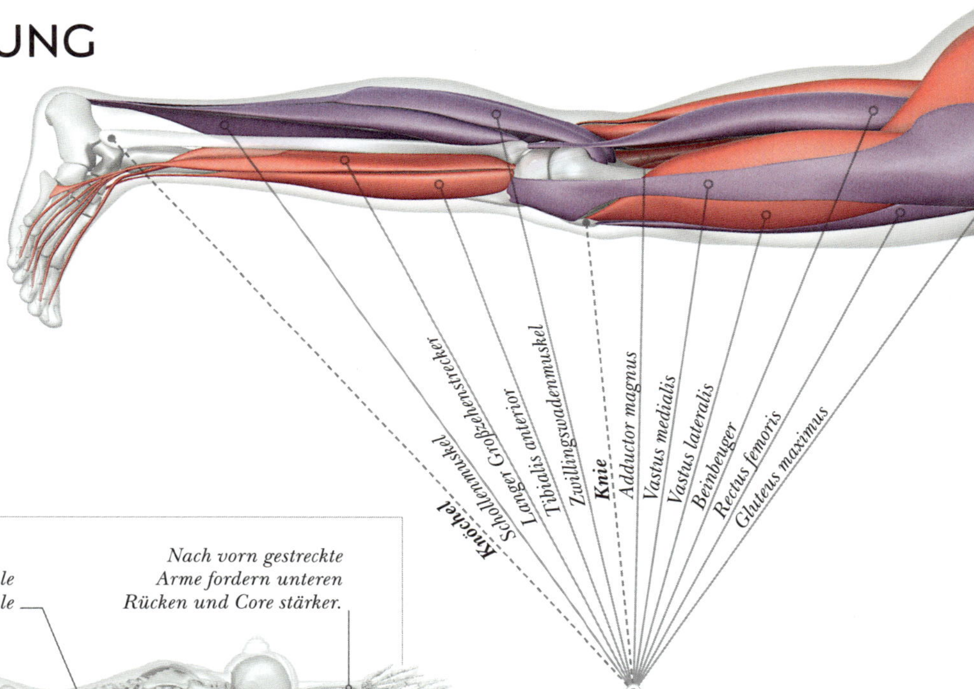

Gehobenes **Bein**
Die **Hüftstrecker** arbeiten, die **Hüftbeuger** werden gedehnt. Der **Quadrizeps** streckt aktiv das Knie, die **Hamstrings** dehnen aktiv. Flexen Sie den Fuß und stellen Sie sich vor, Sie drücken die Ferse fest gegen eine Wand, das erleichtert Balance, gibt Stabilität und sorgt dafür, dass die Hüften parallel bleiben.

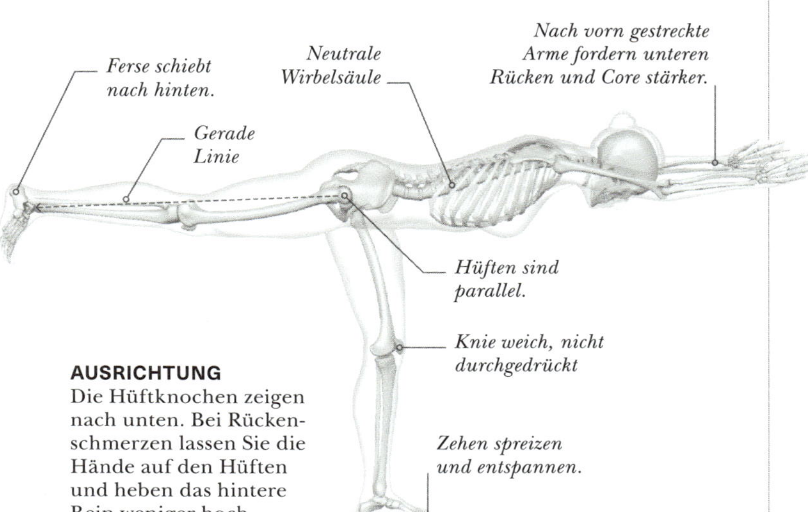

AUSRICHTUNG
Die Hüftknochen zeigen nach unten. Bei Rückenschmerzen lassen Sie die Hände auf den Hüften und heben das hintere Bein weniger hoch.

Oberkörper

Rückenstrecker arbeiten gegen die Schwerkraft und halten die Wirbelsäule neutral. **Bauchmuskeln** stabilisieren aktiv die Wirbelsäule und komprimieren die Bauchorgane. **Mittlerer und unterer Trapezmuskel** stabilisieren die Schulterblätter.

Hals

Oberer Trapezmuskel und **Halsstrecker** stabilisieren aktiv den Nacken, damit die Schwerkraft den Kopf nicht nach unten zieht.

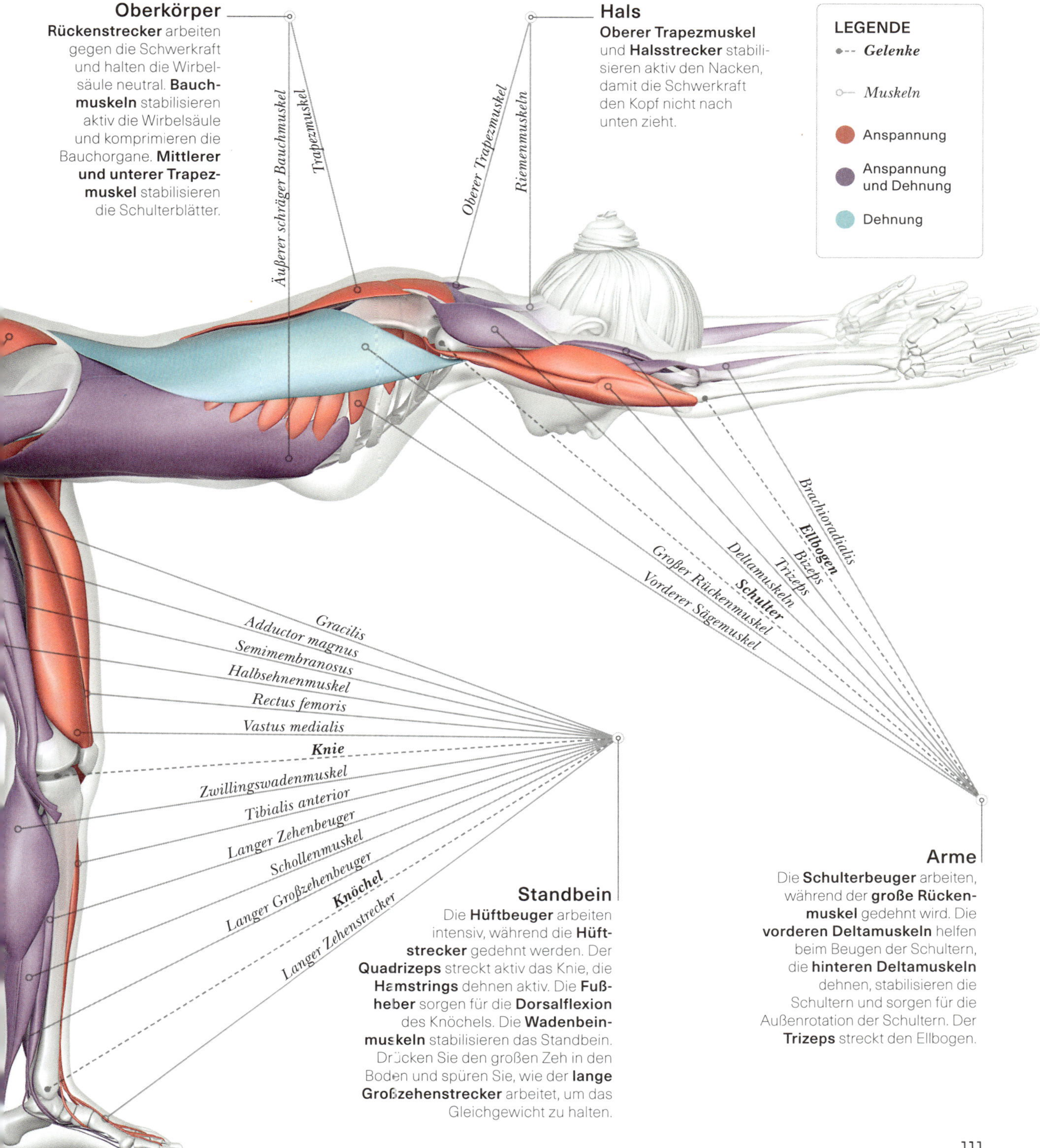

Standbein

Die **Hüftbeuger** arbeiten intensiv, während die **Hüftstrecker** gedehnt werden. Der **Quadrizeps** streckt aktiv das Knie, die **Hamstrings** dehnen aktiv. Die **Fußheber** sorgen für die **Dorsalflexion** des Knöchels. Die **Wadenbeinmuskeln** stabilisieren das Standbein. Drücken Sie den großen Zeh in den Boden und spüren Sie, wie der **lange Großzehenstrecker** arbeitet, um das Gleichgewicht zu halten.

Arme

Die **Schulterbeuger** arbeiten, während der **große Rückenmuskel** gedehnt wird. Die **vorderen Deltamuskeln** helfen beim Beugen der Schultern, die **hinteren Deltamuskeln** dehnen, stabilisieren die Schultern und sorgen für die Außenrotation der Schultern. Der **Trizeps** streckt den Ellbogen.

» IM DETAIL

Die Asana fordert alle Gleichgewichtsmechanismen des Körpers: Innenohr, visuelle Wahrnehmung und Propriozeption. Beim Hineingehen stärkt sie die dynamische Balance und beim Halten die statische Balance.

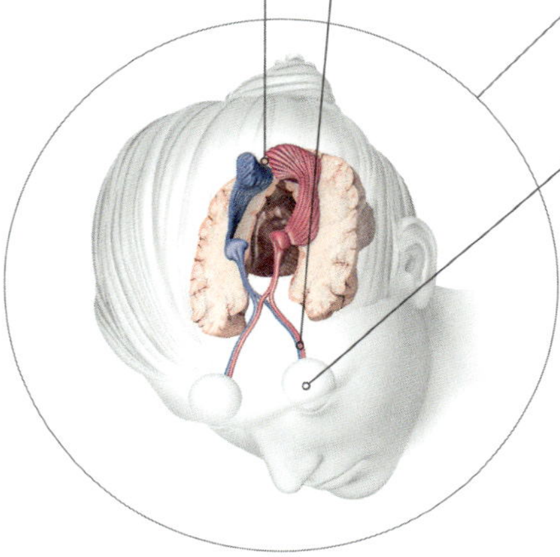

Visuelle Wahrnehmung

Beim Yoga bezeichnet man den Fixpunkt, auf den man schaut, um die Balance leichter zu halten, als *Drishti*. Schauen Sie mit weichem Blick auf einen unbeweglichen Punkt vor Ihnen. Wenn Sie die Augen kurz schließen, werden Sie merken, wie wichtig die Augen für das Gleichgewicht sind.

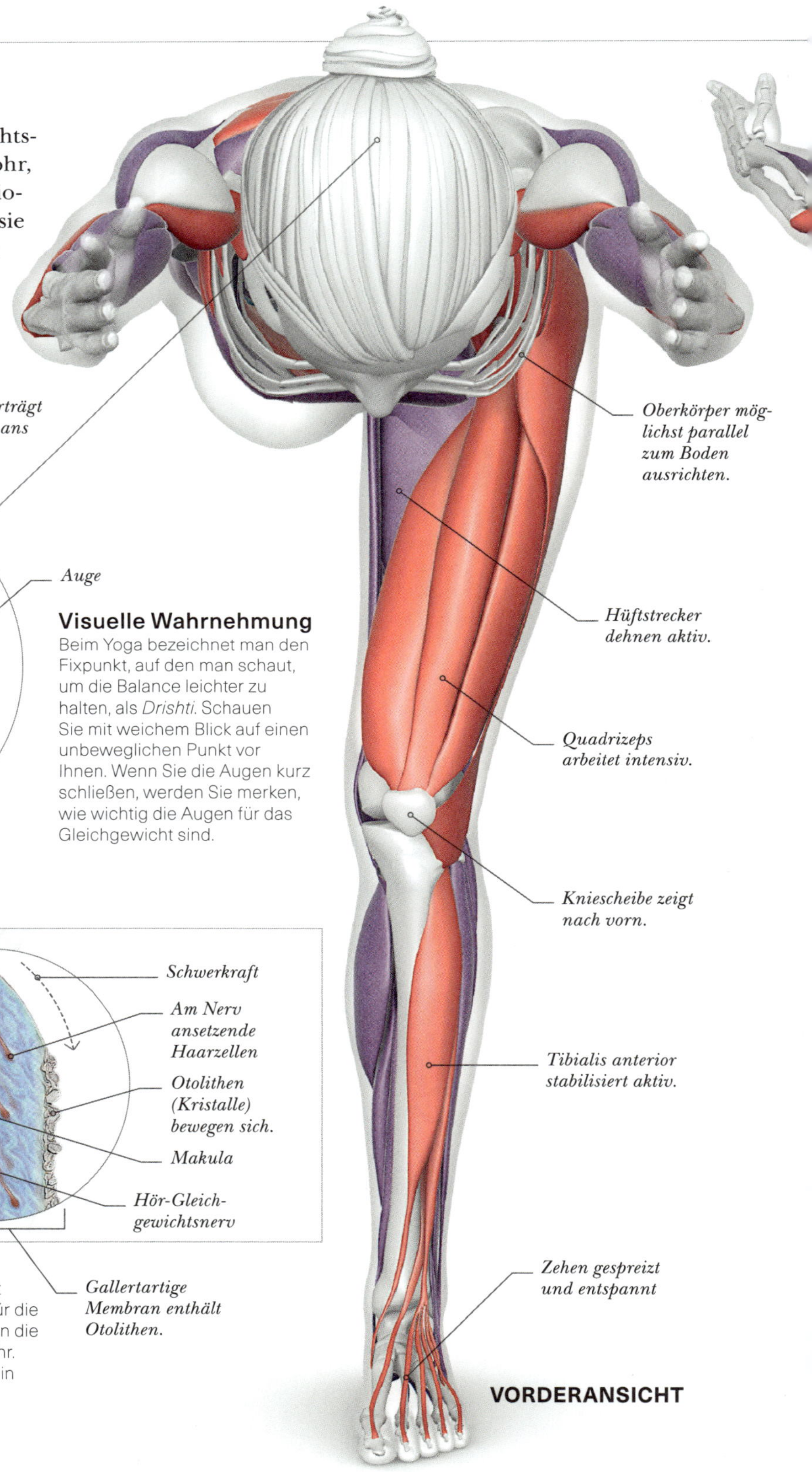

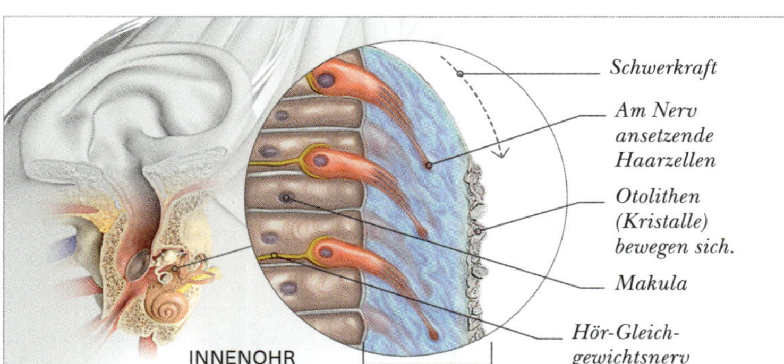

Wahrnehmung im Innenohr

Das Innenohr sorgt durch ein System von mit Flüssigkeit gefüllten knöchernen Kammern für die Balance. Wenn der Kopf bewegt wird, nehmen die Haarzellen die Bewegung der Flüssigkeit wahr. Verbundene Nerven informieren das Gehirn, in welche Richtung der Kopf sich bewegt.

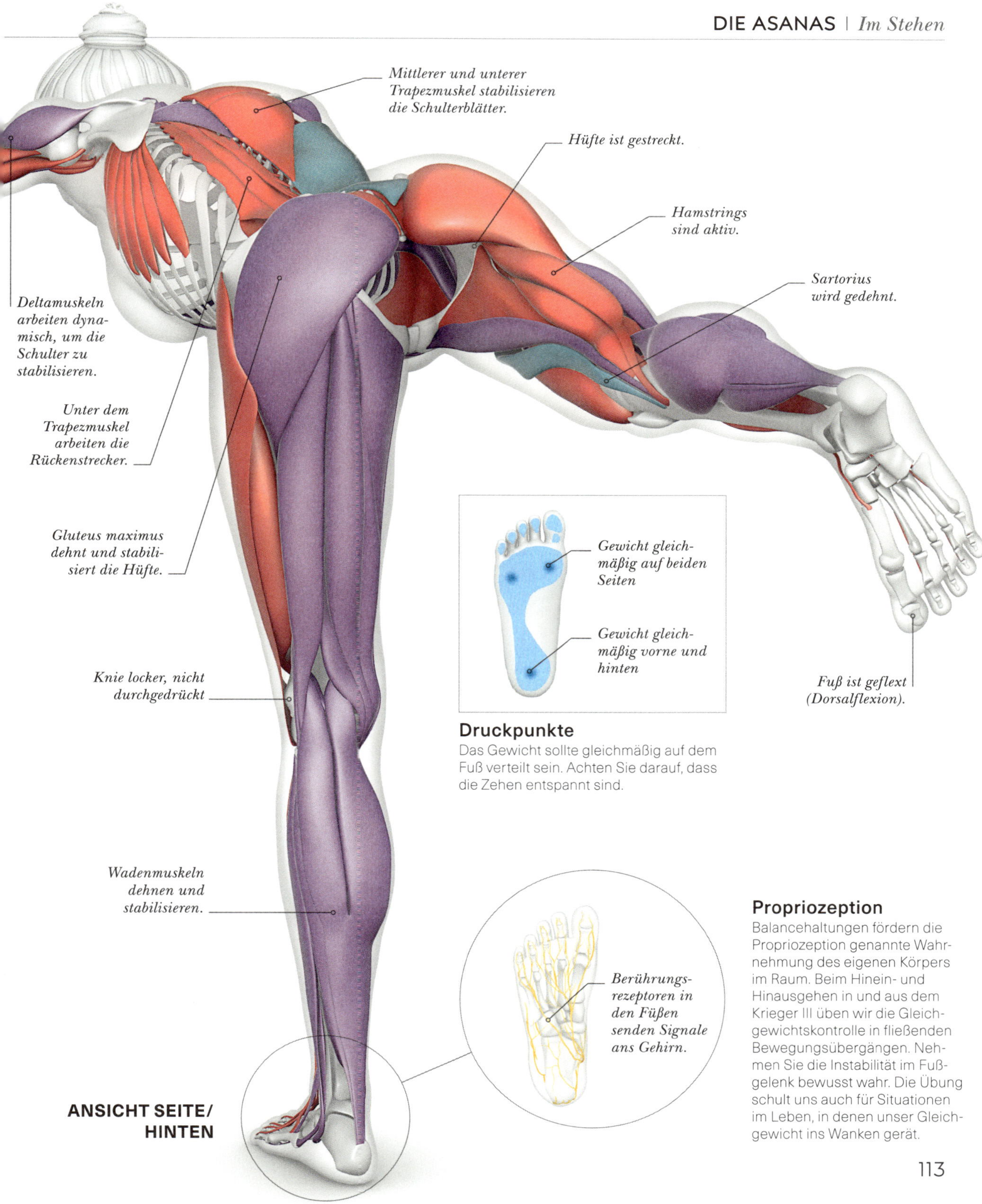

Druckpunkte

Das Gewicht sollte gleichmäßig auf dem Fuß verteilt sein. Achten Sie darauf, dass die Zehen entspannt sind.

Propriozeption

Balancehaltungen fördern die Propriozeption genannte Wahrnehmung des eigenen Körpers im Raum. Beim Hinein- und Hinausgehen in und aus dem Krieger III üben wir die Gleichgewichtskontrolle in fließenden Bewegungsübergängen. Nehmen Sie die Instabilität im Fußgelenk bewusst wahr. Die Übung schult uns auch für Situationen im Leben, in denen unser Gleichgewicht ins Wanken gerät.

BAUM

Vrksasana

Die Asana fördert die statische Balance. Regelmäßige Atmung und ein fokussierter Geist unterstützen die Wirkung der bekannten Yogahaltung. Instabilität ist kein Manko. Am Wackeln merken Sie, dass die Muskeln aktiv die Gelenke stabilisieren.

VARIATION
Das Heben der Arme verlagert den Schwerpunkt nach oben. Sie können sie auch in einem weiten V (wie Äste) öffnen. Den Blick zu heben, fordert die Balance noch mehr.

HAUPTWIRKUNG

Die großen Muskelgruppen im Standbein arbeiten für einen festen Stand. Die Muskeln im Oberkörper und im angewinkelten Bein arbeiten, um das Bein zu heben, die Hüfte auswärts zu rotieren und den Oberkörper aufzurichten.

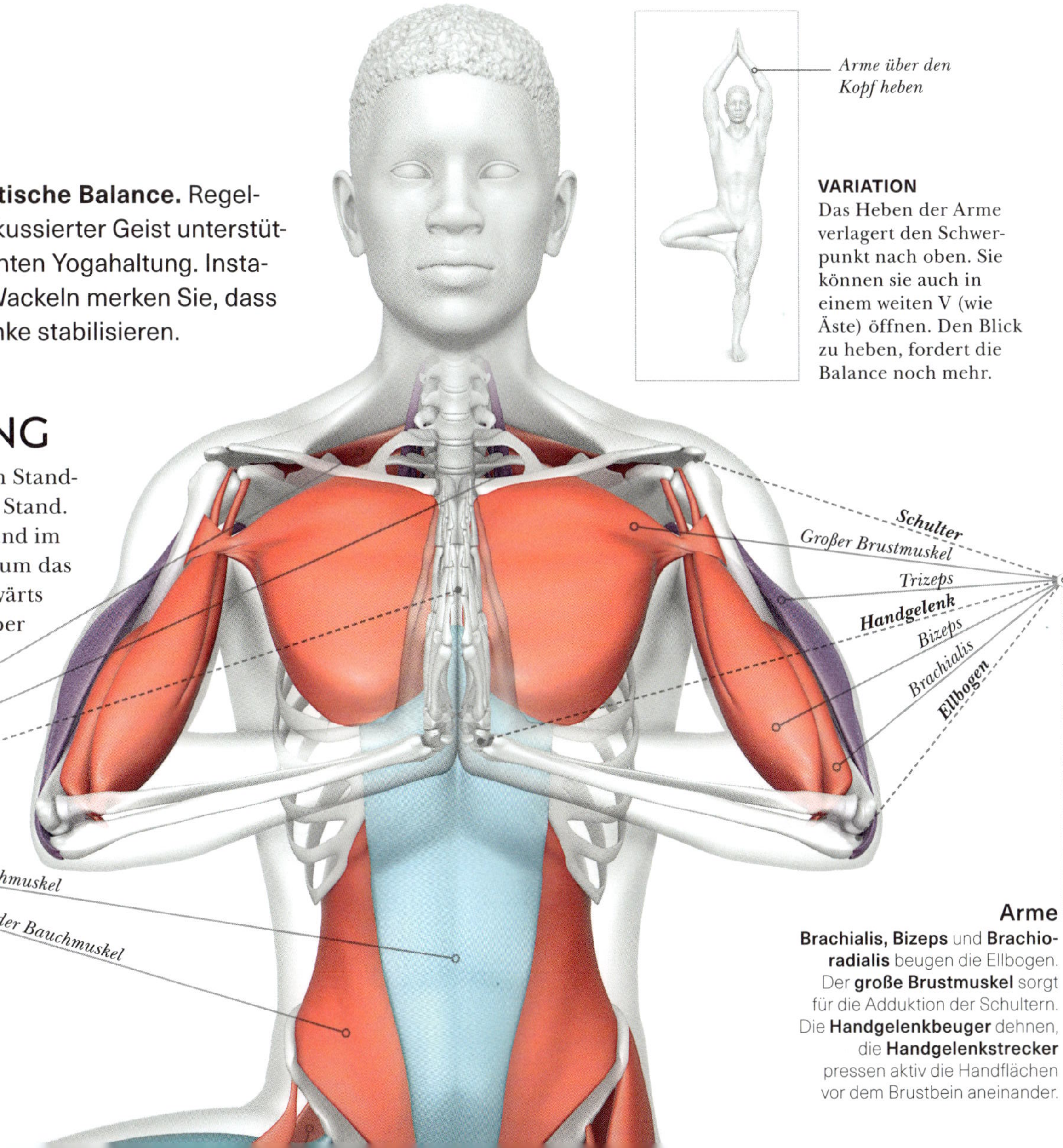

Oberkörper

Rückenstrecker und **querverlaufender Bauchmuskel** strecken und stabilisieren die Wirbelsäule. **Rautenmuskeln** sowie **mittlerer und unterer Trapezmuskel** ziehen aktiv die Schulterblätter nach hinten.

Arme

Brachialis, Bizeps und **Brachioradialis** beugen die Ellbogen. Der **große Brustmuskel** sorgt für die Adduktion der Schultern. Die **Handgelenkbeuger** dehnen, die **Handgelenkstrecker** pressen aktiv die Handflächen vor dem Brustbein aneinander.

Angewinkeltes **Bein**

Die **Hüftbeuger** sind aktiv, und an der Außenrotation der Hüfte arbeitet eine ganze Muskelgruppe, darunter **Sartorius** und **Gluteus maximus. Quadrizeps** und **Adduktoren** dehnen, die **Hamstrings** sind aktiv, um das Knie zu beugen.

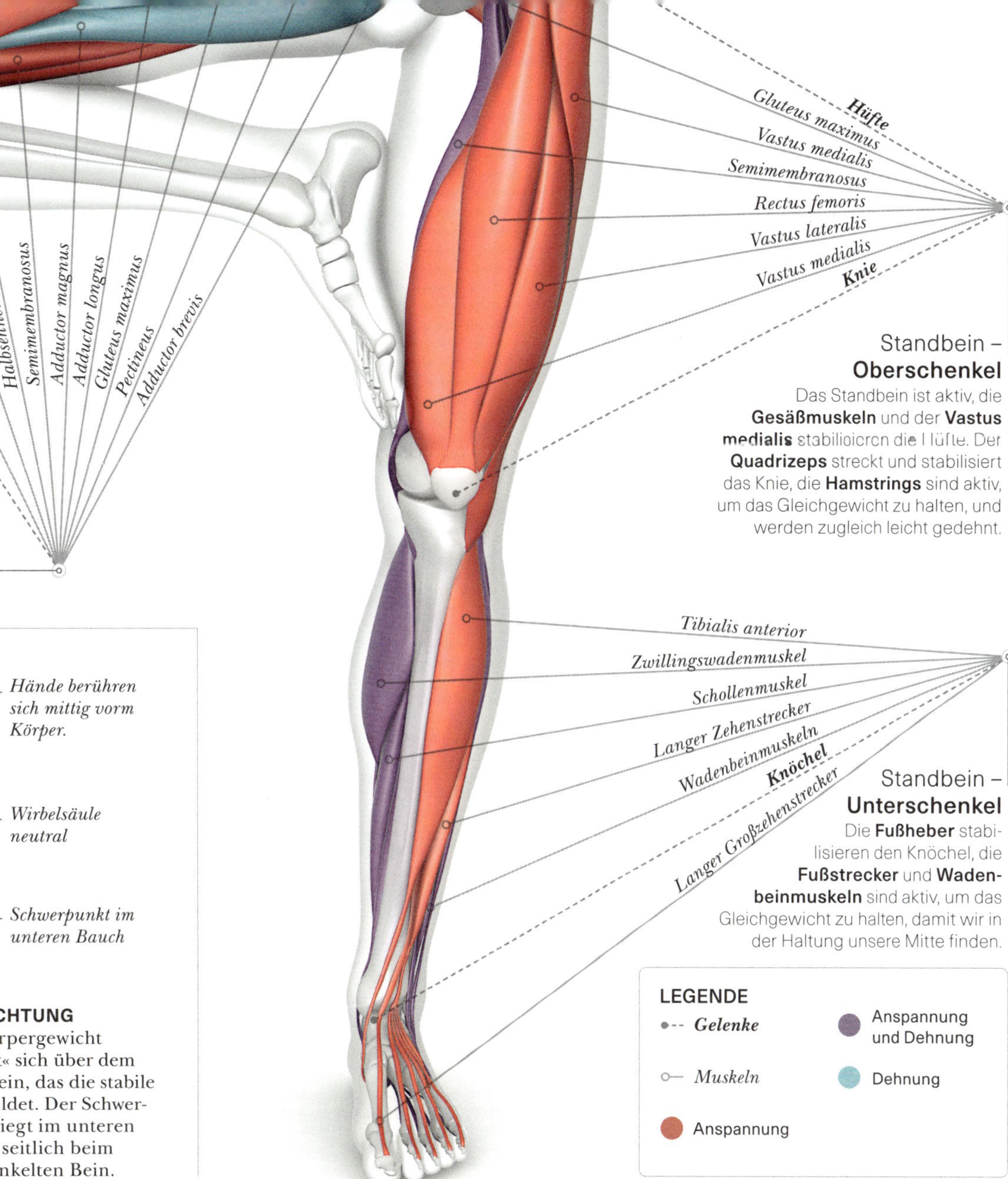

Standbein – **Oberschenkel**

Das Standbein ist aktiv, die **Gesäßmuskeln** und der **Vastus medialis** stabilisieren die Hüfte. Der **Quadrizeps** streckt und stabilisiert das Knie, die **Hamstrings** sind aktiv, um das Gleichgewicht zu halten, und werden zugleich leicht gedehnt.

Standbein – **Unterschenkel**

Die **Fußheber** stabilisieren den Knöchel, die **Fußstrecker** und **Wadenbeinmuskeln** sind aktiv, um das Gleichgewicht zu halten, damit wir in der Haltung unsere Mitte finden.

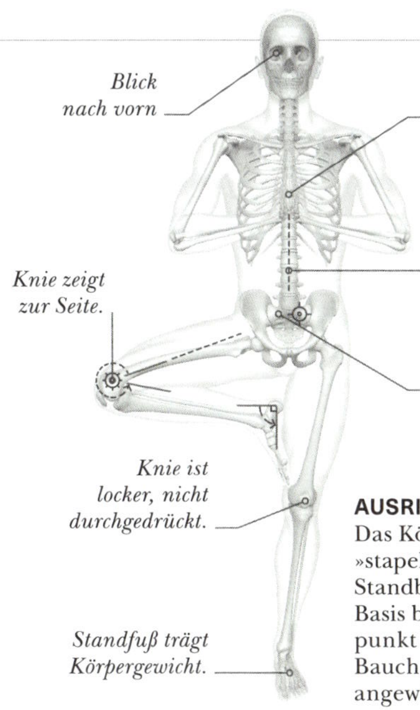

AUSRICHTUNG
Das Körpergewicht »stapelt« sich über dem Standbein, das die stabile Basis bildet. Der Schwerpunkt liegt im unteren Bauch, seitlich beim angewinkelten Bein.

LEGENDE

- Gelenke
- Muskeln
- Anspannung
- Anspannung und Dehnung
- Dehnung

» IM DETAIL

In dieser Asana muss der Körper die Hüfte in einer ungewohnten Position stabilisieren. Das fördert die Körperwahrnehmung, besonders in der Fußsohle des Standbeins.

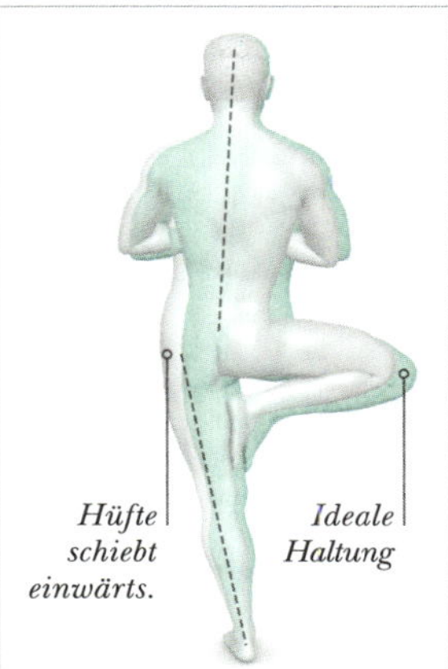

Hüftabduktoren

Wenn die Abduktoren (besonders der Gluteus medius) des Standbeins nicht aktiv sind, schiebt sich die Hüfte nach außen. Diese häufige Fehlhaltung erschwert die Balance. Um gegenzuhalten, ziehen Sie die Hüfte des Standbeins nach innen, um das Becken neutral auszurichten.

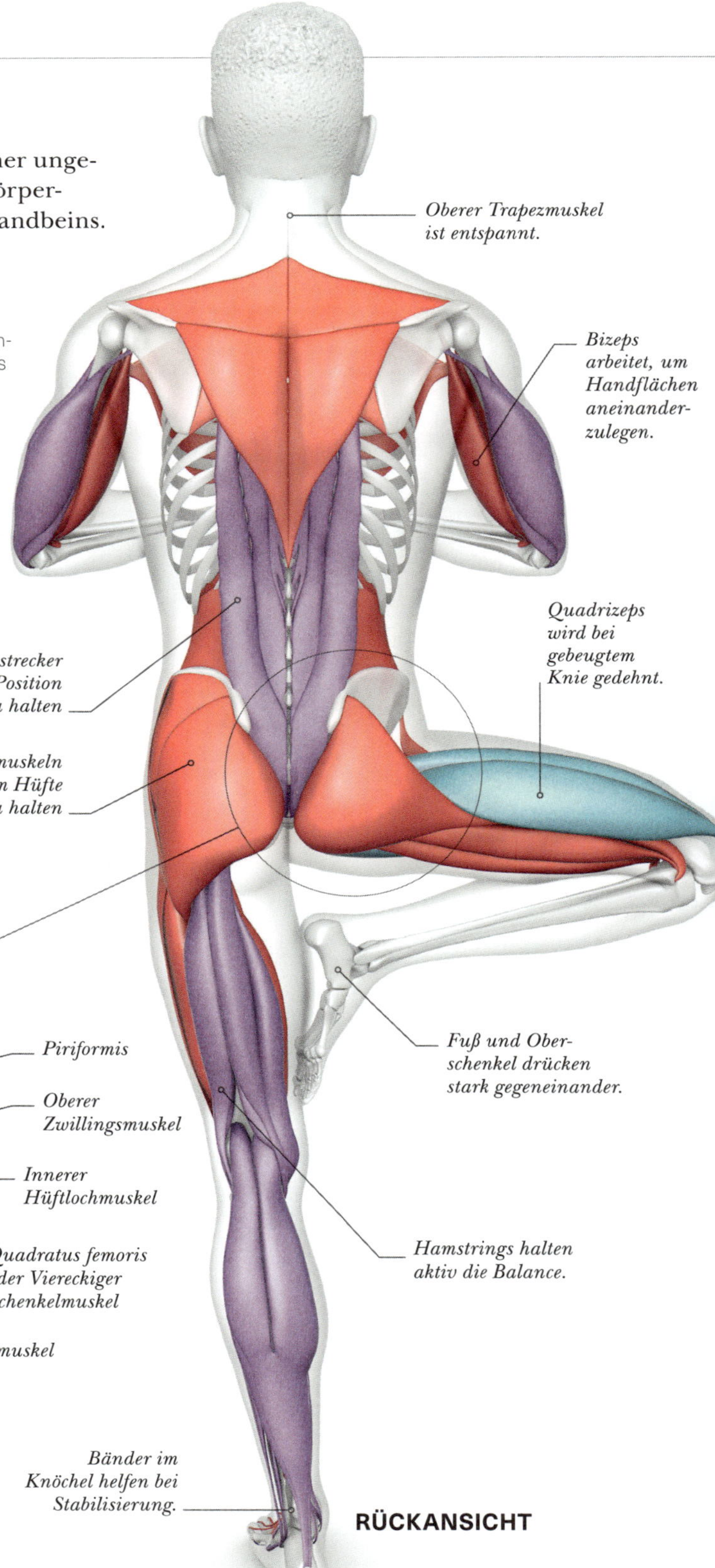

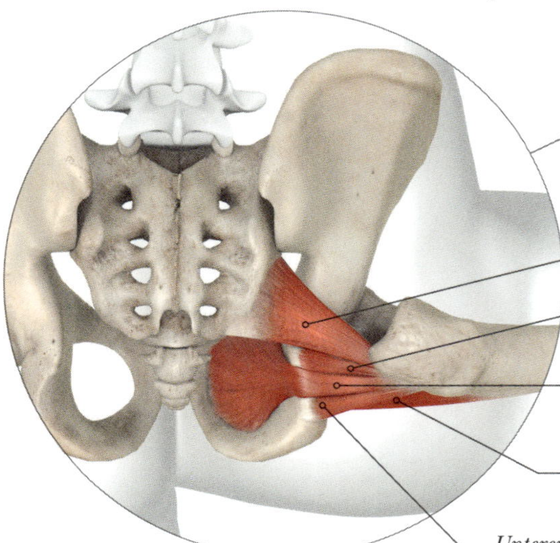

Außenrotation der Hüfte

Sechs kleine Muskeln tief im Hüftgelenk arbeiten in dieser Asana aktiv an der Außenrotation der Hüfte. Fordernde stehende Haltungen wie der Baum dehnen und kräftigen diese Muskelgruppe dynamisch. Eine noch intensivere Dehnung erreichen Sie mit der Königstaube (S. 84–87).

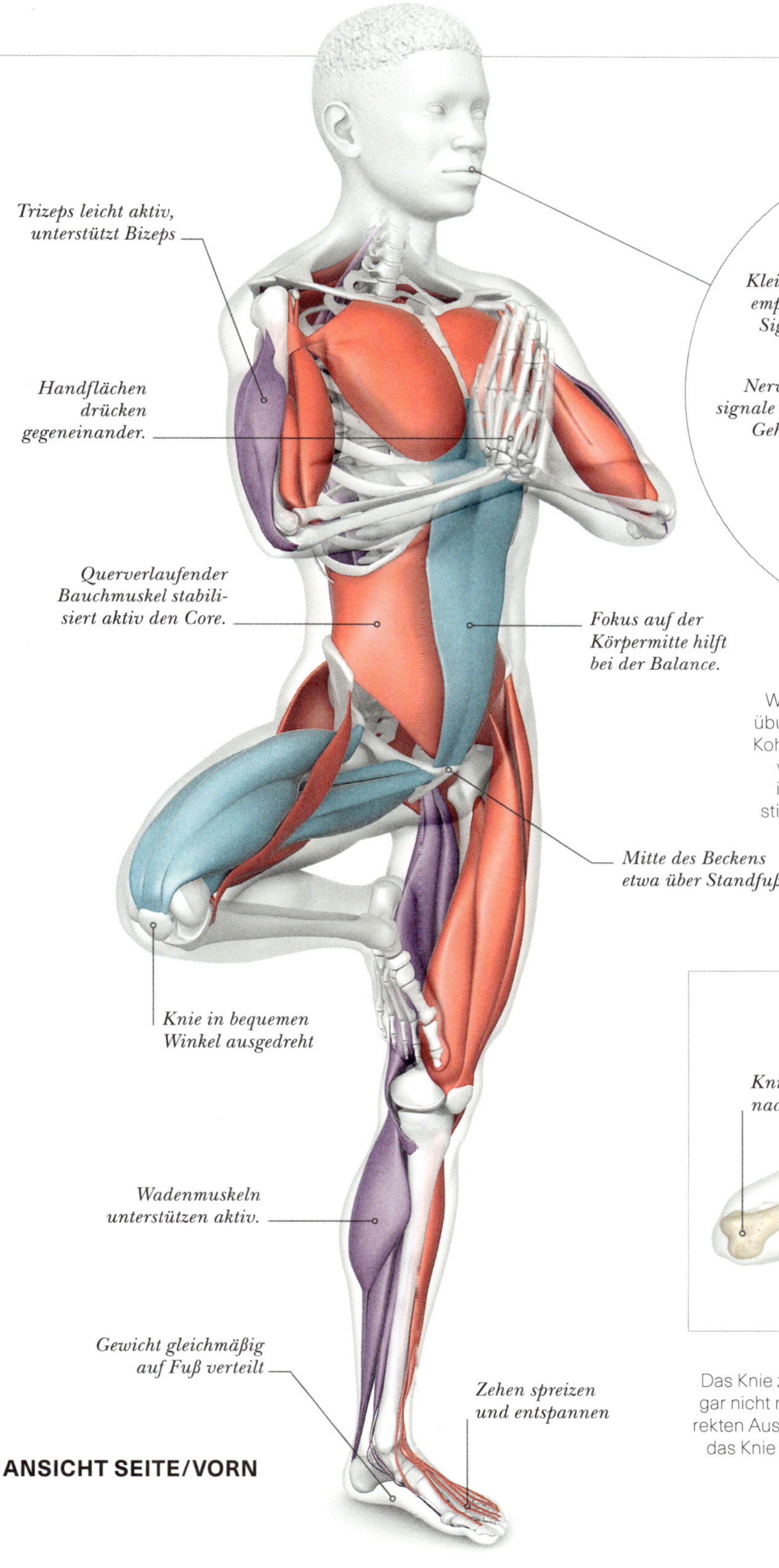

ANSICHT SEITE/VORN

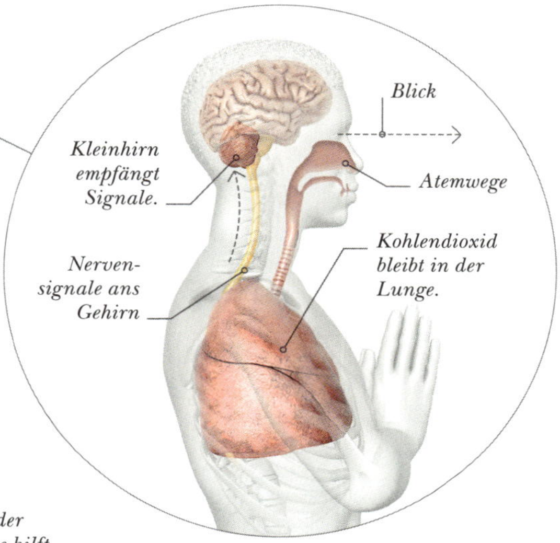

Atem und Konzentration

Wir neigen unbewusst dazu, bei Balanceübungen die Luft anzuhalten. Dann wird das Kohlendioxid in der Lunge nicht ausgeatmet, woraufhin die Zellen das Atemzentrum im Gehirn alarmieren, dass etwas nicht stimmt. Regelmäßiges Atmen beruhigt das Nervensystem.

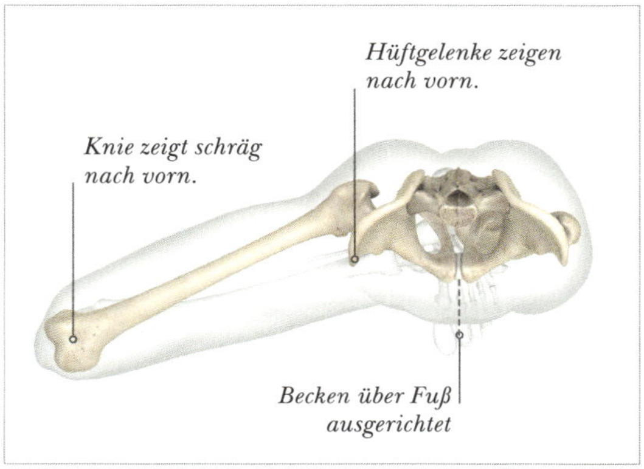

Ausrichtung des Beckens

Das Knie zeigt nicht ganz zur Seite. Vielen Menschen ist es gar nicht möglich, außerdem geht es oft auf Kosten der korrekten Ausrichtung des Beckens. Die Hüften bleiben parallel, das Knie zeigt schräg nach vorn, in einem Winkel, den der individuelle Knochenbau zulässt.

TÄNZER

Natarajasana

Der Tänzer ist eine herausfordernde Balancehaltung, die auch Kraft und Beweglichkeit fördert. Um fließend in die Position und wieder herauszukommen, ist dynamische Balance gefordert. Sie können sich aber auch an der Wand oder einem Stuhl festhalten.

HAUPTWIRKUNG

Die großen Bein- und Hüftmuskeln des Standbeins arbeiten intensiv, um die Balance auf einem Bein zu halten. Oberschenkelvorderseite und Hüftbeuger des gehobenen Beins werden gedehnt, wenn Sie den Fuß nach hinten drücken. Die Rückenmuskeln halten aktiv die Rückbeuge, während Brust und Bauch gedehnt werden. Der Nacken ist lang.

LEGENDE

- *Gelenke*
- *Muskeln*
- Anspannung
- Anspannung und Dehnung
- Dehnung

Arme

Vorderer Arm: **Vorderer Deltamuskel, großer Brustmuskel** und **Coracobrachialis** beugen die Schulter, der **Trizeps** streckt den Ellbogen. Hinterer Arm: **Hinterer Deltamuskel, großer Rückenmuskel** und **großer Rundmuskel** strecken die Schulter, der **Trizeps** streckt den Ellbogen. Die **Ellbogenbeuger** arbeiten in gedehnter Position, um das Bein isometrisch zum Körper zu ziehen.

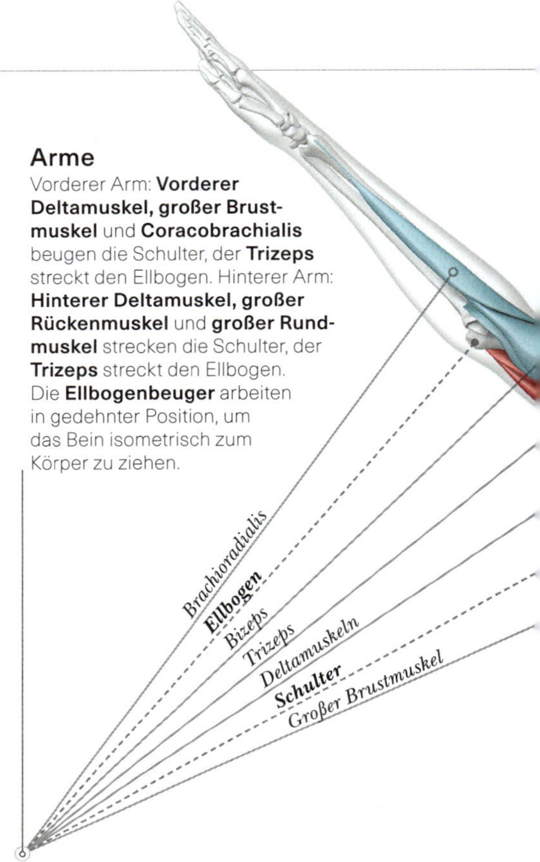

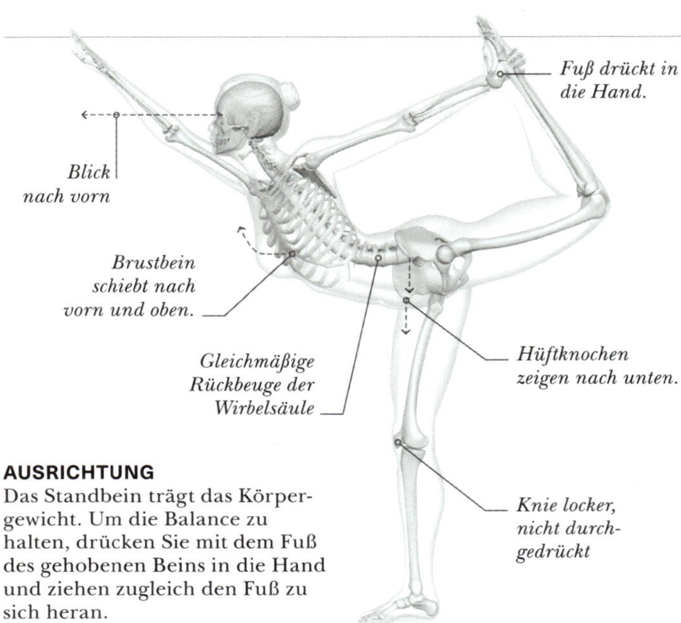

AUSRICHTUNG

Das Standbein trägt das Körpergewicht. Um die Balance zu halten, drücken Sie mit dem Fuß des gehobenen Beins in die Hand und ziehen zugleich den Fuß zu sich heran.

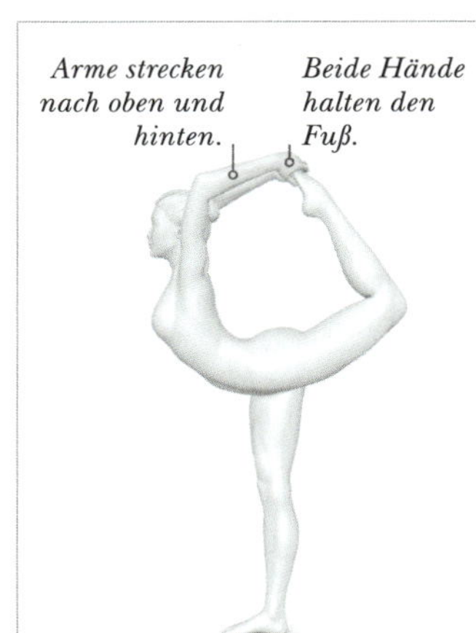

Arme strecken nach oben und hinten.
Beide Hände halten den Fuß.

VARIATION

Strecken Sie beide Arme über den Kopf und greifen den großen Zeh (Alternative: Gurt um den Knöchel legen und halten). Bei Rückenschmerzen gehen Sie weniger tief in die Rückbeuge.

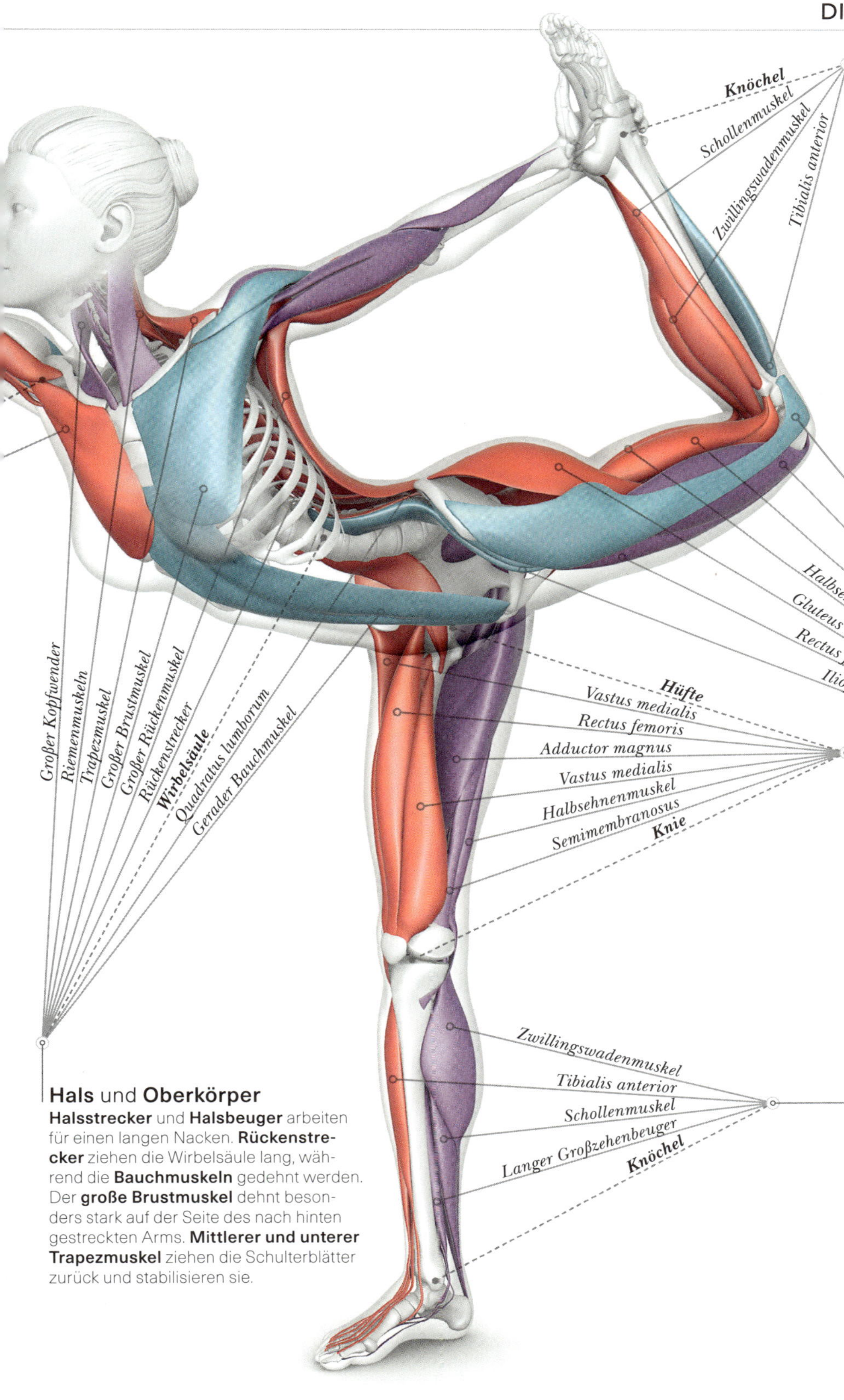

Gehobenes Bein:
Unterschenkel

Zwillingswadenmuskel und **Schollenmuskel** strecken den Knöchel, der **Tibialis anterior** wird gedehnt.

Gehobenes Bein:
Oberschenkel

Die **Hüftstrecker** arbeiten, während die **Hüftbeuger** gedehnt werden. Die **Hamstrings** beugen aktiv das Knie. Der **Quadrizeps** arbeitet in gedehnter Position, wenn der Fuß gegen die Hand drückt.

Standbein:
Oberschenkel

Die **Hüftbeuger,** darunter **Iliopsoas, Vastus medialis** und **Rectus femoris,** arbeiten intensiv. Die **Hüftstrecker,** darunter **Gluteus maximus** und **Hamstrings,** dehnen aktiv und stabilisieren den Körper in der Balance.

Hals und **Oberkörper**

Halsstrecker und **Halsbeuger** arbeiten für einen langen Nacken. **Rückenstrecker** ziehen die Wirbelsäule lang, während die **Bauchmuskeln** gedehnt werden. Der **große Brustmuskel** dehnt besonders stark auf der Seite des nach hinten gestreckten Arms. **Mittlerer und unterer Trapezmuskel** ziehen die Schulterblätter zurück und stabilisieren sie.

Standbein:
Unterschenkel

Tibialis anterior und die **Wadenmuskeln** stabilisieren für einen festen Stand den Knöchel. Drücken Sie den großen Zeh in den Boden, sodass der **lange Großzehenbeuger** arbeitet.

» IM DETAIL

Der Tänzer trainiert Balance und Stabilität genauso wie Beweglichkeit. Muskeln wachsen durch kraftaufbauende Asanas wie diese, indem Mikrorisse in den Muskeln heilen.

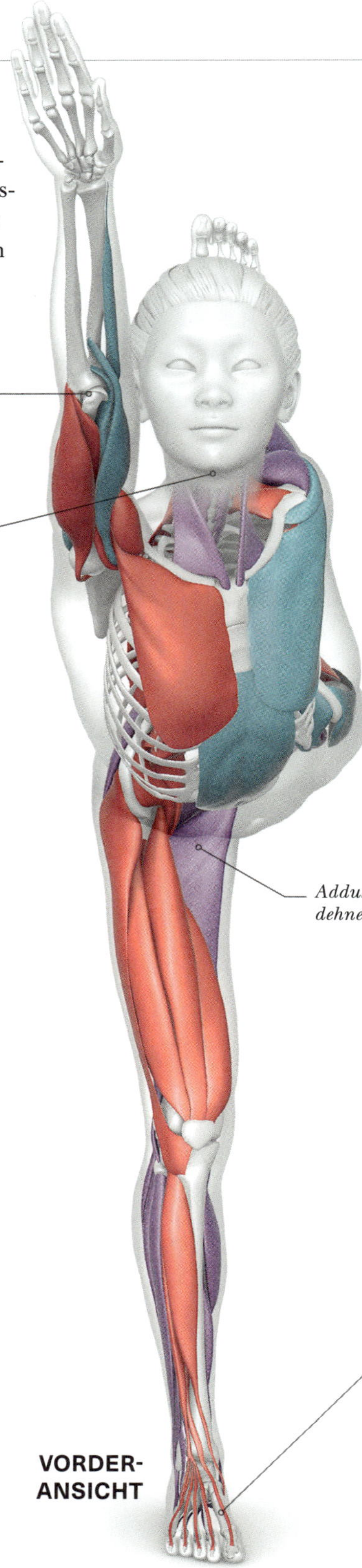

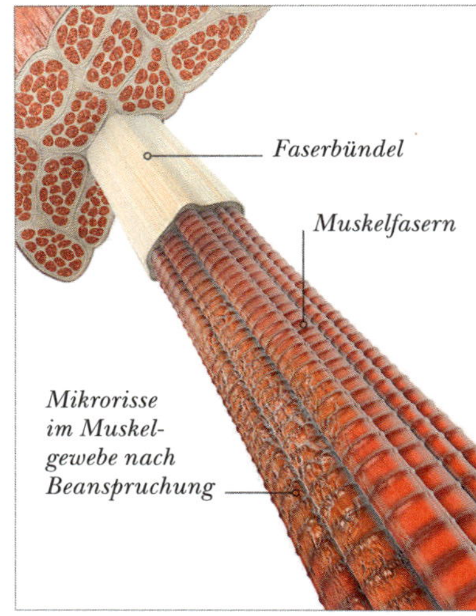

Wie Muskeln wachsen

Im Laufe des Lebens entstehen keine neuen Skelettmuskelzellen, doch die vorhandenen Zellen können größer werden. Durch die Beanspruchung beim Sport entstehen in den Muskeln mikroskopisch kleine Risse. Der Körper schickt daraufhin Nährstoffe, um die Risse zu heilen, und die Muskeln werden stärker als zuvor.

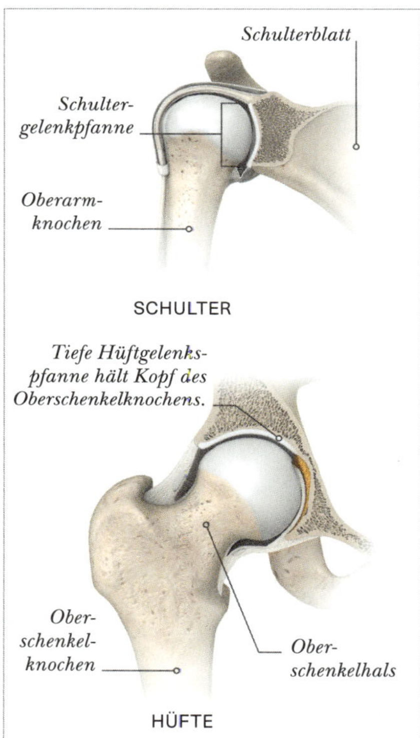

Kugelgelenke

Schulter- und Hüftgelenke sind Kugelgelenke (S. 18–19). Das Schultergelenk ist flach und erlaubt viel Mobilität, denn es wird nur von Bändern und Muskeln gehalten. Das Hüftgelenk dagegen ist tiefer und hält durch die stabilere Gelenkstruktur die Knochen fester zusammen.

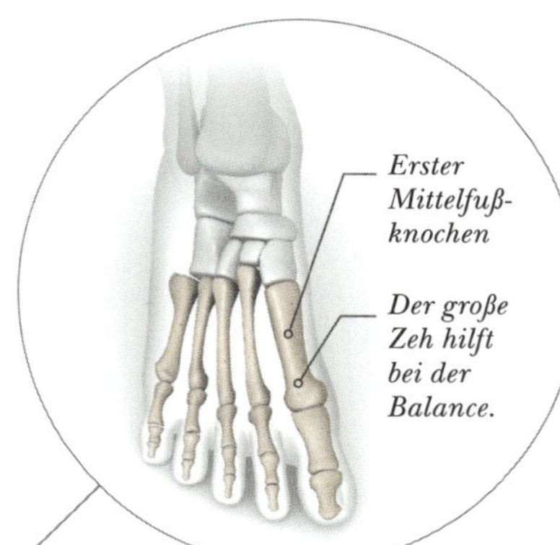

Zehengelenke

Spreizen Sie in Balancehaltungen die Zehen, um das Gleichgewicht zu halten. Das kann auch gegen Hallux valgus helfen, einen Schiefstand des Großzehengrundgelenks, der Entzündungen im Gelenk verursachen kann.

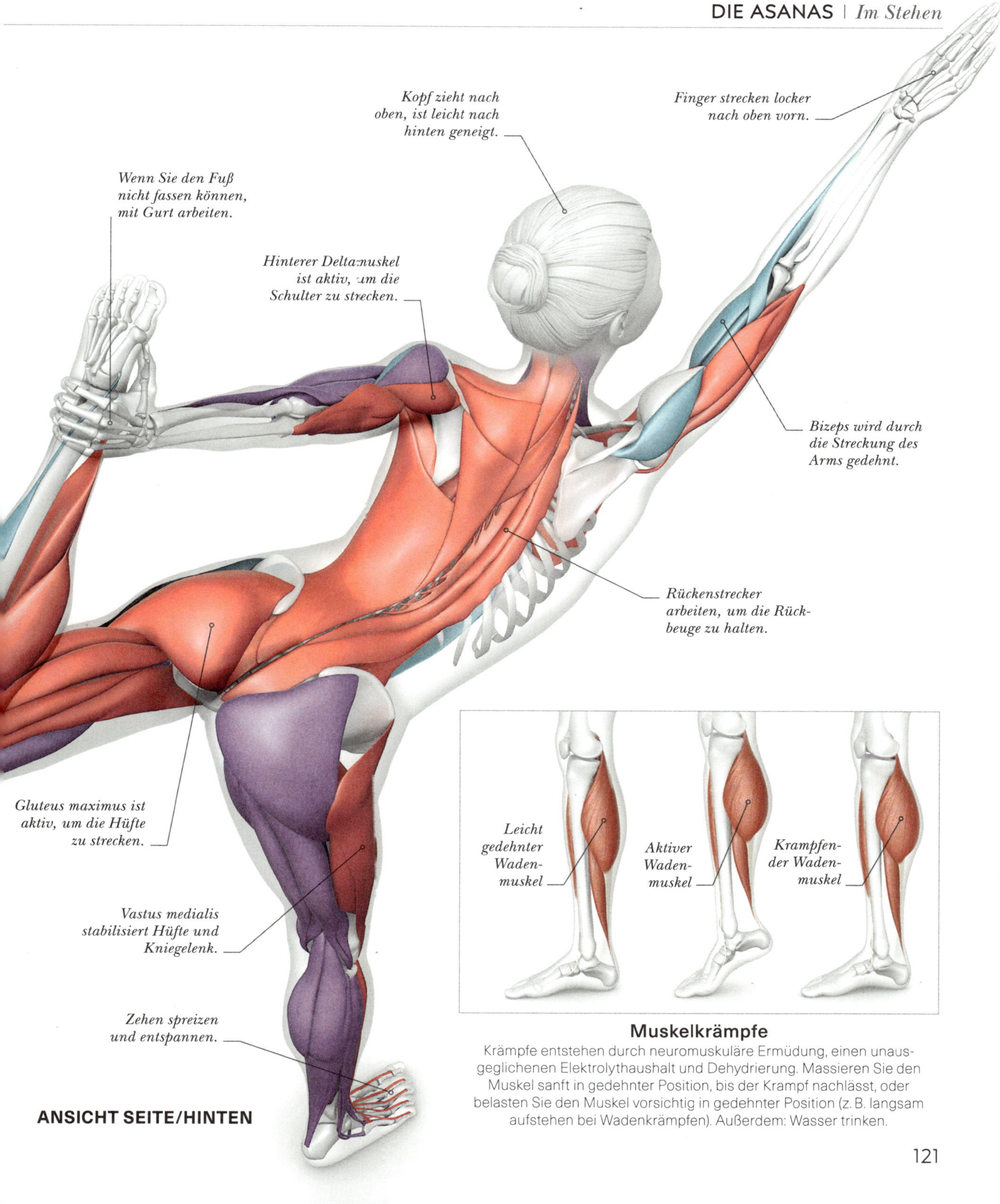

ANSICHT SEITE/HINTEN

Muskelkrämpfe

Krämpfe entstehen durch neuromuskuläre Ermüdung, einen unausgeglichenen Elektrolythaushalt und Dehydrierung. Massieren Sie den Muskel sanft in gedehnter Position, bis der Krampf nachlässt, oder belasten Sie den Muskel vorsichtig in gedehnter Position (z. B. langsam aufstehen bei Wadenkrämpfen). Außerdem: Wasser trinken.

DREIECK

Trikonasana

Die stehende Haltung kräftigt und erdet. Die Wirbelsäule wird gestreckt und leicht gedreht. Die Muskeln arbeiten gegen die Schwerkraft und die Tendenz, mit dem Oberkörper nach vorn auszuweichen. Körper und Muskeln werden gekräftigt.

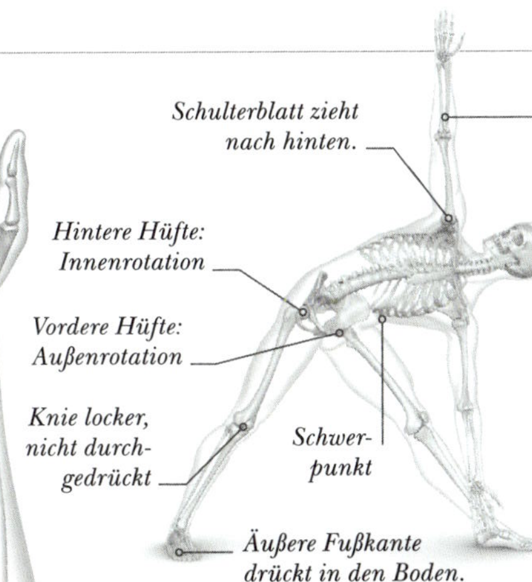

AUSRICHTUNG
Die hintere Hüfte und der hintere Fuß drehen einwärts. Die vordere Hüfte dreht auswärts, da der vordere Fuß nach vorn zeigt. Die Wirbelsäule dreht, bis die Schulterblätter übereinanderstehen.

HAUPTWIRKUNG

Das Dreieck kräftigt Core- und Beinmuskulatur. Die Muskeln entlang der Wirbelsäule stabilisieren aktiv in der Position und geben dem Gehirn Rückmeldung. Das schult die Körperwahrnehmung.

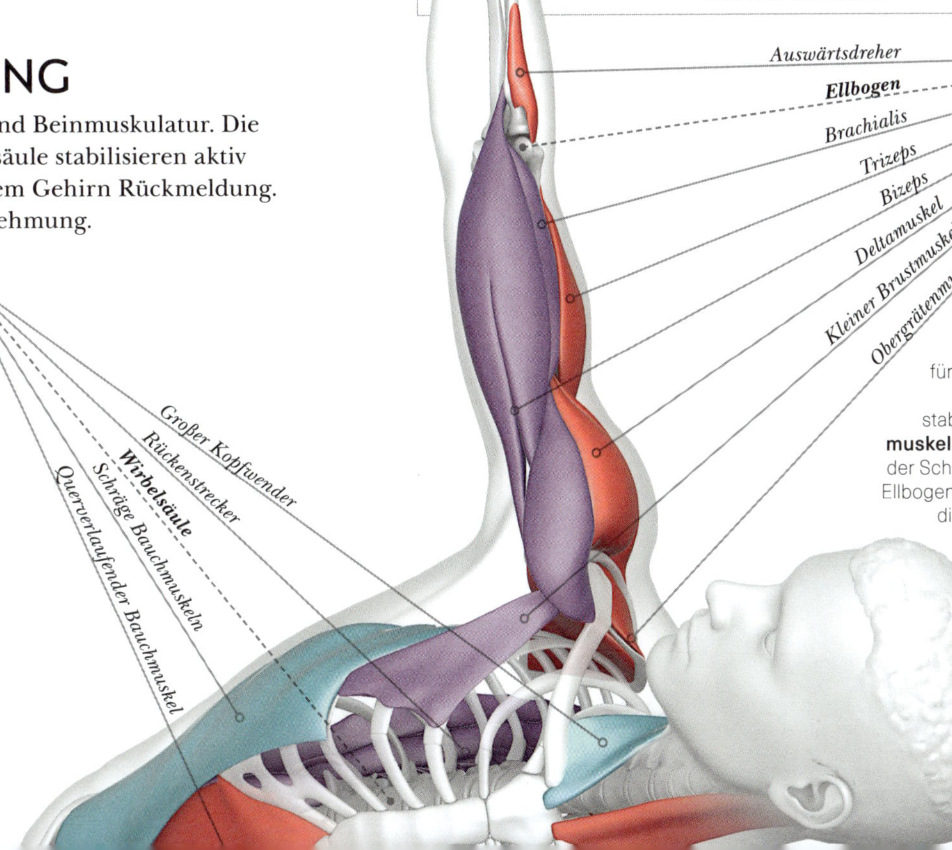

Hals und **Oberkörper**
Auf der unteren Halsseite (Bild: linke Seite) drehen der **große Kopfwender, Rotatoren, Multifidus** und **Halbdornmuskel** aktiv den Hals. Auf der oberen Seite (Bild: rechte Seite) dehnen die entsprechenden Muskeln. Auf der oberen Seite arbeiten die **Riemenmuskeln,** auf der unteren dehnen sie. Der **querverlaufende Bauchmuskel** stabilisiert aktiv die Wirbelsäule. Auf der oberen Seite dehnen die **äußeren schrägen Bauchmuskeln,** die inneren drehen aktiv die Wirbelsäule. Auf der unteren Seite drehen die inneren **schrägen Bauchmuskeln** die Wirbelsäule.

Arme
Mittlerer Deltamuskel und **Obergrätenmuskel** sorgen für Abduktion der Schultern, **Rotatorenmanschetten** stabilisieren. **Hinterer Deltamuskel** sorgen für Außenrotation der Schultern. **Trizeps** streckt die Ellbogen, **Auswärtsdreher** rotiert die Handflächen nach vorn.

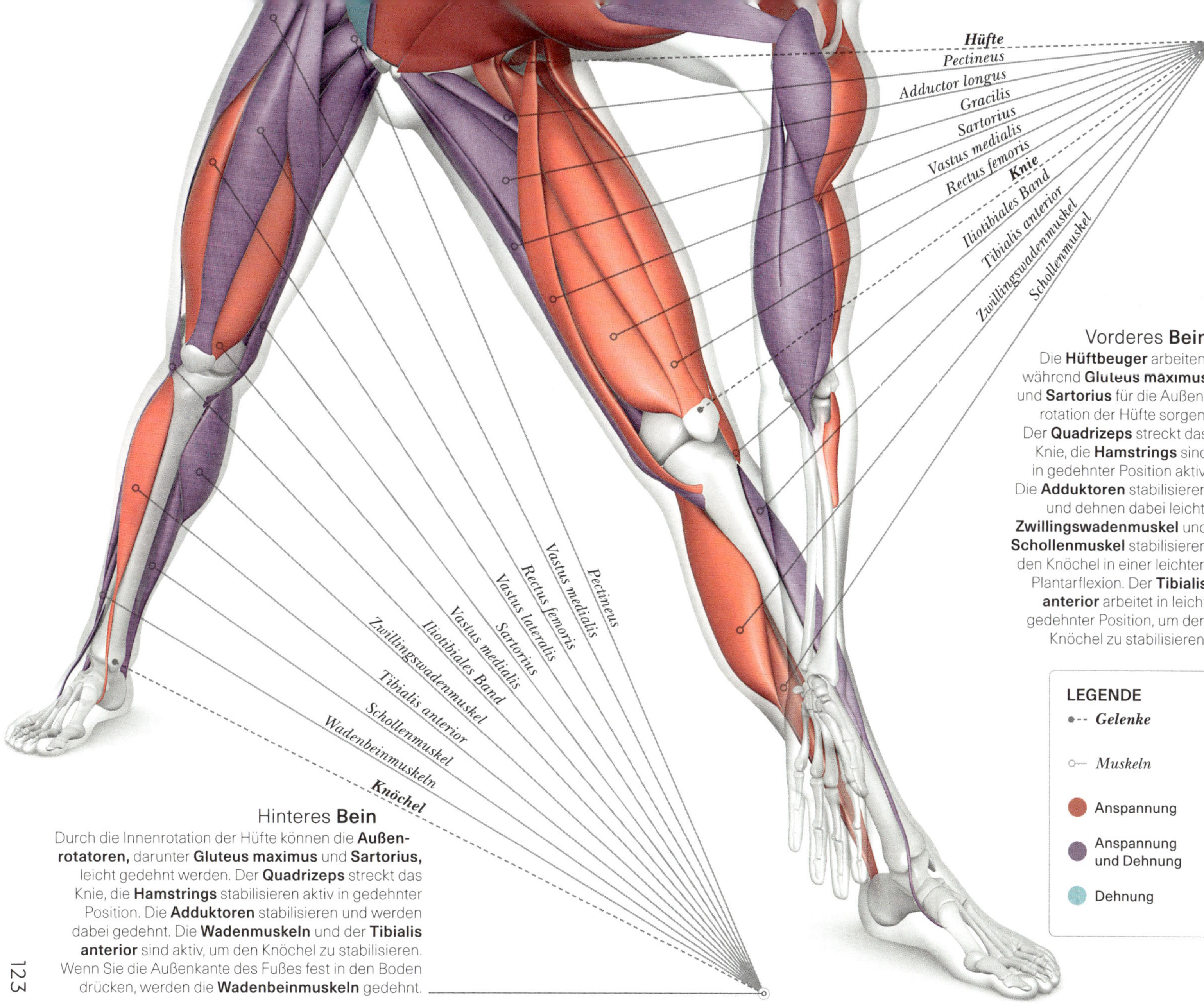

Vorderes **Bein**

Die **Hüftbeuger** arbeiten, während **Gluteus maximus** und **Sartorius** für die Außenrotation der Hüfte sorgen. Der **Quadrizeps** streckt das Knie, die **Hamstrings** sind in gedehnter Position aktiv. Die **Adduktoren** stabilisieren und dehnen dabei leicht. **Zwillingswadenmuskel** und **Schollenmuskel** stabilisieren den Knöchel in einer leichten Plantarflexion. Der **Tibialis anterior** arbeitet in leicht gedehnter Position, um den Knöchel zu stabilisieren.

LEGENDE

- *Gelenke*
- *Muskeln*
- Anspannung
- Anspannung und Dehnung
- Dehnung

Hinteres **Bein**

Durch die Innenrotation der Hüfte können die **Außenrotatoren,** darunter **Gluteus maximus** und **Sartorius,** leicht gedehnt werden. Der **Quadrizeps** streckt das Knie, die **Hamstrings** stabilisieren aktiv in gedehnter Position. Die **Adduktoren** stabilisieren und werden dabei gedehnt. Die **Wadenmuskeln** und der **Tibialis anterior** sind aktiv, um den Knöchel zu stabilisieren. Wenn Sie die Außenkante des Fußes fest in den Boden drücken, werden die **Wadenbeinmuskeln** gedehnt.

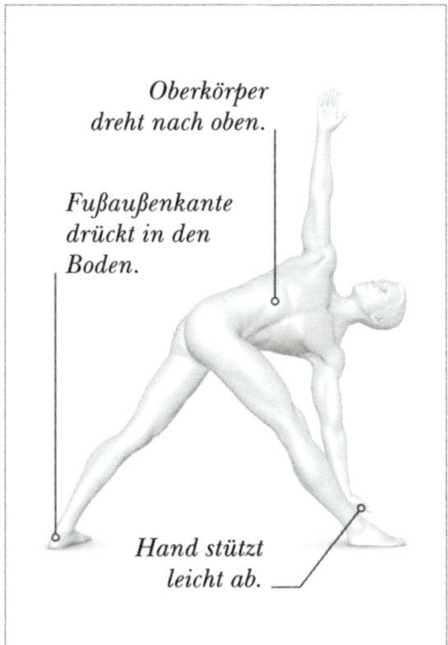
Oberkörper dreht nach oben.
Fußaußenkante drückt in den Boden.
Hand stützt leicht ab.

VARIATION
Beim gedrehten Dreieck erschwert ein Twist die Balance. Der rechte Fuß zeigt nach vorn. Lehnen Sie sich über das rechte Bein und drehen Sie die rechte Schulter über der linken hoch. Die linke Hand stützt auf dem Fuß, Boden oder auf einem Block ab. Keine geeignete Alternative bei Rückenproblemen.

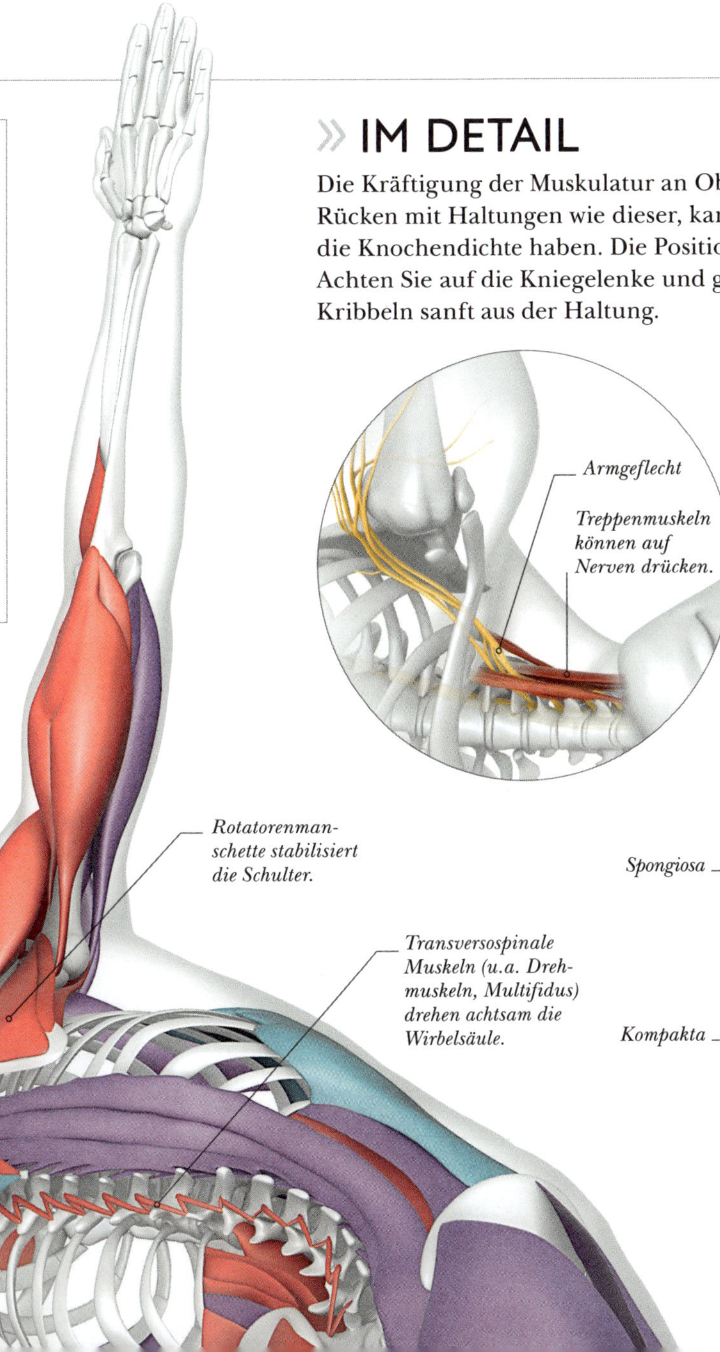

» IM DETAIL

Die Kräftigung der Muskulatur an Oberschenkeln, Hüften und Rücken mit Haltungen wie dieser, kann einen positiven Einfluss auf die Knochendichte haben. Die Position sollte behutsam geübt werden. Achten Sie auf die Kniegelenke und gehen Sie bei Schmerzen oder Kribbeln sanft aus der Haltung.

Druckpunkte

Bei Taubheit oder scharfem und stechendem Schmerz lösen Sie die Position. Diese Beschwerden können durch Impingement oder Druck auf die Nerven verursacht werden. Dasselbe gilt für Kribbeln, Kälte und das Gefühl, der Arm würde absterben. Diese Empfindungen können durch Druck auf die Blutgefäße entstehen.

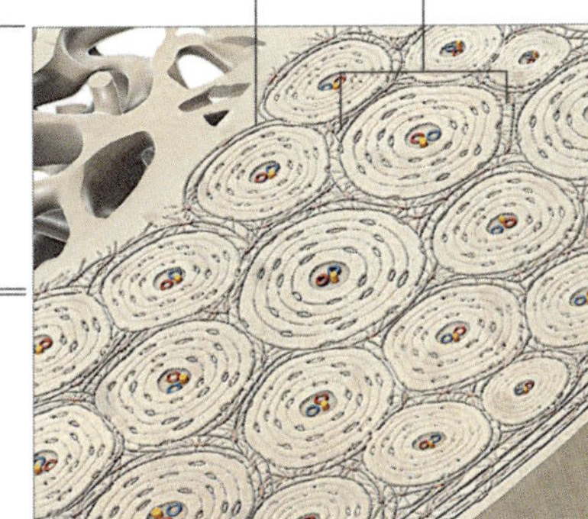

Knochenwachstum

Wenn die Muskeln arbeiten, werden die Knochen positivem Stress ausgesetzt. Das regt die Osteoblasten (Knochenzellen) an, die für das Knochenwachstum sorgen. Eine Langzeitstudie legt nahe, dass durch Yoga die Knochendichte in Wirbelsäule und Oberschenkelknochen zunimmt.

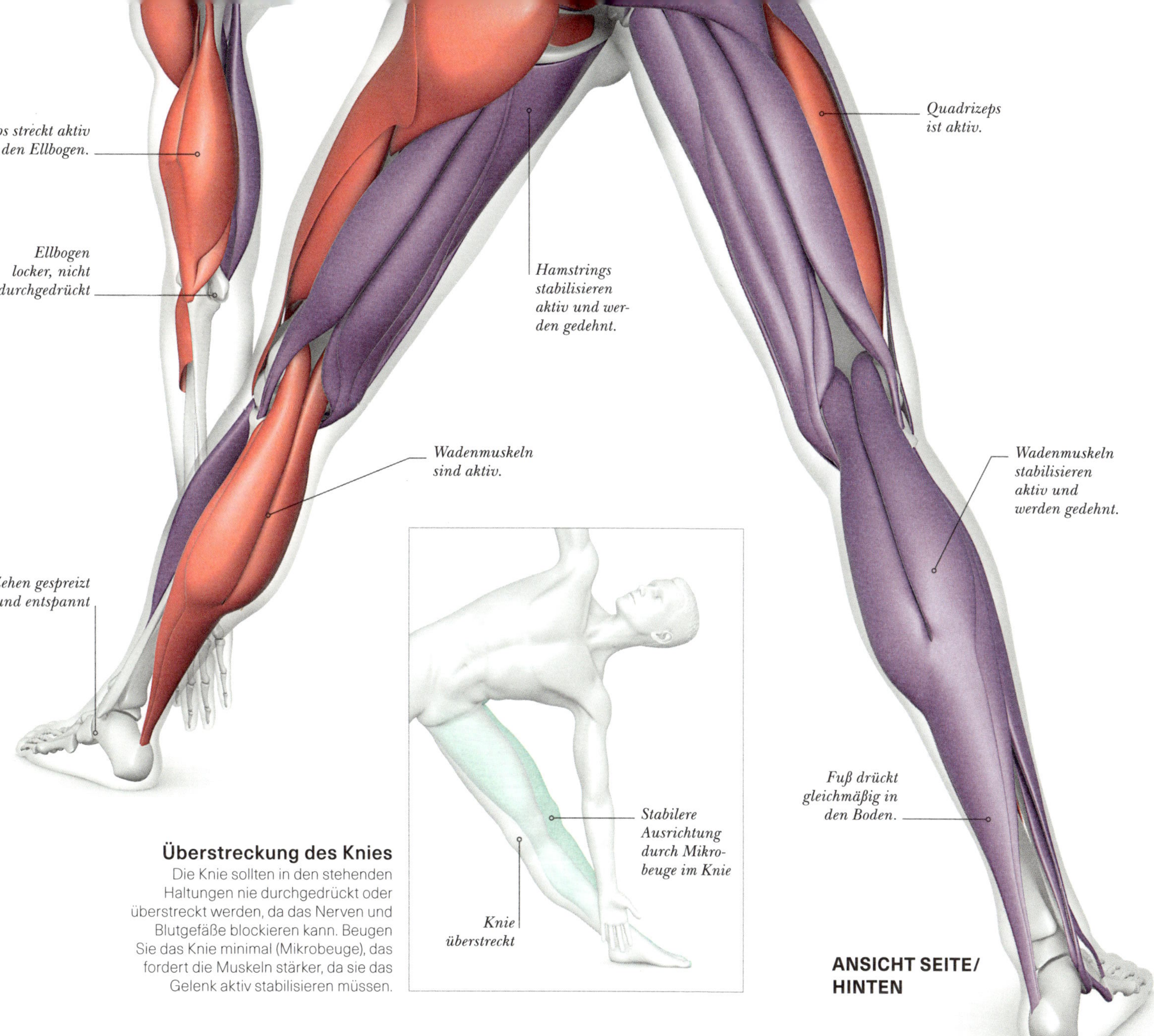

ANSICHT SEITE/ HINTEN

Überstreckung des Knies

Die Knie sollten in den stehenden Haltungen nie durchgedrückt oder überstreckt werden, da das Nerven und Blutgefäße blockieren kann. Beugen Sie das Knie minimal (Mikrobeuge), das fordert die Muskeln stärker, da sie das Gelenk aktiv stabilisieren müssen.

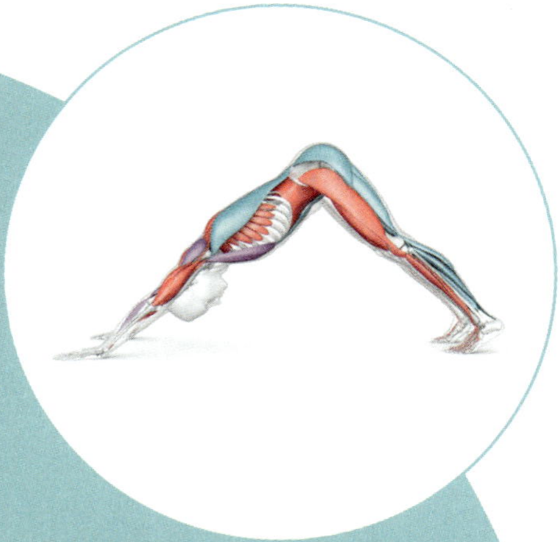
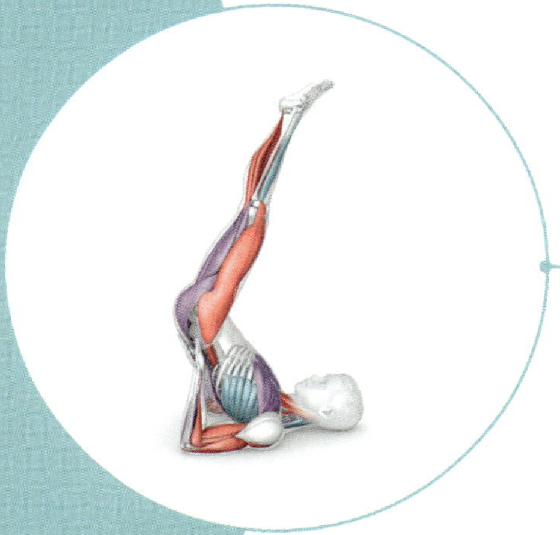
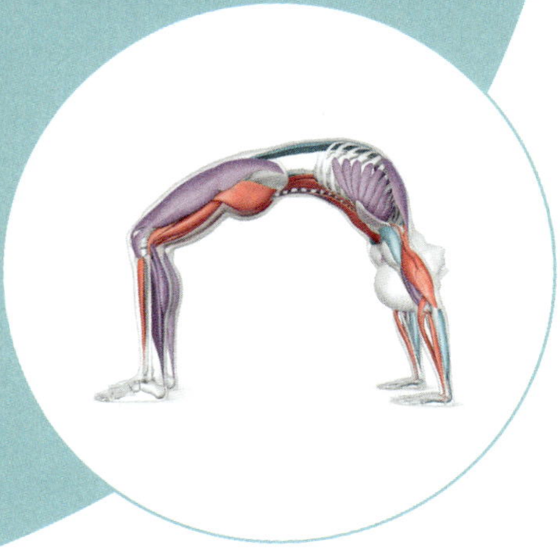

UMKEHR-HALTUNGEN

Als Umkehrhaltungen bezeichnet man Yogapositionen, bei denen sich der Kopf unterhalb des Herzens befindet. Das hat auf der physischen Ebene einen positiven Effekt auf den Kreislauf und den Lymphabfluss. Auf der mentalen Ebene können uns Umkehrhaltungen helfen, die Dinge auch im übertragenen Sinn aus einer anderen Perspektive zu sehen.

HERABSCHAU-ENDER HUND

Adho Mukha Svanasana

Diese Asana ist Teil fast jeder Yogastunde, besonders beim dynamischen Yoga als Teil des Sonnengrußes oder in Flow-Sequenzen. Die Position ist eine Vorbeuge und zugleich eine Umkehrhaltung, die die Beinrückseiten dehnt und die Schultern kräftigt.

HAUPTWIRKUNG

Die Asana dehnt die gesamte Rückseite des Körpers, besonders das Gesäß und die hintere Beinmuskulatur. Zugleich werden Arm- und Schultermuskulatur gekräftigt.

Oberkörper

Der **querverlaufende Bauchmuskel** stabilisiert Wirbelsäule und Core. Die **Rückenstrecker** halten die Wirbelsäule neutral oder leicht gestreckt. **Mittlerer und unterer Trapezius** stabilisieren die Schulterblätter und ziehen sie nach unten. Der **große Rückenmuskel** dehnt.

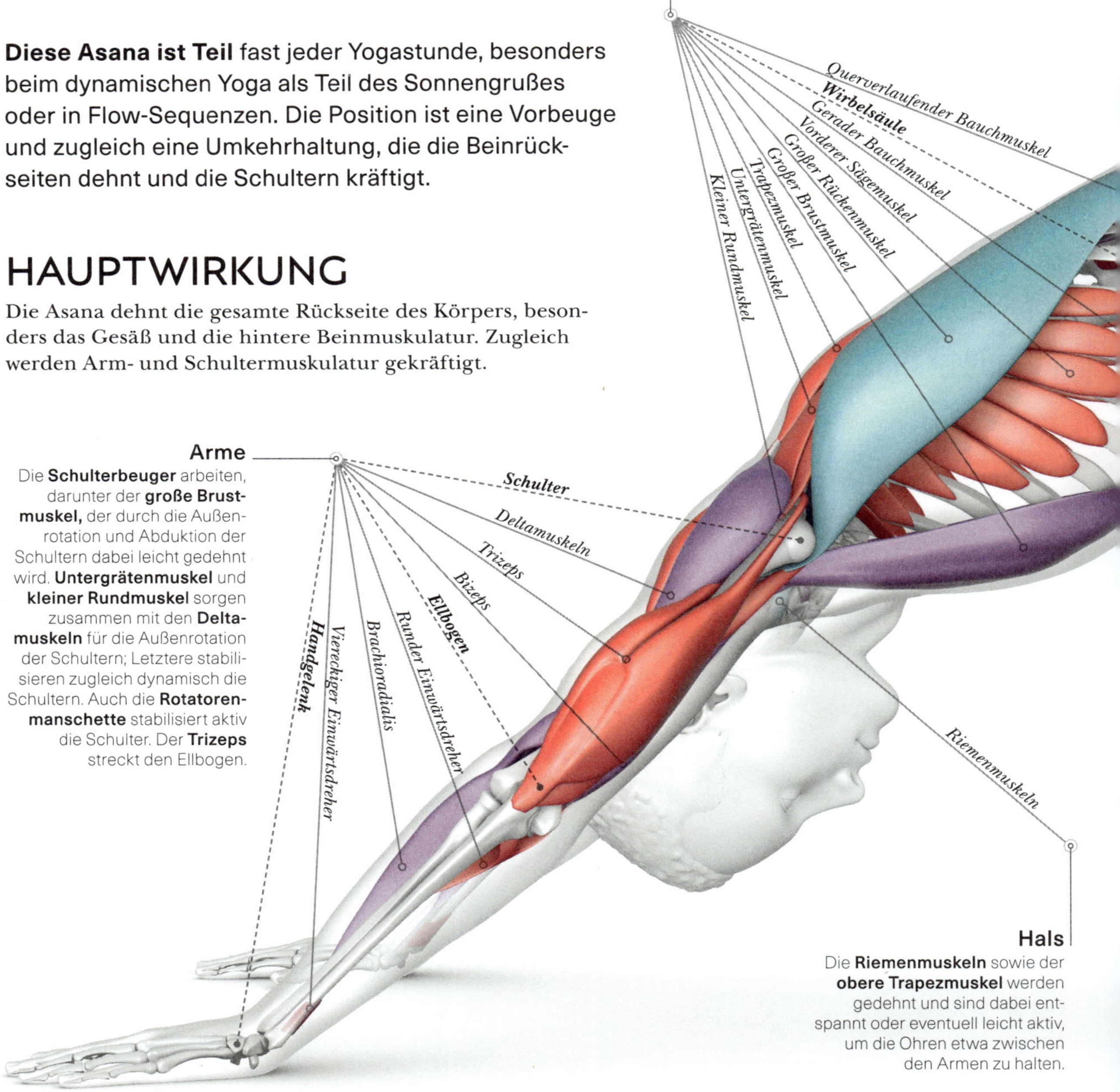

Arme

Die **Schulterbeuger** arbeiten, darunter der **große Brustmuskel,** der durch die Außenrotation und Abduktion der Schultern dabei leicht gedehnt wird. **Untergrätenmuskel** und **kleiner Rundmuskel** sorgen zusammen mit den **Deltamuskeln** für die Außenrotation der Schultern; Letztere stabilisieren zugleich dynamisch die Schultern. Auch die **Rotatorenmanschette** stabilisiert aktiv die Schulter. Der **Trizeps** streckt den Ellbogen.

Hals

Die **Riemenmuskeln** sowie der **obere Trapezmuskel** werden gedehnt und sind dabei entspannt oder eventuell leicht aktiv, um die Ohren etwa zwischen den Armen zu halten.

LEGENDE

- •-- *Gelenke*
- ○— *Muskeln*
- Anspannung
- Anspannung und Dehnung
- Dehnung

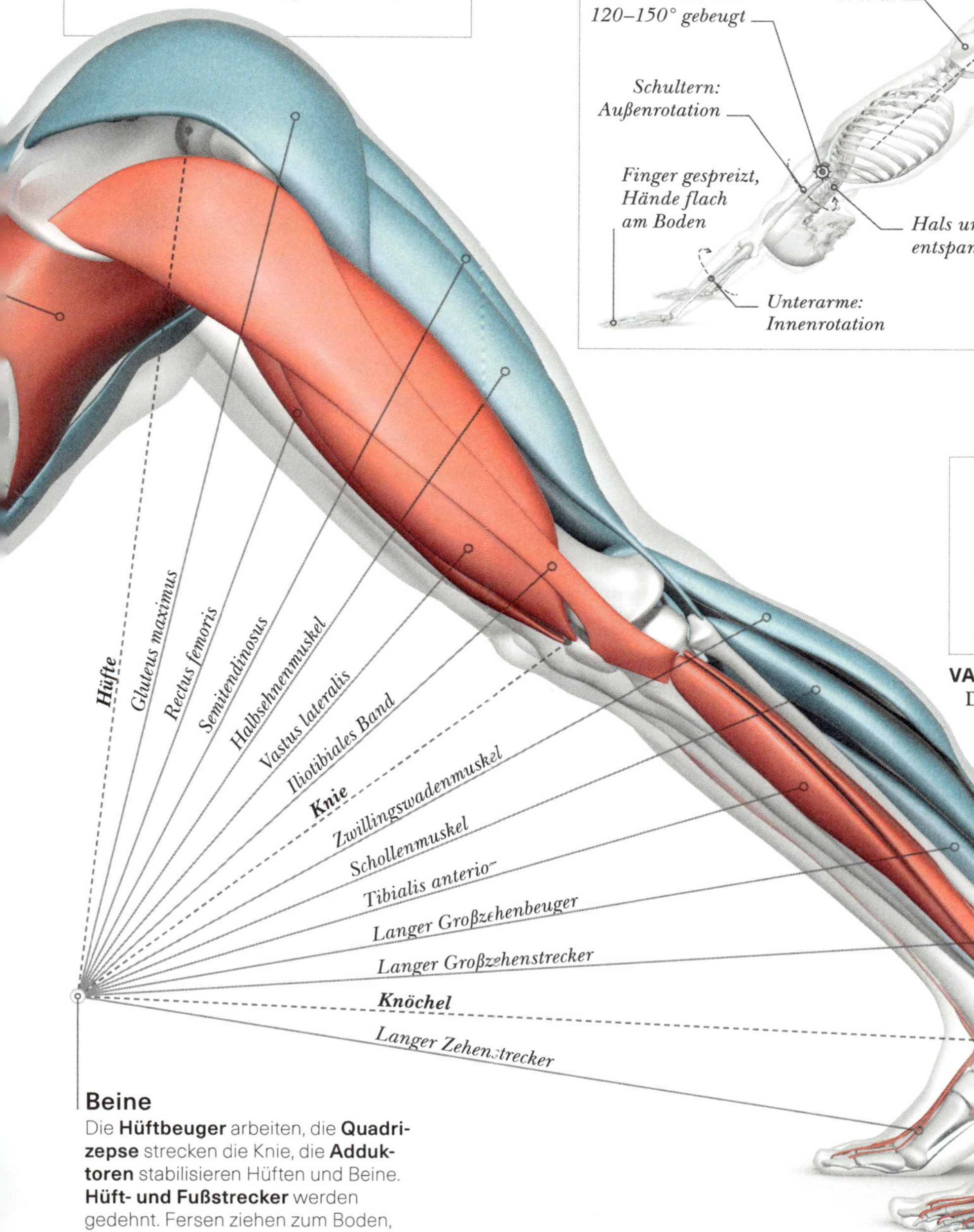

Beine

Die **Hüftbeuger** arbeiten, die **Quadrizepse** strecken die Knie, die **Adduktoren** stabilisieren Hüften und Beine. **Hüft- und Fußstrecker** werden gedehnt. Fersen ziehen zum Boden, sodass die **Fußheber** anspannen.

AUSRICHTUNG

Die Arme strecken nicht ganz gerade über den Kopf, die Beugung der Schultern ist etwas geringer als 180°. Die Wirbelsäule ist neutral oder leicht gestreckt.

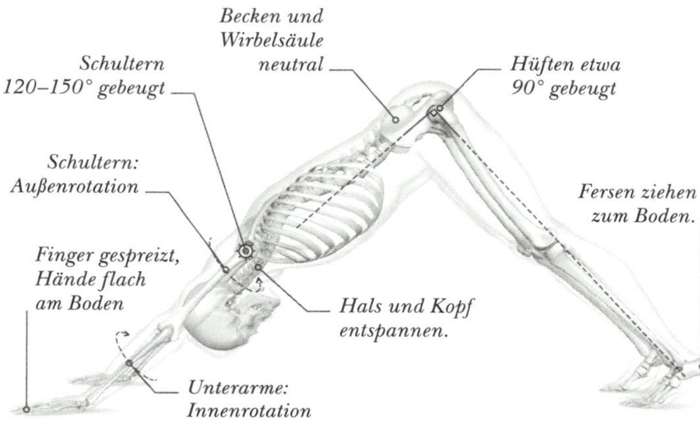

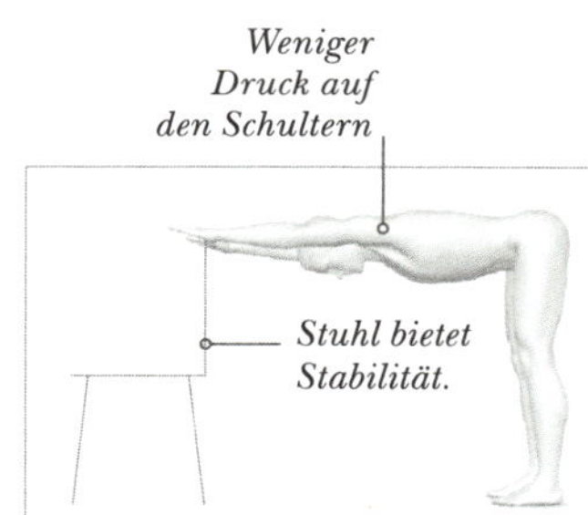

VARIATION

Die Hände auf einer Stuhllehne, einem Tisch oder an der Wand abzustützen, ist eine gute Alternative z. B. bei Handgelenks- oder Kreislaufproblemen oder Bluthochdruck.

» IM DETAIL

Zu viel oder zu wenig Flexibilität kann die korrekte Ausrichtung in der Asana erschweren, aber mit der passenden Variation kann jeder von dieser vielseitigen Haltung profitieren.

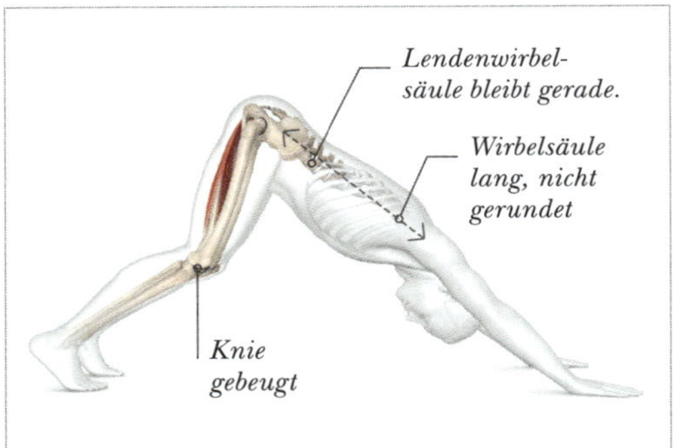

Verkürzte Hamstrings

Wenn die Muskulatur der Beinrückseiten unflexibel ist, kippt das Becken nach innen und der Rücken wird rund. Eine gerade Wirbelsäule ist wichtiger als gestreckte Beine. Beugen Sie die Knie und drücken Sie die Hände in den Boden, um den Rücken zu strecken und das Becken neutral auszurichten.

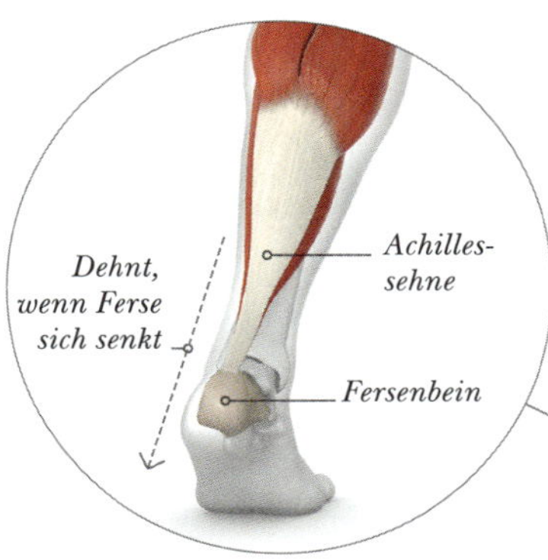

Achillessehne

Diese Sehne verdankt ihre Namen dem griechischen Sagenheld Achilles und dessen einziger Schwachstelle. Bei vielen Menschen ist diese Sehne sehr fest, sodass die Fersen im herabschauenden Hund nicht den Boden berühren. Man kann sie dehnen, doch zu starke Dehnung kann sie schwächen, denn sie braucht Spannung für explosive Bewegungen.

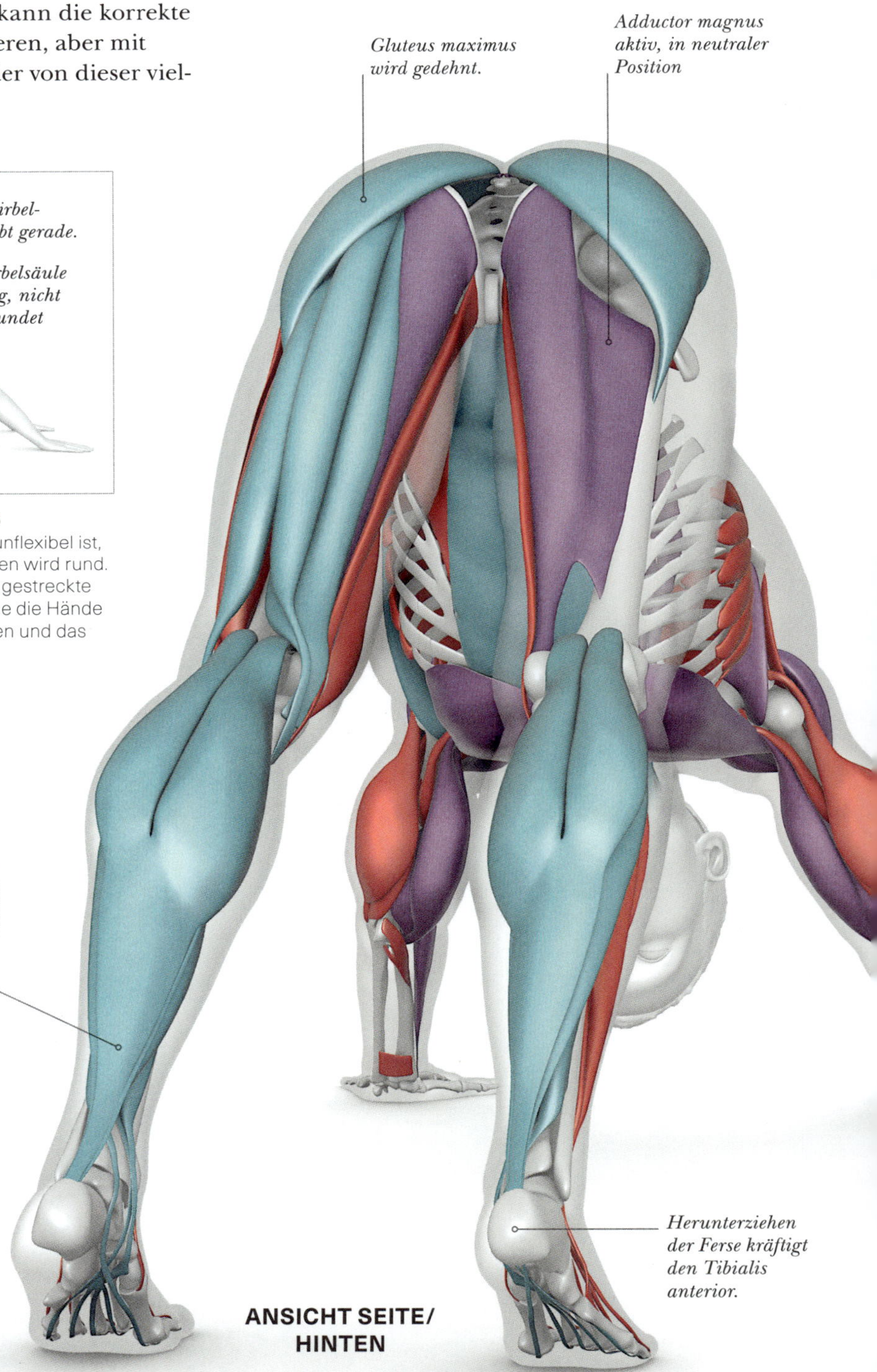

ANSICHT SEITE/ HINTEN

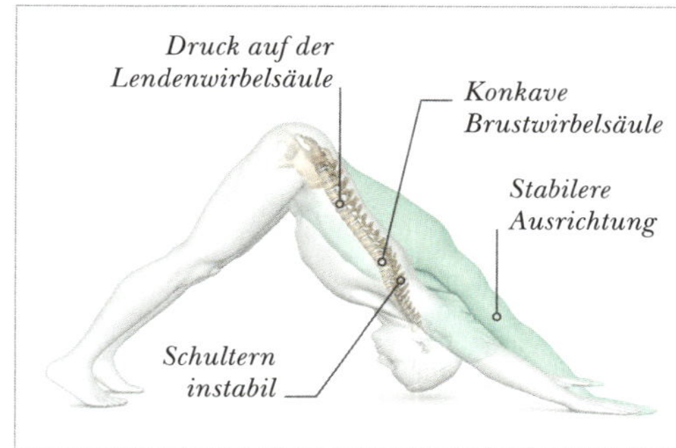

Überstreckung der Wirbelsäule

Bei sehr flexiblen oder hypermobilen Menschen biegt sich der Rücken oft nach unten durch, was Schultern und Wirbelsäule instabil macht. Ziehen Sie den Bauchnabel aktiv ein, um die Bauchmuskeln anzuspannen. Dann ziehen die Rippen mehr nach innen, Wirbelsäule und Becken nähern sich mehr der Neutralstellung.

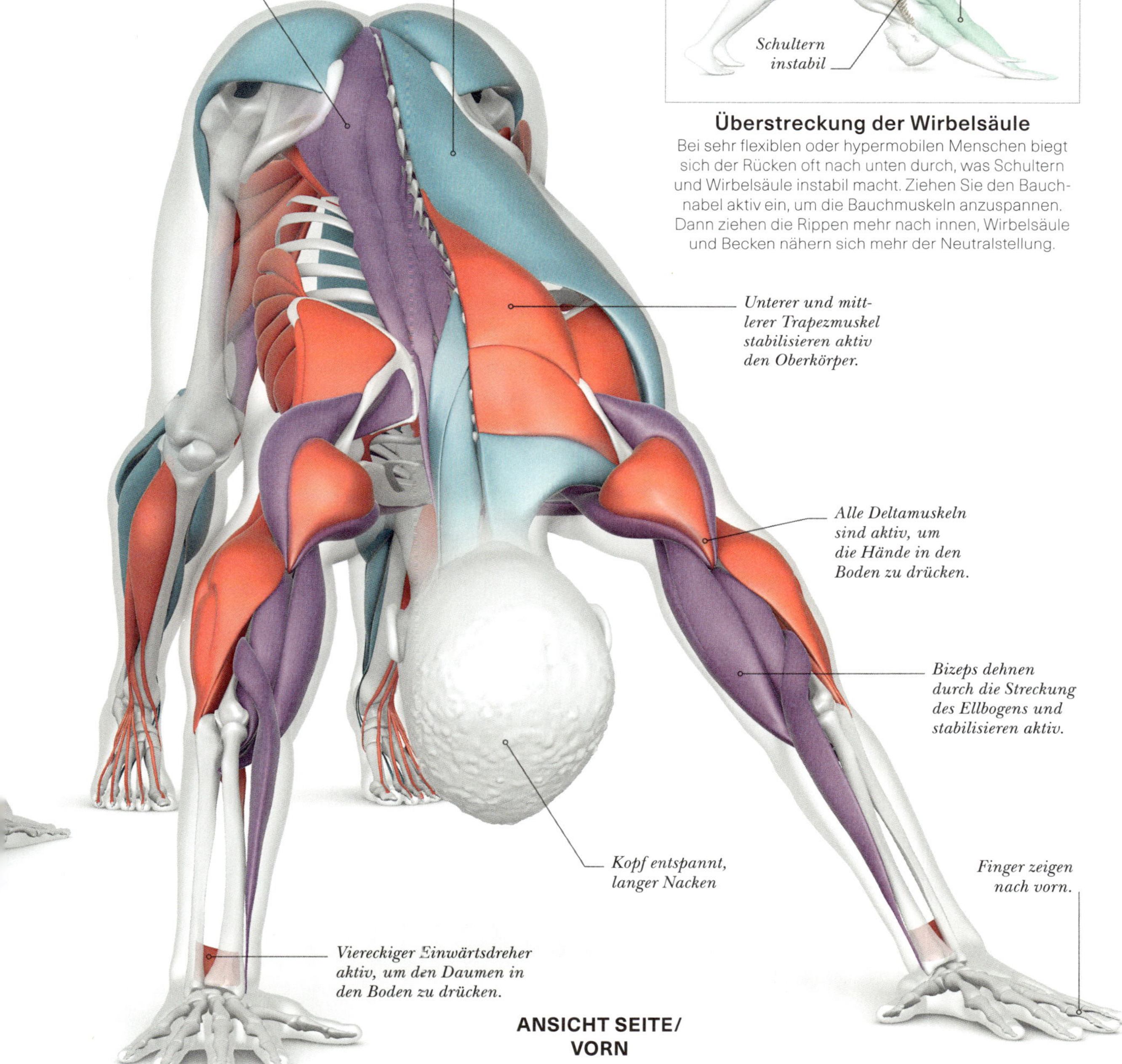

ANSICHT SEITE/ VORN

KOPFSTAND

Sirsasana

Diese volle Umkehrhaltung stellt Sie buchstäblich auf den Kopf. Die Wirkung ist vielfältig: effektivere Atmung, eine umfassende Kräftigung des Oberkörpers, insbesondere der Muskeln um die Schultergelenke, und eine Kräftigung der Core-Muskulatur.

HAUPTWIRKUNG

Die Asana kräftigt Arme und Schultern. Oberschenkel- und Core-Muskulatur stabilisieren aktiv das Körperzentrum, um das Gleichgewicht zu halten. Auch wenn die Haltung »Kopfstand« heißt, tragen die Arme das Gewicht, nicht der Kopf.

LEGENDE

- *Gelenke*
- *Muskeln*
- Anspannung
- Anspannung und Dehnung
- Dehnung

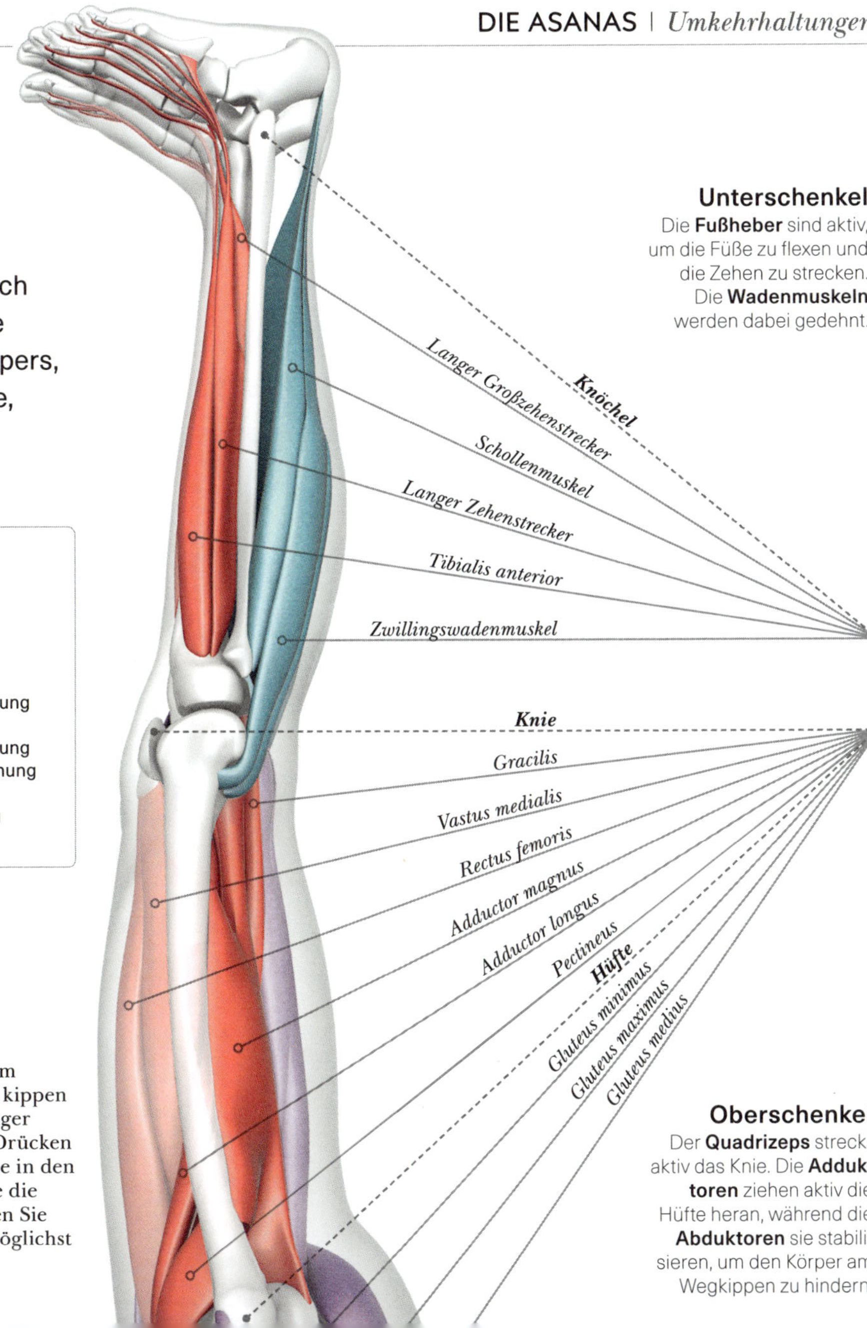

Unterschenkel
Die **Fußheber** sind aktiv, um die Füße zu flexen und die Zehen zu strecken. Die **Wadenmuskeln** werden dabei gedehnt.

Oberschenkel
Der **Quadrizeps** streckt aktiv das Knie. Die **Adduktoren** ziehen aktiv die Hüfte heran, während die **Abduktoren** sie stabilisieren, um den Körper am Wegkippen zu hindern.

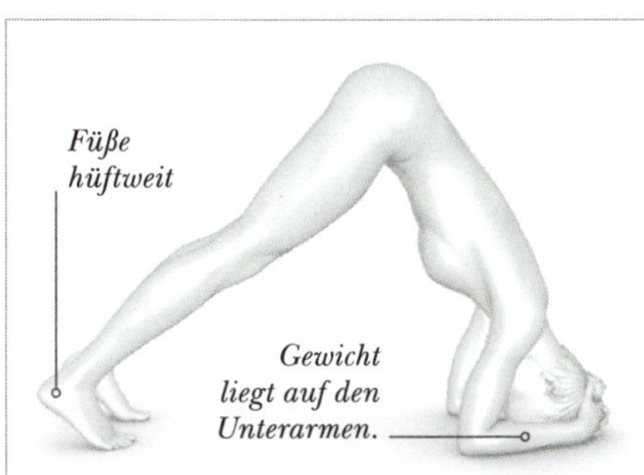

VARIATION
Bei dieser Vorform können Sie nicht kippen und müssen weniger Gewicht halten. Drücken Sie die Unterarme in den Boden, heben Sie die Hüften und laufen Sie mit den Füßen möglichst nah zum Kopf.

Oberkörper

Die **Bauchmuskeln** stabilisieren aktiv die Wirbelsäule in neutraler Position und komprimieren die Bauchorgane. Die **Rückenstrecker** sind aktiv, um das Gleichgewicht zu halten.

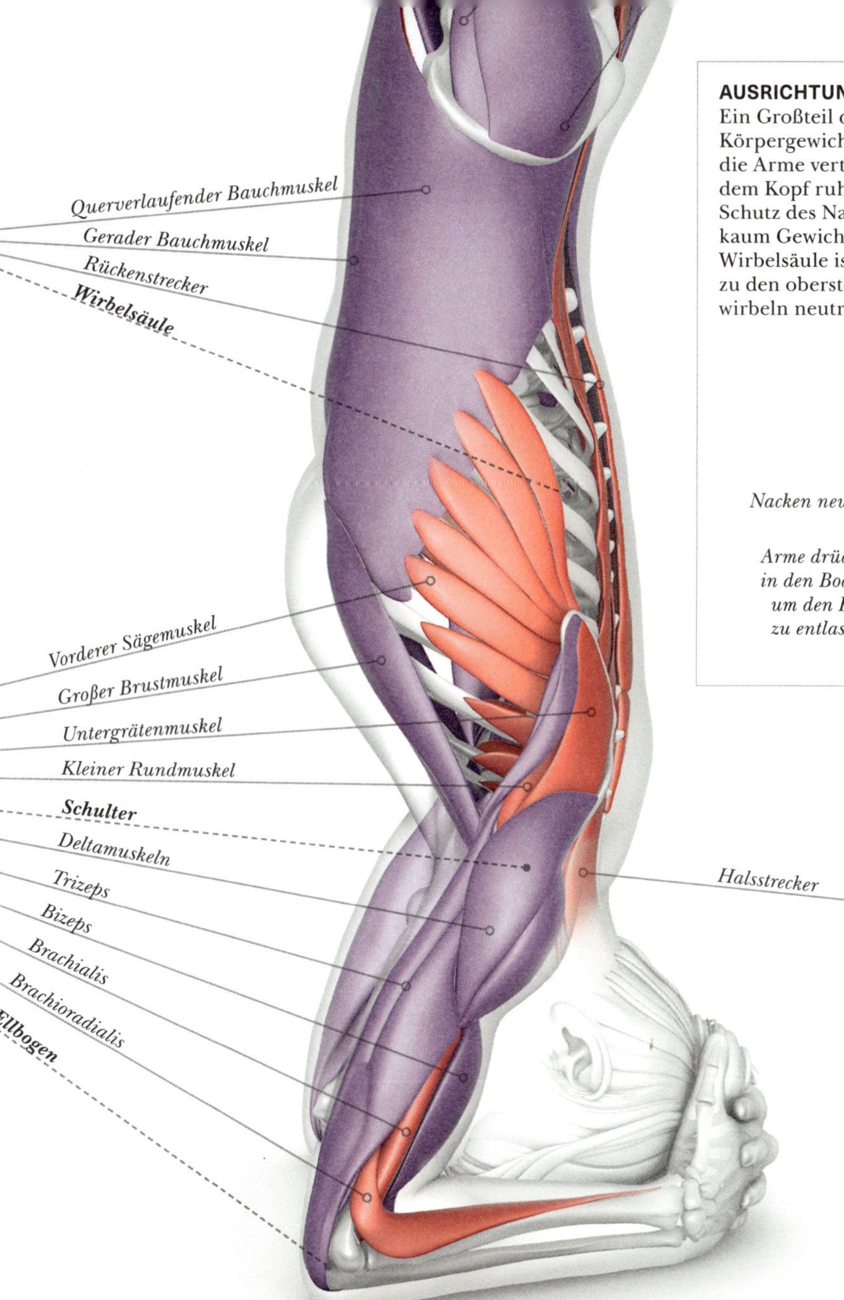

Arme

Die **Rotatorenmanschetten** arbeiten dynamisch, um die Schulterblätter und -gelenke zu stabilisieren. Die **Beugemuskeln der Schultern** sind aktiv. **Brachialis, Bizeps** und **Brachioradialis** beugen aktiv die Ellbogen. Der **Trizeps** stabilisiert aktiv, wenn die Arme in den Boden drücken.

Hals

Die **Halsstrecker** halten die Wirbelsäule in neutraler Position und stabilisieren den Kopf.

AUSRICHTUNG

Ein Großteil des Körpergewichts ist auf die Arme verteilt. Auf dem Kopf ruht zum Schutz des Nackens kaum Gewicht. Die Wirbelsäule ist bis zu den obersten Halswirbeln neutral.

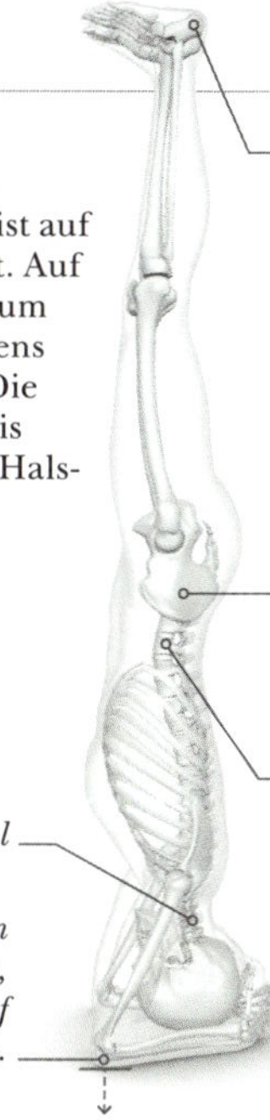

» IM DETAIL

Richtig ausgeführt – ohne Druck auf Kopf und Nacken – ist der Kopfstand eine sichere Haltung, die viele positive Effekte hat: Die Asana kräftigt Schultern und Atmung und unterstützt die Regulierung des Blutdrucks.

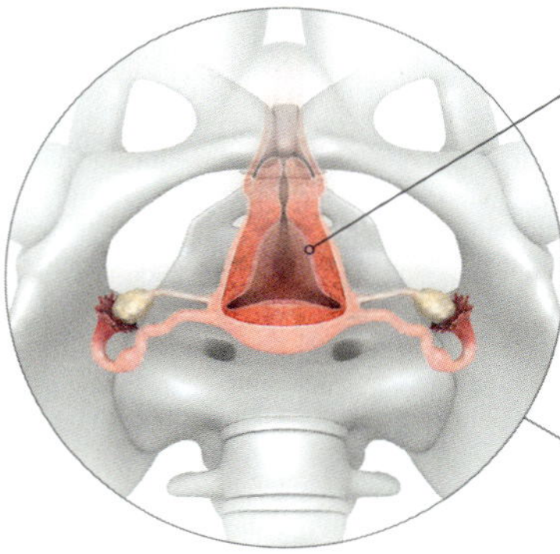

Menstruation

Aus yogischer Sicht können Umkehrhaltungen während der Regelblutung den natürlichen Abwärtsfluss der Energie (Sanskrit: *Apana Vayu*) stören. Aus medizinischer Perspektive gibt es dafür keine Anhaltspunkte. Jede Frau kann selbst entscheiden, ob ihr Umkehrhaltungen während der Periode guttun oder nicht.

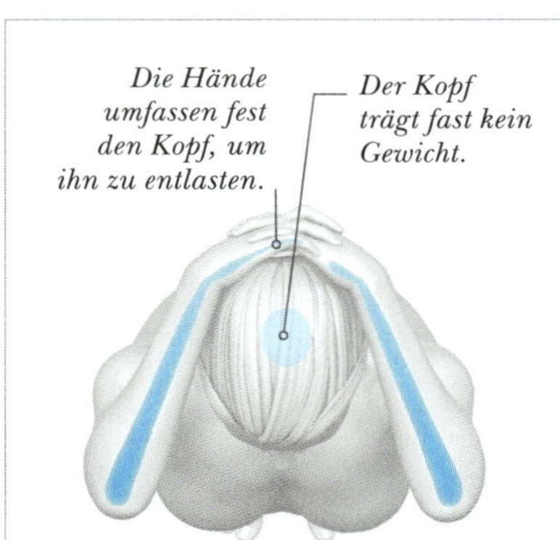

Druck und Balance

Um den Kopfstand sicher zu üben, sollte höchstens 10 % des Gewichts auf dem Kopf liegen. Umfassen Sie den Kopf fest mit den Händen und drücken Sie die Unterarme stark in den Boden, sodass der Kopf den Boden nur leicht berührt. Beine und Füße ziehen nach oben zur Decke.

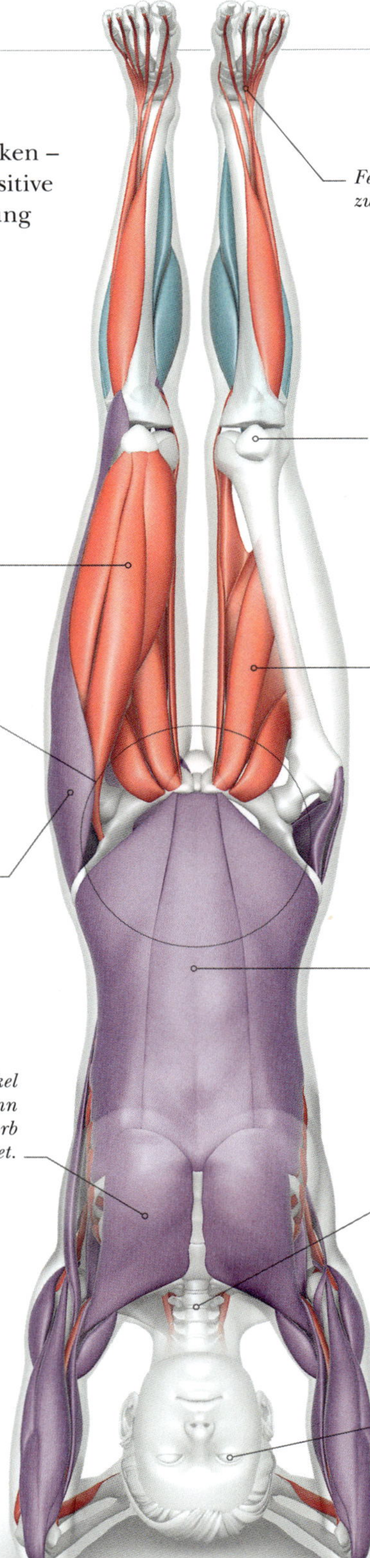

VORDERANSICHT

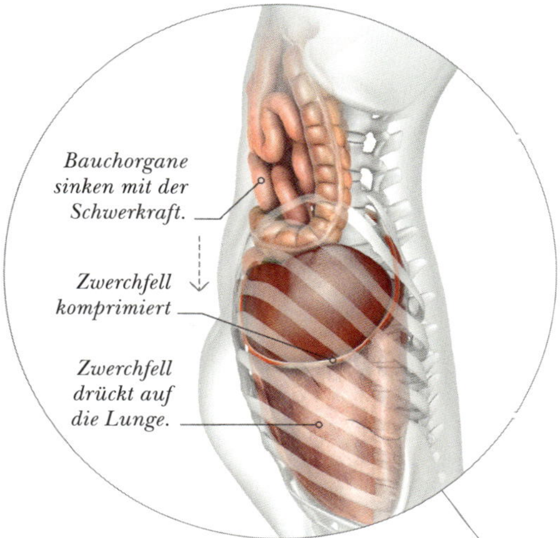

Komprimiertes Zwerchfell

Im Kopfstand muss das Zwerchfell bei der Einatmung gegen den Druck der Bauchorgane arbeiten, die mit der Schwerkraft nach unten sinken. Das kräftigt das Zwerchfell und sorgt auf Dauer für eine leistungsfähigere Atmung.

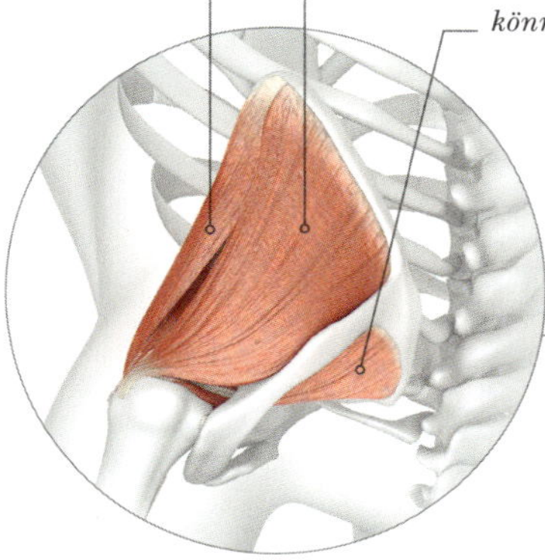

Stärkung der Rotatorenmanschetten

In einer Studie über acht Jahre übten Teilnehmende mit Verletzungen der Rotatorenmanschette Kopfstand – oder Variationen – zur Kräftigung. Die meisten konnten Schmerzen reduzieren und auf Operationen verzichten.

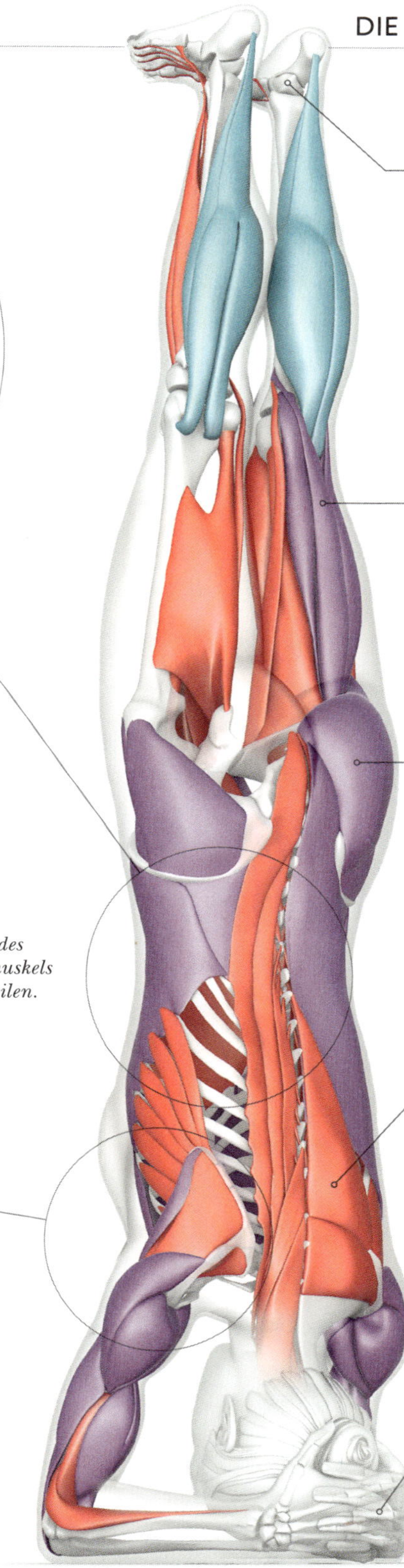

ANSICHT SEITE/HINTEN

HALBER SCHULTERSTAND

Ardha Sarvangasana

Die bekannte Umkehrhaltung wird häufig am Ende einer Yogastunde zur Entspannung geübt. Sie kann den Blutdruck senken, die Verdauung anregen und das Nervensystem regenerieren. Beim halben Schulterstand wird weniger Druck auf den Nacken ausgeübt als beim (geraden) Schulterstand.

HAUPTWIRKUNG

Die Haltung kräftigt sanft die vordere Halsmuskulatur, während Nacken und oberer Rücken gedehnt werden. Core- und Oberschenkelmuskeln arbeiten, um den Körper in der Umkehrhaltung zu stabilisieren und oben zu halten.

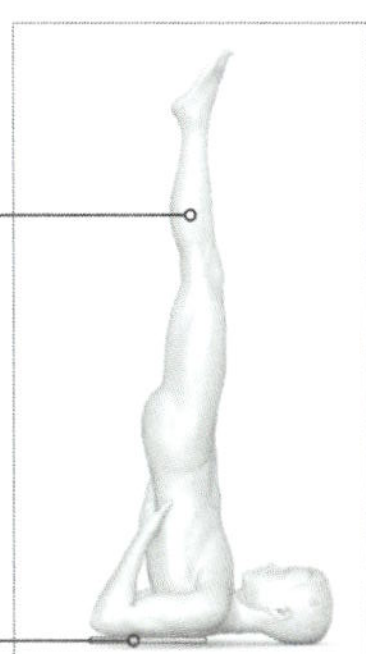

VARIATION
Beim unterstützten Schulterstand können Sie die Beine senkrecht hochstrecken, um die volle Haltung sicher zu üben. Gefaltete Decke unter den Schultern (Nacken ist frei) nehmen den Druck von der Halswirbelsäule. Der Nacken wird so weniger gebeugt, was das Verletzungsrisiko senkt.

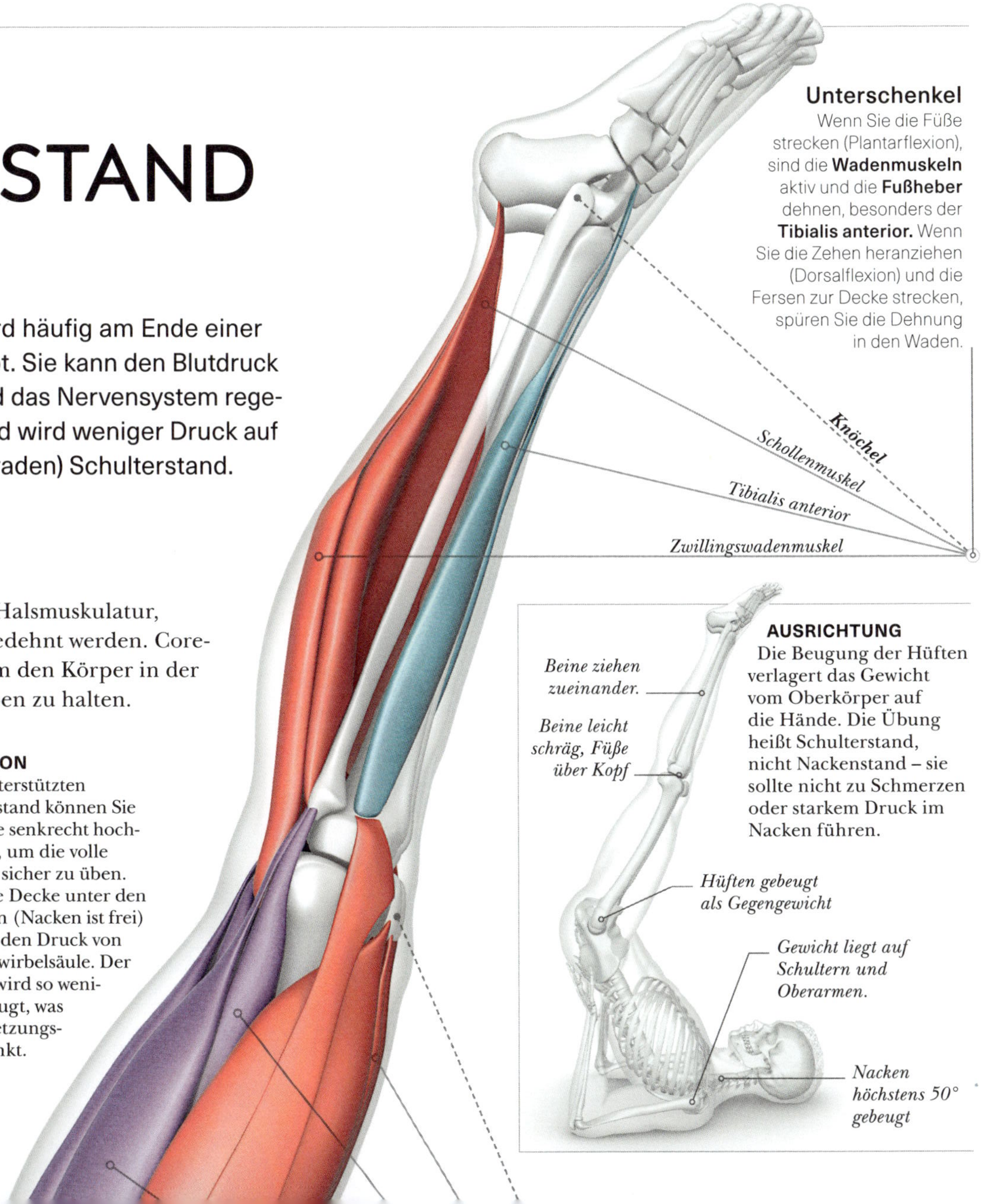

Unterschenkel
Wenn Sie die Füße strecken (Plantarflexion), sind die **Wadenmuskeln** aktiv und die **Fußheber** dehnen, besonders der **Tibialis anterior.** Wenn Sie die Zehen heranziehen (Dorsalflexion) und die Fersen zur Decke strecken, spüren Sie die Dehnung in den Waden.

AUSRICHTUNG
Die Beugung der Hüften verlagert das Gewicht vom Oberkörper auf die Hände. Die Übung heißt Schulterstand, nicht Nackenstand – sie sollte nicht zu Schmerzen oder starkem Druck im Nacken führen.

LEGENDE

- *Gelenke*
- *Muskeln*
- Anspannung
- Anspannung und Dehnung
- Dehnung

Oberschenkel

Der **Quadrizeps** streckt die Knie, **Hamstrings** und **Gluteus maximus** stabilisieren die Oberschenkel in gestreckter Position, die **Adduktoren** arbeiten. In dieser Variante der Asana stabilisieren die **Hüftbeuger** aktiv die Hüften.

Hals und Oberkörper

Die Beugemuskeln des Halses arbeiten, die Streckmuskeln dehnen. **Trapezius, vorderer Sägemuskel** und **großer Brustmuskel** werden gedehnt. Die **Rückenstrecker** dehnen aktiv, um die Wirbelsäule zu heben. Stellen Sie sich vor, Ihre Füße ziehen zur Decke, das unterstützt die Streckung nach oben.

Arme

Hintere Deltamuskeln, großer Rückenmuskel und **großer Rundmuskel** strecken aktiv die Schultern, indem sie die Arme in den Boden drücken. **Brachialis, Bizeps** und **Brachioradialis** beugen aktiv die Ellbogen. **Handgelenkbeuger** arbeiten, um die Hände in den unteren Rücken zu drücken und die Hüften oben zu halten.

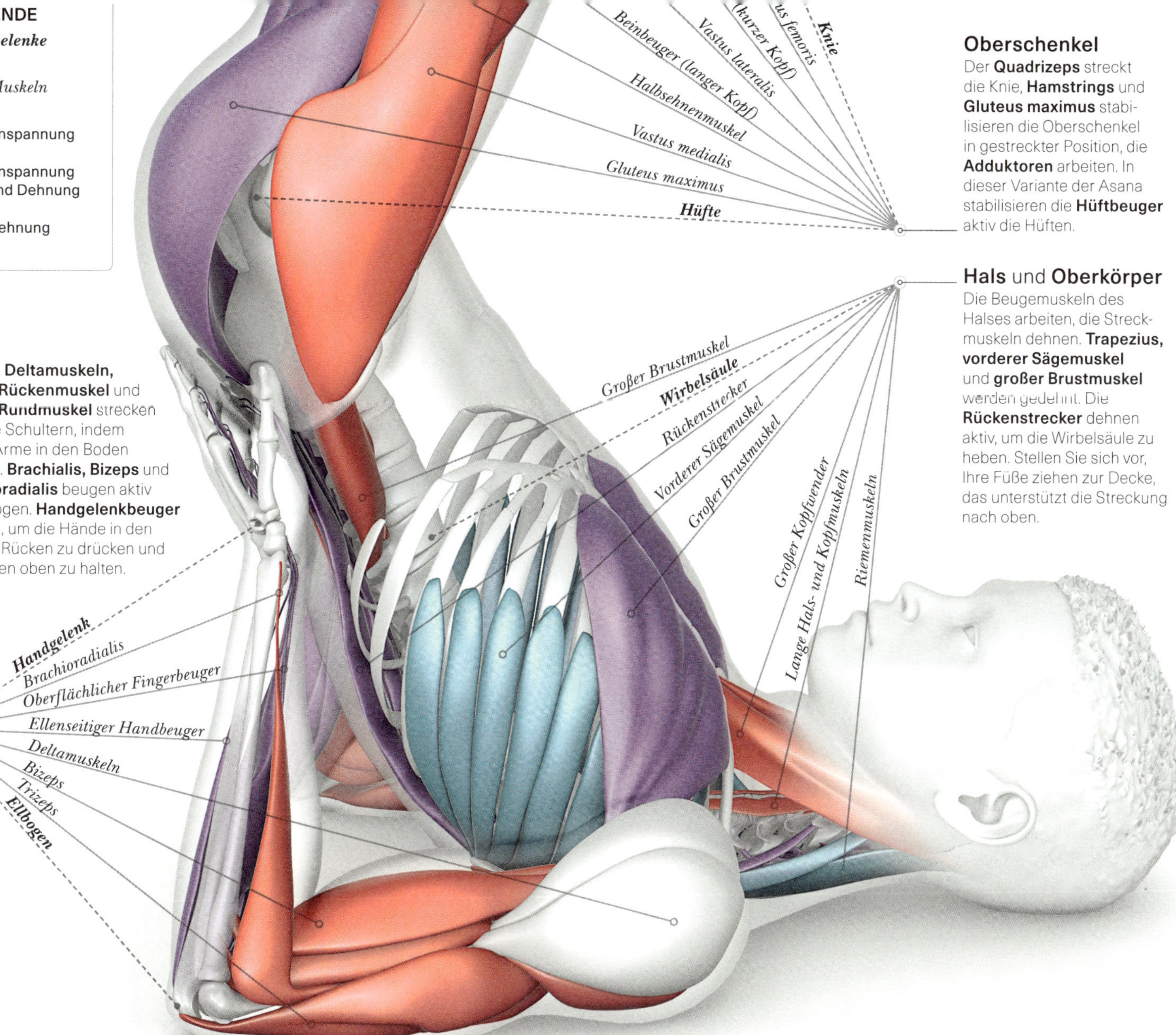

» IM DETAIL

Der Schulterstand regt durch die Umkehrung des Körpers effektiv den Lymphfluss und den Kreislauf an. Die Asana kann auch die Barorezeptoren in den Gefäßwänden stimulieren, was den Blutdruck senkt.

Lymphfluss

Die Lymphgefäße brauchen Bewegung, damit die Lymphflüssigkeit im Körper zirkuliert. Wie bei Venen (S. 139) verhindern Einwegventile einen Rückfluss. Umkehrhaltungen fördern das Öffnen der Lymphklappen und beugen einer Flüssigkeitsansammlung in den Beinen und Knöcheln vor.

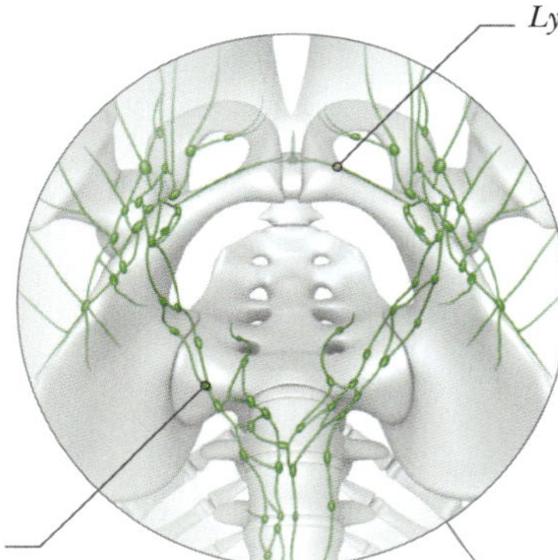

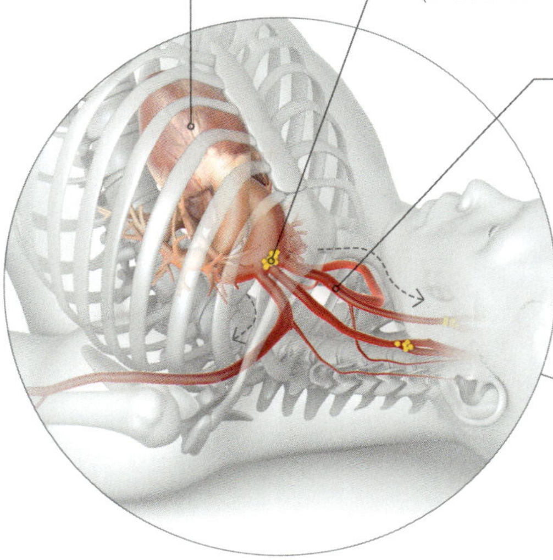

Barorezeptoren

Bei Umkehrhaltungen steigt der Blutdruck zuerst an, dann setzen Signale ans Gehirn eine Kettenreaktion in Gang, um den Blutdruck zu senken und die Homöostase (S. 31) zu erhalten. Der Effekt kann durch den Druck auf die Barorezeptoren in der Halsschlagader verstärkt werden, der durch die Halsbeugung entsteht. Regelmäßige Umkehrhaltungen können den Blutdruck senken.

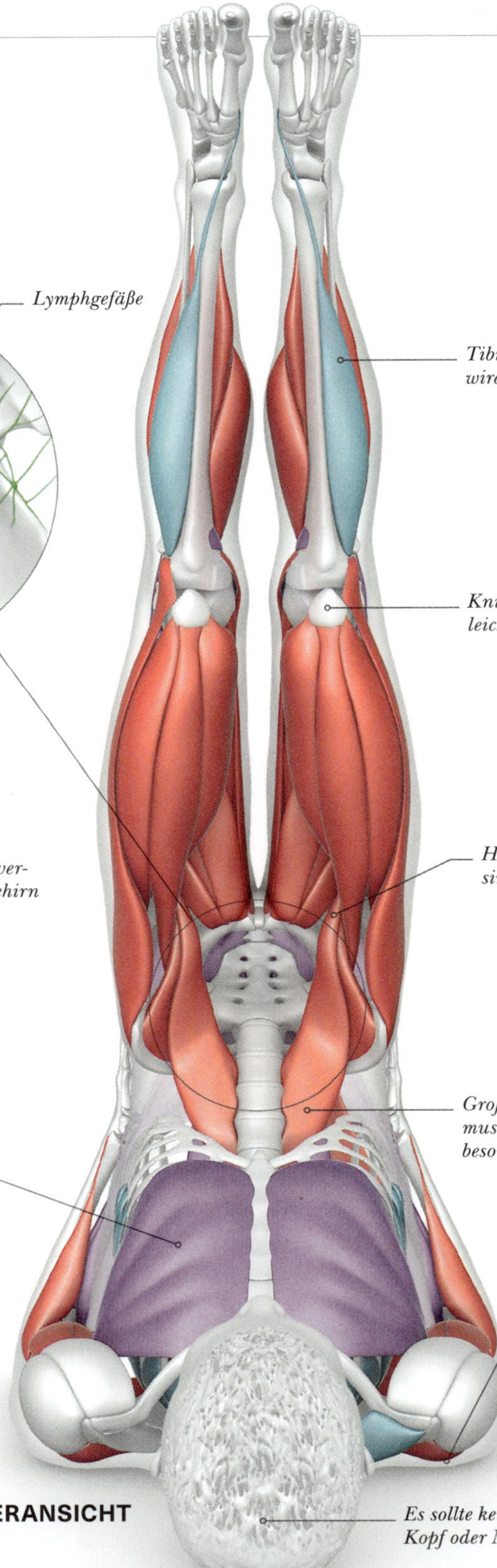

VORDERANSICHT

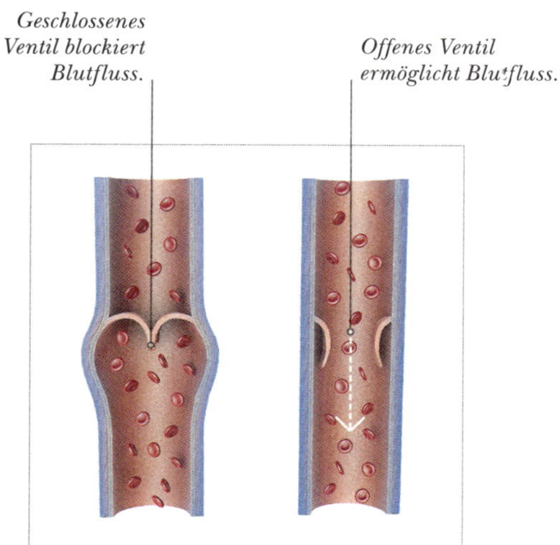

Venöser Blutfluss

Im Gegensatz zu Arterien haben Venen keine muskulären Gefäßwände, um das Blut zu transportieren. Stattdessen verhindern Venenklappen wie Einwegventile den Rückfluss und transportieren sauerstoffarmes Blut zum Herzen. Bei Umkehrhaltungen öffnet die Schwerkraft die Ventile und verbessert die Durchblutung.

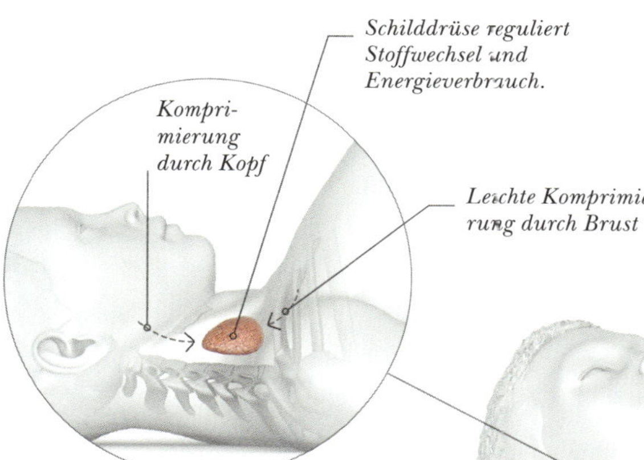

Stimulation der Schilddrüse

Laut der traditionellen yogischen Lehre stimuliert die Asana die Schilddrüse. Doch diese reagiert nicht auf mechanischen Druck und Bewegung wie es beispielsweise der Darm tut. Es gibt auch keinen wissenschaftlichen Nachweis dafür, dass die verbesserte Durchblutung die Funktion der Schilddrüse fördert.

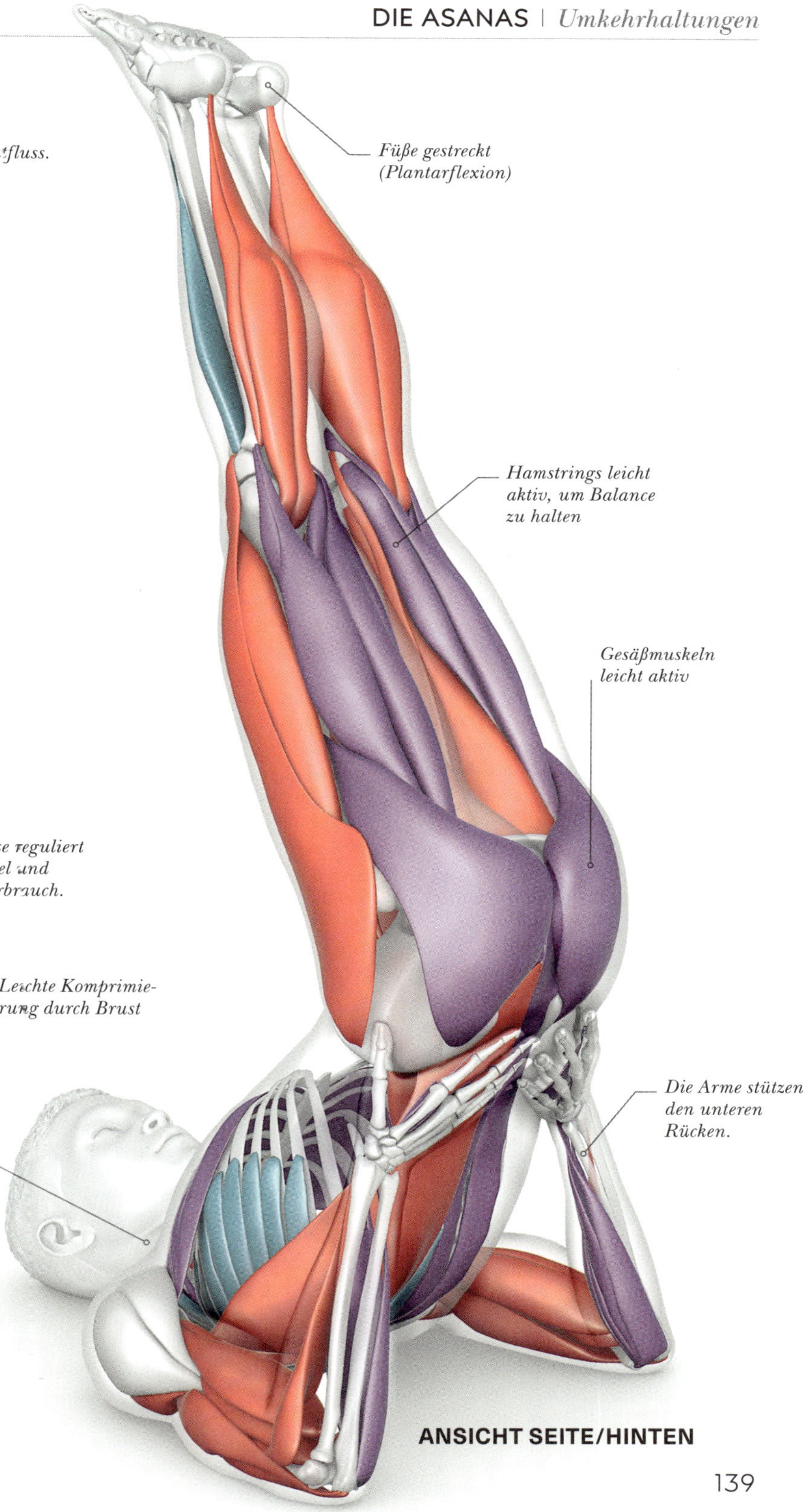

ANSICHT SEITE/HINTEN

SCHULTERBRÜCKE

Setu Bandhasana

Die sanfte, einfache Rückbeuge kann Rückenschmerzen lindern und ist sehr effektiv bei Verspannungen, die durch zu langes Sitzen entstehen. Die Haltung wirkt beruhigend und kann gut am Ende der Yogastunde oder abends vor dem Schlafengehen geübt werden.

HAUPTWIRKUNG

Die Asana dehnt die Muskeln an der Vorderseite des Körpers: von den Oberschenkeln über die Hüften und den Bauch bis zur Brust. Die Rückseite wird gekräftigt: Von den Hamstrings über das Gesäß und den Rücken bis zu den Schultern arbeiten die Muskeln, um die Rückbeuge zu halten.

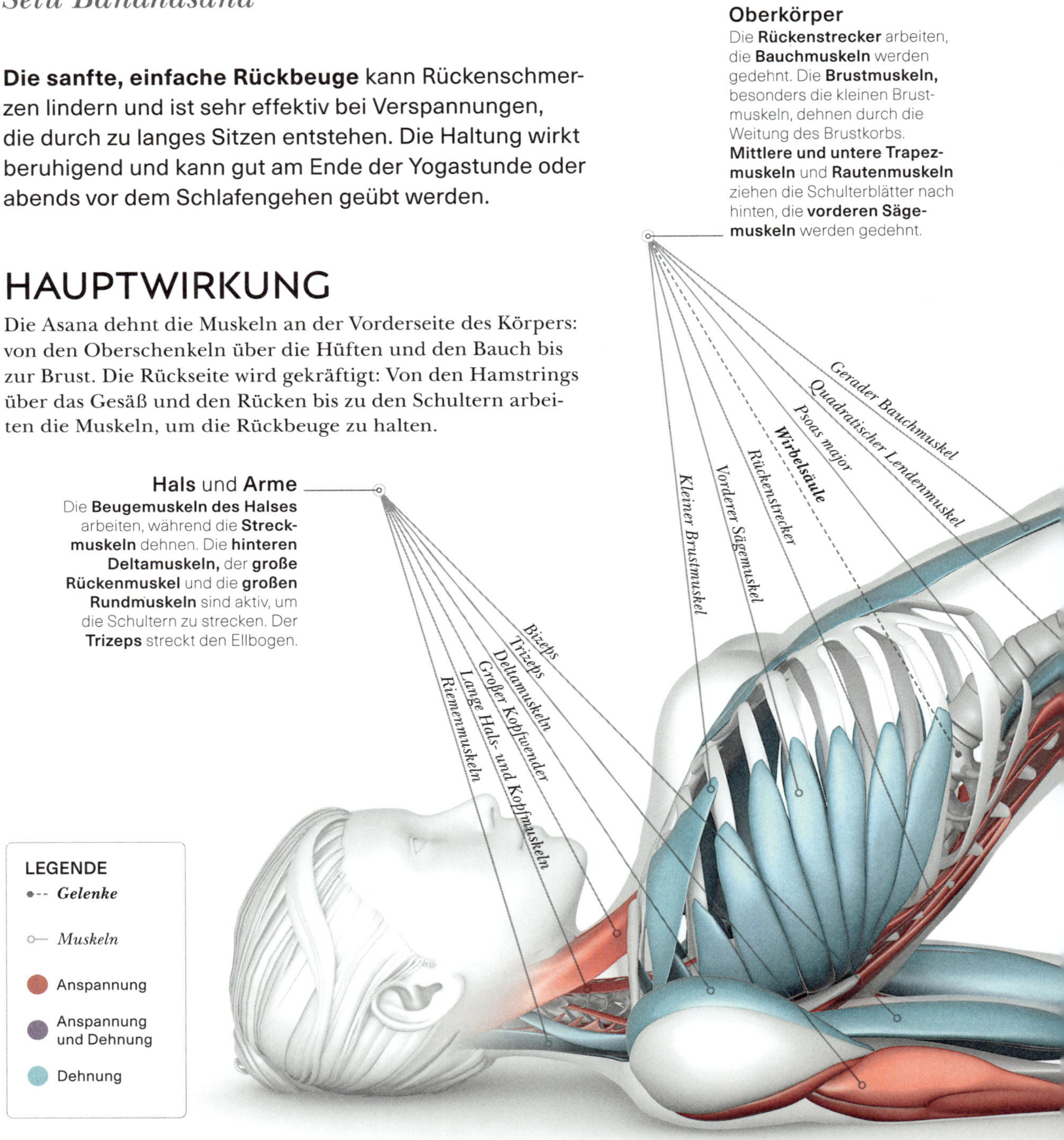

Oberschenkel

Die **Hüftstrecker** und der **Gluteus maximus** arbeiten, während die **Hüftbeuger** gedehnt werden. Der **Quadrizeps** dehnt aktiv und stabilisiert gemeinsam mit den **Hamstrings** die Oberschenkel. Die **Adduktoren** arbeiten beim aktiven Zusammenziehen der Beine.

AUSRICHTUNG

Innenseiten der Oberschenkel sind aktiv, die Beine parallel. Der Blick geht nach oben. Drehen Sie in dieser Position nicht den Kopf.

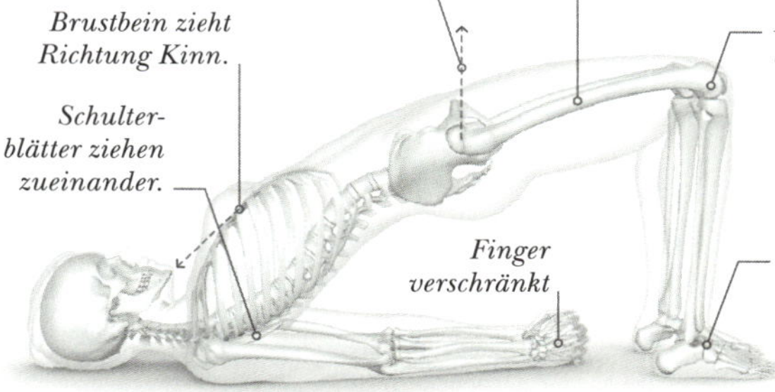

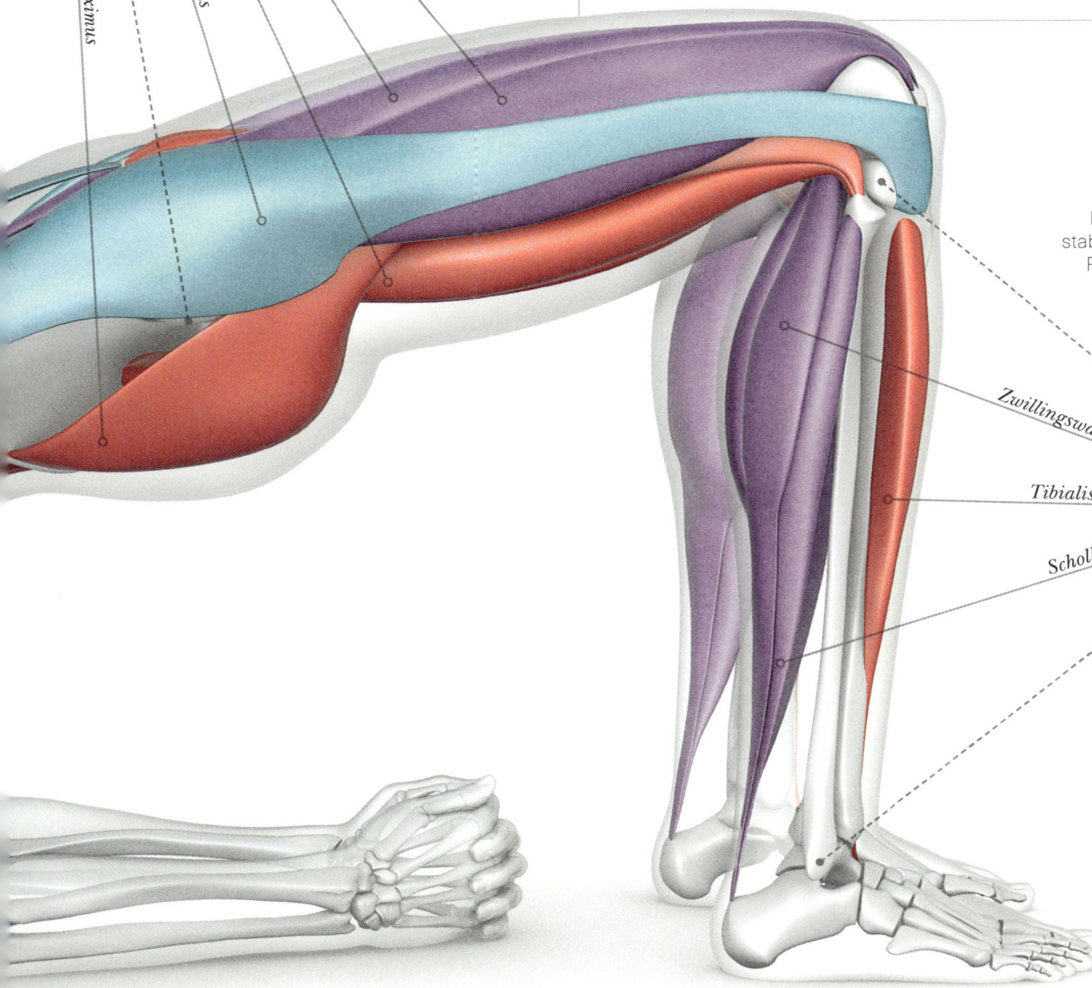

Unterschenkel

Die **Wadenmuskeln** stabilisieren in neutraler Position. Der **Tibialis anterior** sorgt für die Dorsalflexion der Knöchel.

» IM DETAIL

Rückbeugen werden im Yoga als »Herzöffner« bezeichnet, weil sie den Brustkorb weiten und Raum in der Herzgegend schaffen. Zudem kräftigt die Asana die Gesäßmuskulatur.

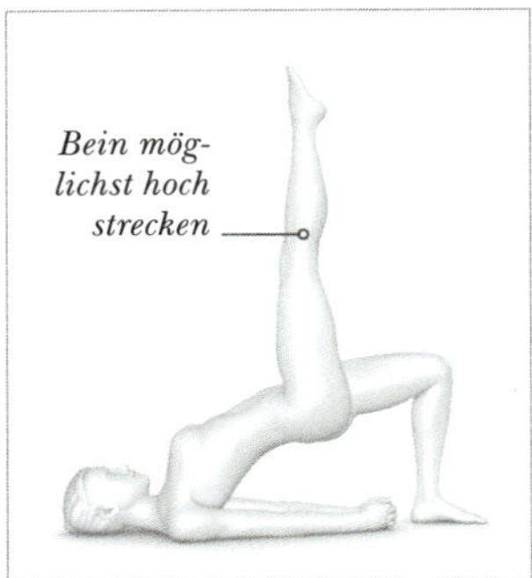

VARIATION
Um die Muskulatur an Hüften und Becken zu kräftigen, können Sie in der Schulterbrücke abwechselnd ein Bein nach oben strecken. Die Core-Muskeln stabilisieren den Rücken, die Hüften bleiben parallel und der untere Fuß drückt fest in den Boden.

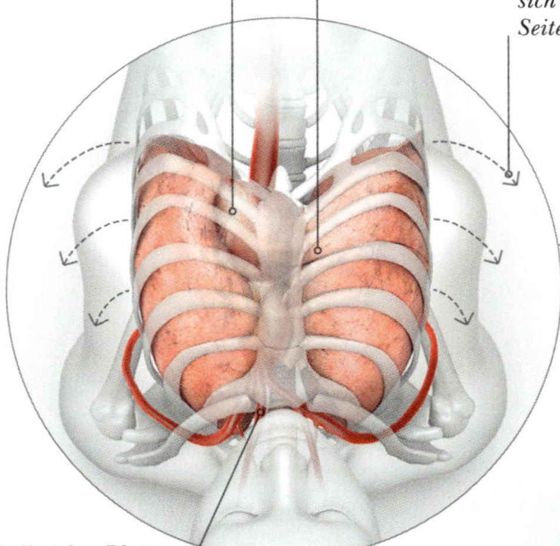

Blutfluss

Es heißt, dass Umkehrhaltungen mehr sauerstoffreiches Blut in den Kopf fließen lassen. Das mag für einen kurzen Moment so sein, doch dann reguliert das Gehirn den Blutfluss (S. 138). Wenn Sie das Gefühl haben, Ihnen fließt zu viel Blut in den Kopf, lösen Sie die Haltung. Der Fokus liegt auf der Ausdehnung des Brustkorbs beim Einatmen.

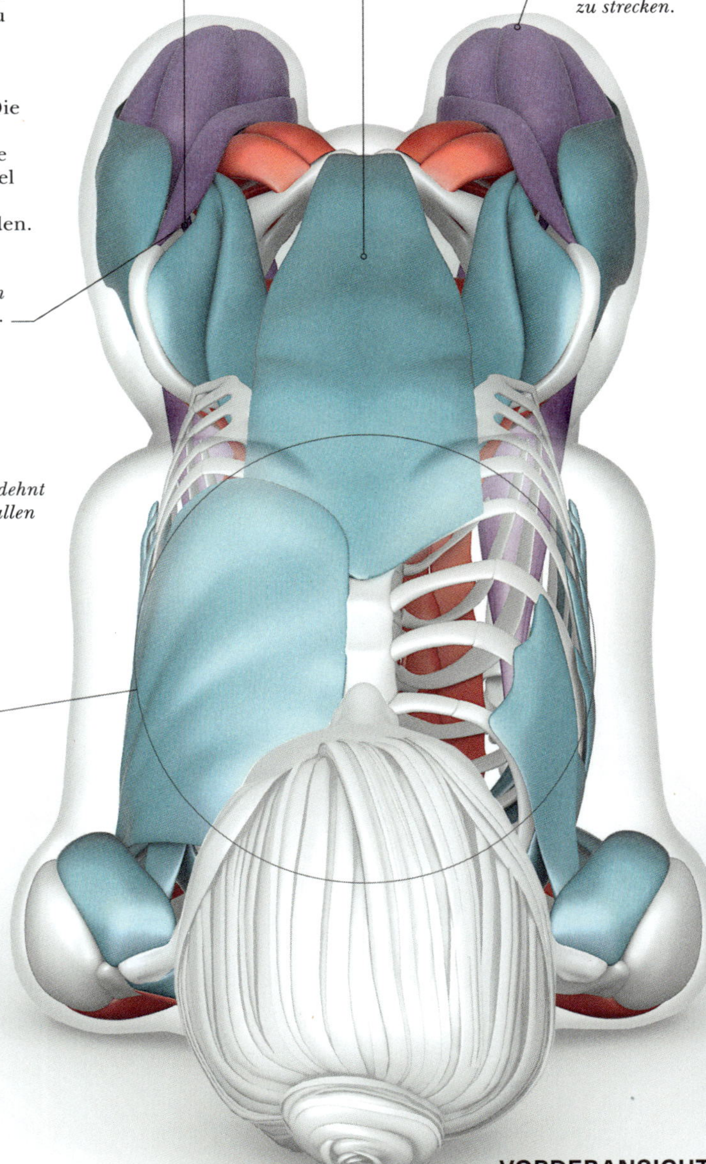

Aktive Gesäßmuskulatur

Die Gesäßmuskeln und Hamstrings sind aktiv, um die Hüften zu heben. Kneifen Sie dazu nicht die Pobacken zusammen, sondern ziehen Sie die Fersen isometrisch zu sich, ohne dass die Füße sich tatsächlich bewegen, und stellen Sie sich vor, Sie würden die Knie vom Körper wegschieben.

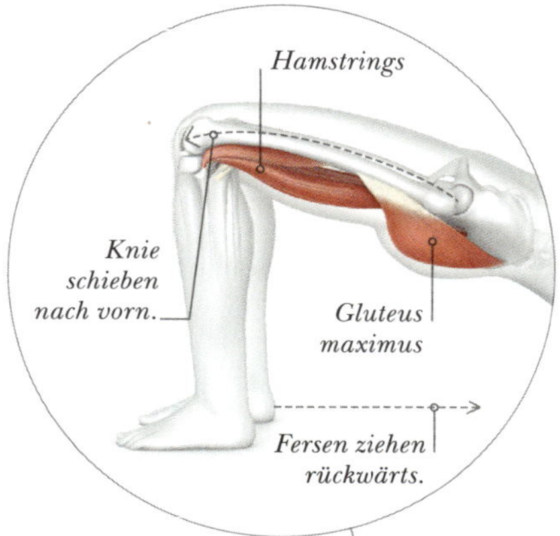

Geschlossene kinetische Kette

Gliedmaßen und Muskeln, die miteinander in Verbindung stehen, bilden eine kinetische Kette. Die Schulterbrücke ist eine geschlossene Kette, da ihre Enden (Schultern und Füße) fixiert sind. In einer offenen Kette ist ein Ende frei, wie die Arme in der Kriegerhaltung. Geschlossene Ketten sind stabiler.

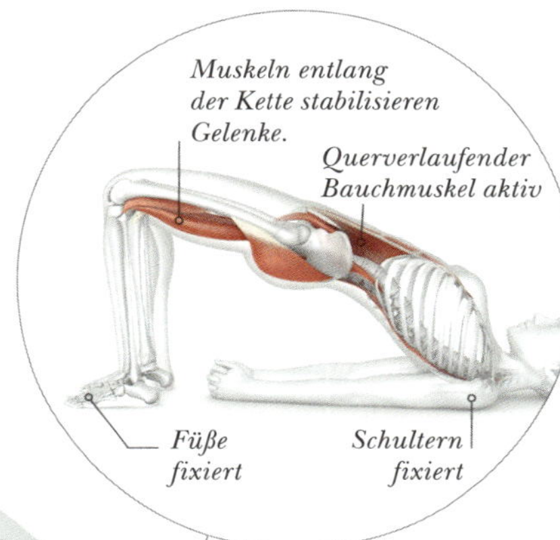

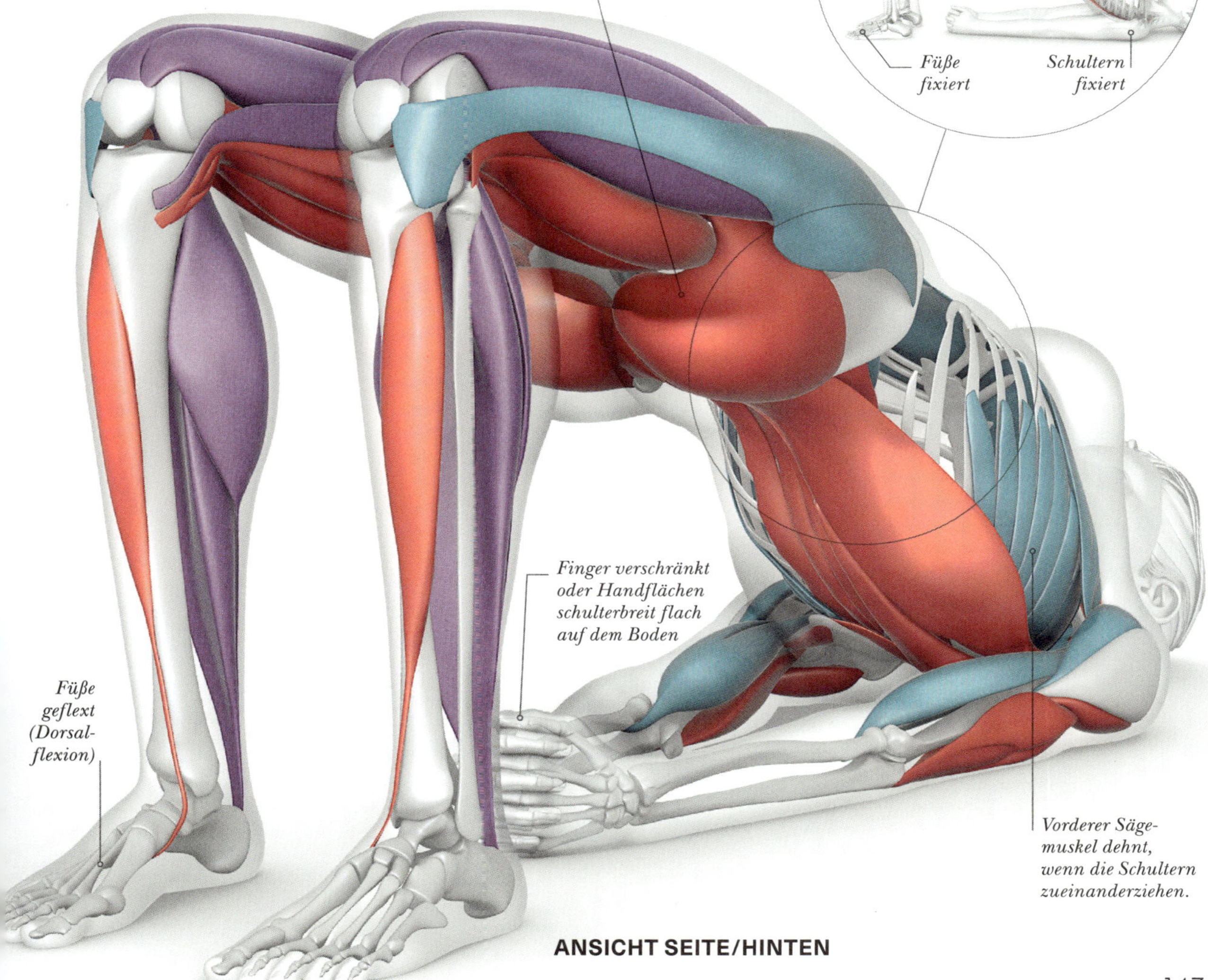

ANSICHT SEITE/HINTEN

RAD

Urdhva Dhanurasana

Das Rad ist eine Rückbeuge und Umkehrhaltung, die das Herz über den Kopf bringt. Die Asana wird oft gegen Ende der Yogastunde geübt, da man aufgewärmt sein sollte, um sie sicher zu praktizieren. Regelmäßig trainiert, kräftigt und mobilisiert die Haltung den Rücken.

HAUPTWIRKUNG

Die Muskeln an der Vorderseite des Körpers werden stark gedehnt: von den Oberschenkeln über Hüften und Bauch bis zur Brust. Die Rückseite wird gekräftigt. Besonders an Oberschenkeln, Gesäß und Rücken arbeiten die Muskeln, um den Körper zu heben und in der Rückbeuge zu halten.

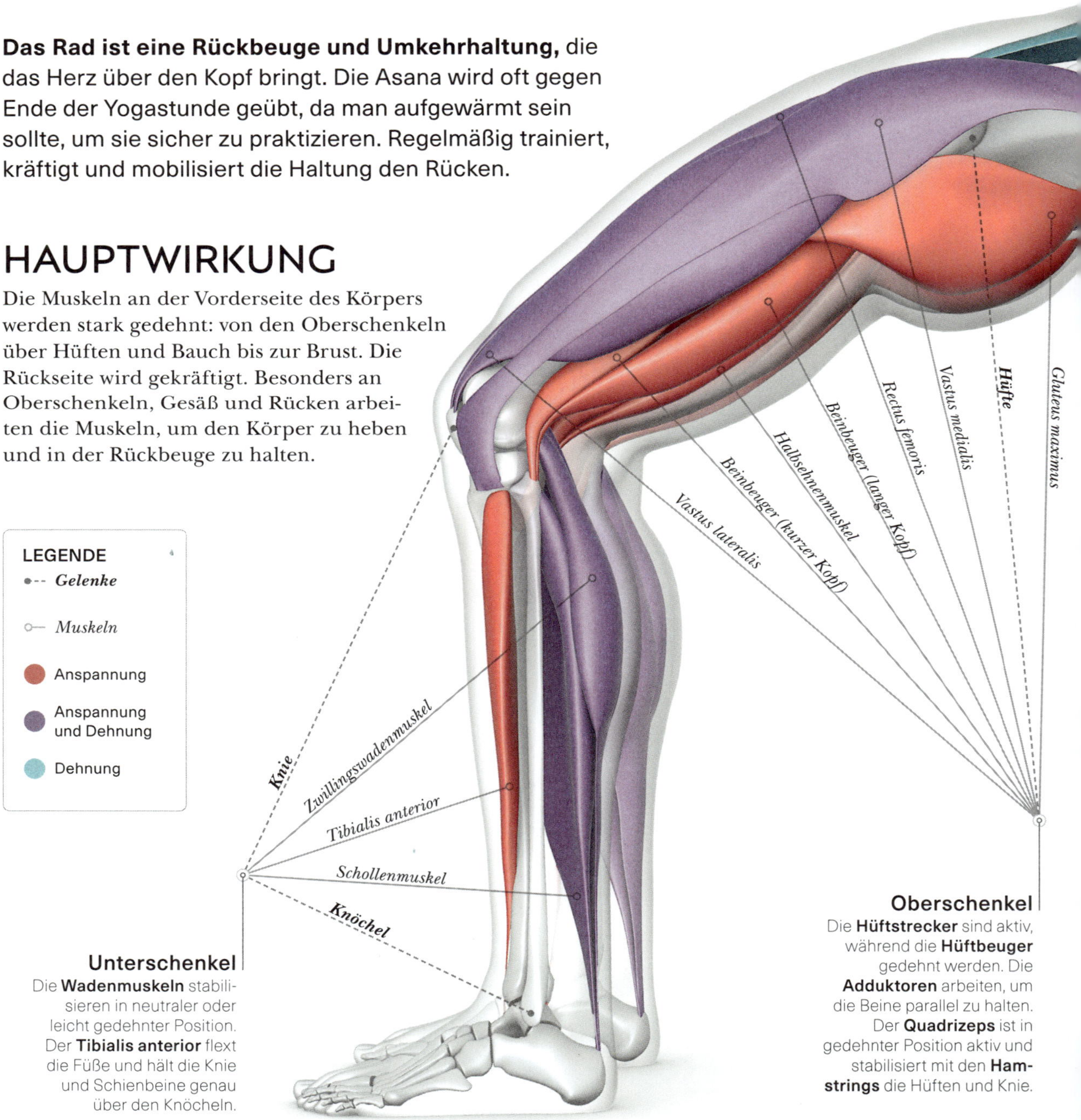

Unterschenkel

Die **Wadenmuskeln** stabilisieren in neutraler oder leicht gedehnter Position. Der **Tibialis anterior** flext die Füße und hält die Knie und Schienbeine genau über den Knöcheln.

Oberschenkel

Die **Hüftstrecker** sind aktiv, während die **Hüftbeuger** gedehnt werden. Die **Adduktoren** arbeiten, um die Beine parallel zu halten. Der **Quadrizeps** ist in gedehnter Position aktiv und stabilisiert mit den **Hamstrings** die Hüften und Knie.

AUSRICHTUNG
Die Hände stehen etwas mehr als schulterbreit auseinander, Kopf und Nacken bleiben entspannt. Die Füße stehen etwa hüftweit geöffnet, die Oberschenkel möglichst parallel halten.

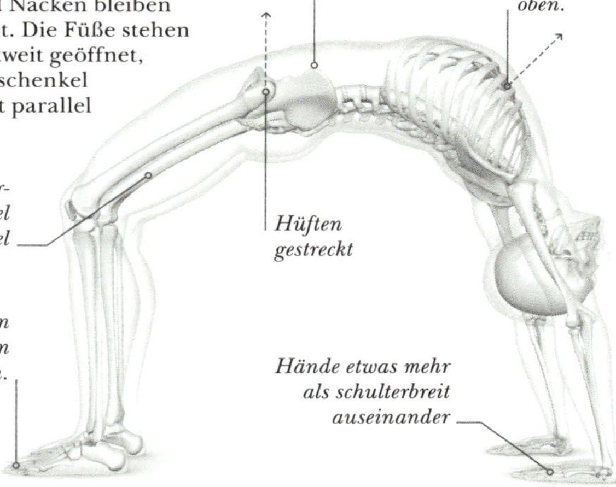

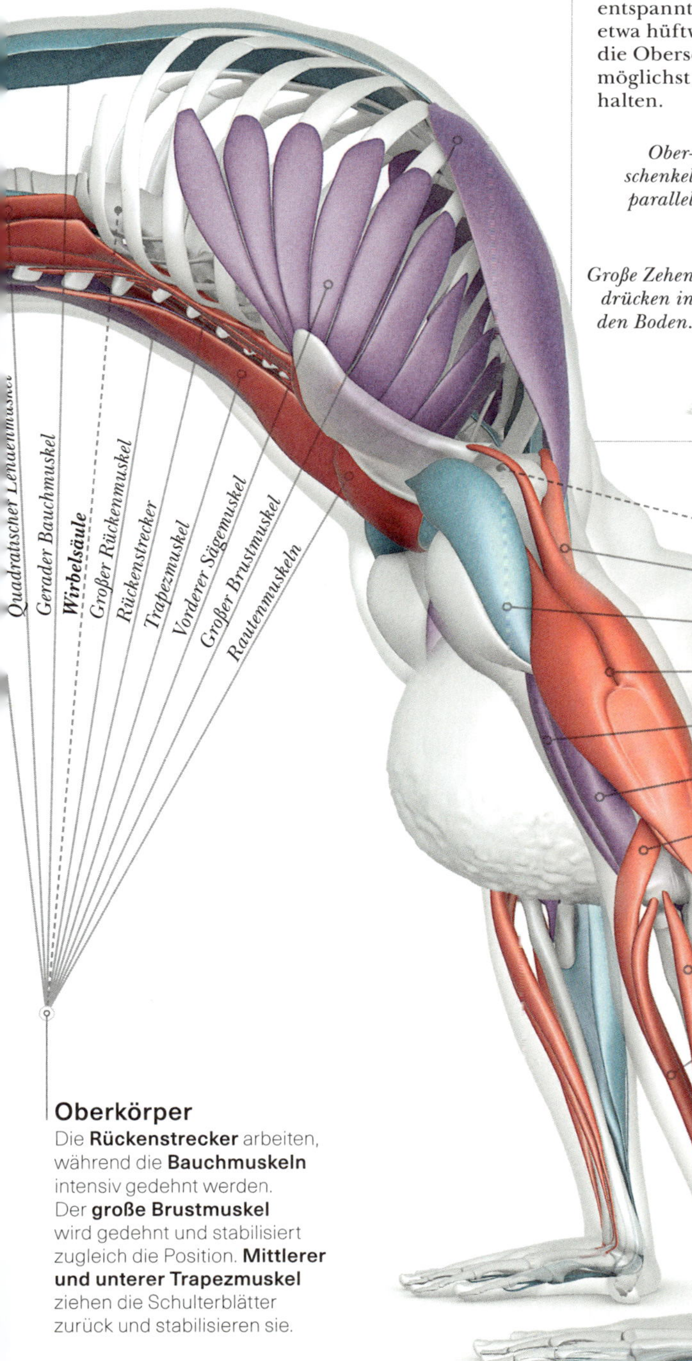
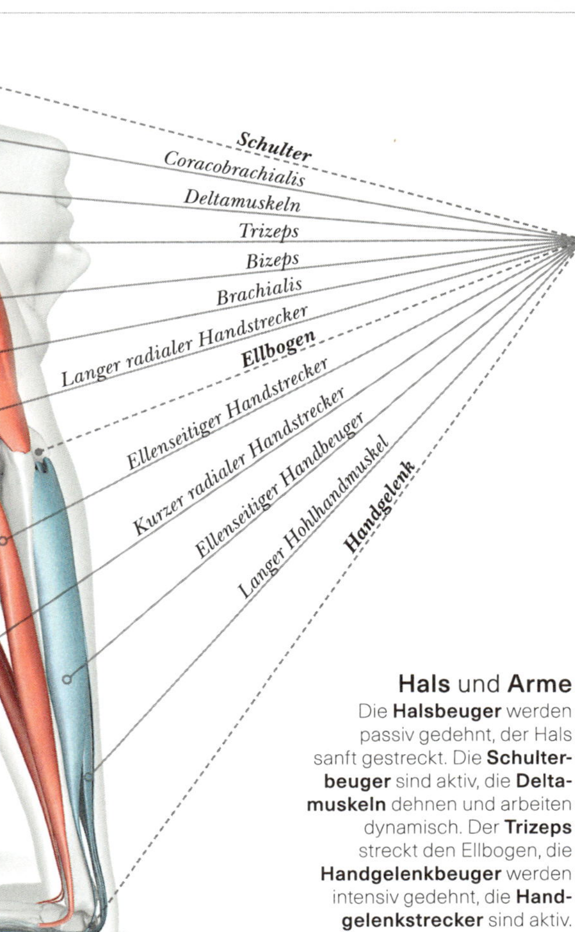

Oberkörper

Die **Rückenstrecker** arbeiten, während die **Bauchmuskeln** intensiv gedehnt werden. Der **große Brustmuskel** wird gedehnt und stabilisiert zugleich die Position. **Mittlerer und unterer Trapezmuskel** ziehen die Schulterblätter zurück und stabilisieren sie.

Hals und Arme

Die **Halsbeuger** werden passiv gedehnt, der Hals sanft gestreckt. Die **Schulterbeuger** sind aktiv, die **Deltamuskeln** dehnen und arbeiten dynamisch. Der **Trizeps** streckt den Ellbogen, die **Handgelenkbeuger** werden intensiv gedehnt, die **Handgelenkstrecker** sind aktiv.

» IM DETAIL

Das Rad kann eine Herausforderung für Schultergelenke und Wirbelsäule sein, besonders für unflexible und überflexible Menschen. Die anspruchsvolle Asana spendet Energie und hellt die Stimmung auf.

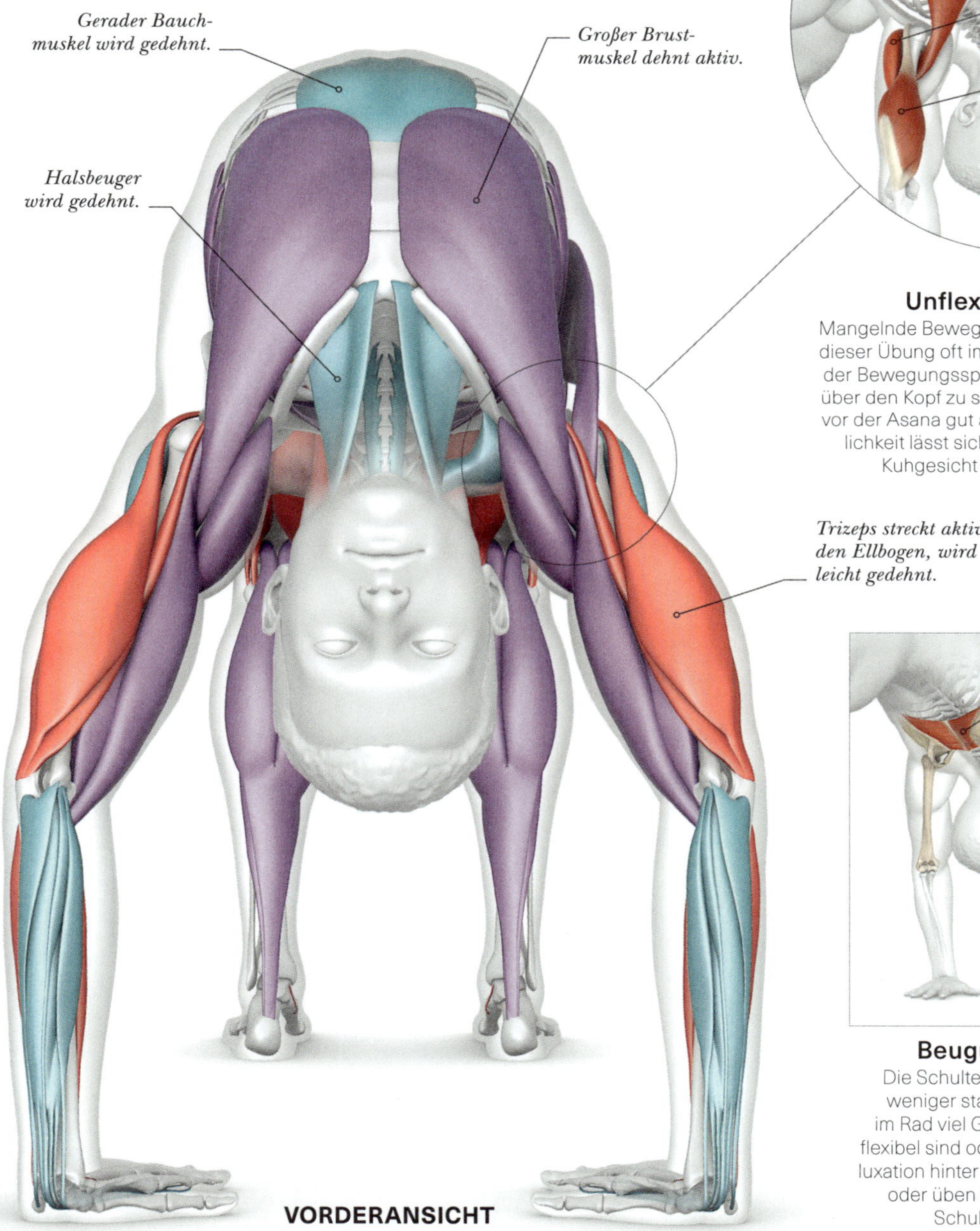

VORDERANSICHT

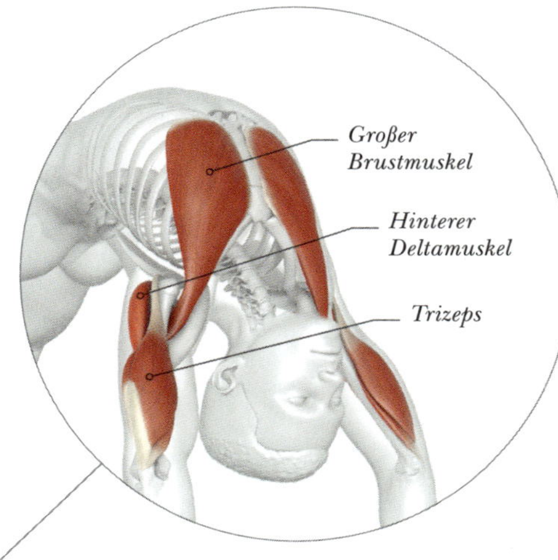

Unflexible Schultern

Mangelnde Beweglichkeit in den Schultern steht dieser Übung oft im Weg. Vielen Menschen fehlt der Bewegungsspielraum, um die Arme gerade über den Kopf zu strecken. Die Schultern sollten vor der Asana gut aufgewärmt sein. Die Beweglichkeit lässt sich durch Haltungen wie das Kuhgesicht verbessern (S. 64–67).

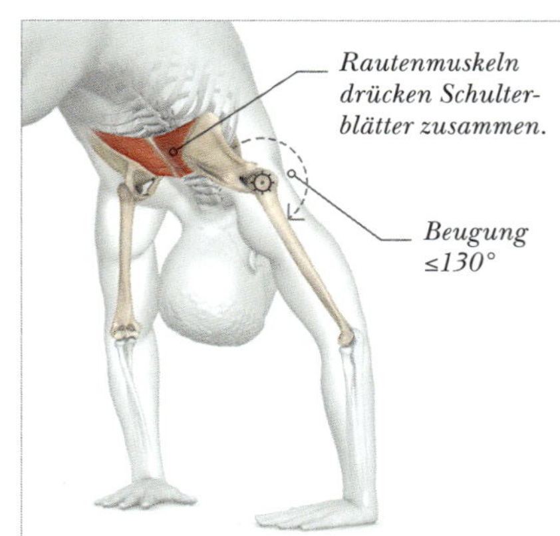

Beugung der Schultern

Die Schultern sind in gebeugter Position weniger stabil, besonders wenn sie wie im Rad viel Gewicht tragen. Wenn Sie sehr flexibel sind oder bereits eine Schultergelenkluxation hinter sich haben, seien Sie vorsichtig oder üben Sie stattdessen die stabilere Schulterbrücke (S. 140–143).

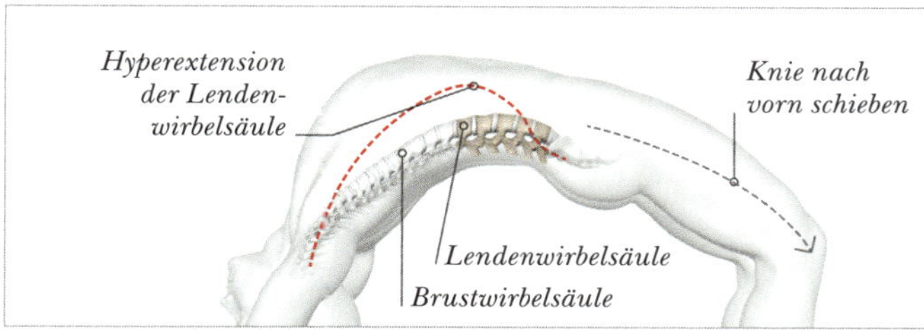

Überstreckung der Wirbelsäule

Häufig wird in dieser Haltung die Lendenwirbelsäule überdehnt (Bild: rote Linie). Versuchen Sie, den unteren Rücken lang zu machen, statt in die maximale Rückbeuge zu gehen. Auch wenn die Lendenwirbelsäule flexibler ist als die Brustwirbelsäule, streben Sie eine gleichmäßige Wölbung an.

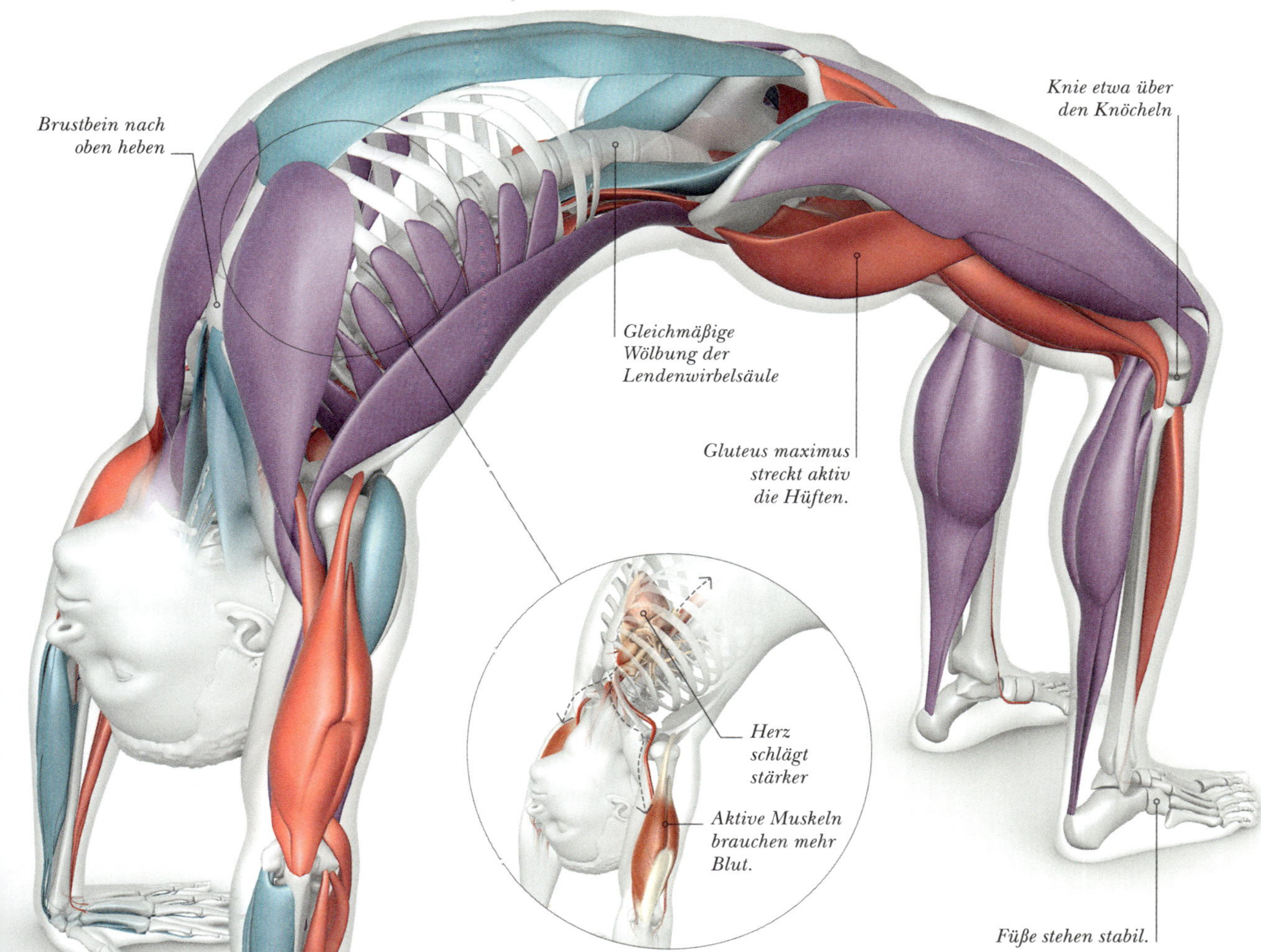

Herzschlag

In dieser intensiven Rückbeuge arbeiten große Muskelgruppen, das Herz schlägt stärker und die Atmung ist tief – viele Menschen fühlen sich danach energiegeladen und selbstbewusst. Sie können Ihre Yogapraxis Ihrer Tagesform und Ihren Bedürfnissen anpassen und wahlweise beruhigende oder belebende Haltungen wählen.

ANSICHT SEITE/ VORN

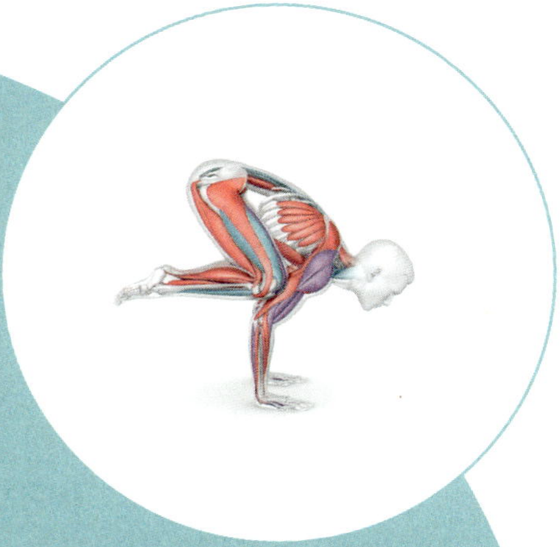

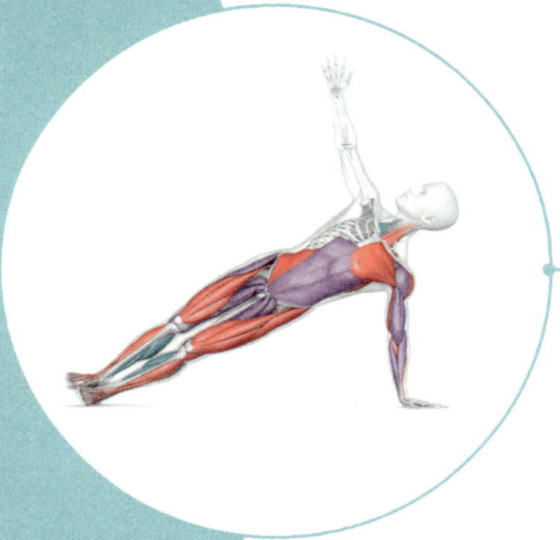

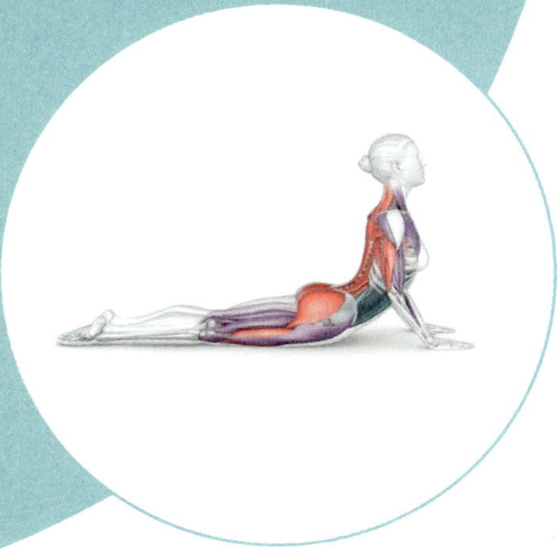

ASANAS AM BODEN

Zu den Asanas am Boden gehören Armbalancen, Haltungen in Bauchlage und Haltungen in Rückenlage. Es sind anstrengende Kraftübungen darunter, wie der hohe Stütz, aber auch entspannende Dehnübungen wie der Twist im Liegen. Jede Asana, unabhängig von ihrer Intensität, bietet neue Möglichkeiten, Körper und Geist besser kennenzulernen.

KRÄHE

Bakasana

Die Armbalance fördert Kraft, Flexibilität und Balance. Sie kräftigt die Muskulatur der Handgelenke, womit Sie monotoner Belastung durch Computerarbeit entgegenwirken können. Gehen Sie spielerisch an die Asana heran und üben Sie an ihr auch, Ängste zu überwinden.

HAUPTWIRKUNG

Die Krähe kräftigt die Muskulatur an Handgelenken, Schultern, Armen, Hüften und Bauch. Ihr ganzes Gewicht ruht auf den Händen, und der Oberkörper arbeitet intensiv, um den Körper in der Haltung zu stabilisieren.

LEGENDE

- •-- *Gelenke*
- ○— *Muskeln*
- Anspannung
- Anspannung und Dehnung
- Dehnung

AUSRICHTUNG

Die Knie ruhen auf den Oberarmen. Heben Sie Blick und Kinn leicht an. Stemmen Sie die Hände in den Boden und lassen Sie sich nach hinten fallen, wenn Sie die Balance verlieren.

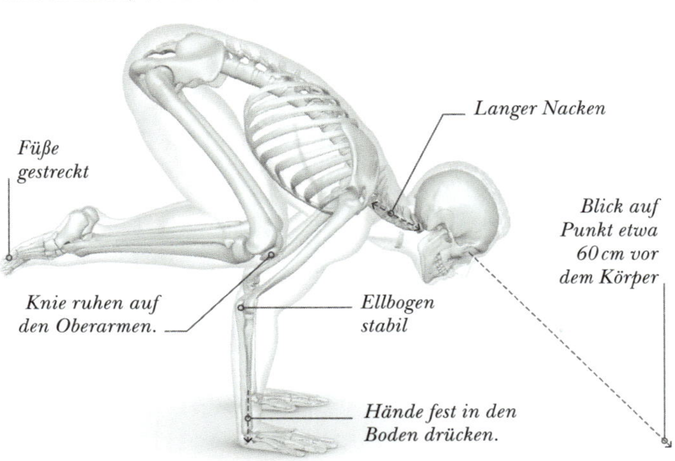

Oberschenkel

Die **Hüftbeuger** sind aktiv, die **Hamstrings** beugen die Knie, der **Quadrizeps** dehnt. Die **Adduktoren** arbeiten, um die Beine heranzuziehen und Hüften und Oberschenkel zu stabilisieren.

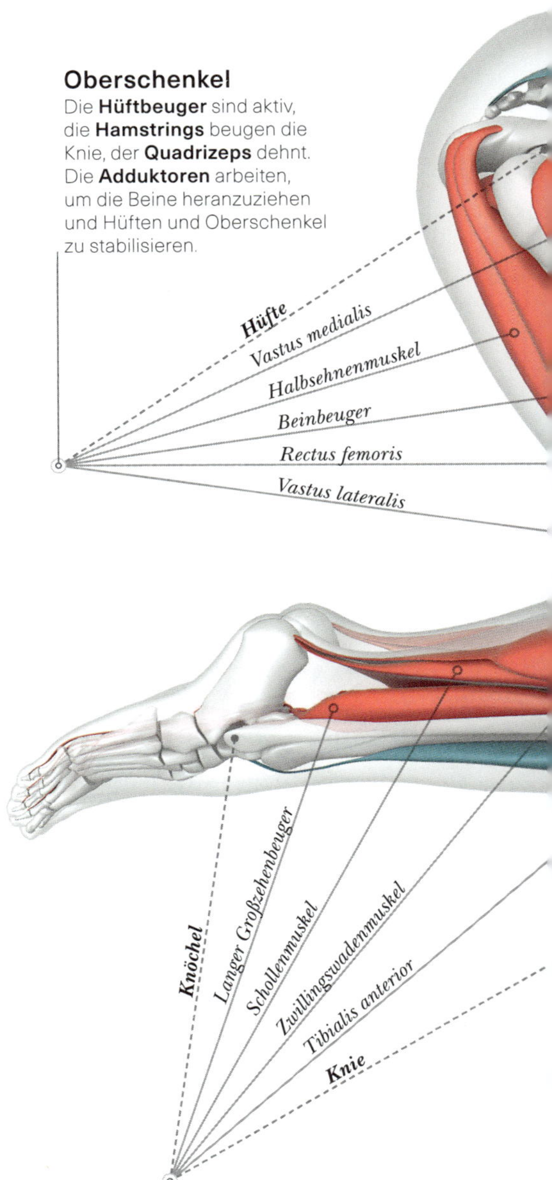

Unterschenkel

Die **Fußstrecker** sind aktiv, während die **Fußheber,** besonders der **Tibialis anterior,** gedehnt werden.

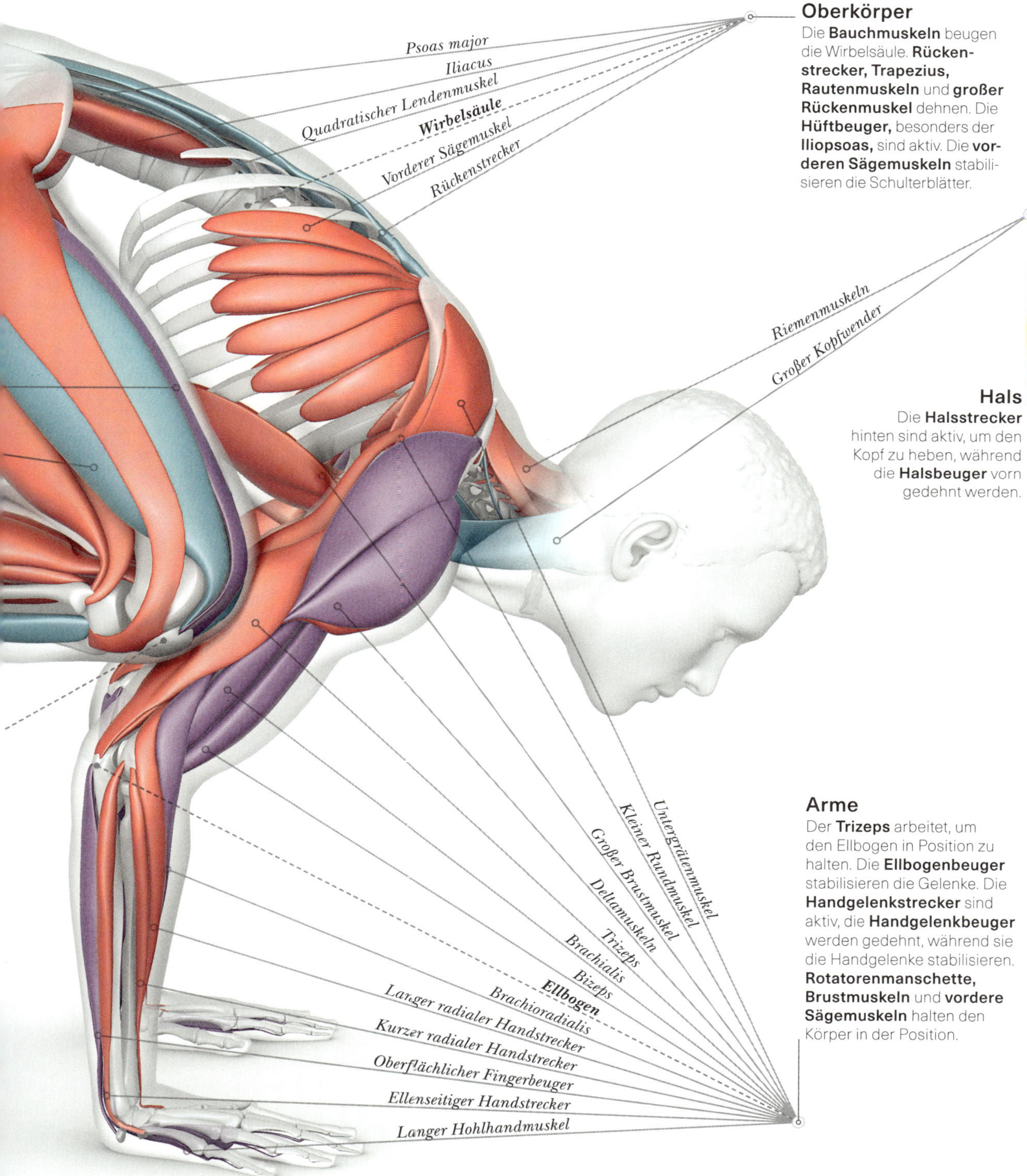

Oberkörper

Die **Bauchmuskeln** beugen die Wirbelsäule. **Rückenstrecker, Trapezius, Rautenmuskeln** und **großer Rückenmuskel** dehnen. Die **Hüftbeuger,** besonders der **Iliopsoas,** sind aktiv. Die **vorderen Sägemuskeln** stabilisieren die Schulterblätter.

Hals

Die **Halsstrecker** hinten sind aktiv, um den Kopf zu heben, während die **Halsbeuger** vorn gedehnt werden.

Arme

Der **Trizeps** arbeitet, um den Ellbogen in Position zu halten. Die **Ellbogenbeuger** stabilisieren die Gelenke. Die **Handgelenkstrecker** sind aktiv, die **Handgelenkbeuger** werden gedehnt, während sie die Handgelenke stabilisieren. **Rotatorenmanschette, Brustmuskeln** und **vordere Sägemuskeln** halten den Körper in der Position.

» IM DETAIL

Die herausfordernde Haltung kräftigt die Handgelenke. Gehen Sie spielerisch an die Übung heran, experimentieren Sie und geben Sie nicht zu früh auf.

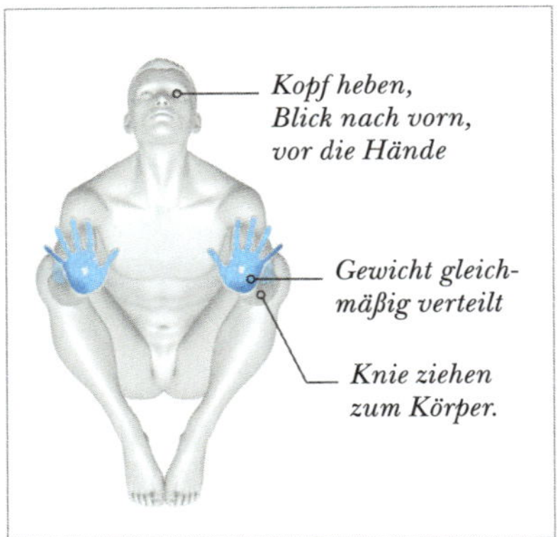

Druck und Balance

Unterarme und Hände tragen das gesamte Gewicht. Verteilen Sie es gleichmäßig auf beide Hände und alle Fingerknöchel. Wenn Sie Angst haben, nach vorn zu fallen, legen Sie Decken oder ein Kissen bereit. Nehmen Sie es mit Humor, wenn Sie kippen! Eine Aufgabe spielerisch anzugehen, steigert unser Wohlbefinden.

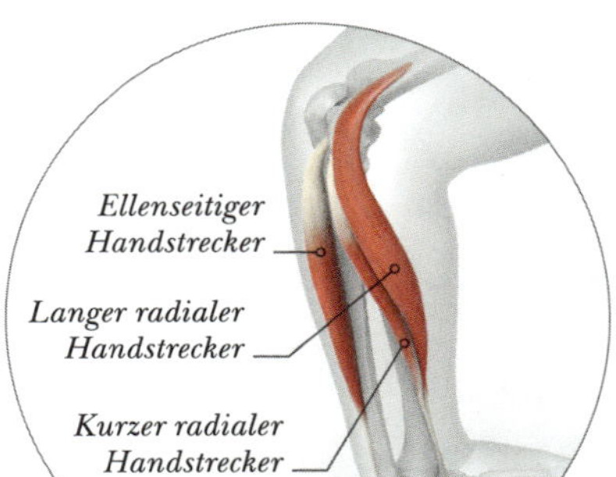

Kräftigung der Handgelenke

Armbalancen stärken die Handgelenkstrecker, die durch mangelnde Beanspruchung häufig schwach sind. Die Handgelenkbeuger hingegen sind oft durch monotone Tipp- und Haltebewegungen verspannt. Die Asana dehnt sie und kann so Erkrankungen wie dem Karpaltunnelsyndrom vorbeugen. Bei akuten Handgelenkproblemen ist die Haltung nicht zu empfehlen.

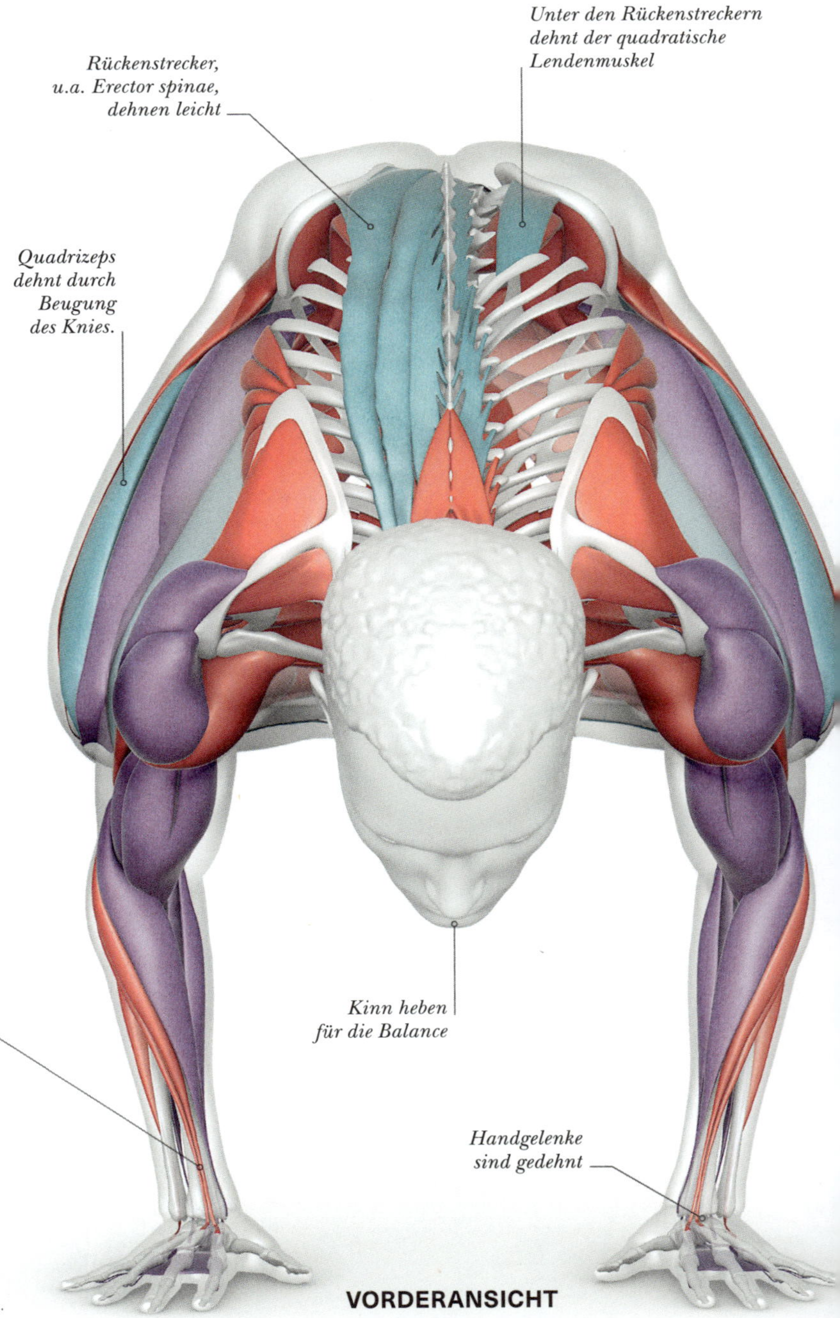

VORDERANSICHT

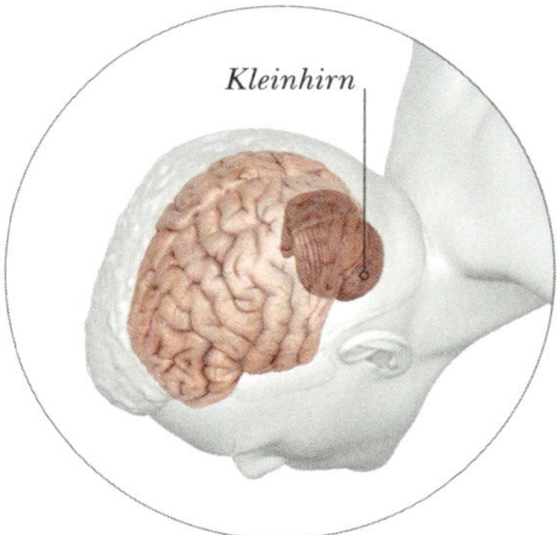

Aktivierung des Kleinhirns

Die Asana aktiviert das für das Muskelgedächtnis zuständige Kleinhirn. Dieses nimmt Veränderungen des Gleichgewichts wahr und steuert die Bewegung der glatten Muskulatur und der Augen. Es hilft beim Erlernen komplexer Bewegungsmuster, vom Fahrradfahren bis zur Krähe.

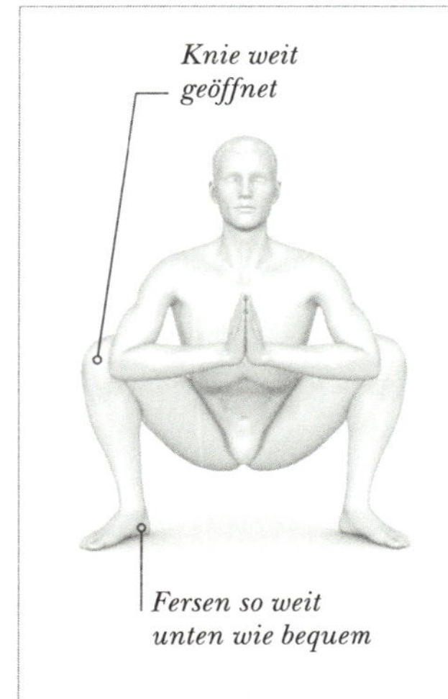

Tiefe Hocke

Die Startposition für die Krähe, die tiefe Hocke (*Malasana*), einzunehmen und wieder aufzustehen, trainiert effektiv die gesamte Bein- und Core-Muskulatur. Idealerweise gelingt es ohne Hilfe der Hände – eine gute Voraussetzung, um ein hohes Alter zu erreichen.

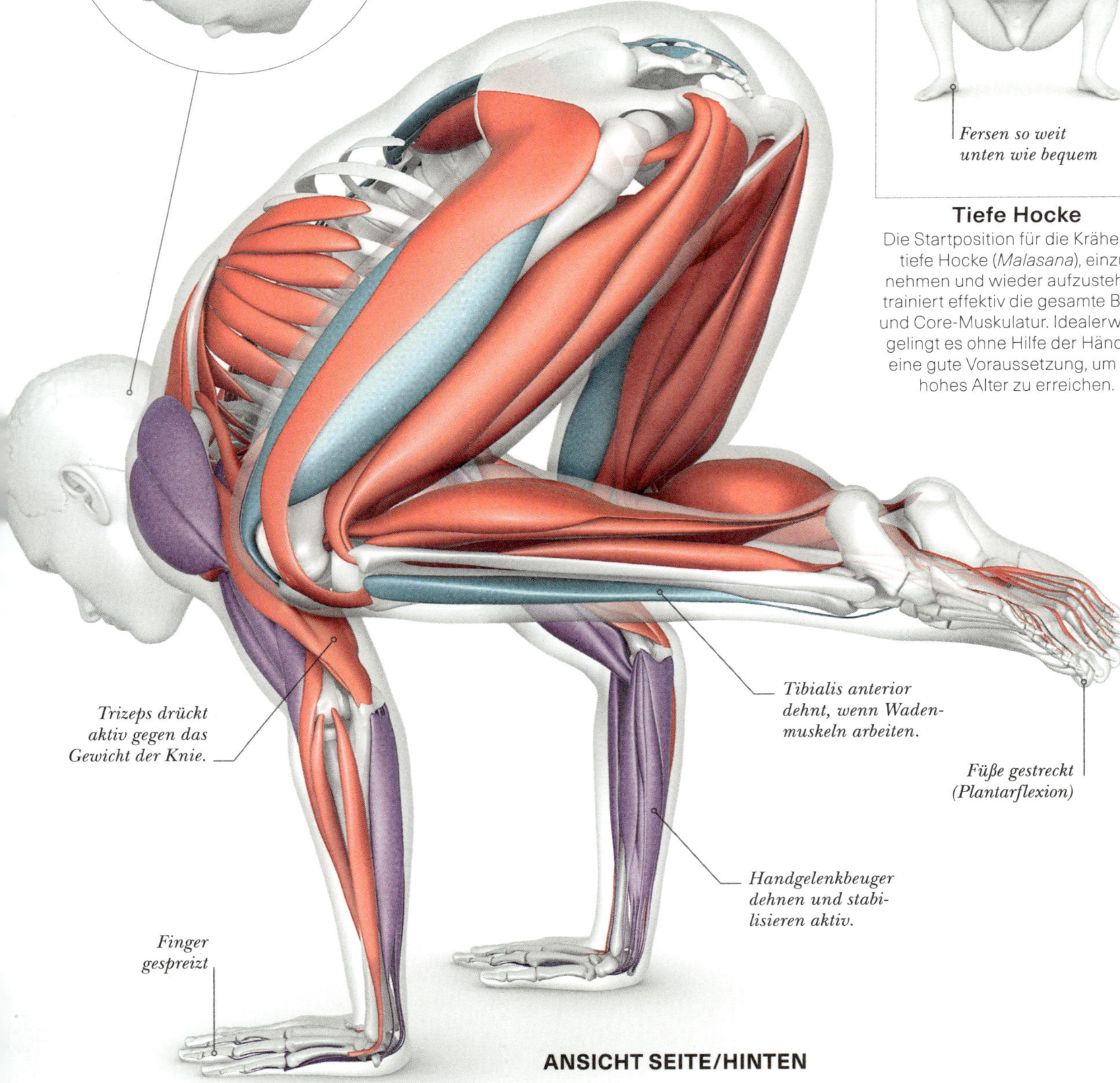

ANSICHT SEITE/HINTEN

HOHER STÜTZ

Kumbhakasana

Der hohe Stütz, auch Brett oder Plank genannt, entspricht der Ausgangsposition beim Liegestütz. Die effektive, kraftaufbauende Haltung beansprucht sowohl die Tiefenmuskulatur als auch die oberflächlichen Muskeln. Korrekt ausgeführt, verteilt sich die Arbeit auf den ganzen Körper.

HAUPTWIRKUNG

Die Plank kräftigt besonders Schulter- und Core-Muskulatur, zu der Bauch- und Rückenmuskeln und der Beckenboden gehören. Wird sie länger gehalten, erzeugt die Asana Hitze und Energie im Körper.

Oberschenkel
Der **Quadrizeps** streckt aktiv das Knie und stabilisiert den Oberschenkel. Die **Adduktoren** und **Abduktoren der Hüfte** stabilisieren aktiv das Becken in neutraler Position.

Unterschenkel
Die **Fußheber** arbeiten, um die Füße zu flexen und die Fersen nach hinten zu schieben. Die Fußsohle und die **Zehenbeuger** werden gedehnt, und auch die **Wadenmuskeln** sind in einer leicht gedehnten Position.

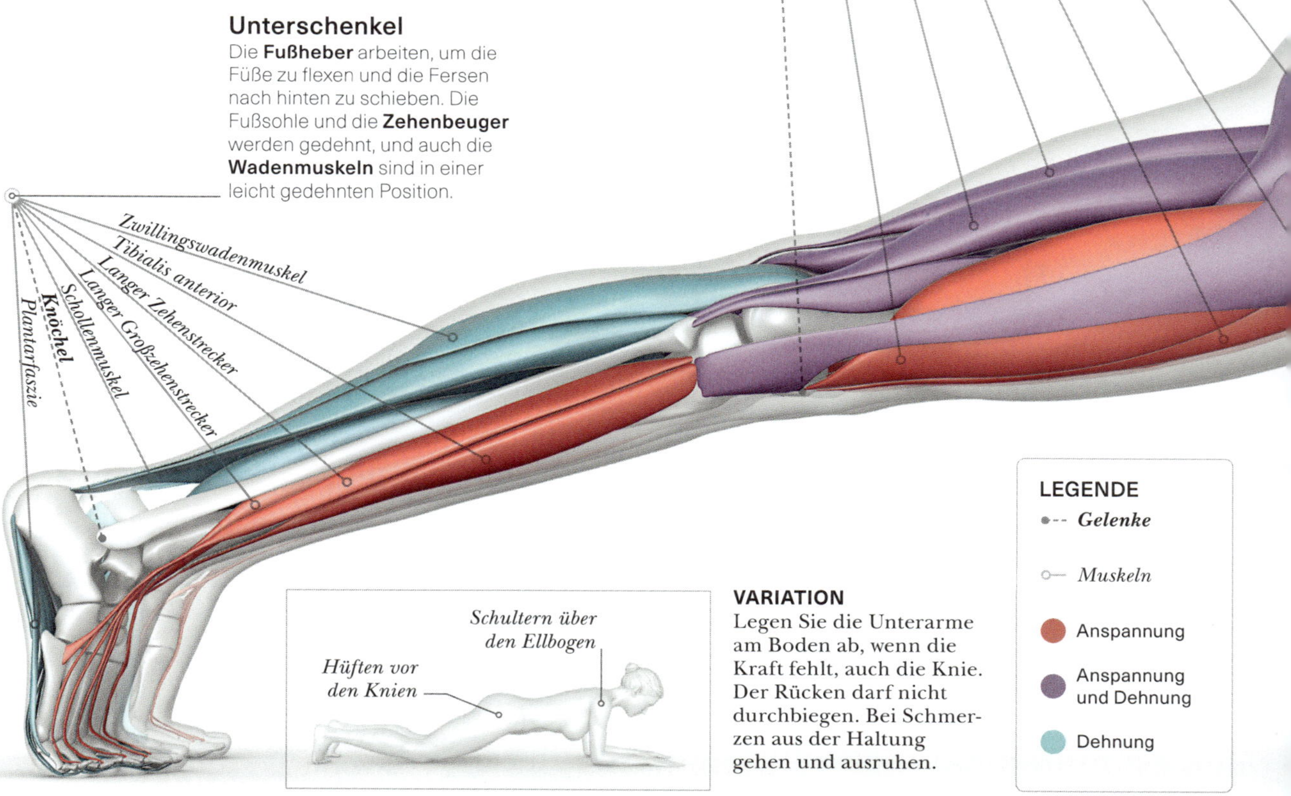

VARIATION
Legen Sie die Unterarme am Boden ab, wenn die Kraft fehlt, auch die Knie. Der Rücken darf nicht durchbiegen. Bei Schmerzen aus der Haltung gehen und ausruhen.

LEGENDE
- *Gelenke*
- *Muskeln*
- Anspannung
- Anspannung und Dehnung
- Dehnung

Oberkörper

Die **Bauchmuskeln** komprimieren die Bauchorgane. Die **Rückenstrecker** arbeiten, um die Wirbelsäule neutral zu halten. Die **großen Brustmuskeln** arbeiten aktiv an der Adduktion und Beugung der Schultern.

AUSRICHTUNG

Die Hände stehen unter den Schultern. Ohne sie zu bewegen, ziehen Sie sie gefühlt in Richtung Füße, um den Core zu aktivieren. Der Körper bildet von den Fersen bis zum Kopf eine Diagonale.

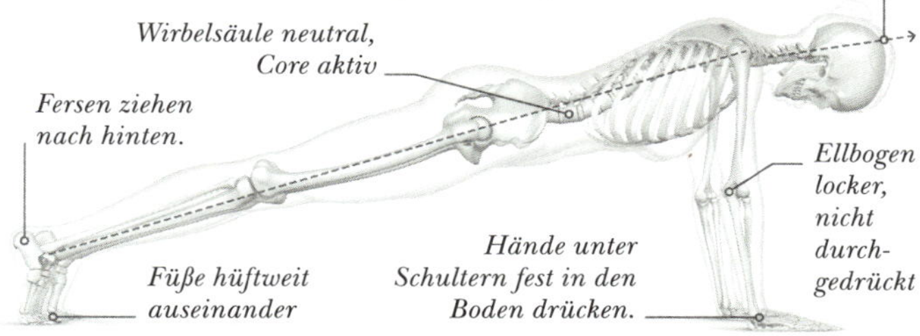

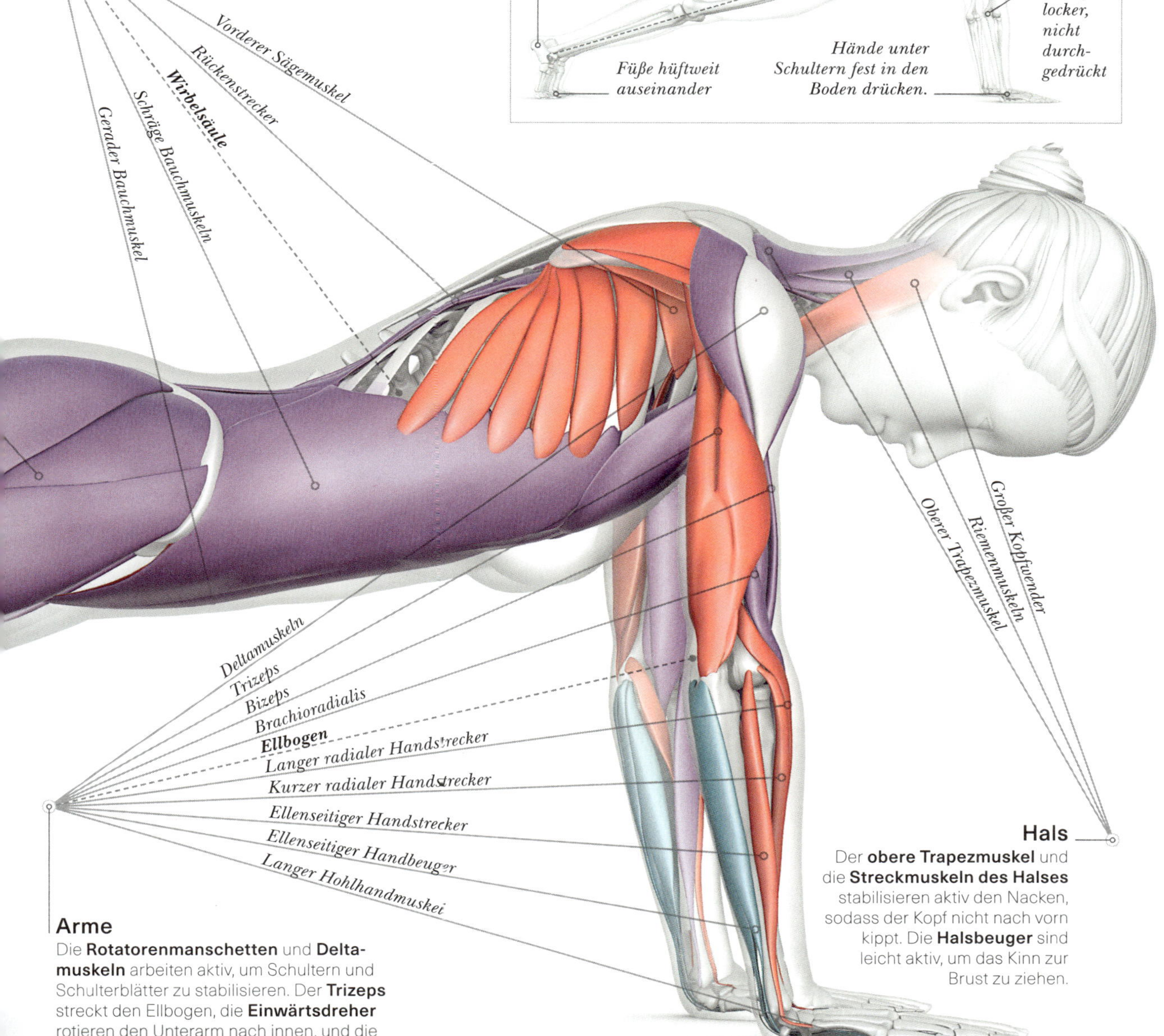

Hals

Der **obere Trapezmuskel** und die **Streckmuskeln des Halses** stabilisieren aktiv den Nacken, sodass der Kopf nicht nach vorn kippt. Die **Halsbeuger** sind leicht aktiv, um das Kinn zur Brust zu ziehen.

Arme

Die **Rotatorenmanschetten** und **Deltamuskeln** arbeiten aktiv, um Schultern und Schulterblätter zu stabilisieren. Der **Trizeps** streckt den Ellbogen, die **Einwärtsdreher** rotieren den Unterarm nach innen, und die **Handgelenkbeuger** werden gedehnt.

» IM DETAIL

Im hohen Stütz lassen sich die Bandhas (Sanskrit: Energieverschlüsse) erkunden. Atmen Sie bewusst und achten Sie auf die Aktivierung der Körperregionen um die Bandhas. Ihr Yogalehrer oder Ihre Yogalehrerin können Ihnen zeigen, wie Sie die Bandhas ansprechen.

Jalandhara Bandha

Jalandhara bedeutet »Netz halten« im Sanskrit. Die Fischer im alten Indien klemmten ihre Netze unter dem Kinn ein, daher kommt der Name. Normalerweise dient der Kinnverschluss im Sitzen dem Anhalten des Atems. In der Plank (und vielen anderen Asanas) werden die Halsmuskeln in ähnlicher Weise subtil aktiviert, indem Sie den Nacken in die Länge und das Kinn leicht zur Brust ziehen.

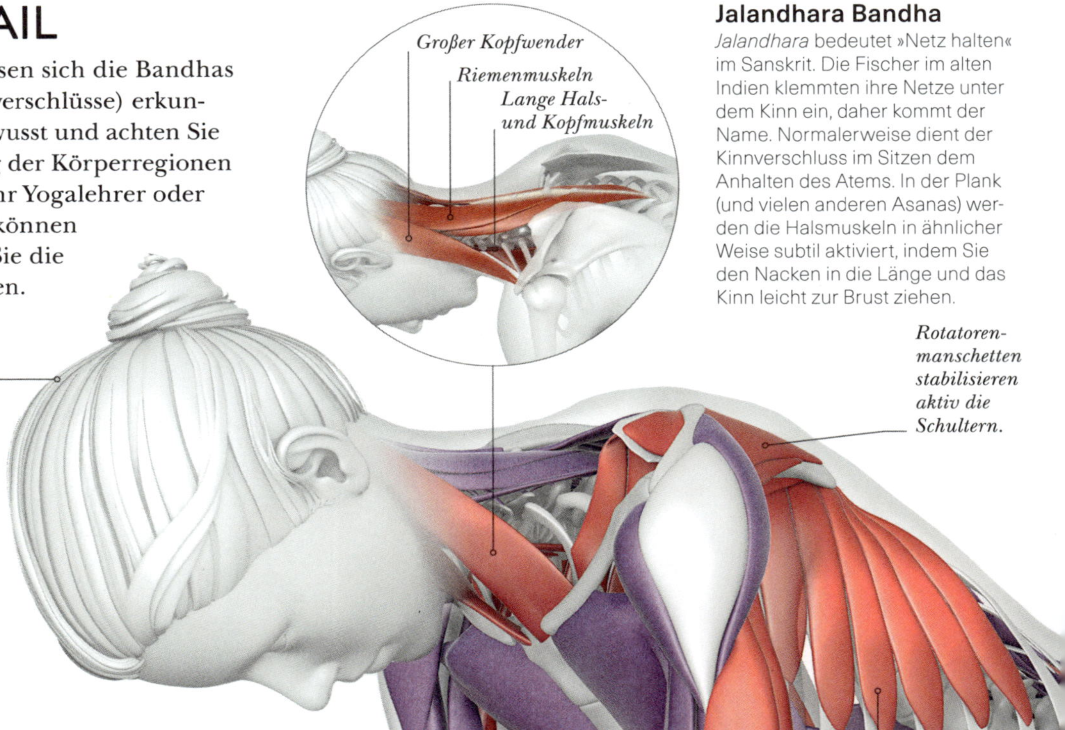

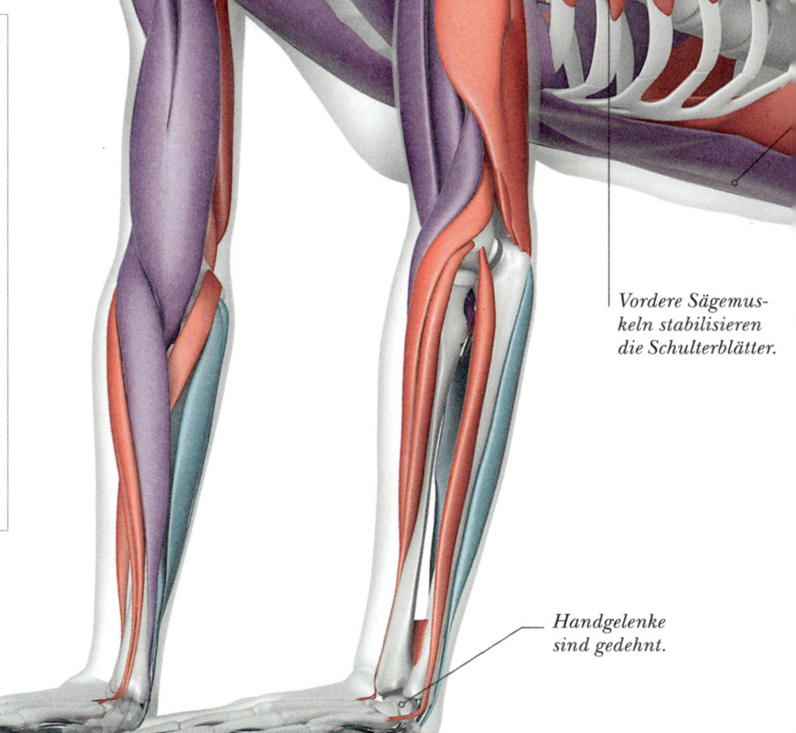

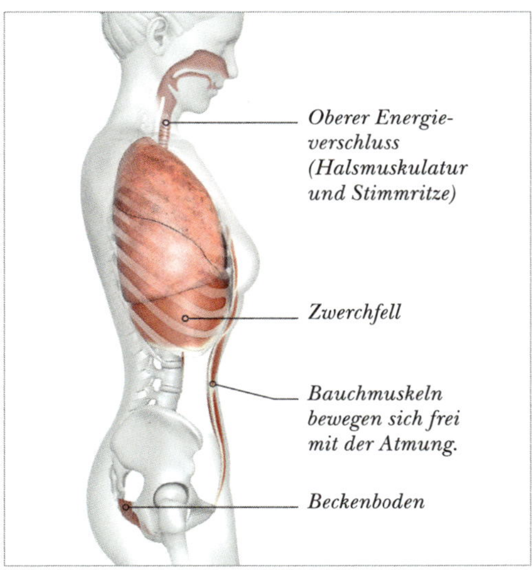

Drei Energieverschlüsse

Im Yoga werden drei Membrane oder Energieverschlüsse beschrieben, die den Oberkörper unterteilen. Wenn die Atmung gesund und frei fließt, arbeiten sie in einem harmonischen Zusammenspiel aus Anspannung und Entspannung.

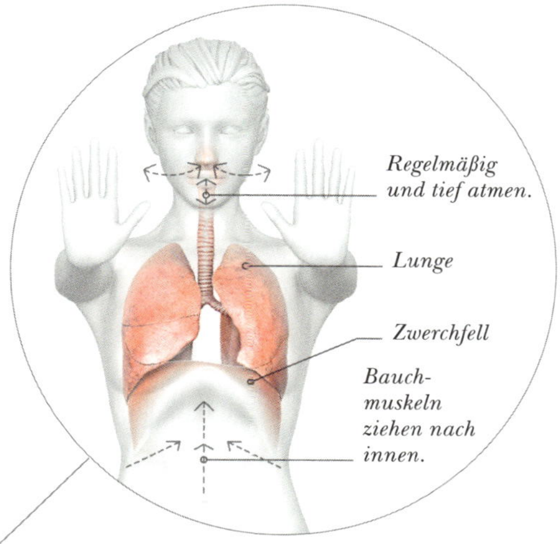

Uddiyana Bandha

Für Uddiyana Bandha ziehen die Bauchmuskeln nach innen und das Zwerchfell nach oben; die Atmung fließt in den Brustkorb, nicht in den Bauch. In der Plank arbeiten die Bauchmuskeln intensiv, der Bauchverschluss lässt sich leicht aktivieren und stabilisiert die Wirbelsäule.

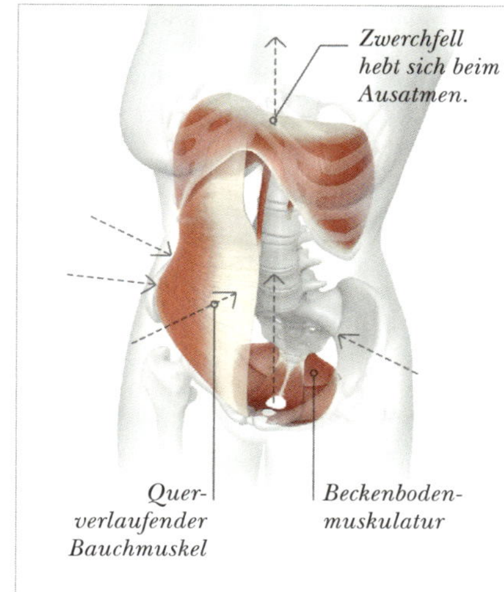

Mula Bandha

Mula bedeutet im Sanskrit »Wurzel«. Für Mula Bandha wird der Beckenboden aktiviert. Wenn der querverlaufende Bauchmuskel arbeitet, geschieht das automatisch. In der Planke spüren Sie das Anheben des Beckenbodens als horizontale Bewegung. Der Beckenbodenverschluss erfolgt sanft und subtil, ohne zu starke Anspannung.

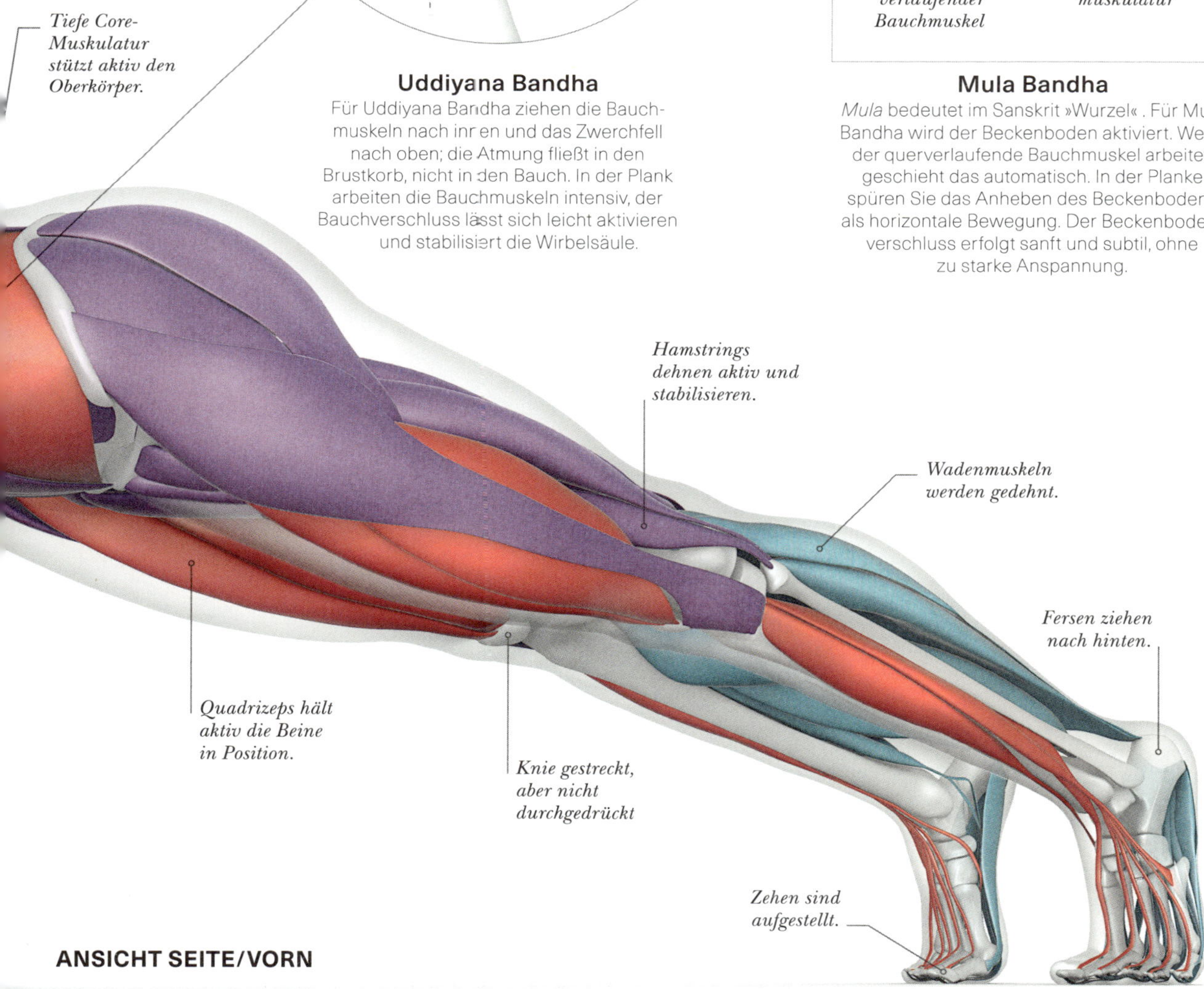

ANSICHT SEITE/VORN

SEITSTÜTZ

Vasisthasana

Die herausfordernde Armbalance wird Sie ins Schwitzen bringen und Ihren Kreislauf anregen. Die Haltung fördert Kraft, Fokus und Durchhaltevermögen. Achten Sie darauf, dass der Körper eine gerade Linie bildet und die Hüften nicht nach unten sinken.

HAUPTWIRKUNG

Die Asana kräftigt die gesamte Core-Muskulatur. Der aufgestützte Arm und die Schulter arbeiten intensiv, um die Balance zu halten. Auch die Beinmuskeln sind aktiv, um den Körper in der Position auszurichten und im Gleichgewicht zu halten.

LEGENDE

- •-- ***Gelenke***
- ○— *Muskeln*
- Anspannung
- Anspannung und Dehnung
- Dehnung

AUSRICHTUNG
Versuchen Sie, die Schultern und Hüften jeweils (fast) übereinander anzuordnen. Dann strecken Sie den Arm nach oben. Wenn die Balance gut ist, geht der Blick zur Decke, wenn nicht, schauen Sie nach unten.

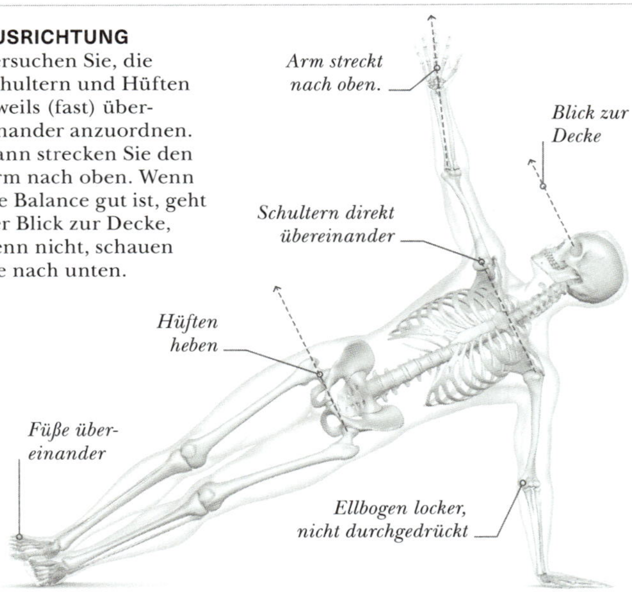

Oberschenkel
oberes Bein
Die **Adduktoren der Hüfte** stabilisieren (in beiden Beinen) aktiv die Oberschenkel.

Unterschenkel
Die **Fußheber** flexen aktiv die Füße und ziehen die Zehen heran. Die **Wadenmuskeln** werden gedehnt. Drücken Sie die untere Fußaußenkante fest in den Boden, um die **Wadenbeinmuskeln** des unteren Beins zu aktivieren, damit die Knöchel direkt übereinander bleiben.

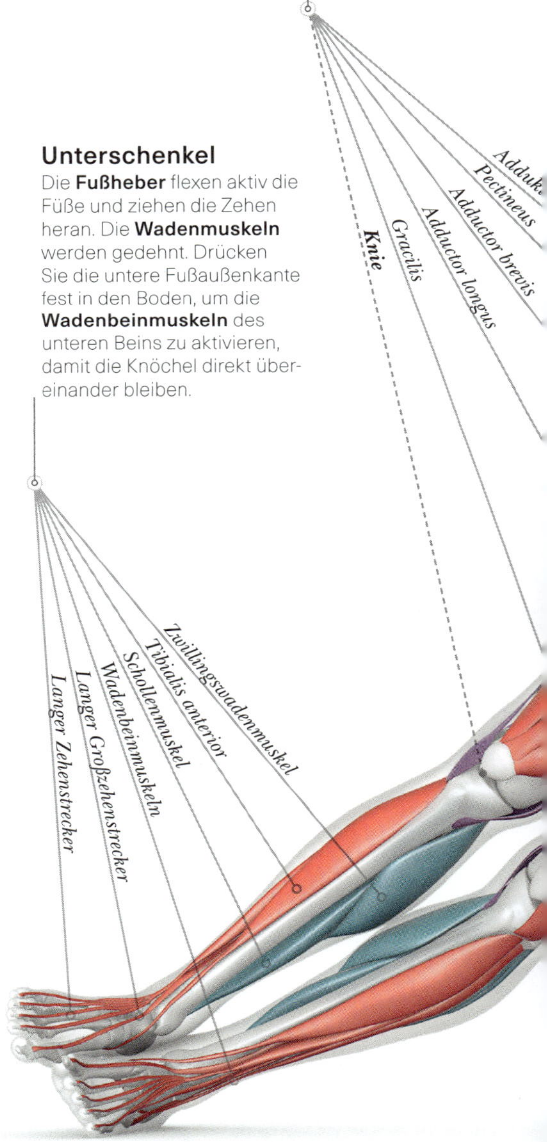

Oberkörper

Die **Bauchmuskeln** arbeiten, um die Bauchorgane zu komprimieren und gemeinsam mit den **Rückenstreckern** die Wirbelsäule in ihrer neutralen, natürlichen Kurve zu stabilisieren.

Hals

Auf der unteren Halsseite (Bild: linke Körperseite) drehen **Rotatoren, großer Kopfwender, Multifidus** und **Halbdornmuskel** aktiv den Hals. Auf der oberen Seite (Bild: rechte Seite) dehnen die entsprechenden Muskeln. Auf der oberen Seite arbeiten die **Riemenmuskeln,** auf der unteren dehnen sie.

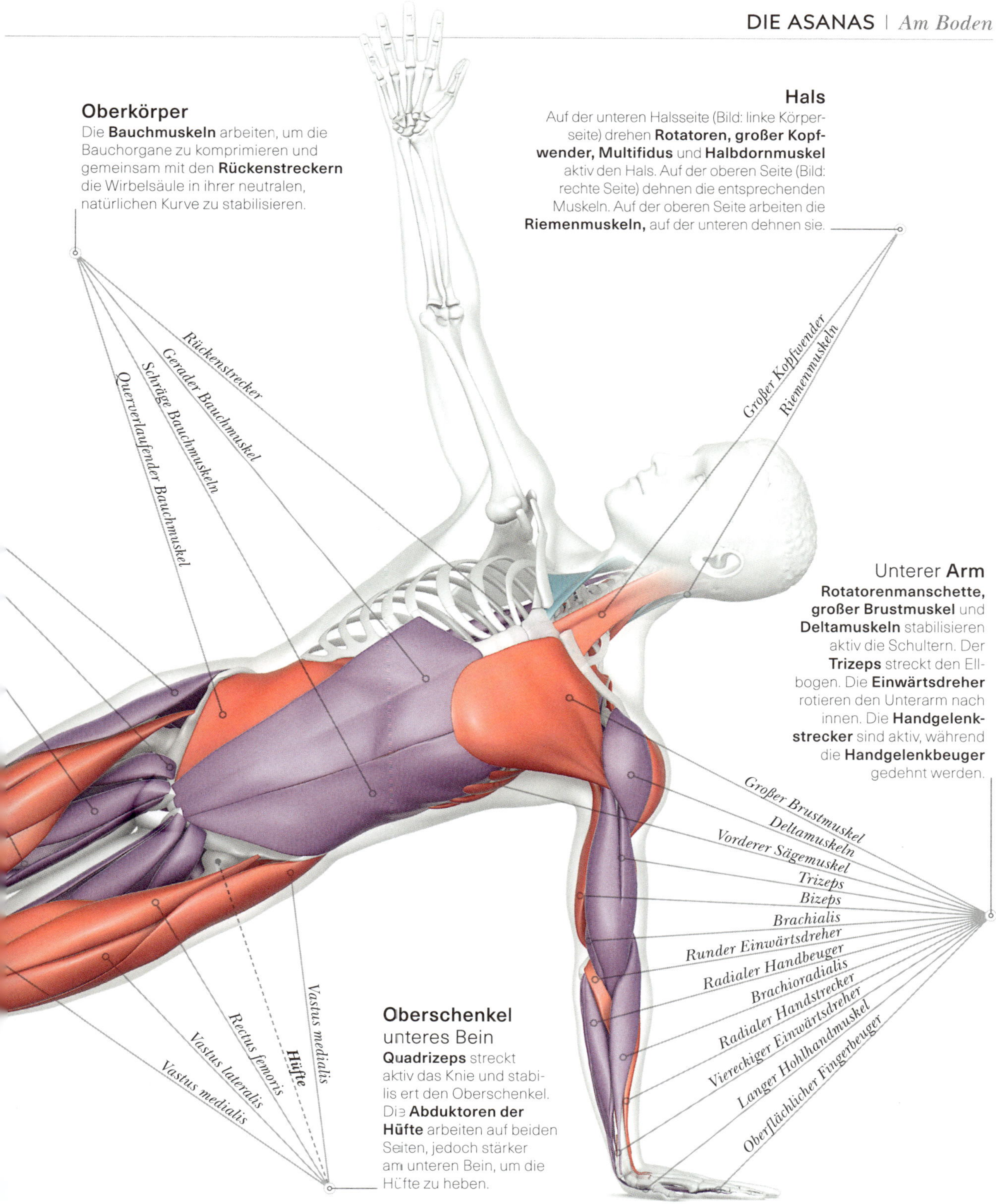

Unterer **Arm**

Rotatorenmanschette, großer Brustmuskel und **Deltamuskeln** stabilisieren aktiv die Schultern. Der **Trizeps** streckt den Ellbogen. Die **Einwärtsdreher** rotieren den Unterarm nach innen. Die **Handgelenkstrecker** sind aktiv, während die **Handgelenkbeuger** gedehnt werden.

Oberschenkel
unteres Bein

Quadrizeps streckt aktiv das Knie und stabilisiert den Oberschenkel. Die **Abduktoren der Hüfte** arbeiten auf beiden Seiten, jedoch stärker am unteren Bein, um die Hüfte zu heben.

» IM DETAIL

Die Asana fordert intensiv die Atemmuskulatur. Die Core-Muskeln arbeiten ebenfalls stark, was bei Skoliose gut ist, in der Schwangerschaft aber Risiken bergen kann.

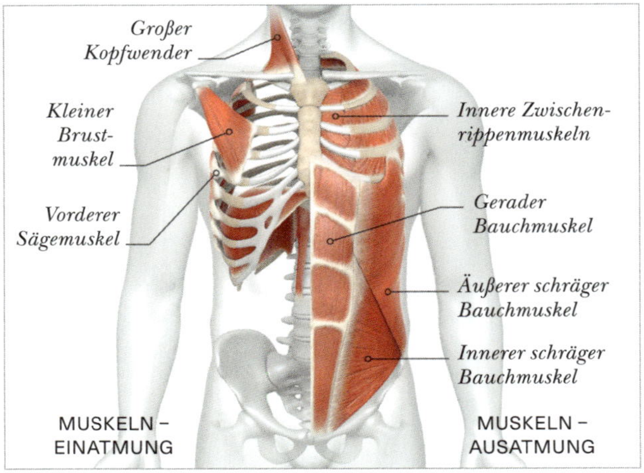

Atemmuskulatur

Bei der natürlichen Atmung übernimmt das Zwerchfell die Hauptarbeit. Bei der intensiven Atmung in dieser Haltung können andere Muskeln unterstützen: Bei der Einatmung helfen die Muskeln oben links im Bild zusammen mit den Treppenmuskeln am Hals. Bei der Ausatmung hilft auch der quere Brustmuskel, ein tiefer Muskel an den Rippen.

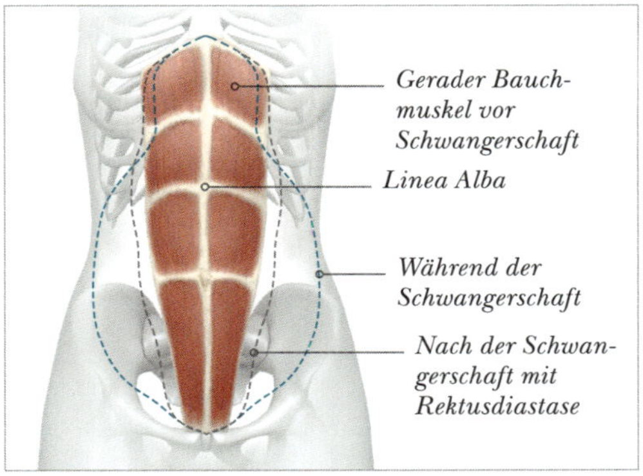

Vorsicht in der Schwangerschaft

Die Linea Alba ist eine senkrechte Bindegewebsnaht zwischen den geraden Bauchmuskeln. In der Schwangerschaft kann der Druck das Gewebe trennen, was man Rektusdiastase (Mittellinienbruch) nennt. Haltungen, die die Bauchmuskeln stark fordern, sollten daher in der Schwangerschaft (besonders ab dem dritten Trimester) nur bedingt geübt werden.

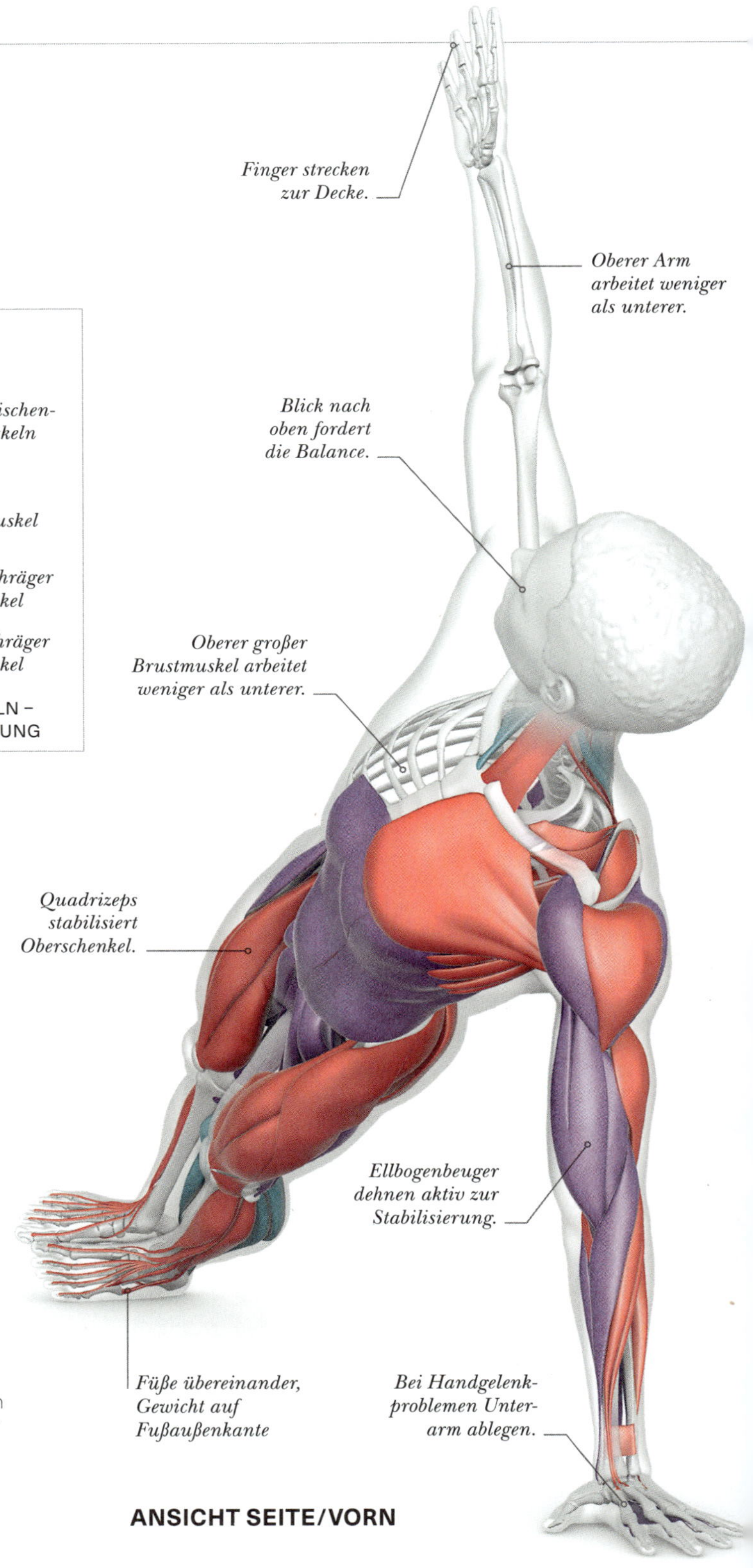

ANSICHT SEITE/VORN

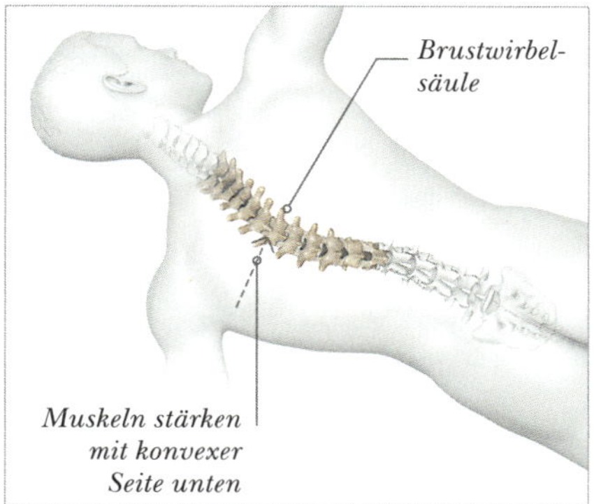

Skoliose

Bei der Skoliose ist die Wirbelsäule in Form eines S oder gespiegelten S seitwärts gekrümmt. Die Kräftigung der Muskulatur auf der konvexen Seite (konvexe Seite zeigt in der Asana nach unten) kann der Verkrümmung und den Symptomen entgegenwirken. Wenn Sie unsicher sind, welche Seite mehr Kräftigung braucht, holen Sie ärztlichen oder physiotherapeutischen Rat ein.

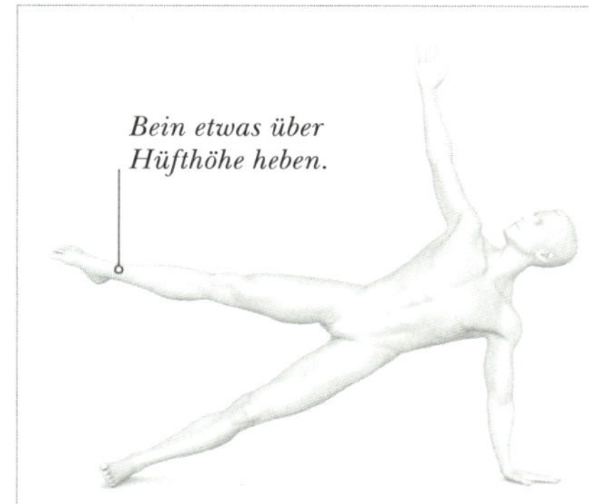

VARIATION

Um die Core-Muskulatur und das Gleichgewicht noch stärker zu fordern, können Sie langsam das obere Bein anheben. Wenn die Hüften dabei absinken, setzen Sie den Fuß wieder auf dem anderen ab.

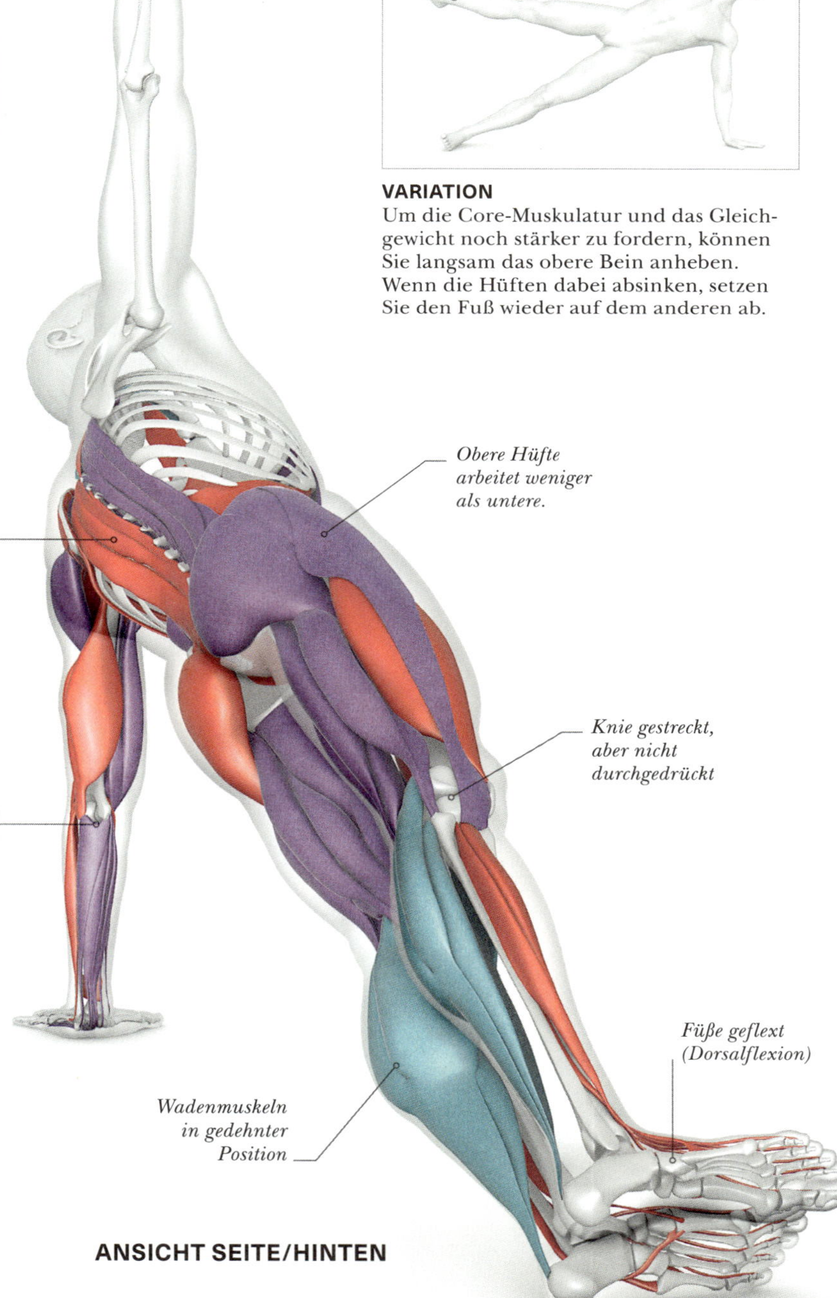

ANSICHT SEITE/HINTEN

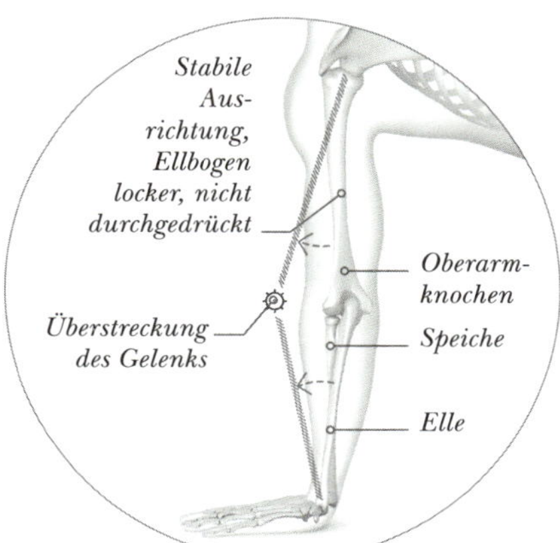

Durchdrücken des Ellbogens

Vermeiden Sie die Überstreckung des Ellbogens (>180°). Das staucht das Gelenk, da es viel Gewicht trägt. Wenn die Knochen nicht optimal übereinander ausgerichtet sind, kann die ungleiche Belastung dem Gelenk schaden. Beugen Sie den Ellbogen minimal, sodass er gerade ausgerichtet wirkt. Das erfordert mehr Muskelkraft und bringt langfristig mehr Stabilität.

KOBRA

Bhujangasana

Die Kobra ist eine traditionelle Asana. Die sanfte Rückbeuge soll das Verdauungsfeuer anregen und schlafende Energiereserven wecken. Tatsächlich kann die Kobra die Verdauung stimulieren und vielen Menschen bei Rückenschmerzen helfen.

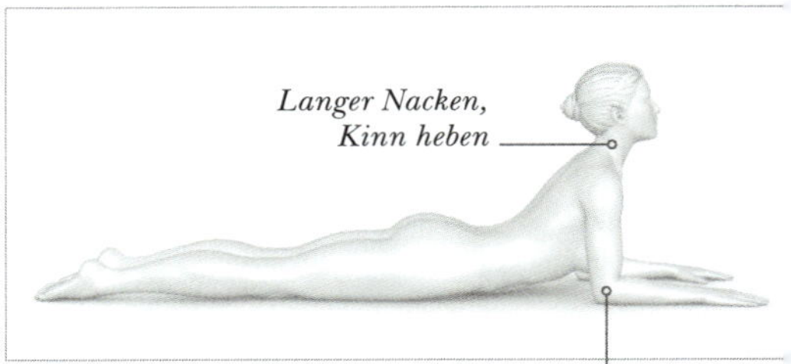

VARIATION
Die Sphinx mit den Unterarmen am Boden ist eine sanftere und weniger aktive Variante der Haltung.

HAUPTWIRKUNG

Die Vorderseite des Körpers, Brust-, Bauch- und Hüftmuskulatur, wird gedehnt. Die Muskulatur der Körperrückseite an Schultern, Rücken und Armen wird gekräftigt, da sie aktiv stabilisiert und für eine gleichmäßige Rückbeuge sorgt.

AUSRICHTUNG
Das Schambein bleibt am Boden, die Wirbelsäule ist in einer gleichmäßigen Rückbeuge. Bei Schmerzen im unteren Rücken senken Sie den Oberkörper.

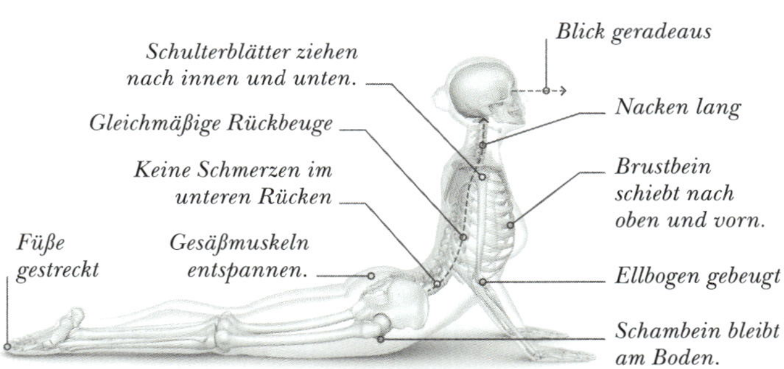

Oberschenkel

Gluteus maximus, Adductor magnus und **Hamstrings** strecken aktiv die Hüften, während der **Vastus medialis** und das **iliotibiale Band** die Hüften stabilisieren.

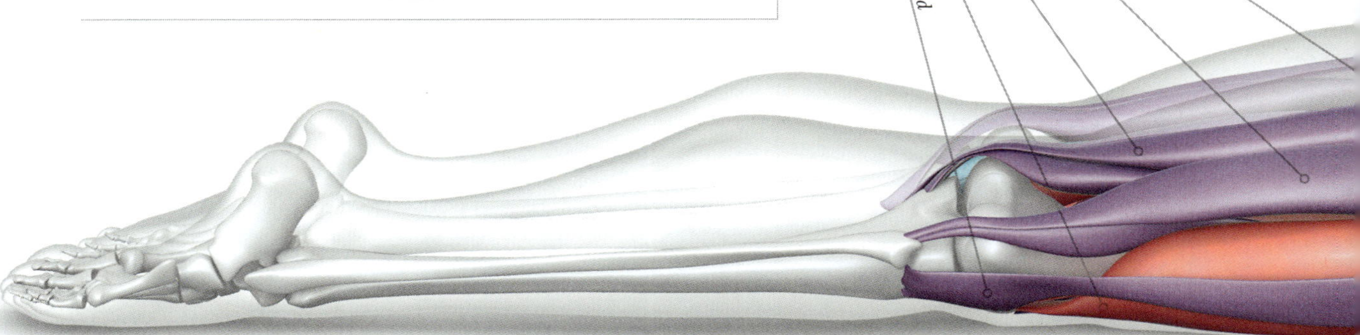

Hals

Die **Streckmuskeln des Halses** sind aktiv, während die **Beugemuskeln** aktiv dehnen und stabilisieren. So kippt der Kopf nicht nach hinten und der Nacken bleibt lang, in einer Linie mit der Brustwirbelsäule.

Oberkörper

Die **Rückenstrecker** strecken aktiv die Wirbelsäule, während die **Bauchmuskeln** gedehnt werden. Der **große Brustmuskel** dehnt, wenn der **mittlere und untere Trapezmuskel** gemeinsam mit den **Rautenmuskeln** die Schulterblätter nach hinten und unten ziehen.

Oberarme

Der **Trizeps** ist aktiv, wenn die Hände fest in den Boden drücken – ohne aber die Ellbogen ganz durchzustrecken. Der **Bizeps** ist auch aktiv, um die Arme zu stabilisieren.

Unterarme

Die **Einwärtsdreher** rotieren die Unterarme, die Daumen drücken fest in die Matte.

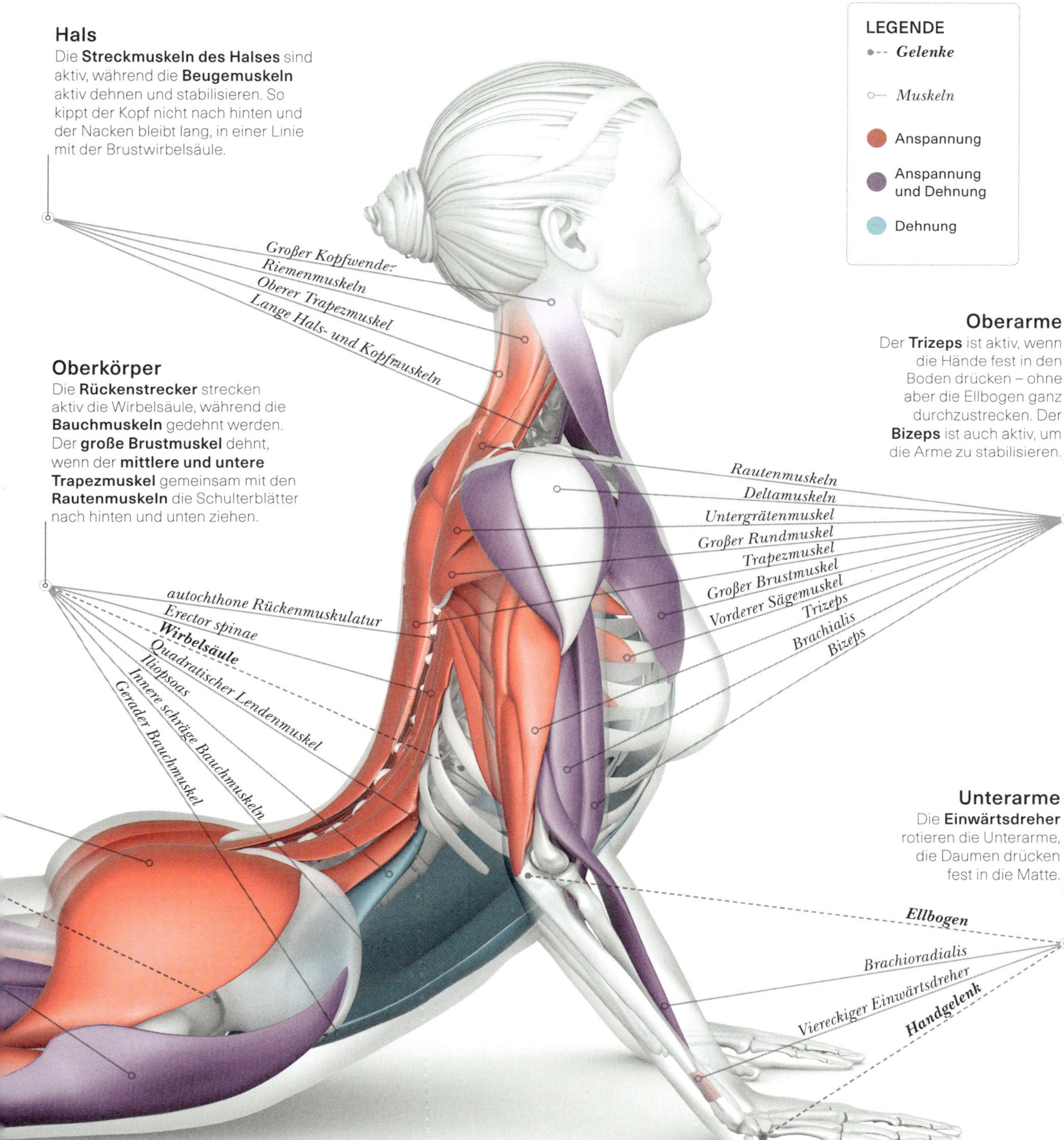

» IM DETAIL

Durch die bewusste Aktivierung bestimmter Muskeln kann die Kobra effektiv Beschwerden lindern. Die Haltung kann einfacher (Sphinx) oder herausfordernder (Heraufschauender Hund) variiert werden.

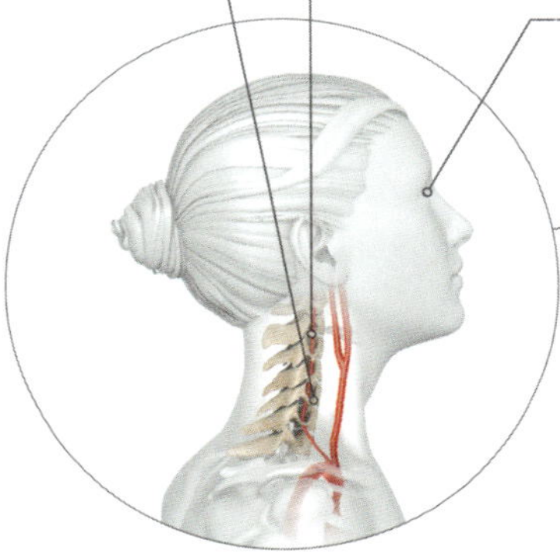

Nackenprobleme

Traditionell wurde in der Kobra der Kopf extrem weit in den Nacken gelegt. Eine Überstreckung der Halswirbelsäule (vor allem, wenn sie schnell erfolgt) kann jedoch zu Stauchung, plötzlichen Blutdruckschwankungen und Überlastung führen. Nach heutigem anatomischem Wissen ist es besser, den Nacken lang zu lassen und den Blick leicht nach oben und vorn zu richten, um eine Schädigung der Blutgefäße durch Überstreckung zu vermeiden.

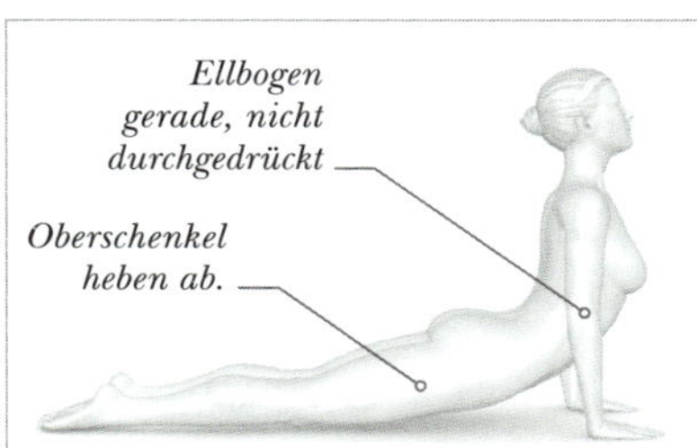

VARIATION

Der heraufschauende Hund, häufig geübt beim dynamischen Yoga, bietet durch gestreckte Arme und Abheben der Oberschenkel eine intensivere Rückbeuge.

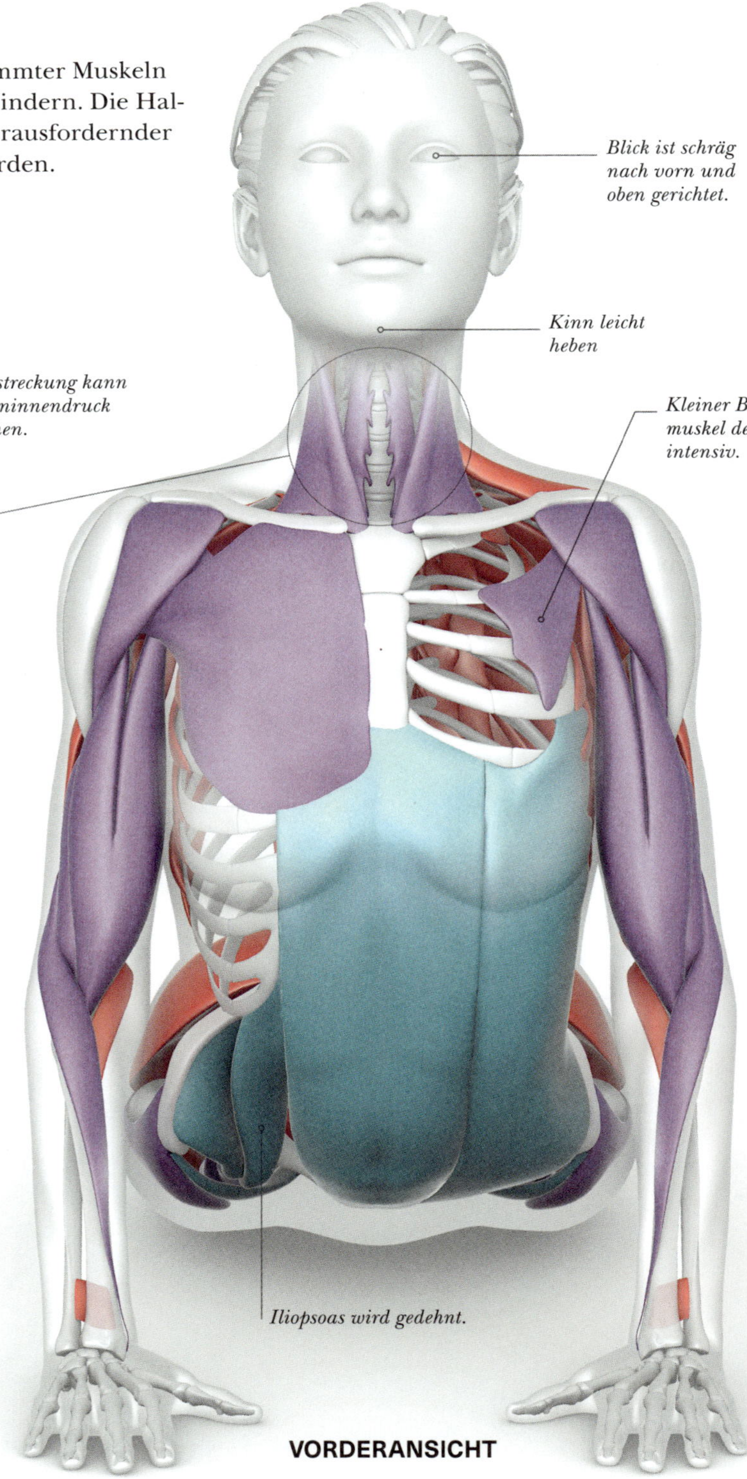

VORDERANSICHT

Den oberen Rücken stärken

Durch Kräftigung des oberen und mittleren Rückens und Dehnung der Vorderseite wirken Sie der Hyperkyphose (S. 16) entgegen. Auch die weniger aktive Sphinx eignet sich gut zur Vorbeugung einer starken Kyphose der Brustwirbelsäule, im Volksmund »Buckel« genannt.

Aktivierung des vorderen Sägemuskels

Ziehen Sie gefühlt die Hände zu sich, ohne sie tatsächlich zu bewegen. Schieben Sie das Brustbein nach vorn, um Druck von der Wirbelsäule zu nehmen. Das aktiviert auch die vorderen Sägemuskeln, die für viele Alltagsbewegungen wichtig sind. Sie zu stärken kann Nacken- und Schulterschmerzen lindern.

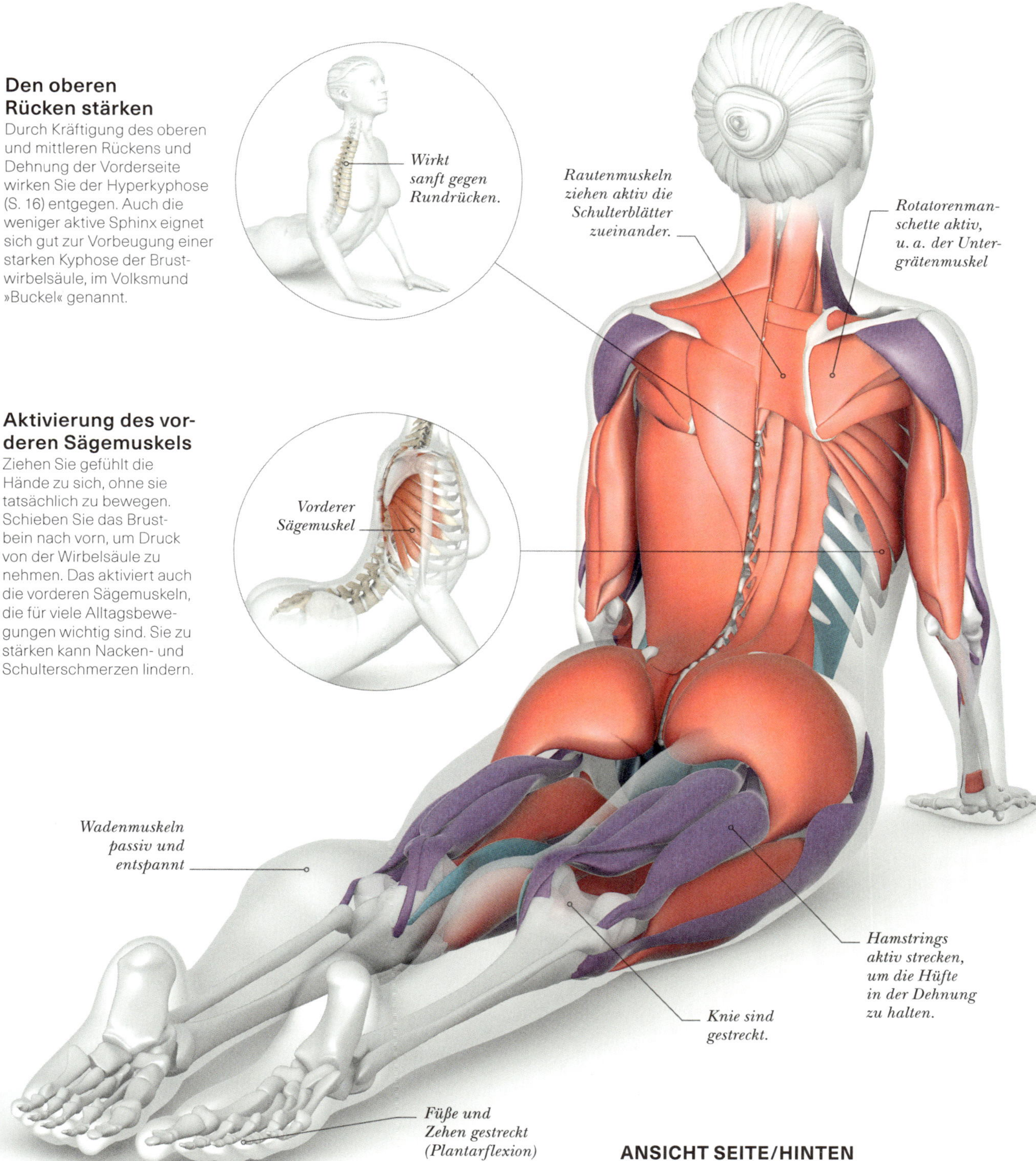

ANSICHT SEITE/HINTEN

HEUSCHRECKE

Salabhasana

Die Asana kann sehr effektiv Rückenschmerzen vorbeugen. Die aktive Streckung der Wirbelsäule wirkt einer gekrümmten Körperhaltung und ihren Folgen entgegen. Die Muskeln an den Beinrückseiten und am Rücken arbeiten intensiv, um beide Enden des Körpers zu heben.

HAUPTWIRKUNG

Die Haltung kräftigt besonders die Muskeln an Rücken, Gesäß und Oberschenkeln. Sie kann herausfordernd sein, aber es genügt, Beine und Oberkörper leicht anzuheben, um von der Übung zu profitieren.

Oberschenkel

Die **Hüftstrecker** helfen aktiv beim Heben der Beine, während die **Hüftbeuger** gedehnt werden. Der **Quadrizeps** streckt aktiv das Knie.

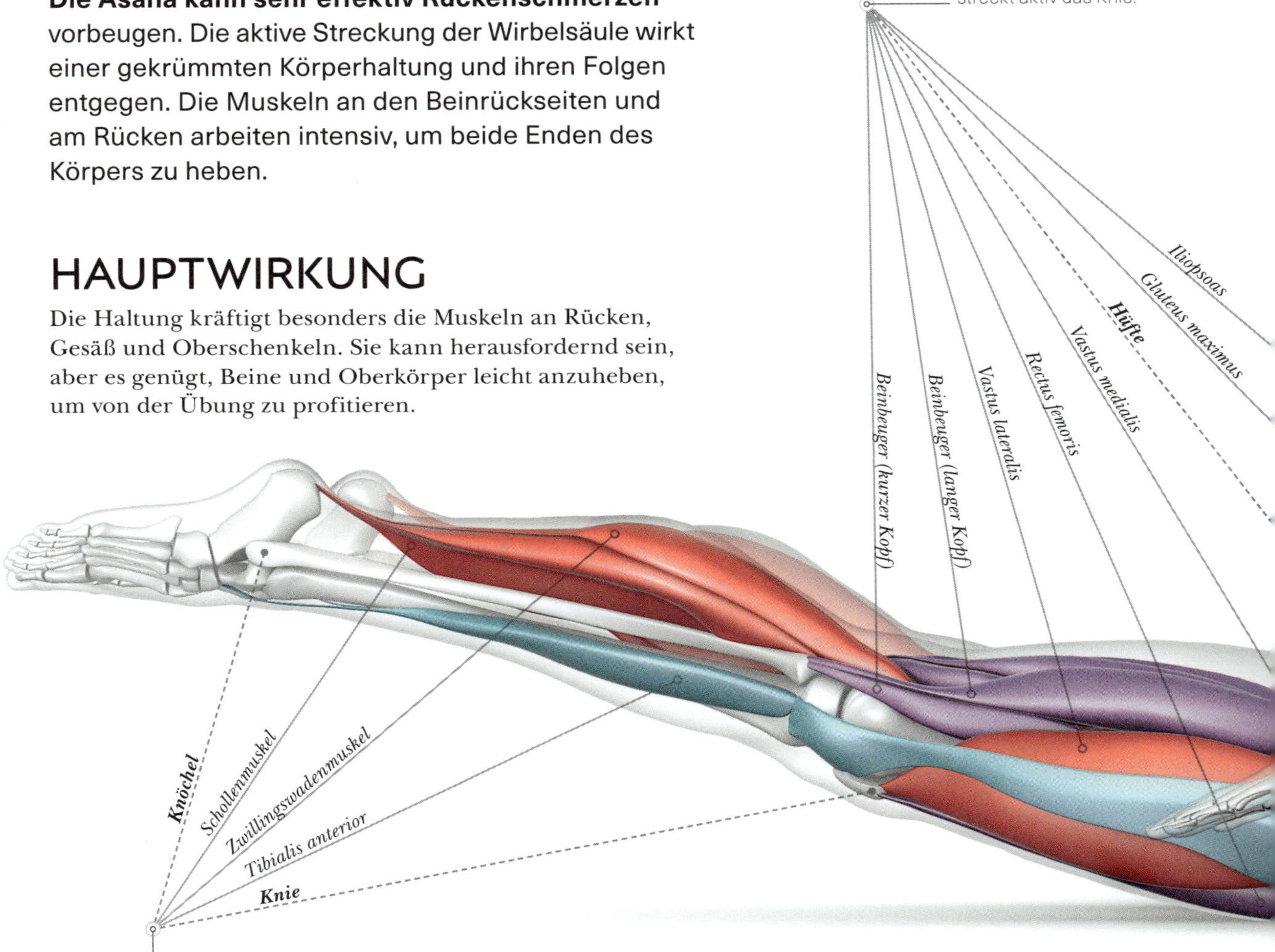

Unterschenkel

Der **Zwillingswadenmuskel** und der **Schollenmuskel** strecken aktiv den Knöchel, während der **Tibialis anterior** und andere **Fußhebermuskeln** gedehnt werden.

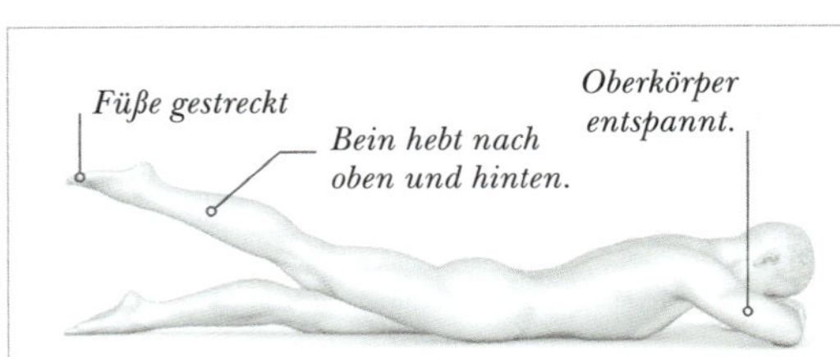

VARIATION

Bei Nackenproblemen legen Sie die Stirn auf den Händen ab und heben ein Bein an. Die Hüfte bleibt am Boden. Halten Sie für einige Atemzüge, dann wechseln Sie das Bein.

AUSRICHTUNG
Heben Sie Schultern und Beine hoch und ziehen Sie die Wirbelsäule in die Länge. Die Krone des Kopfes zieht nach vorn und oben, die Rückbeuge ist möglichst gleichmäßig, der Nacken bleibt lang.

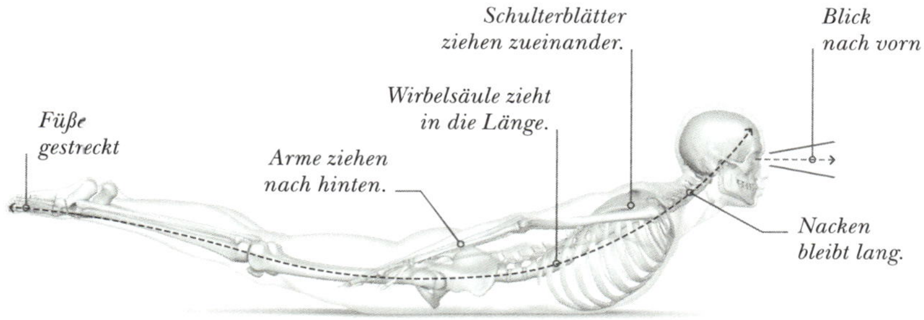

Hals und **Arme**

Die **Streckmuskeln des Halses** sind aktiv, die **Beugemuskeln** arbeiten in gedehnter Position, um den Nacken zu stabilisieren. Der Kopf kippt nicht nach hinten und der Nacken bleibt lang. Die **hinteren Deltamuskeln,** der **große Rückenmuskel** und die **großen Rundmuskeln** strecken aktiv die Schultern. Der **Trizeps** streckt den Ellbogen.

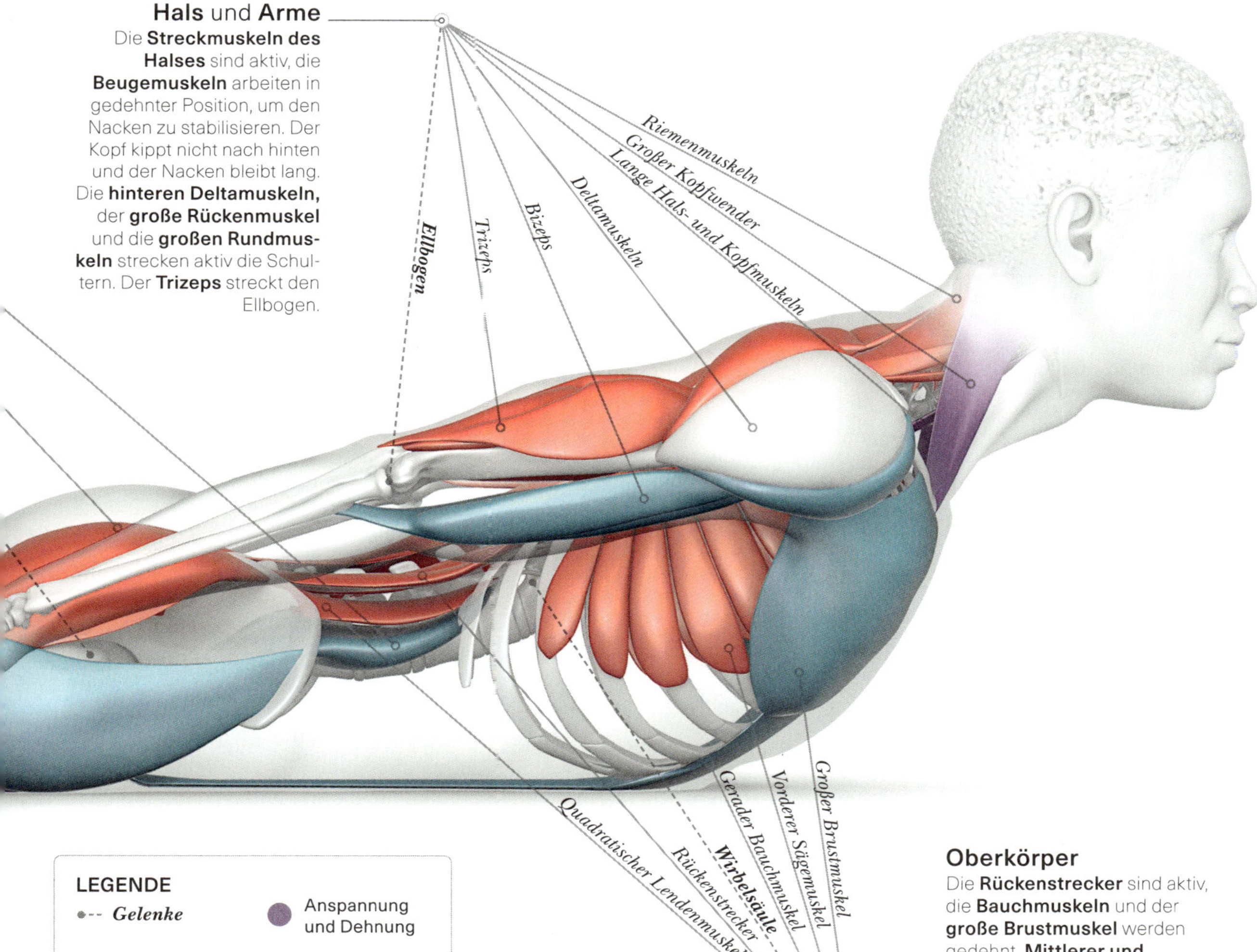

Oberkörper

Die **Rückenstrecker** sind aktiv, die **Bauchmuskeln** und der **große Brustmuskel** werden gedehnt. **Mittlerer und unterer Trapezmuskel** ziehen mit den **Rautenmuskeln** aktiv die Schulterblätter nach hinten, die **vorderen Sägemuskeln** stabilisieren sie.

LEGENDE
- •-- *Gelenke*
- ○— *Muskeln*
- Anspannung
- Anspannung und Dehnung
- Dehnung

» IM DETAIL

Die Heuschrecke kräftigt den Core und die gesamte Körperrückseite, beides fördert eine aufrechte Körperhaltung. Auch wenn Sie Beine und Oberkörper nur leicht anheben, kräftigen Sie Ihre Rückenmuskeln effektiv.

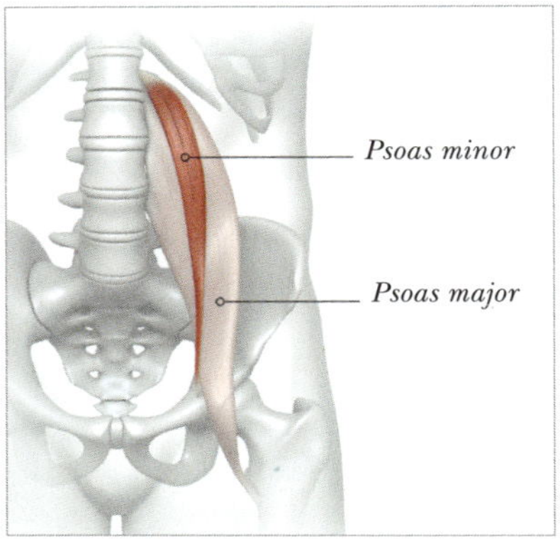

Psoas minor

Wahrscheinlich spüren Sie in dieser Haltung, wie der Psoas gedehnt wird. Etwa 40 % der Menschen haben einen Psoas minor – ein Beispiel für individuelle Variationen im Körperbau. Nicht jeder hat dieselbe Anzahl von Muskeln und Knochen im Körper. Deshalb sieht auch eine Yogahaltung bei jedem Menschen anders aus.

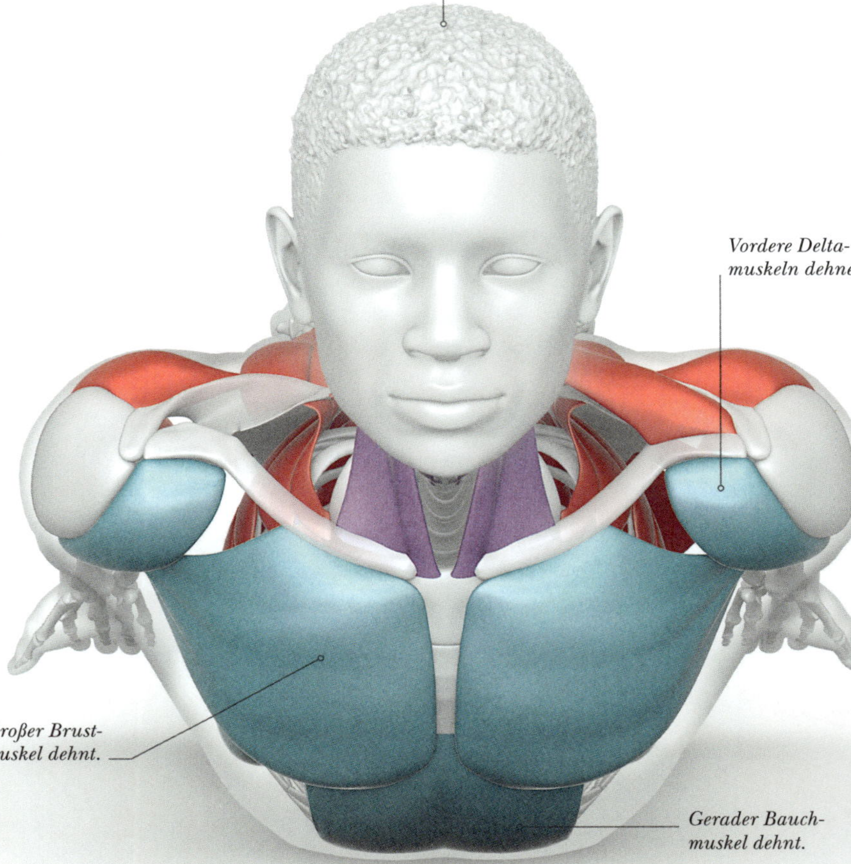

VORDERANSICHT

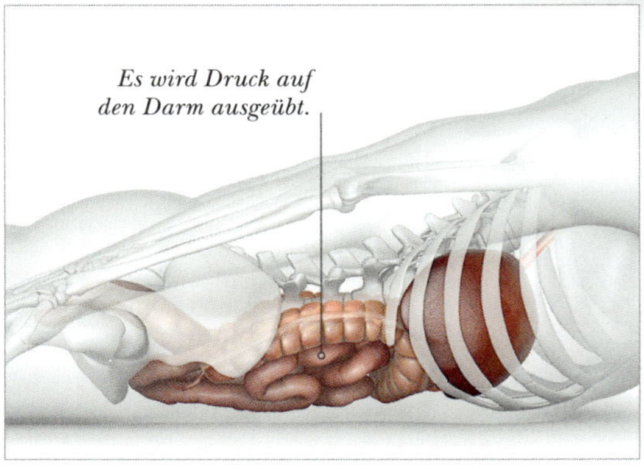

Die Verdauung anregen

Asanas wie diese können die Verdauung anregen, da durch den Boden und durch die angespannte Core-Muskulatur Druck auf den Darm ausgeübt wird. Diesen stimulierenden Effekt können Sie steigern, indem Sie rhythmisch wiederholt in die Haltung gehen und wieder hinaus.

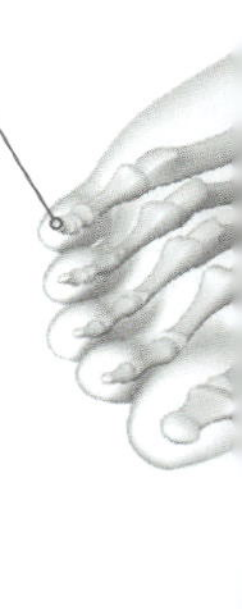

Rückenschmerzen

Die WHO zählt Rückenschmerzen, besonders im unteren Rücken, zu den Hauptgründen für Arbeitsunfähigkeit weltweit. Studien deuten darauf hin, dass Yoga eine sichere, effektive und kostengünstige Vorbeugung und Therapie bei Rückenschmerzen bietet.

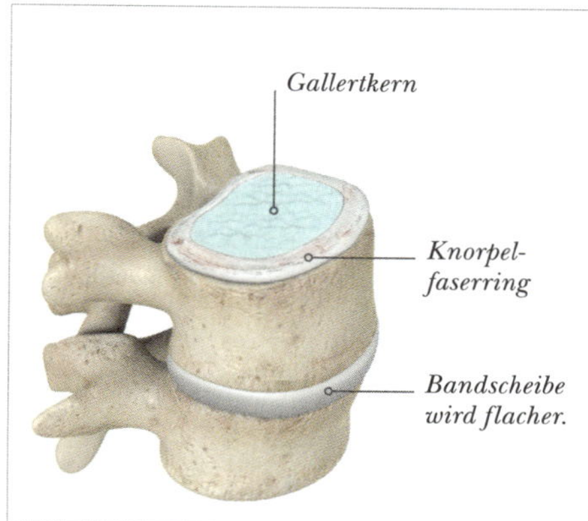

Degeneration der Bandscheiben

Die Degeneration der Bandscheiben ist Teil des natürlichen Alterungsprozesses. Die Schwerkraft lässt sie mit der Zeit flacher werden und die Zellen trocknen aus. Die Stärkung der Rückenmuskeln kann den altersbedingten Verschleiß verlangsamen und die Wirbelsäule länger gesund halten.

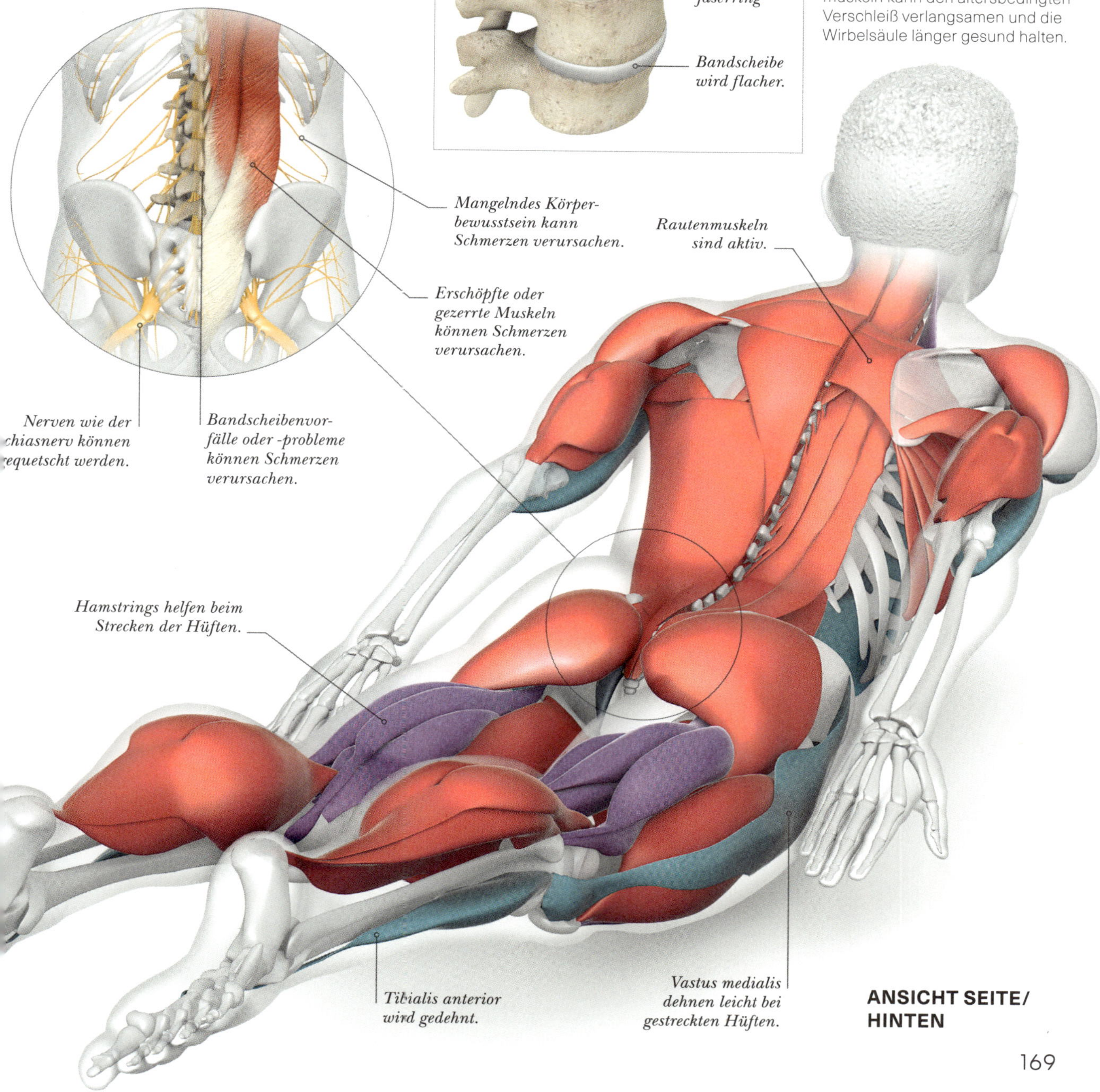

ANSICHT SEITE/ HINTEN

BEINDEHNUNG IM LIEGEN

Supta Padangusthasana

Die Haltung und ihre Variationen dehnen die Beinrückseiten auf rückenschonende Art, ideal zum Entspannen nach einem langen Tag. Wenn Sie die Zehen bei gestrecktem Bein nicht greifen können, legen Sie einen Gurt oder ein Tuch um die Fußsohle.

HAUPTWIRKUNG

Die Rückseite des oberen Beins wird intensiv gedehnt. Die Arme ziehen das Bein sanft zum Körper, aber alle anderen Muskeln, die nicht gebraucht werden, sollten entspannen, besonders Kiefer, Nacken und Schultern.

AUSRICHTUNG

Die Wirbelsäule ist neutral oder am unteren Rücken leicht rund, wenn Sie das Bein weit heranziehen. Sie sollten eine intensive, aber angenehme Dehnung in der Beinrückseite spüren.

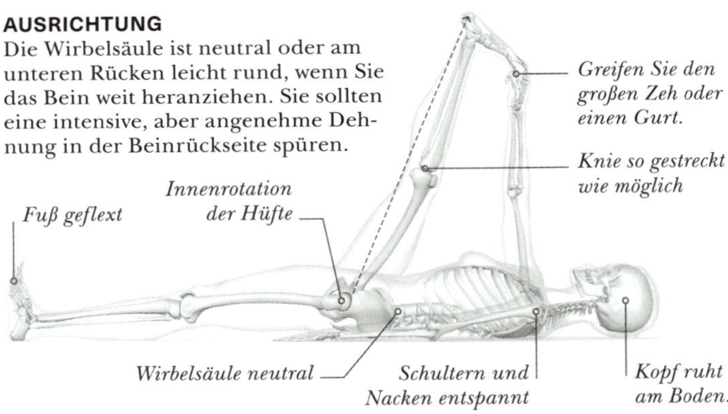

Angehobenes **Bein**

Die **Hüftbeuger** arbeiten, der **Quadrizeps** streckt das Knie. Die **Hüftstrecker,** besonders **Hamstrings** und **Gluteus maximus,** dehnen. Wenn Sie die Zehen zu sich ziehen, spüren Sie die Dehnung vielleicht auch in den **Fußstreckern,** besonders aber in den **Wadenmuskeln.**

Am Boden liegendes **Bein**

In dieser Variante ist das untere Bein leicht aktiv, um den Körper zu stabilisieren. Die **Hüftbeuger** dehnen leicht, der **Quadrizeps** streckt das Knie und die **Hamstrings** sind leicht aktiv. Die **Fußhebermuskeln** flexen den Fuß, während die **Fußstreckermuskeln** in einer neutralen oder gedehnten Position sind.

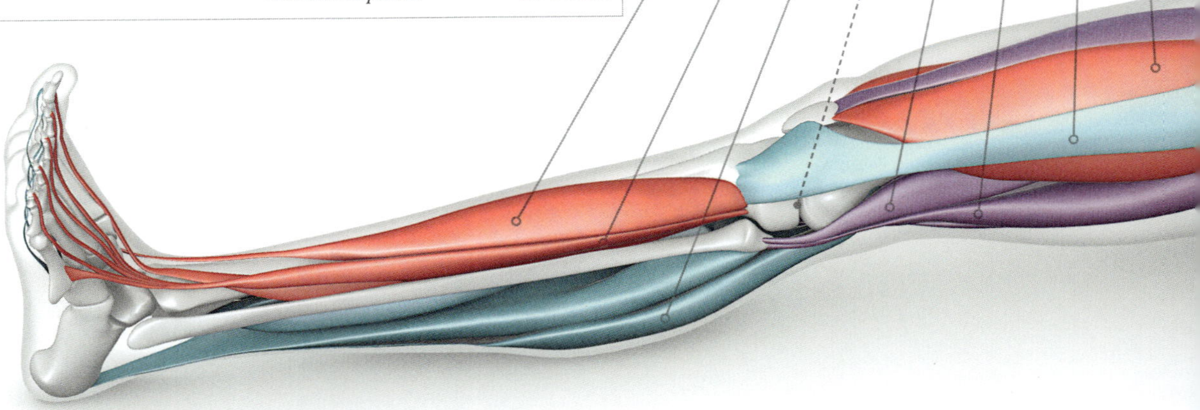

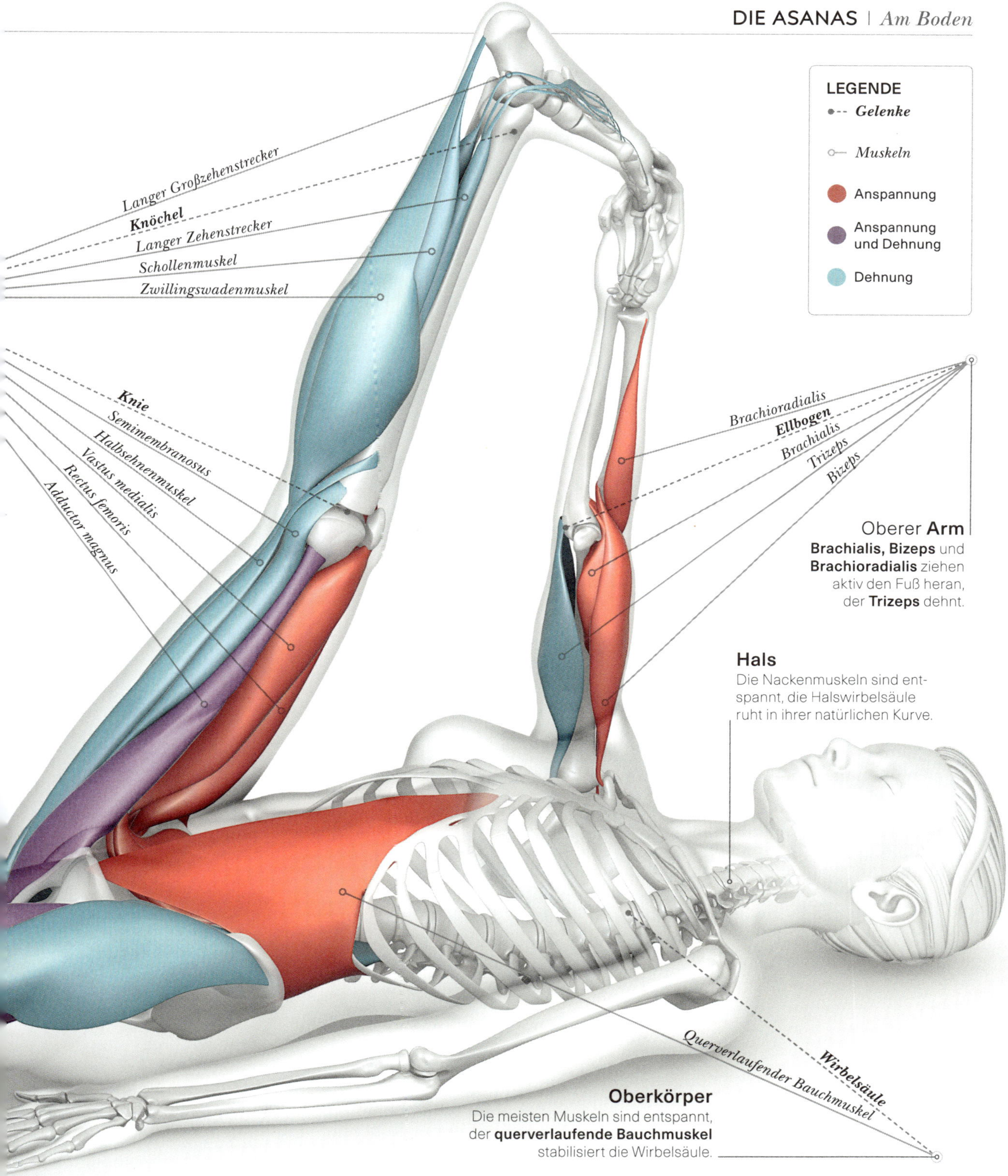

Oberer **Arm**

Brachialis, Bizeps und **Brachioradialis** ziehen aktiv den Fuß heran, der **Trizeps** dehnt.

Hals

Die Nackenmuskeln sind entspannt, die Halswirbelsäule ruht in ihrer natürlichen Kurve.

Oberkörper

Die meisten Muskeln sind entspannt, der **querverlaufende Bauchmuskel** stabilisiert die Wirbelsäule.

» IM DETAIL

Die Asana lässt sich mit oder ohne Gurt individuell anpassen. Nutzen Sie neurophysiologische Erkenntnisse, um ohne Verletzungsrisiko in die tiefe Dehnung hineinzugehen.

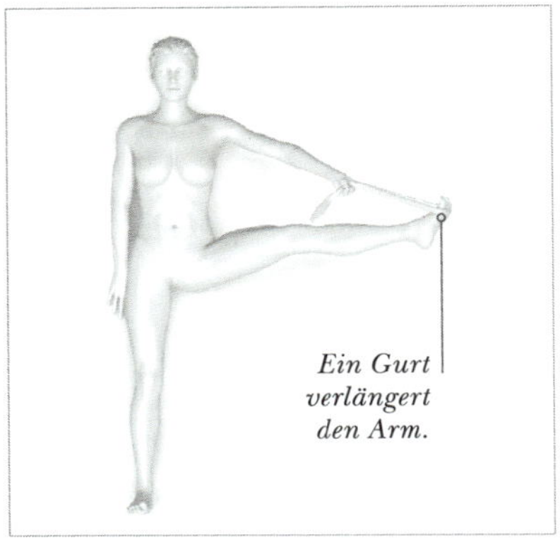

VARIATION
Wenn Sie die Zehen nicht entspannt greifen können, legen Sie einen Gurt um die Fußsohle. Wenn Sie das Bein zur Seite strecken, werden besonders die Leiste und die Innenseite des Oberschenkels (Adduktoren) gedehnt.

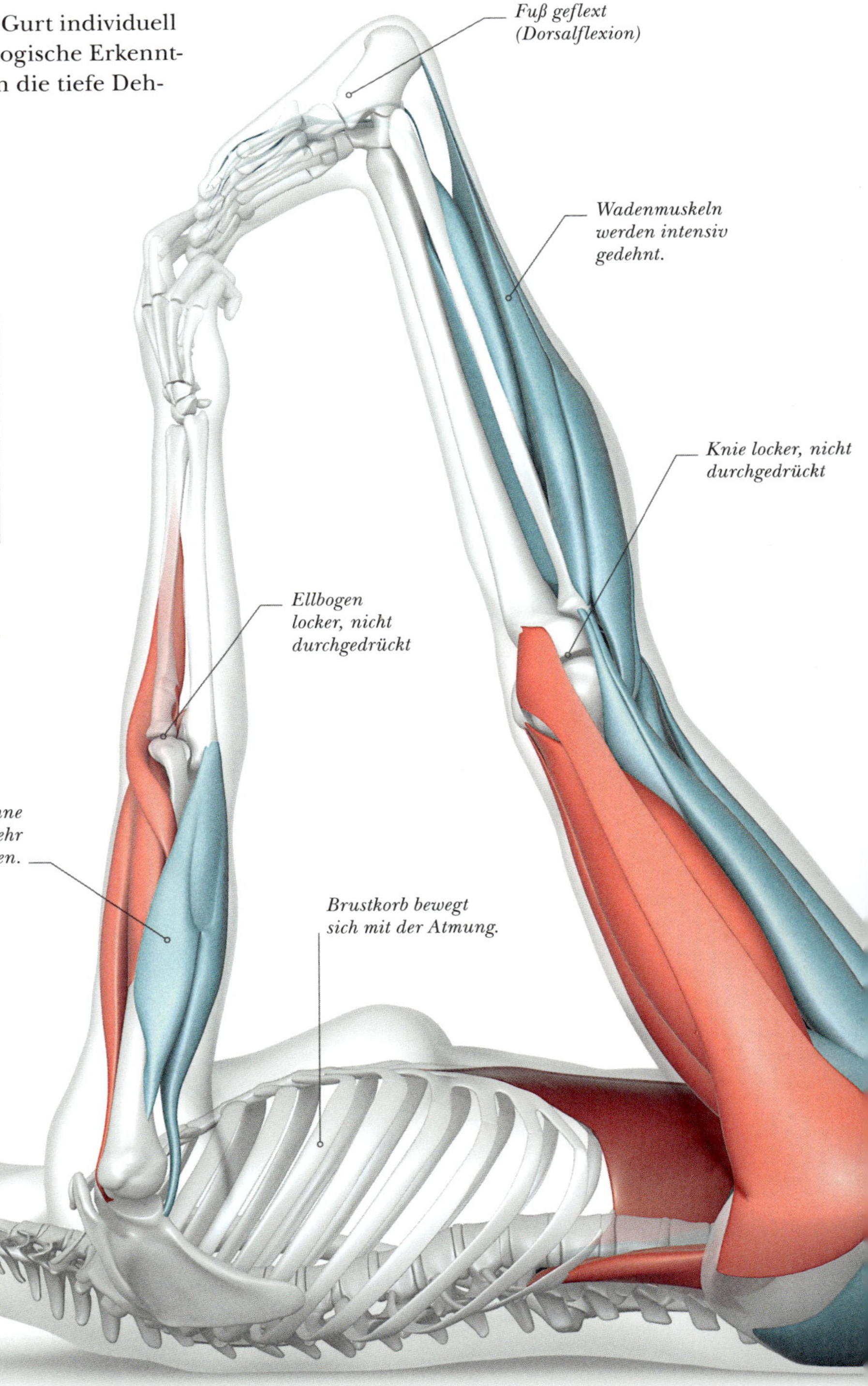

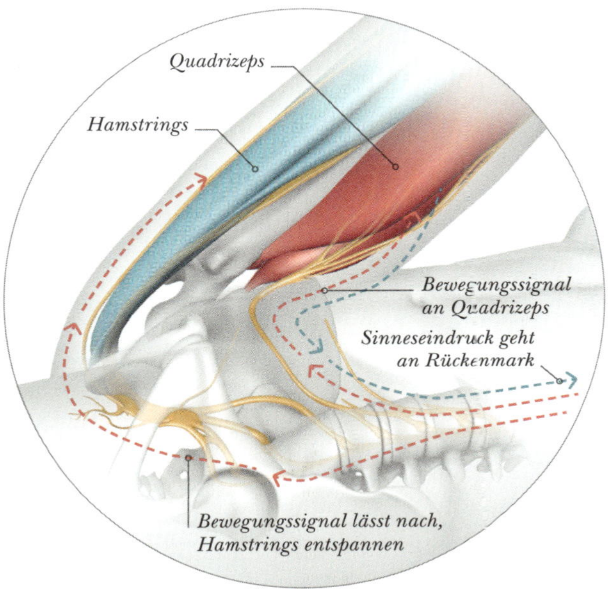

Reziproke Hemmung

Muskeln arbeiten häufig als Spieler und Gegenspieler zusammen. Den Effekt der reziproken Hemmung, die verhindert, dass sie das Gleiche tun, können Sie nutzen: Wenn Sie den Quadrizeps (Agonist) für einige Atemzüge anspannen, erhalten die Hamstrings (Antagonist) ein Signal, damit sie entspannen – und können dann gut gedehnt werden.

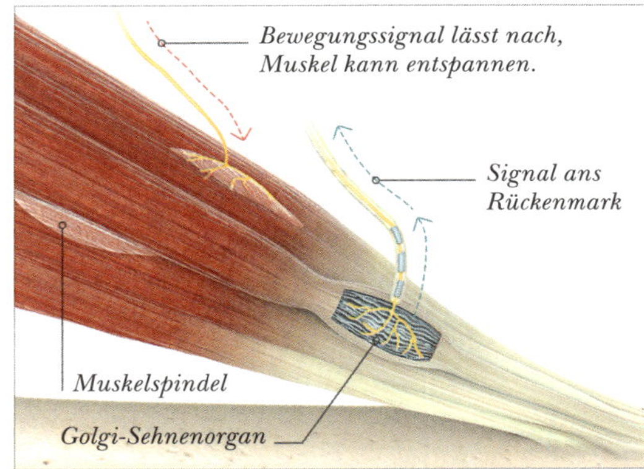

Muskelentspannung

Während der ersten Atemzüge in einer Dehnübung fühlen sich die Muskeln meistens fest und gespannt an. Doch nach Überschreiten eines Höhepunkts senden Sensoren in den Muskeln (das Golgi-Sehnenorgan) ein Signal, das die Kontraktion und den Widerstand in größeren Muskelfasern zu deren Schutz hemmt, sodass die Muskeln sich entspannen.

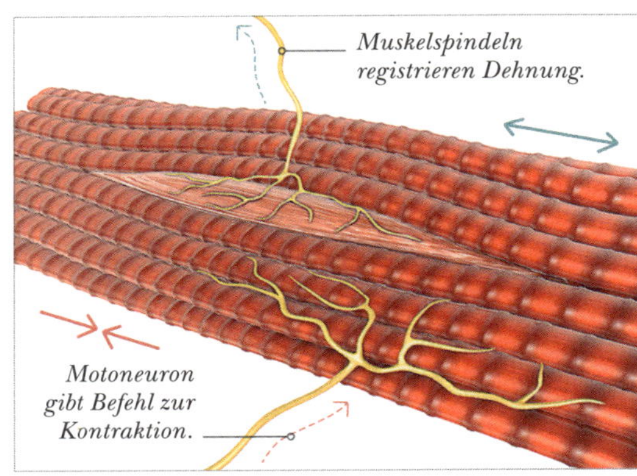

Dehnreflex

Bei einer schnellen Dehnung lösen Muskelspindeln – kleine Muskelfasern mit Sensoren – einen Reflex aus, der den Muskel zum Schutz gegen Überdehnung kontrahieren lässt. Um die Muskelspindeln nicht zu reizen, gehen Sie langsam und behutsam in die Haltung.

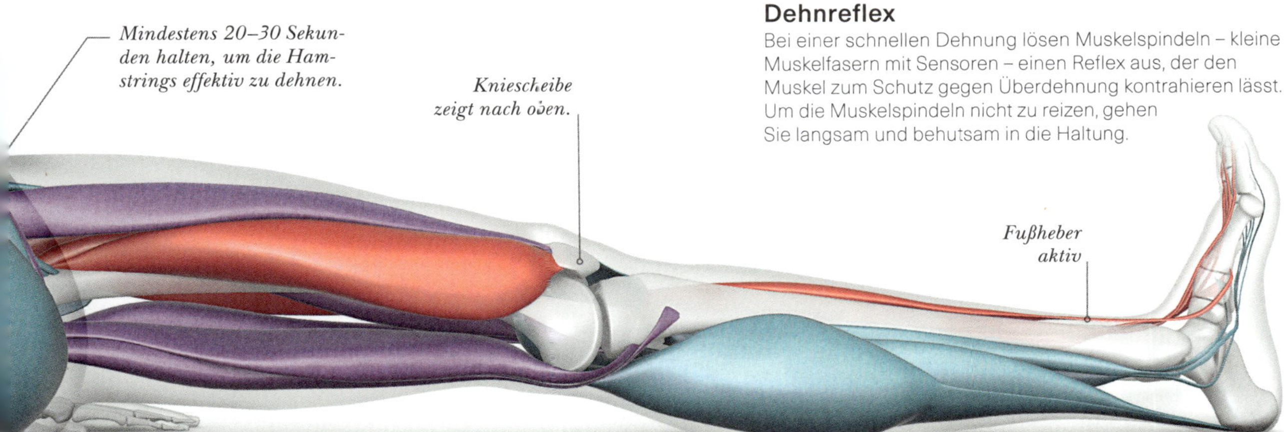

SEITENANSICHT

TWIST IM LIEGEN

Supta Matsyendrasana

Die sanfte, liegende Drehung beruhigt das Nervensystem und wird daher oft für den Abschluss einer Yogastunde gewählt. Lassen Sie Ihr Gewicht in den Boden sinken. Mit der Entspannung wird der Parasympathikus, der sogenannte Ruhenerv, aktiviert, damit Körper und Geist regenerieren können.

HAUPTWIRKUNG

Die Haltung dehnt die Muskeln entlang der Wirbelsäule, wie die kleinen Drehmuskeln. Schulter-, Gesäß- und Oberschenkelmuskulatur werden ebenfalls gedehnt. Der Rest des Körpers sollte so entspannt und locker bleiben wie möglich.

AUSRICHTUNG

Überlassen Sie sich der Schwerkraft und lassen Sie los. Legen Sie eine gefaltete Decke oder ein Kissen unter das Knie, wenn der ausgestreckte Arm zu sehr abhebt.

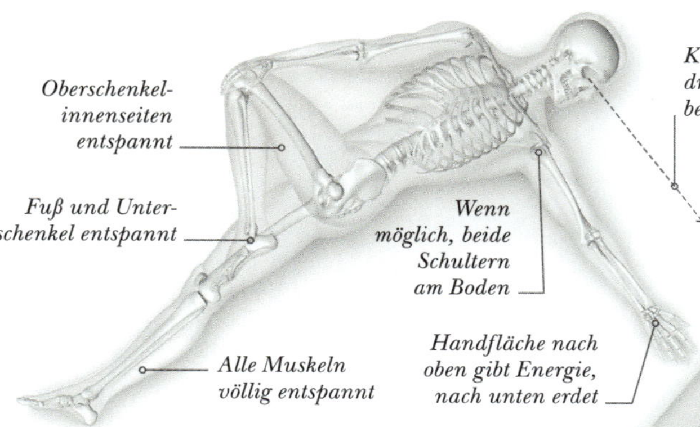

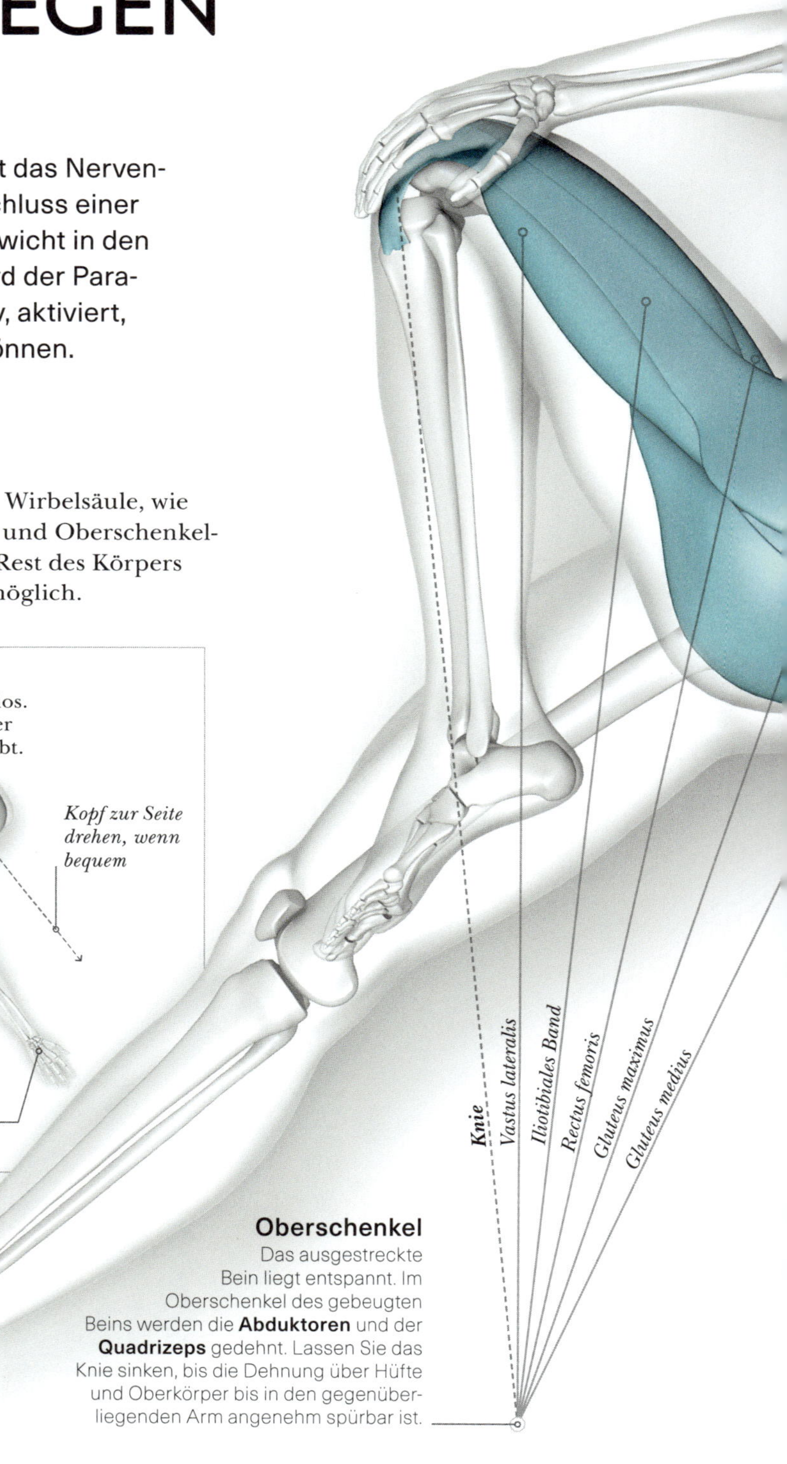

Oberschenkel

Das ausgestreckte Bein liegt entspannt. Im Oberschenkel des gebeugten Beins werden die **Abduktoren** und der **Quadrizeps** gedehnt. Lassen Sie das Knie sinken, bis die Dehnung über Hüfte und Oberkörper bis in den gegenüberliegenden Arm angenehm spürbar ist.

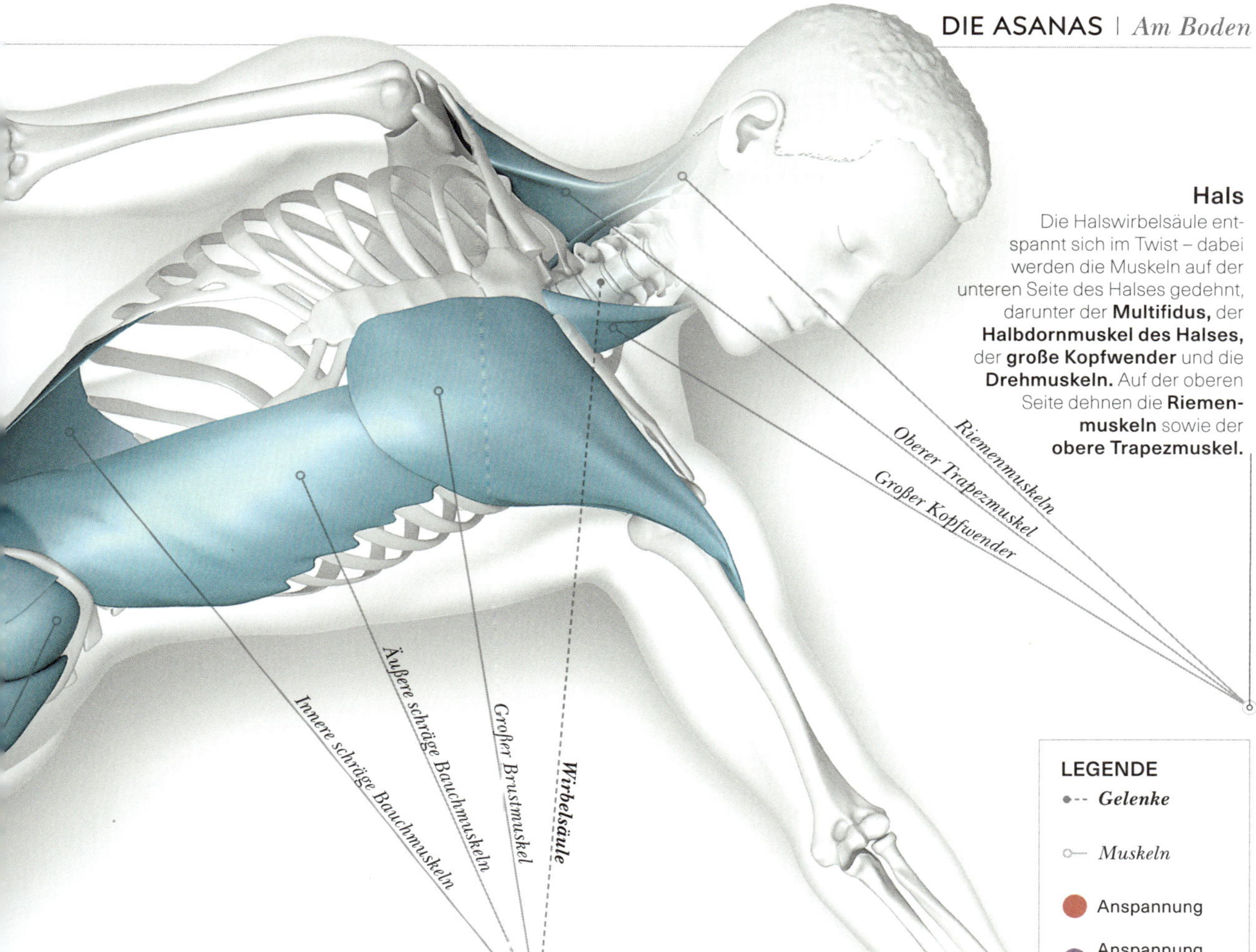

Hals

Die Halswirbelsäule entspannt sich im Twist – dabei werden die Muskeln auf der unteren Seite des Halses gedehnt, darunter der **Multifidus,** der **Halbdornmuskel des Halses,** der **große Kopfwender** und die **Drehmuskeln.** Auf der oberen Seite dehnen die **Riemenmuskeln** sowie der **obere Trapezmuskel.**

Oberkörper

Auf der Seite, zu der Kopf hindreht (Bild: linke Körperseite), dehnen die **äußeren schrägen Bauchmuskeln** und der **Halbdornmuskel der Brust.** Auf der anderen Seite (Bild: rechte Körperseite) werden die **inneren schrägen Bauchmuskeln** gedehnt.

Arme

Arme und Schultern sollten völlig entspannen. Sie können die obere Hand aufs Knie legen. Beim anderen Arm kann die Handfläche nach oben oder unten zeigen, je nachdem, was bequemer ist.

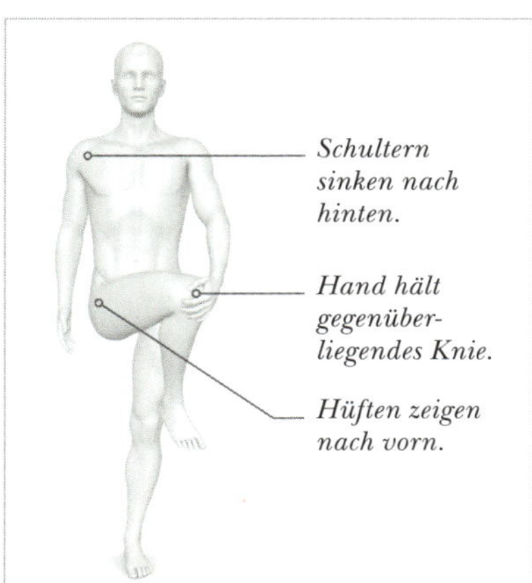

VARIATION

Um die Balance zu fördern und die Außenrotatoren der Hüfte im Stehen zu dehnen, ziehen Sie das gehobene Knie sanft zur gegenüberliegenden Seite.

» IM DETAIL

Der liegende Twist bietet eine sanfte Drehung der Wirbelsäule. Nutzen Sie Hilfsmittel, um eine schmerzfreie Position zu finden, in der Sie entspannen können.

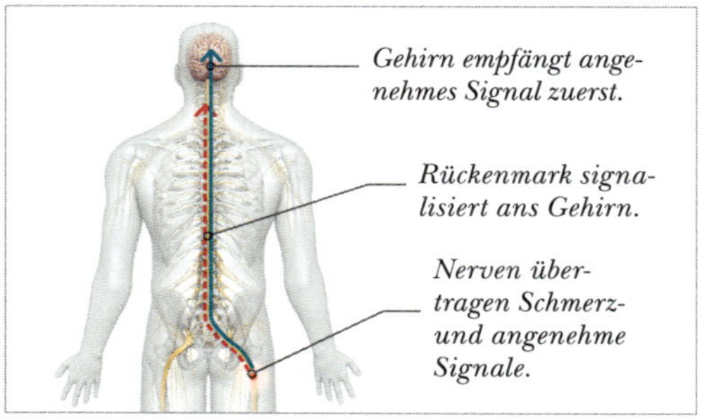

Leitungsbahn der Schmerzwahrnehmung

Stellen Sie sich zwei Signale vor, die zugleich ans Gehirn übertragen werden: Die rote Linie steht für einen Schmerzreiz, die grüne für eine angenehme Empfindung. Das grüne Signal ist schneller und erreicht das Gehirn zuerst – und hemmt dann die Weitergabe des Schmerzsignals ans Gehirn (Gate-Control-Theory).

Sicher drehen

Der Twist im Liegen ist sicherer als im Sitzen oder Stehen, da im Liegen keine Schwerkraft auf Bandscheiben und Wirbelsäule wirkt. Auch bleibt die Wirbelsäule im Liegen gerade – beim aufrechten Twist ist die Wirbelsäule oft leicht gebeugt, was die Verletzungsgefahr erhöht.

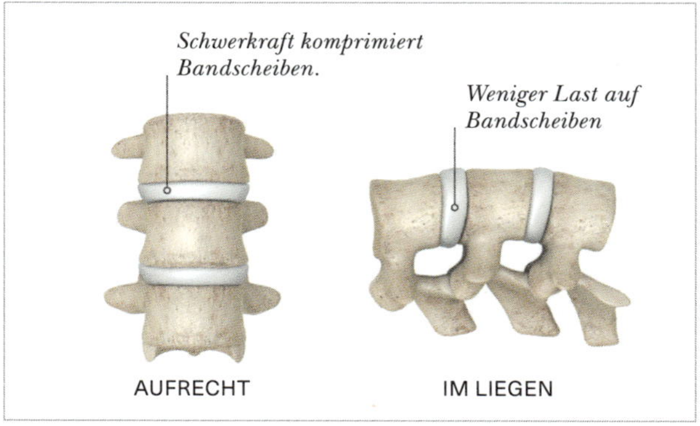

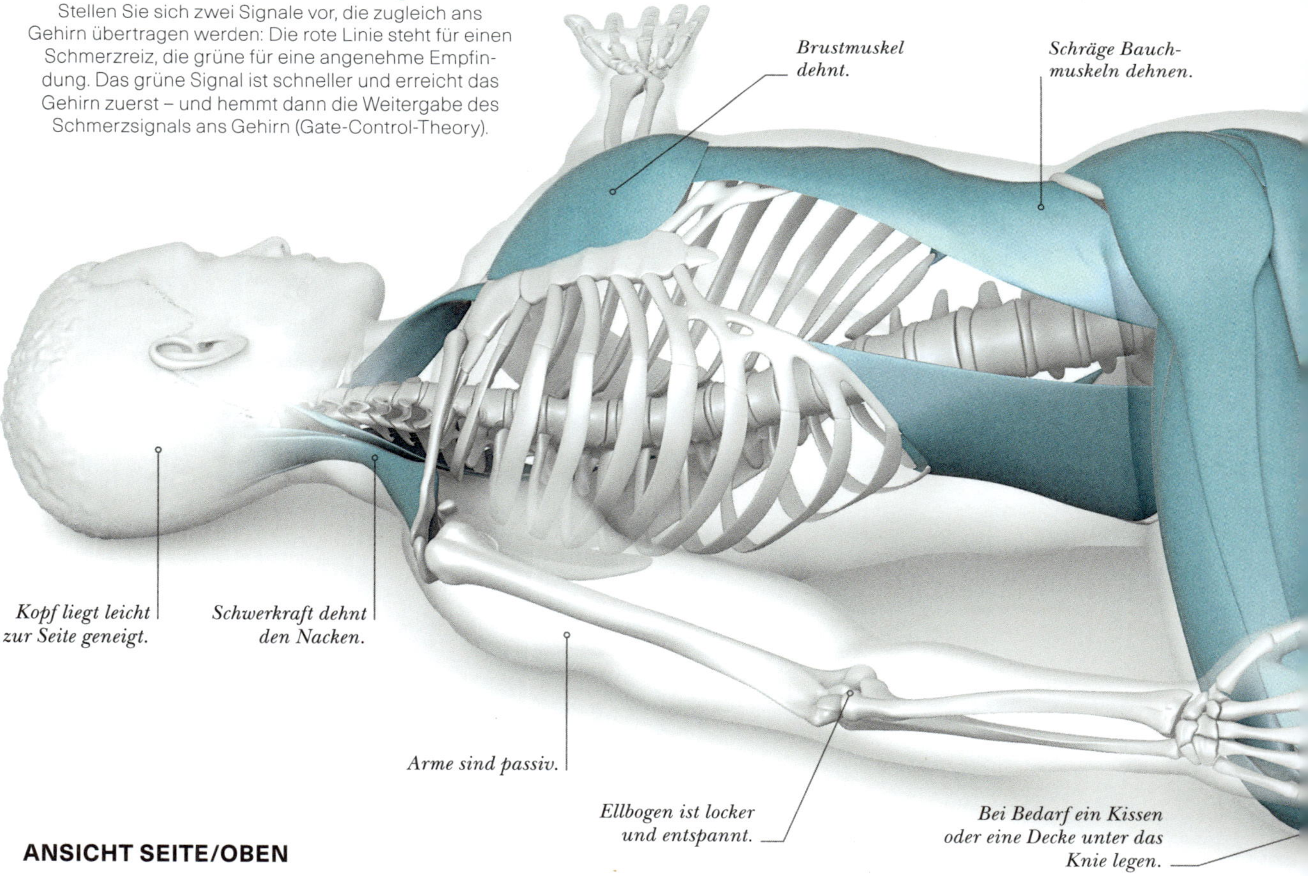

ANSICHT SEITE/OBEN

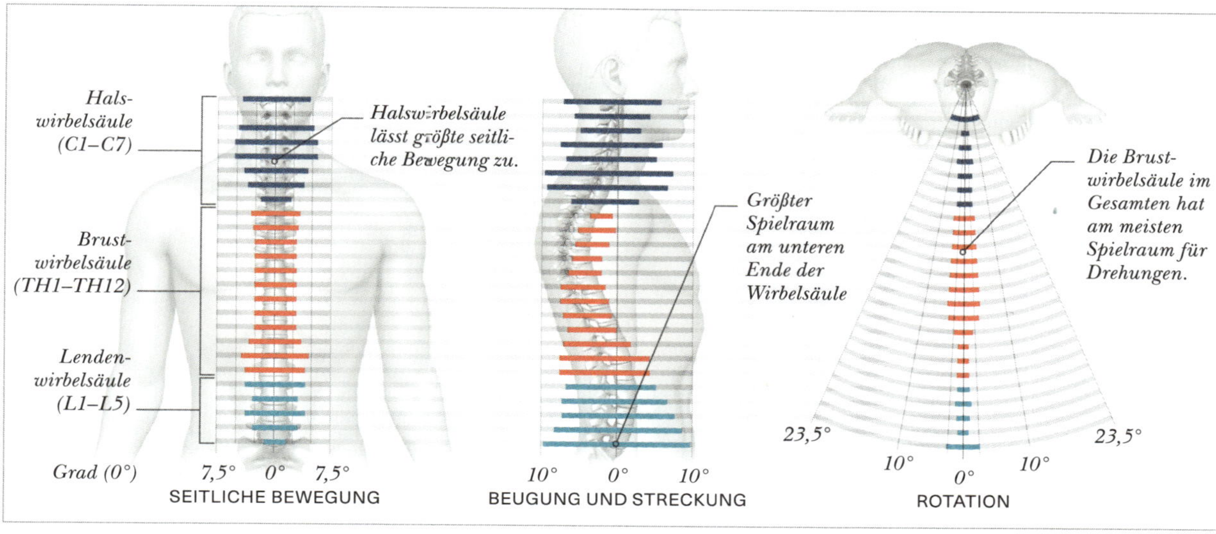

Bewegung der Wirbelsäule

Hals- und Brustwirbelsäule lassen größere Drehbewegungen zu als die Lendenwirbelsäule. Die Form der Wirbel in jedem Abschnitt gibt den Bewegungsspielraum vor. Ein völlig gleichmäßiger Twist ist also unmöglich. Diese Erkenntnis hilft uns, einzelne Bereiche der Wirbelsäule nicht zu überlasten und auf Schmerzen zu achten. Jedes Segment ermöglicht verschiedene Arten von Bewegung.

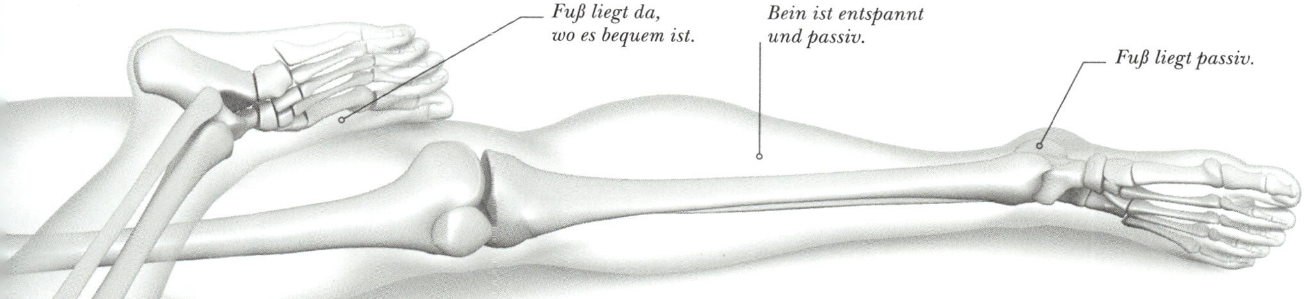

Schleimbeutelentzündung

Ein Schleimbeutel (Bursa) ist ein mit Flüssigkeit gefülltes Säckchen, das Reibungen im Gelenk reduziert. Er kann sich aus verschiedenen Gründen entzünden (Bursitis) – auch durch verspannte Muskeln rund um das Gelenk. Sanfte Dehnungen wie diese können vorbeugen. Bei akuten Entzündungen ist Ruhe angeraten.

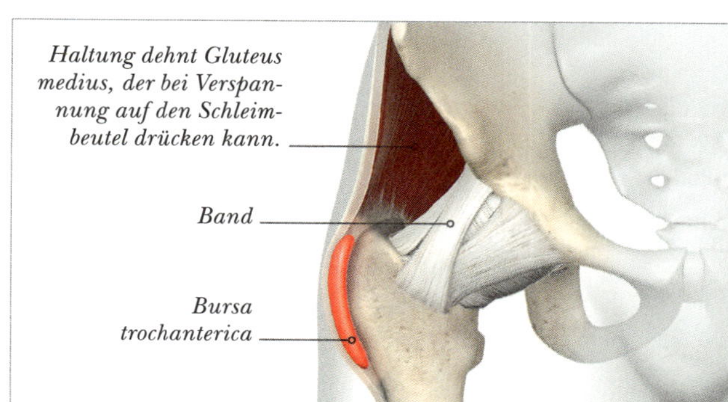

YOGA FÜR DAS WOHLBEFINDEN

Dieser Abschnitt beginnt mit allgemeinen Fragen zum Yoga und behandelt die körperlichen, geistigen und subtileren Ebenen (Koshas). Obwohl Yoga auf hinduistische Traditionen zurückgeht, ist es für jeden Menschen anpassbar. Egal, ob Sie spirituell, religiös, agnostisch oder anderweitig orientiert sind, Yoga kann Ihnen helfen, Gesundheit und innere Ruhe zu finden. Der Abschnitt wird mit therapeutischen Übungssequenzen gegen Schmerzen, Verletzungen und für verschiedene Gesundheitszustände abgerundet.

GELENKE UND BEWEGLICHKEIT

Eine gewisse Beweglichkeit ist erstrebenswert, nicht nur um Asanas zu üben, sondern auch im Alltag. Es ist aber wichtig, den eigenen Körper und seine Grenzen zu kennen, um Verletzungen vorzubeugen. Für sehr flexible Menschen sind kräftigende Asanas eher empfehlenswert.

» *Yoga macht uns* ***beweglicher*** *– wenn Sie ungelenkig sind, ist das nur* ***ein Grund mehr zum Üben.*** «

Die meisten der **360** Gelenke im Körper sind Synovialgelenke.

? BIN ICH ZU UNGELENKIG FÜR YOGA?

Nein. Yoga macht uns beweglicher – wenn Sie ungelenkig sind, ist das nur ein Grund mehr zum Üben. Wenn Ihr Bewegungsspielraum in einer Haltung begrenzt ist, weil die Muskeln fest sind oder sich von einer Verletzung erholen, stellen Sie sich vor, dass Sie tiefer in die Haltung hineingehen. Das fördert die Entstehung neuronaler Netze, die Signale an die Muskeln senden, was wiederum den Bewegungsspielraum vergrößern kann. Allein die Vorstellung, durch eine Übung Kraft aufzubauen, kann messbar die Muskeln kräftigen, ohne den Körper tatsächlich zu bewegen.

? WARUM KNACKEN MEINE GELENKE?

In vielen Gelenken befindet sich Gelenkflüssigkeit, die gelöste Gasmoleküle enthält. Wird mehr Platz im Gelenk geschaffen, z. B. durch Ziehen an den Fingern, tritt das Gas aus der Flüssigkeit aus, ähnlich wie Kohlensäure im Sprudel beim Öffnen der Flasche. Das Gas löst sich wieder in der Flüssigkeit, sodass der Effekt nach 20–30 Minuten wiederholt werden kann. Es gibt keinen Beweis, dass das Arthritis verursacht, es kann aber die Gelenke vergrößern. Wenn Gelenke ständig knacken, können aneinanderreibende Knochen die Ursache sein, was schädlich sein kann.

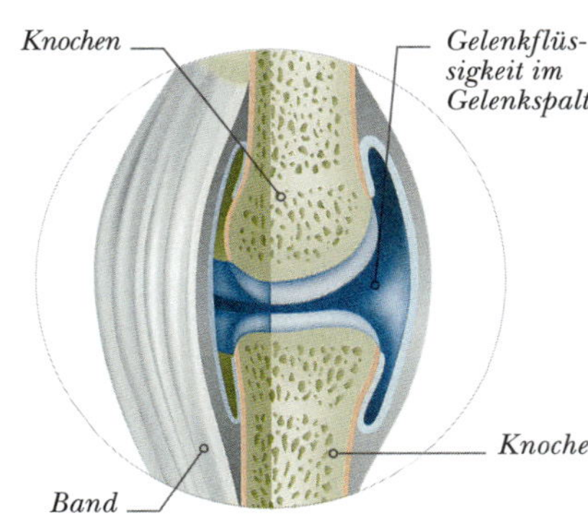

SYNOVIALGELENK

? KANN MAN ZU STARK DEHNEN?

Ja. Es existiert ein Zusammenhang zwischen Hypermobilität (Beweglichkeit über das normale Maß hinaus) und chronischen Gelenkschmerzen. Beim Dehnen sollten Sie immer die Mitte der Muskeln spüren, nicht den Ansatz am Gelenk. Wenn Sie nicht mehr ruhig und gleichmäßig atmen oder das Gesicht verziehen, sind das Zeichen für eine Überdehnung, genauso wie scharfer oder stechender Schmerz oder Taubheit. Durch die Überdehnung können sich Sehnen und Bänder verlängern (»ausleiern«), denn da sie nicht sehr elastisch sind, können sie sich nach einer Überdehnung nicht wieder in ihre ursprüngliche Länge zusammenziehen. Wenn die Belastung oder Spannung des Gewebes vom elastischen Bereich in den plastischen übergeht (siehe Kasten rechts), wird das Gewebe geschädigt und Risse können entstehen. Um Verletzungen zu vermeiden, versuchen Sie, das richtige Maß zwischen Kräftigung und Steigerung der Beweglichkeit durch die Asanas zu finden.

Spannungs-Dehnungs-Diagramm

Dieses Diagramm zeigt, wie viel Stress das Gewebe (Muskel, Sehne, Band) aushält, bis Verletzungen auftreten. Im elastischen Bereich kann das Gewebe nach der Dehnung wieder seine ursprüngliche Länge annehmen, im plastischen Bereich nicht mehr. Am Ende steht ein kompletter Riss. Dehnen Sie deshalb achtsam und vorsichtig.

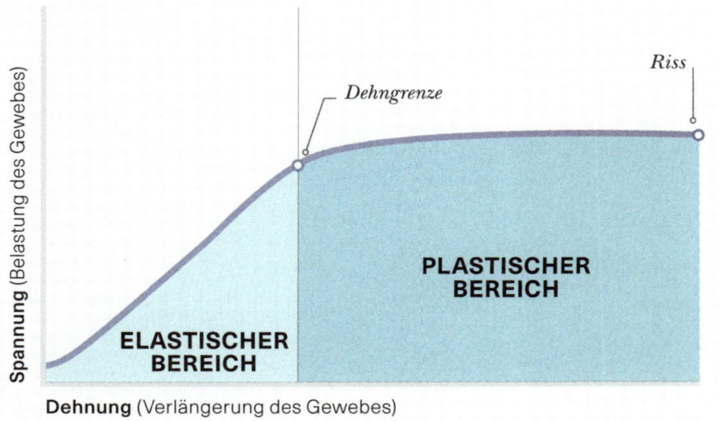

STIMMT'S?

Bikram Yoga macht mich beweglicher.

Das stimmt, aber nur zeitweilig. Der Effekt hält nicht an. Eine warme Umgebung wie beim Bikram Yoga kurbelt den Stoffwechsel an, und das erwärmte Gewebe ist flexibler. Bei Wärme können wir oft über unseren üblichen Bewegungsspielraum hinaus dehnen, was das Gewebe schädigen kann (siehe oben). Gehen Sie auch beim Bikram Yoga langsam und achtsam in die Haltungen hinein.

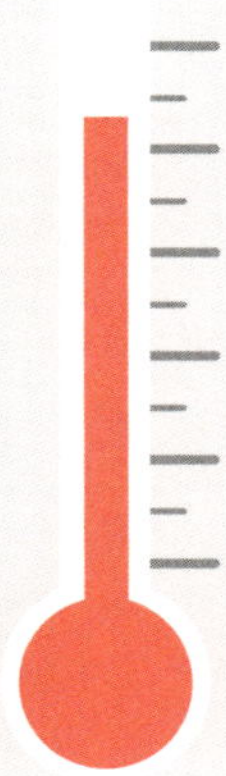

GESUNDE WIRBELSÄULE

Die Wirbelsäule hält den Körper aufrecht und schützt das Rückenmark. Ihr Zustand ist wesentlich für Gesundheit und Wohlbefinden. Yoga hilft, die Wirbelsäule gesund zu halten und die Körperhaltung zu verbessern. Bei Erkrankungen oder Problemen können die Haltungen passend variiert werden.

Beim Blick aufs Handy wird der Nacken bis zu **5×** stärker belastet.

ICH HABE NACKENSCHMERZEN VOM TIPPEN AUF DEM HANDY. HILFT YOGA DAGEGEN?

Ja. Wenn wir tippen oder aufs Handy sehen, kippt der Kopf nach vorn. Das belastet die Muskeln am Nacken und im oberen Rücken. Durch chronische Überbelastung können diese Muskeln gereizt werden und stark verspannen, was Schmerzen verursacht. Yoga steigert die Achtsamkeit für unsere Körperhaltung, was die Fehlhaltung verhindern kann. Viele Asanas kräftigen die Nacken- und Rückenmuskeln. Als Übung zwischendurch drücken Sie den Kopf einige Atemzüge lang nach hinten gegen Ihre Hände oder eine Wand.

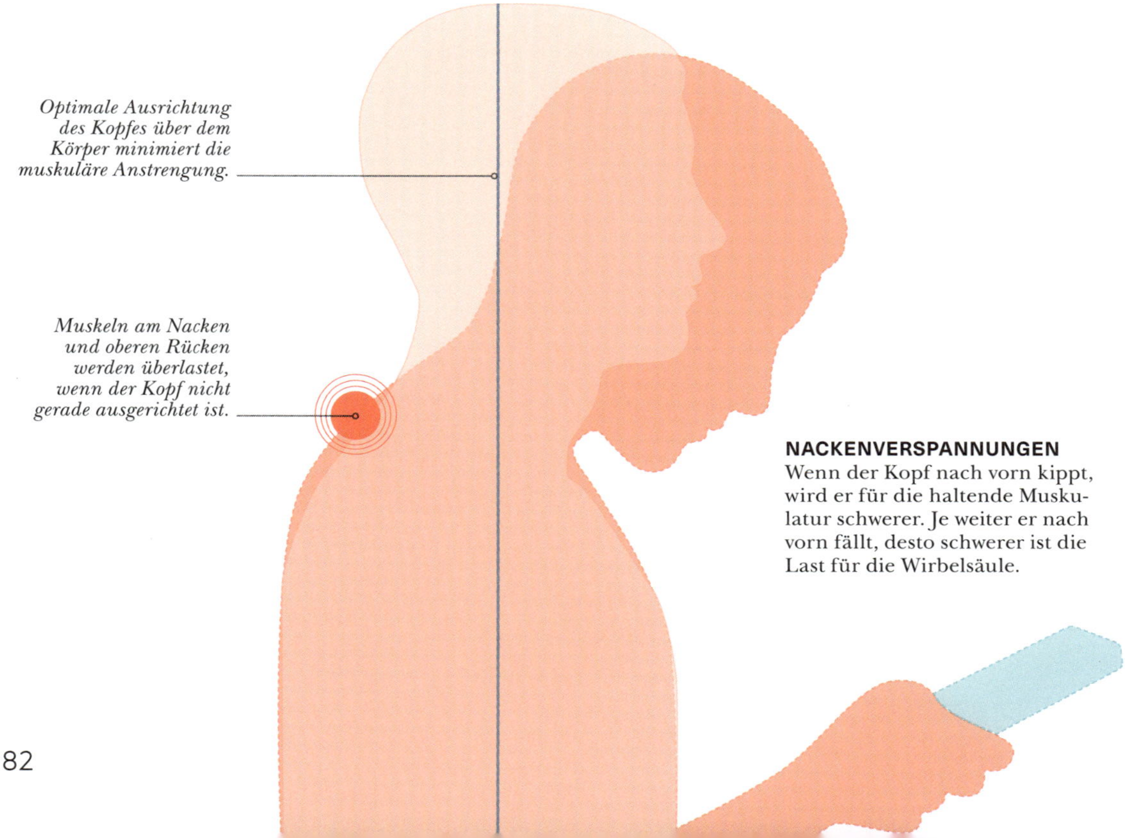

NACKENVERSPANNUNGEN
Wenn der Kopf nach vorn kippt, wird er für die haltende Muskulatur schwerer. Je weiter er nach vorn fällt, desto schwerer ist die Last für die Wirbelsäule.

STIMMT'S?

Ich kann wegen Rückenproblemen kein Yoga machen.

Studien zeigen, dass Yoga als sichere und effektive Methode gegen chronische Rückenschmerzen wirken kann. Dafür müssen Sie vielleicht einige Asanas variieren und bei Vorerkrankungen bestimmte Haltungen ganz weglassen (S. 224–227). Beispielsweise können viele Menschen bei der stehenden Vorbeuge den Boden mit den Händen nicht bequem erreichen, die Belastung der Lendenwirbelsäule ist zu groß. In dem Fall können Sie Ihre Hände auf Blöcken oder einem Stuhl absetzen oder die Knie beugen, damit der untere Rücken gerader bleibt und Sie von der Haltung profitieren.

»*Studien zeigen, dass Yoga als* ***sichere*** *und* ***effektive*** *Methode gegen chronische Rückenschmerzen wirken kann.*«

? WIE KOMME ICH AM SICHERSTEN AUS DER VORBEUGE NACH OBEN?

Die Anleitung, aus der stehenden Vorbeuge »Wirbel für Wirbel« nach oben zu rollen, birgt biomechanisch und funktionell mehr Risiken als Vorteile. Viele Menschen empfinden sie zwar als angenehm, aber das Hochrollen mit rundem Rücken kann Schwindelgefühl hervorrufen, Bandscheibenprobleme oder bei Osteoporose sogar Brüche verursachen. Wenn wir im Alltag Dinge heben, sollten wir das mit gebeugten Beinen und geradem Rücken tun. Am besten gewöhnen Sie sich die richtige Bewegung im Yoga an.

Trainieren Sie das Muskelgedächtnis und richten Sie sich aus der Vorbeuge im Stehen wie folgt auf:

- Die Füße stehen etwas weiter als hüftbreit auseinander, Knie beugen.
- Die Hände in die Hüften stützen oder sie an der Oberschenkelvorderseite nach oben führen.
- Wirbelsäule bleibt neutral gestreckt, Core ist aktiviert und die Aufrichtung in den Stand erfolgt aus der Hüfte.

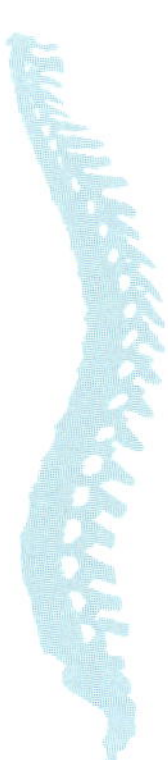

Wussten Sie schon ...?

RÜCKENSCHMERZEN GEHÖREN ZU DEN HÄUFIGSTEN URSACHEN FÜR **ARBEITSUNFÄHIGKEIT** UND FÜHREN ZU EINEM GESAMTGESELLSCHAFTLICHEN **PRODUKTIVITÄTSVERLUST.** STUDIEN ZEIGEN, DASS YOGA **RÜCKENSCHMERZEN** UND DAMIT DIE ZAHL DER **KRANKHEITSTAGE** DEUTLICH REDUZIEREN KANN.

LEBENSPHASEN

Yoga lässt sich an alle Lebensstadien von der Kindheit über die Schwangerschaft bis ins hohe Alter anpassen. Nicht nur die Asanapraxis, sondern auch begleitende Techniken wie die Meditation können in jeder Phase des Lebens positiv wirken.

» *Als **ganzheitliche** Praxis bezieht Yoga Geist und Körper mit ein und fördert so das soziale und emotionale Lernen.* «

An immer mehr Schulen in Deutschland steht Yoga auf dem Lehrplan.

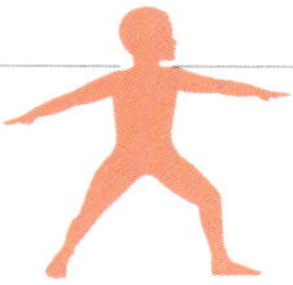

Wussten Sie schon …?

VERSCHIEDENE STUDIEN ZEIGEN, DASS YOGA ALS GANZHEITLICHE ÜBUNGSPRAXIS FÜR **KÖRPER UND GEIST** DIE **SYMPTOME VON ADHS** WIE UNAUFMERKSAMKEIT, HYPERAKTIVITÄT UND IMPULSIVES VERHALTEN BEI KINDERN UND JUGENDLICHEN VERRINGERN KANN.

? WIE PROFITIEREN KINDER VON YOGA?

Durch den Fokus auf das akademische Lernen werden andere wichtige Fähigkeiten vernachlässigt, und die Kinder müssen oft sehr lange sitzen. Als ganzheitliche Praxis bezieht Yoga Geist und Körper mit ein und fördert so das soziale und emotionale Lernen. Yoga kann sich positiv auf alle Komponenten der sogenannten emotionalen Intelligenz auswirken. Dazu gehören:

- **Selbstwahrnehmung:** Gefühle erkennen und einordnen
- **Selbststeuerung:** Gefühle regulieren und Stress verarbeiten
- **Einfühlungsvermögen:** die Perspektive anderer einnehmen
- **Beziehungsfähigkeit:** soziale Netzwerke aufbauen und erhalten
- **Selbstverantwortung:** bewusste, positive Entscheidungen treffen

Studien der Harvard University und des Kripalu Center for Yoga and Health in Massachusetts, USA zeigen, dass der therapeutische Einsatz der Yogapraxis die physische und psychische Gesundheit von Kindern und Jugendlichen verbessern kann. Meditation an Schulen führte zu weniger Stressanfälligkeit und höheren kognitiven Leistungen der Schüler.

? KANN ICH IN DER SCHWANGERSCHAFT SICHER YOGA ÜBEN? HAT DAS VORTEILE?

Ja. Pränatal-Yogakurse sind weit verbreitet und werden häufig von Ärzten und Ärztinnen empfohlen. Studien haben gezeigt, dass pränatales Yoga nicht nur sicher für die werdende Mutter und das Kind ist (was man an der Herzfrequenz des Fötus messen kann), sondern eine positive Wirkung auf beide hat, von der Schwangerschaft über Wehen und Geburt bis in die Zeit danach. Für Tipps und Yogaübungen während der Schwangerschafte siehe S. 216–217.

REDUZIERT:

- Beckenschmerzen und allgemeines Unwohlsein
- Anzeichen von Stress, Depression und Angst
- Postpartale Depression

STEIGERT:

- Optimismus, Wohlbefinden und Unterstützung durchs Umfeld
- Geburtsgewicht (durch geringeres Risiko einer Frühgeburt)

? WIE WIRKT MEDITATION AUF MEIN GEHIRN, WENN ICH ÄLTER WERDE?

Viele Hirnregionen schrumpfen mit dem Alter, aber Harvard-Forscherin Sara Lazar und ihr Team konnten durch MRT-Aufnahmen zeigen, dass 50-Jährige, die regelmäßig meditieren, ähnliche Hirnstrukturen aufweisen wie 25-Jährige, die das nicht tun. Möglicherweise verlangsamt Meditation den natürlichen Abbau von Hirngewebe im Alter. Das ist dem Phänomen der Neuroplastizität zu verdanken (S. 28–29). Natürlich spielen auch andere Faktoren wie Lebensstil und Ernährung eine Rolle, doch es gibt viele Hinweise, dass Meditation und die daraus resultierende Einstellung nützen. Studien zeigen, dass eine Veränderung des Gehirns schon nach acht Wochen einsetzt. Eine tägliche halbstündige Achtsamkeitspraxis (z. B. Body Scan, Yoga und klassische Meditation) kann das Gedächtnis und die kognitiven Fähigkeiten verbessern.

Eine Umfrage zeigte, dass bereits eine achtwöchige Unterweisung und Praxis eine positive Lebenseinstellung im Alter fördert, indem sie den aufmerksamen, urteilsfreien Blick auf uns selbst und die Umwelt schult und achtsames, proaktives Handeln statt bloßer Reaktion fördert.

»Möglicherweise verlangsamt Meditation den natürlichen Abbau von ***Hirngewebe*** *im Alter.«*

» *Yogische* ***Gelassenheit*** *lässt uns* ***Wandel leichter*** *annehmen.* «

? WIE WIRKT YOGA AUF DEN ALTERUNGSPROZESS?

Experten zufolge hat Yoga viele Vorteile, gerade im Alter:

- Aufbau der Muskelkraft wirkt dem Knochenabbau im Alter entgegen.
- Steigerung der Flexibilität erhält den Bewegungsspielraum länger.
- Verbesserung der dynamischen und statischen Balance mindert die Sturzgefahr.
- Mehr geistige und physische Beweglichkeit verringert die Reaktionszeit.

Yoga steigert Kraft, Balance sowie geistige und körperliche Beweglichkeit. Diese Faktoren können dazu beitragen, dass wir im Alter länger gesund bleiben.

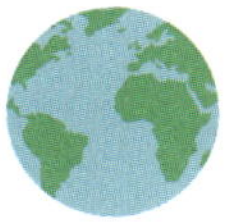

Wussten Sie schon …?

2050 WIRD MEHR ALS EIN FÜNFTEL DER WELTBEVÖLKERUNG ÜBER 60 SEIN. ES IST WICHTIGER ALS JE ZUVOR, DEN KÖRPER MIT YOGA UND ANDEREN METHODEN AUF EIN GESUNDES ALTERN VORZUBEREITEN.

STIMMT'S?

Ich bin zu alt für Yoga.

Studien zeigen, dass ältere Menschen durch Yoga ihre Beweglichkeit, Kraft und Balance verbessern, was bei Alltagsbewegungen hilfreich ist. Yoga lässt sich an jeden Körper anpassen. Sie können die Übungen durch Hilfsmittel variieren oder nur die Atemtechniken üben.

? KANN ICH DURCH YOGA LÄNGER UNABHÄNGIG SEIN?

Ja. Die Yogapraxis kann uns helfen, länger unabhängig zu bleiben, da sie unsere funktionale Kraft und Beweglichkeit steigert, sodass wir Alltagsverrichtungen länger bewältigen und unseren Hobbys länger nachgehen können. Die Yogaphilosophie kann uns auch helfen, Sinn im Leben zu finden, ein wichtiger Faktor für Wohlbefinden und Unabhängigkeit. Yogische Gelassenheit lässt uns Wandel leichter annehmen.

8

Wochen Achtsamkeitstraining verlangsamen alterungsbedingte Hirnveränderungen.

? WIE WIRKT YOGA AUF DIE KNOCHEN, WENN ICH ÄLTER WERDE?

Yoga kann Knochenbrüchen durch Osteoporose vorbeugen, indem eine bessere Balance Stürze verhindert und gefährdete Knochen und Muskeln gestärkt werden: der Rücken, die Handgelenke und die Hüfte (besonders durch die unten abgebildeten Asanas). Yoga hilft auch dabei, sich sicher auf den Boden zu setzen und aufzustehen, sodass Sie aktiv bleiben und dabei die Gelenke schonen können.

KUH

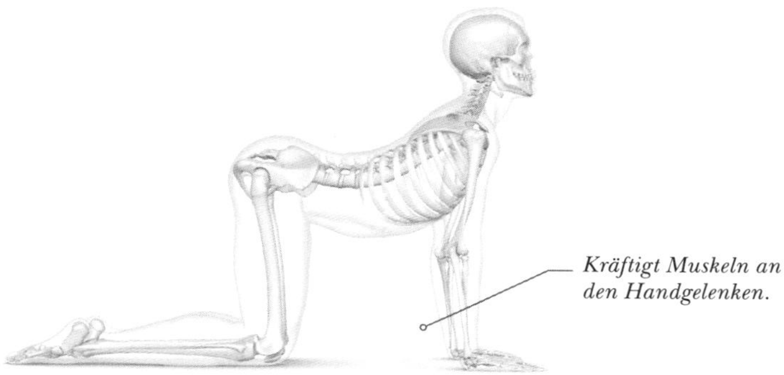

KRIEGER II

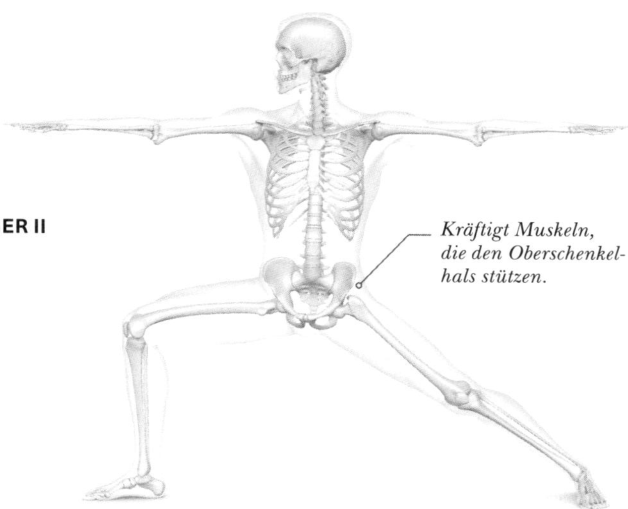

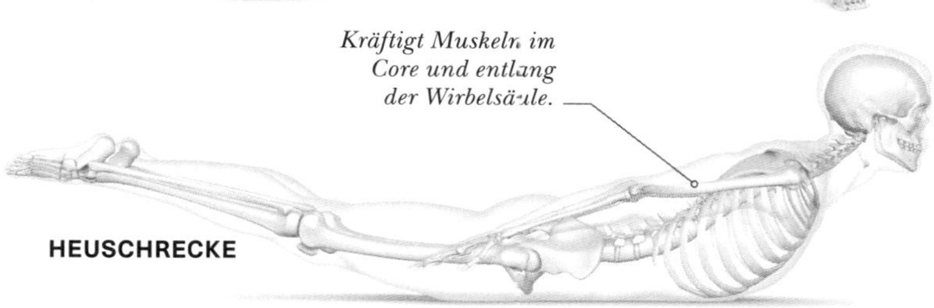

HEUSCHRECKE

Yoga wird bei Menschen über **65** immer beliebter.

MEDITATION

Früher dienten Asanas und Pranayama der Vorbereitung auf die Meditation. Heute finden sich meditative Elemente wie Achtsamkeitsübungen und Om-Singen in den Yogakursen, um Körper und Geist zu entspannen. Diese meditativen Übungen haben auch eine positive Wirkung auf unser Leben, wie Studien zeigen.

»***Beobachten** Sie Ihre Gedanken und lassen Sie sie wie **Wolken** an einem blauen Himmel vorüberziehen.*«

? IST ACHTSAMKEIT DASSELBE WIE MEDITATION? WIE ÜBT MAN DAS?

Achtsamkeit ist eine einfache und leicht zugängliche Art der Meditation und wird oft im traditionellen Sitz mit gekreuzten Beinen praktiziert – und Achtsamkeit ist auch eine Lebenseinstellung. Jon Kabat-Zinn, der das wissenschaftlich fundierte Programm »Mindfulness-Based Stress Reduction« (MBSR) entwickelt hat, beschreibt Achtsamkeit als bewusste, urteilsfreie Aufmerksamkeit für das Hier und Jetzt. Dabei kann man Atmung, Gedanken, Klänge oder Körperwahrnehmungen beobachten und die Übungen in die Yogapraxis integrieren.

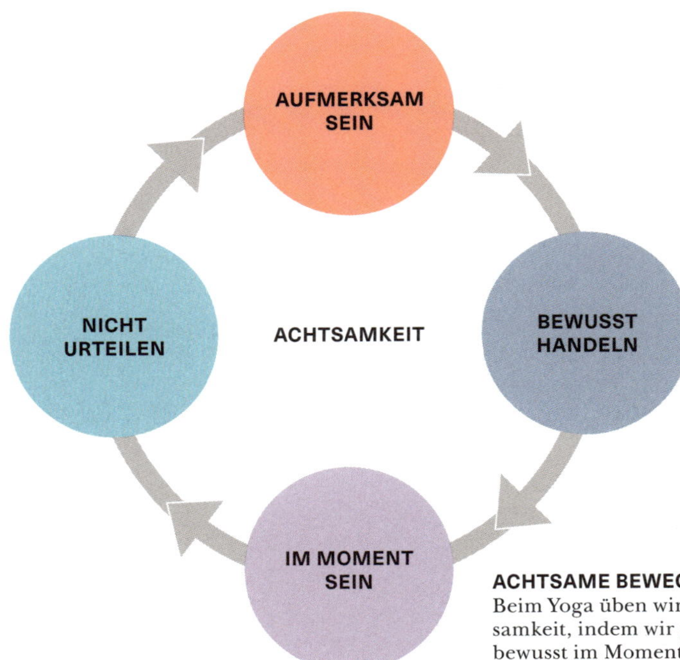

ACHTSAME BEWEGUNG
Beim Yoga üben wir Achtsamkeit, indem wir ganz bewusst im Moment bleiben, bei unserem Körper und unserer Atmung. Diese achtsame Geisteshaltung lässt sich auch auf Alltagsaufgaben wie den Abwasch übertragen.

? ÄNDERT ACHTSAMKEIT WIRKLICH ETWAS?

Mit MRT-Aufnahmen ließen sich Veränderungen im Gehirn von Versuchspersonen nachweisen, die an einem achtwöchigen Achtsamkeitstraining teilgenommen hatten. Diese Veränderungen lagen vor allen in den Bereichen des Gehirns, die Erinnerung, Gefühlsregulierung und Selbstwahrnehmung steuern. Schon ein kurzer Achtsamkeitskurs kann Erschöpfung und Ängste mindern; längere Kurse scheinen vor allem die Aufmerksamkeit und Konzentration zu verbessern.

? WIE SITZE ICH BEIM MEDITIEREN BEQUEM?

Wenn Sie etwas erhöht mit gekreuzten Beinen auf einer gefalteten Decke oder einem Kissen sitzen, kann das Becken leichter nach vorne kippen und die Lendenwirbelsäule sich besser aufrichten. Eine andere traditionelle Haltung ist das Knien, am besten auf einem Bolster in Längsrichtung, sodass die Knie links und rechts vom Bolster ruhen. Wenn keine dieser Positionen für Sie bequem ist, können Sie sich zum Meditieren auch auf einen Stuhl setzen. Sitzen Sie aufrecht, ohne sich anzulehnen. Wenn der Rücken sich rundet, legen Sie ein Kissen unter, damit das Becken leicht nach vorn kippt. Die Füße stehen unter den Knien oder etwas davor. Wenn Sie nicht lange sitzen können, meditieren Sie in der Rückenlage in Savasana (ab S. 190).

Wussten Sie schon ...?

INTENSIVE KONZENTRATION WIE BEIM SPIELEN EINES INSTRUMENTS (»FLOW«) WEIST PARALLELEN ZUR **MEDITATION** AUF: IN BEIDEN FÄLLEN ÄNDERN SICH DIE **GEHIRNWELLEN** VON BETA (DER ZUSTAND BEIM DENKEN UND SPRECHEN) ZU ÜBERWIEGEND ALPHA UND THETA (DER ZUSTAND UNSERES GEHIRNS IN DER ENTSPANNUNG UND BEI **KREATIVEN AUFGABEN**).

? ICH BIN SCHNELL ABGELENKT – HINDERT MICH DAS AM MEDITIEREN?

Nein. Viele Menschen denken, beim Meditieren müsse man die Gedanken »abstellen«, aber das ist fast unmöglich. Versuchen Sie, die Gedanken urteilsfrei zu beobachten und sie wie Wolken an einem blauen Himmel vorüberziehen zu lassen. Wenn der Geist abschweift, bringen Sie ihn sanft zurück ins Hier und Jetzt und nehmen Sie wieder die Haltung des Beobachters ein, der einfach wahrnimmt, was ist.

? WARUM SINGEN WIR »OM«?

Eine verlängerte Ausatmung fördert die Entspannung. Eine kleine Studie zeigte außerdem, dass der Laut »Om« den Hirnbereich deaktivierte, der für Angst zuständig ist – ein Effekt, der sich etwa beim Laut »Sssss« nicht einstellte. Das »Om« wirkt also über die Verlängerung der Ausatmung hinaus.

SAVASANA

Savasana, auch Totenstellung genannt, ist die Entspannungshaltung am Ende der Yogapraxis, die meist 5–15 Minuten eingenommen wird. Sie wird auch bei meditativen Praktiken wie Yoga Nidra eingesetzt. Die entspannende Wirkung der Haltung wird auch im Gesundheitsbereich genutzt und weiterhin erforscht.

»Savasana aktiviert den ***Parasympathikus*** *und dessen* ***entspannende*** *Wirkung auf Körper und Geist.«*

? WAS IST SAVASANA, UND WIE WIRKT ES?

In Savasana legen Sie sich flach auf den Rücken, lassen die Füße nach außen kippen und die Handflächen nach oben zeigen. Sie können in dieser Haltung auch meditieren, wenn längeres Sitzen schwierig ist. Einige positive Effekte dieser Haltung:

- Aktivierung des Parasympathikus und dessen entspannender Wirkung, darunter Senkung des Blutdrucks und Verlangsamung der Herzfrequenz
- Alle Muskeln können komplett loslassen.
- Steigerung der Herzfrequenzvariabilität (S. 39)

6 × wöchentlich Yoga Nidra reduziert Stress und Anspannung.

? WAS IST PROGRESSIVE MUSKELENTSPANNUNG (PMR)?

Bei dieser Entspannungsmethode in Rückenlage werden die Muskeln nacheinander (oft von den Füßen bis zum Kopf) kurz bewusst angespannt und wieder entspannt. Das fördert neuromuskuläre Verbindungen und hilft Körper und Gehirn, die Zustände Anspannung und Entspannung klar zu unterscheiden. Direkt nach einer Kontraktion können die Muskelfasern besser entspannen.

? WAS BEWIRKT DIE LANGE, GEFÜHRTE ENTSPANNUNG?

Die Achtsamkeitsübung nennt sich Yoga Nidra. Nidra bedeutet »Schlaf« – man schläft aber nicht ganz ein, sondern bleibt mit einem Teil des Bewusstseins wach und beobachtet die verschiedenen Stadien der Entspannung. Die Übung wird meist für 15–30 Minuten in Savasana praktiziert und kann laut Studien den Schlaf verbessern sowie Depressionen und chronische Schmerzen lindern.

? HAT YOGA NIDRA DEN GLEICHEN EFFEKT WIE SCHLAF?

Auch wenn Yoga Nidra teils ähnliche Effekte hat wie Schlaf (etwa die Veränderung der Gehirnwellen, siehe Kasten unten), ist es kein Ersatz für ausreichenden Nachtschlaf.

Hirnfrequenz-Diagramm

GEHIRNWELLEN	SCHLAFPHASE	YOGA NIDRA-PHASE	BEWUSSTSEINS-ZUSTAND	ASSOZIIERT MIT
GAMMA 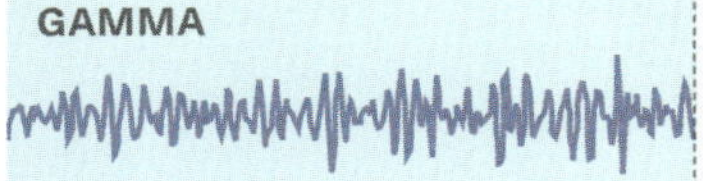	Komplett wach	Kein Nidra	Bewusst	Starker Wachsamkeit
BETA 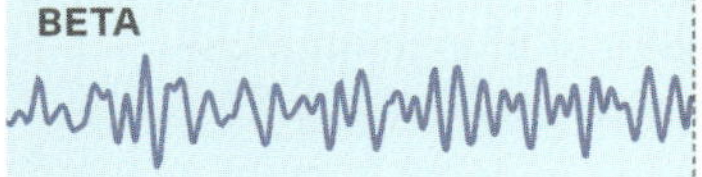	Komplett wach	Anfangsphase der Praxis	Bewusst	Denken und Reden
ALPHA 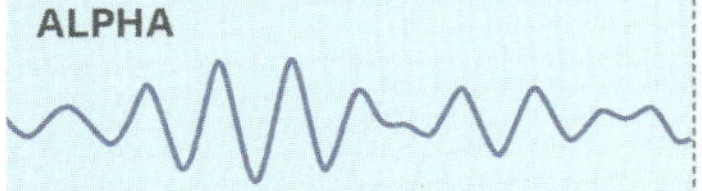	Erste Schlafphase	Bei Body Scan und Entspannung	Bewusst – Übergang zum Unterbewussten	Entspannung
THETA 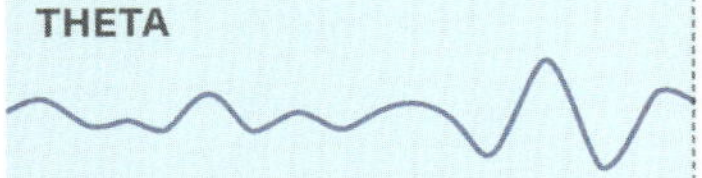	Übergangs-phase	Eventuell nach längerer Praxis	Unterbewusst	Kreativer Problemlösung
DELTA 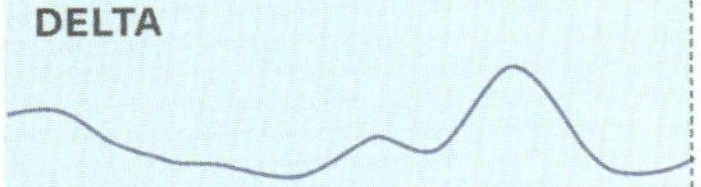	Tiefer, traum-loser Schlaf	Kein Nachweis, dass diese Phase erreicht wird	Unbewusst	Verjüngung und Intuition

? DIE RÜCKENLAGE IST UNBEQUEM. GIBT ES ALTERNATIVEN?

Einige Menschen empfinden Savasana als unbequem für den (unteren) Rücken. Sie können sich eine gerollte Decke oder ein Bolster unter die Knie legen oder die Füße mehr als hüftbreit aufstellen und die Knie in der Mitte locker aneinanderlehnen, um den unteren Rücken zu entspannen. Das verhindert oft auch das Einschlafen.

STIMMT'S?

Savasana hemmt die Bildung von Milchsäure.

Nein. Milchsäure entsteht durch die Aktivität der Muskeln und wird wenig später durch die Leber abgebaut. Zur Vermeidung von Muskelkater intensivieren Sie die Asanapraxis nur nach und nach. Bei Muskelkater schieben Sie eine regenerierende Sequenz ein oder trainieren eine andere Muskelgruppe.

STRESS

Der gesunde Menschenverstand sagt uns, dass Yoga durch seine entspannende Wirkung und den ganzheitlichen Ansatz Stress reduziert. Doch die genaue Wirkungsweise zu verstehen, kann uns helfen, unseren Lebensstil aktiv zu verändern, um Stress zu vermeiden und gesund zu bleiben oder zu werden.

? WIE WIRKT STRESS AUF DIE GESUNDHEIT? WIE HILFT MIR YOGA?

Wir halten Stress oft pauschal für schädlich, doch eine gewisse Dosis gesunder Stress (»Eustress« genannt) kann unsere Leistungsfähigkeit durchaus steigern. Zu viel negativer Stress (»Disstress« genannt) kann jedoch unter Umständen die geistige Gesundheit beeinträchtigen sowie chronische Schmerzen und das Risiko für Krankheiten wie Herzinfarkt oder Schlaganfall erhöhen. Studien zeigen, dass dabei nicht die Menge an Stress, sondern unser Umgang damit einer der stärksten Indikatoren dafür ist, ob ein Risiko für diese Erkrankungen besteht. Menschen, bei denen Stress vor allem negative Gefühle auslöst, sind eher betroffen. Yoga ist ein effektives Mittel gegen Stress, denn die Praxis hilft, unsere emotionale Reaktion auf Stressoren zu regulieren. Beim Yoga lernen wir, unsere Gedanken und Gefühle zu beobachten und die Verbindung zwischen Geist und Körper zu fördern. Das hat positive Auswirkungen auf unsere Gesundheit.

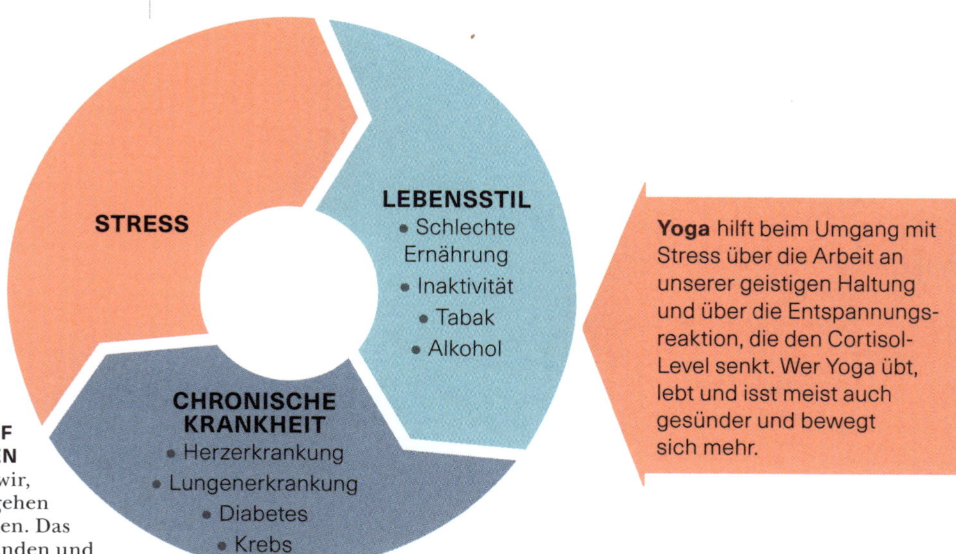

DEN KREISLAUF DURCHBRECHEN
Durch Yoga lernen wir, besser mit Stress umzugehen und bewusster zu leben. Das steigert das Wohlbefinden und fördert die Gesundheit.

? WIE HILFT DIE VERBINDUNG VON GEIST UND KÖRPER BEIM UMGANG MIT STRESS?

Beim Yoga arbeiten wir oft mit Geist und Körper zugleich – das fördert die Verbindung in beide Richtungen. Wenn wir das Zusammenspiel von Körper und Geist fördern, kann unser System sich leichter selbst regulieren und besser mit Stress oder anderen Anforderungen umgehen, und wir stärken unsere Resilienz. An diesen komplexen Zusammenhängen ist der Vagusnerv beteiligt (S. 194–195).

WIRKUNG DES GEISTES AUF DEN KÖRPER

- Meditation, Achtsamkeit und bewusster Lebensstil nach der Yogaphilosophie erhöhen die Aufmerksamkeit.
- Durch erhöhte Aufmerksamkeit kann das Nervensystem die Funktionen des Körpers besser regulieren und die Homöostase (S. 31) besser erhalten.

WIRKUNG DES KÖRPERS AUF DEN GEIST

- Yogapraktiken wie Asanas, Mudras und Pranayama verbessern die Wahrnehmung von Körpersignalen (Interozeption).
- Interzeptive Informationen gehen ans vegetative Nervensystem, das auf unsere Gedanken wirkt, neuronale Verknüpfungen stärkt und die Selbstregulierung verbessert.

*» Wenn wir das **Zusammenspiel** von Körper und Geist fördern, kann unser System sich leichter **selbst regulieren** und wir stärken unsere **Resilienz**. «*

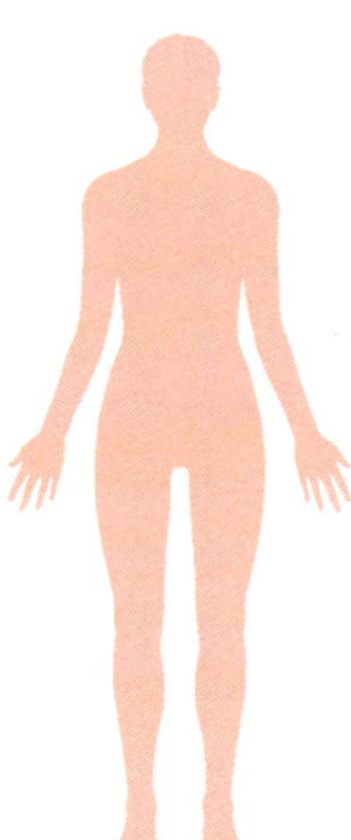

Wussten Sie schon …?

DEN BEGRIFF **»STRESS«** FÜR DIE **REAKTION DES KÖRPERS** AUF VERÄNDERUNGEN PRÄGTE 1936 DER MEDIZINER HANS SELYE. ER UNTERSCHIED POSITIVEN **EUSTRESS,** ETWA BEI ERFÜLLENDER ARBEIT, UND NEGATIVEN **DISSTRESS,** DER REAL ODER SUBJEKTIV EMPFUNDEN SEIN KANN UND DAS NERVENSYSTEM BELASTET.

? WELCHE ROLLE SPIELT STRESS IN DER YOGAPHILOSOPHIE?

Ein 2018 im Magazin *Frontiers in Human Neuroscience* erschienener Artikel hebt die Parallelen zwischen dem Konzept der *Gunas* in der Yogaphilosophie und der Rolle des Vagusnervs bei unserer körperlichen Reaktion auf Stress und Entspannung hervor.

Der Vagus ist der einzige Hirnnerv, der über den Kopf- und Halsbereich hinausgeht. Er ist für Entspannungsreaktionen verantwortlich, etwa indem er den Herzschlag verlangsamt, ausgleichend auf die Verdauung wirkt und soziale Bindungen anregt. Der Wechsel zwischen Stress und Entspannung erfolgt niemals abrupt, sondern graduell, wie bei einem Dimmer. Dabei passt sich die Reaktion des vegetativen Nervensystems dem jeweiligen Zustand an (siehe unten) Folgt man der Polyvagal-Theorie des US-Neurowissenschaftlers Stephen Porges, löst der Vagusnerv verschiedene Reaktionen aus, mit denen wir auf verschiedene Reize jeweils passend reagieren.

Im Yoga gibt es das vergleichbare Konzept der *Gunas* (*Guna* bedeutet etwa »Qualität« oder »Eigenschaft«). Die drei *Gunas Sattva, Rajas* und *Tamas* sind die Hauptkräfte in unserer Materie *(Prakriti)*, zwischen denen diese einem ständigem Wandel unterworfen ist. Jedem *Guna* sind bestimmte Eigenschaften zugeordnet, die den verschiedenen Funktionen des Vagusnervs ähneln (siehe Abbildung unten).

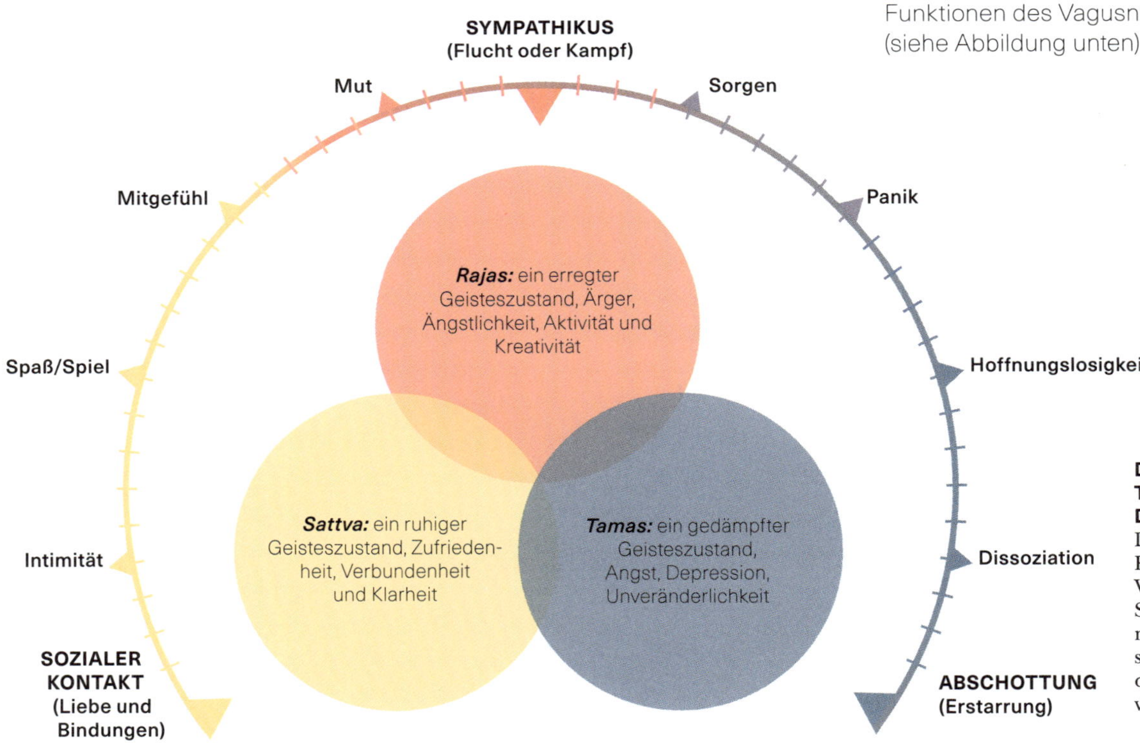

DIE POLYVAGAL-THEORIE UND DIE *GUNAS*
Die flexible Reaktion des Vagusnervs auf Stress kann man mit dem yogischen Konzept der *Gunas* vergleichen.

? **KANN ICH** UNTER EINFLUSS DES VAGUSNERVS IMMER IM ZUSTAND DES *SATTVA* SEIN?

Nein. Durch Yoga können wir lernen, öfter und leichter den Zustand des *Sattva* zu erreichen. Das hilft uns, besser in einer Welt zurechtzukommen, in der *Rajas* und *Tamas* überwiegen. Es ist jedoch ein Missverständnis, zu erwarten, dass wir durch Yoga einen Zustand andauernder Ruhe und Gelassenheit erreichen könnten und uns nicht genug bemühen, wenn uns das nicht gelingt. Ständige Entspanntheit ist nicht das Ziel.

Im Nervensystem herrscht eine dynamische Fluktuation, wie bei den *Gunas,* wodurch wir flexibel auf unsere Umwelt reagieren können. Durch Yoga lernen wir, diesen ständigen Wandel urteilsfrei zu beobachten, damit wir ihm weniger ausgeliefert sind.

Das ultimative Ziel, einen höheren Bewusstseinszustand *(Purusha)* zu erreichen, liegt in der Selbsterkenntnis: Sinn und Verbundenheit in einer Umwelt zu finden, die uns unausweichlich stresst. Dieses höhere Bewusstsein geht mit einer stärkeren Widerstandskraft einher.

? **WIE ERKENNE ICH** DIE »NEGATIVEN« *GUNAS* UND GLEICHE SIE AUS?

Der erste Schritt besteht darin, die Signale von Stress und »negativen« *Gunas* in unserem Körper zu erkennen. Sie äußern sich bei jedem anders – etwa als unruhige Verdauung im Zustand des *Rajas* oder als passiver Rückzug und Gleichgültigkeit im Zustand des *Tamas.* Wenn Sie lernen, die Anzeichen zu erkennen, können Sie mithilfe der Yogapraktiken wie Asanas, Mudras, Atemübungen und Meditation daran arbeiten, den Geist zu beruhigen und den Körper zu entspannen. Viele Techniken können leicht in jeder Lebenslage und im Alltag eingesetzt werden, z. B. die Verlängerung der Ausatmung zur Beruhigung oder eine aufrechtere Körperhaltung für mehr Energie.

Wussten Sie schon …?

80 PROZENT DER FASERN DES VAGUSNERVS SENDEN **SIGNALE** VOM KÖRPER ZUM GEHIRN. ER IST DIE WICHTIGSTE BAHN FÜR MELDUNGEN ZUR **KÖRPERWAHRNEHMUNG** VON **HERZ UND BAUCH** ANS GEHIRN. DURCH YOGA KÖNNEN WIR DIESE **INTEROZEPTION** GENANNTE VERBINDUNG FÖRDERN.

»*Durch **Yoga** lernen wir, ständigen Wandel **urteilsfrei zu beobachten,** damit wir ihm weniger ausgeliefert sind.*«

WIE WIRKT YOGA AUF DAS GEHIRN?

Neue Studien zeigen, dass Yoga unser Gehirn dank dessen Wandlungsfähigkeit (Neuroplastizität, S. 28–29) positiv beeinflussen kann. Dieses Potenzial macht Yoga zu einer effektiven Ergänzung unserer physischen und psychischen Gesundheitsversorgung.

*»Mithilfe der **Yogapraxis** können wir **gesündere Verhaltensweisen** entwickeln, die unser Wohlbefinden nachhaltig verbessern.«*

8 Wochen Achtsamkeitsmeditation können Angstreaktionen im Gehirn verringern.

? WIE VERÄNDERT YOGA MEIN GEHIRN?

Wenn im Gehirn genug neuronale Verknüpfungen angelegt wurden, entsteht ein Gedanken- oder Verhaltensmuster. Mit jeder Wiederholung wird die neuronale Verschaltung stärker und irgendwann benutzen wir diesen Pfad automatisch. Auf die Weise können wir aber auch neue neuronale Bahnen anlegen: Wenn wir positive Maßnahmen einüben, können die neuen Pfade die alten ersetzen. So können wir mithilfe der Yogapraxis gesündere Verhaltensweisen entwickeln und verstetigen, die unser Wohlbefinden nachhaltig verbessern.

? WIE HILFT YOGA MEINER PSYCHE?

Manchmal stecken wir in aggresiven *(Rajas)* oder trägen *(Tamas)* Geisteshaltungen oder Verhaltensmustern fest. Schwerere psychische Erkrankungen lassen sich allein durch Yoga nicht heilen, aber die Praxis kann einen entscheidenden Beitrag zu unserer körperlichen und psychischen Gesundheit leisten, denn sie lehrt uns, besser mit Stress umzugehen.
Vereinfacht kann man drei Strukturen im Gehirn unterscheiden:

- **Das instinktive Gehirn** (Hirnstamm) fragt: »Bin ich sicher?«
- **Das emotionale Gehirn** (limbisches System) fragt: »Was fühle ich?«
- **Das denkende Gehirn** (Frontallappen) fragt: »Was bedeutet das?«

Bei Traumata, Depressionen, chronischem Stress oder Angststörungen reagiert oft das emotionale Gehirn zu stark. Signale der Amygdala (des »Angstzentrums«) lösen Kampf-oder-Flucht-Reaktionen im instinktiven Gehirn aus. Das verursacht Stress, der andere, positive Reaktionen außer Kraft setzt. Passiert das ständig, erschwert das die Selbstregulierung des denkenden Gehirns. Durch die Yogapraxis lernt das denkende Gehirn, Gefühle und Stimmungen besser zu regulieren und konstruktiver auf Stress zu reagieren (ab S. 192).

? GIBT ES BEWEISE DAFÜR, DASS YOGA UNSER GEHIRN VERÄNDERT?

Mehrere Studien haben das untersucht – ein Überblick von 2015 über 20 Jahre Forschung auf diesem Gebiet zeigt, dass bestimmte Hirnregionen sich durch Achtsamkeitstraining, das Teil der Yogapraxis ist, verändern lassen (siehe Abbildung rechts). Besonders der Frontallappen, der uns beim Erkennen und Regulieren von Gefühlen hilft, wird angeregt. Hirnscans (Studie von 2018) zeigten, dass durch Asanapraxis und Meditation der Umfang der Amygdala in der rechten Hirnhälfte (die mehr mit negativen Gefühlen und Angst assoziiert wird) abnahm. Forscher der Stanford University fanden heraus, dass bereits nach acht Wochen Achtsamkeitsmeditation die Aktivität der Amygdala, die mit Angst verknüpft wird, zurückging – wahrscheinlich hauptsächlich dadurch, dass die Teilnehmenden ihre Gefühle und Gedanken bewusst wahrnehmen, statt sie zu verdrängen.

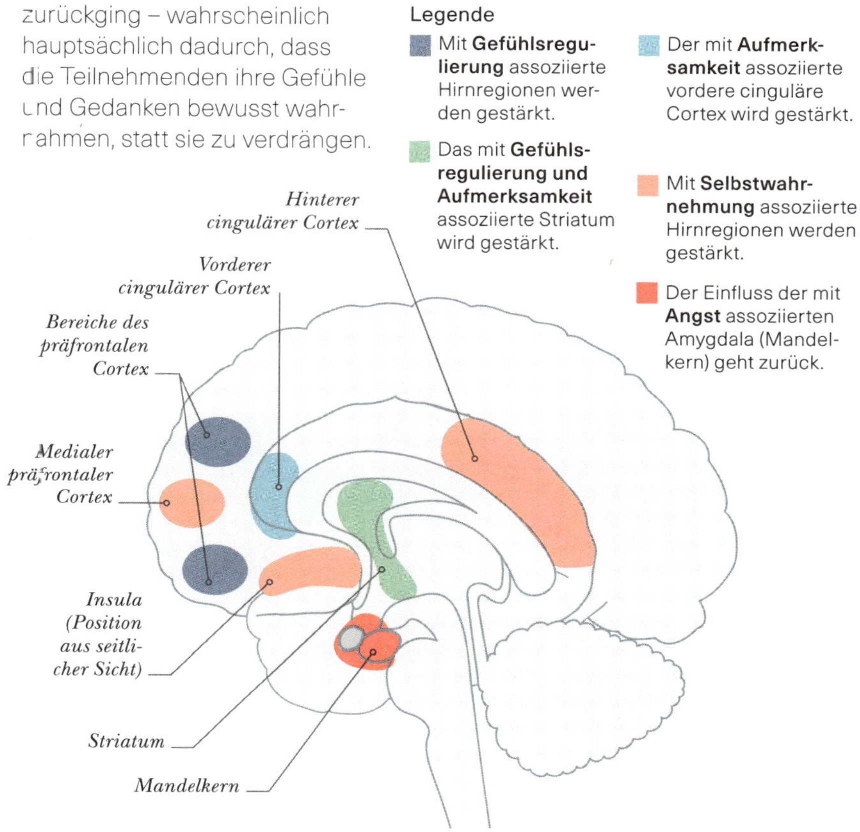

MEDIANSCHNITT DES GEHIRNS

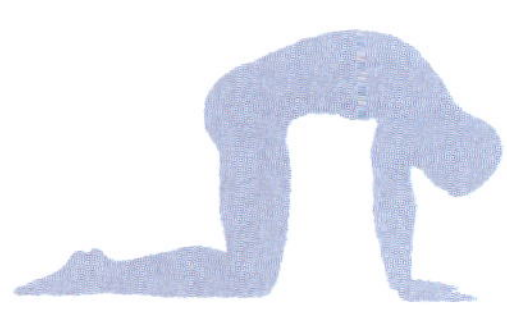

Wussten Sie schon ...?

FORSCHER NEHMEN AN, DASS **BEWUSSTE KÖRPERÜBUNGEN,** DIE DIE **SELBSTWAHRNEHMUNG** TRAINIEREN (WIE ASANAS), MENSCHEN HELFEN KÖNNEN, **TRAUMATA ZU BEWÄLTIGEN,** INDEM SIE SPANNUNGEN IM KÖRPER **LÖSEN.**

CHRONISCHE SCHMERZEN

Akuter Schmerz wie bei einem verstauchten Knöchel vergeht bei Schonung. In dem Fall vermeiden Sie einige Yogahaltungen und variieren andere. Bei chronischen Schmerzen jedoch können bewusste Bewegungslehren wie Yoga eine medizinische Behandlung sinnvoll ergänzen.

? KANN YOGA GEGEN CHRONISCHE SCHMERZEN HELFEN?

Ja, es gibt Studien, die das belegen. Schmerzen werden chronisch, wenn sie länger als drei Monate andauern, wie häufig bei Rückenbeschwerden oder Arthritis. In diesen Fällen hilft Schonung meist nicht weiter, weil der physiologische Schaden eher gering ist. Im Gegenteil – oft hilft Bewegung besser gegen chronische Schmerzen und den damit einhergehenden Stress. Die Yogapraxis kann nachweislich schmerzlindernde Wirkung haben: Im Rahmen einer Studie mit Personen, die an Schmerzen im unteren Rücken litten, konnten alle Teilnehmer nach einem zwölfwöchigen Yogaprogramm (zweimal pro Woche) die Schmerzmitteleinnahme reduzieren.

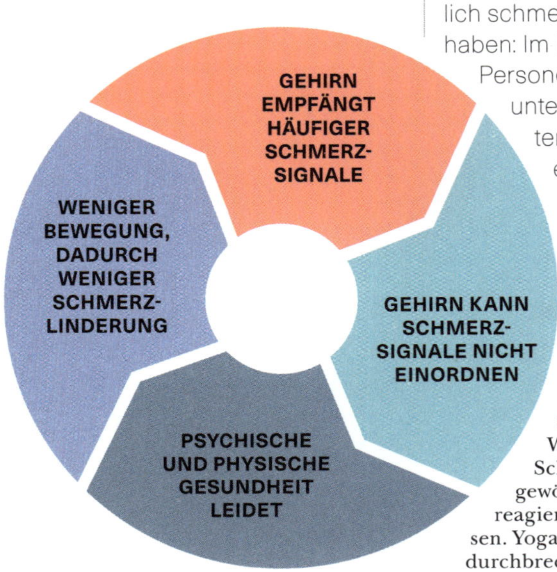

KREISLAUF CHRONISCHE SCHMERZEN
Wenn das Gehirn häufig Schmerzsignale empfängt, gewöhnt es sich daran und reagiert nicht mehr angemessen. Yoga kann den Kreislauf durchbrechen.

STIMMT'S?

Meditation lindert Schmerzen durch den Placebo-Effekt.

Eine Studie zeigt, dass Achtsamkeitsmeditation besser gegen Schmerzen wirkt als ein Placebo. Die Teilnehmenden der Studie wurden einem Schmerz durch Hitze ausgesetzt. Dann erhielten sie entweder eine Behandlung durch eine Placebo-Salbe, durch »Fake-Meditation« oder durch traditionelle Achtsamkeitsmeditation. Die Schmerzintensität wurde mit bildgebenden Verfahren gemessen. Die Achtsamkeitsgruppe verzeichnete den stärksten Rückgang.

Vier **20**-minütige Achtsamkeitssitzungen können die Schmerzempfindung um **57%** verringern.

? HILFT DIE ASANAPRAXIS GEGEN MEINE CHRONISCHEN SCHMERZEN?

Das kommt darauf an. Einige Asanas können Schmerzen lindern, indem die betroffenen Regionen gedehnt und gekräftigt werden. Doch Biomechanik ist nur ein Puzzleteil. Vereinfacht kann man sich das Entstehen von Schmerz so vorstellen: Was das Gehirn als Schmerz interpretiert, beginnt als Signal eines Rezeptors im Körper (Nozizeptor). Der empfundene Schmerz entspricht dabei nicht unbedingt dem Ausmaß des Schadens, den man beim Röntgen oder im MRT sehen kann, denn das Gehirn beeinflusst die Schmerzwahrnehmung genauso wie unsere Sicht auf die Welt. Ohne Gehirn gäbe es keinen Schmerz. Die Schmerzwahrnehmung hängt davon ab, als wie gefährlich das Gehirn die Signale einstuft. Chronische Schmerzen sind teils eine Folge schlechter Regulierung durch ein fehlerhaftes Alarmsystem. Studien zeigen, dass entspannende Yogapraktiken die Schmerzreaktion wieder normalisieren können.

? WIE SCHNELL LINDERT MEDITATION MEINE SCHMERZEN?

Studien zeigen, dass schon weniger als 90 Minuten Meditationstraining Schmerzen lindern und durch Schmerzen entstandene Veränderungen im Gehirn verringern kann. In einer Studie reduzierten nur vier 20-minütige Achtsamkeitstrainings die als unangenehm wahrgenommenen Schmerzen um 57 % und die Intensität der Schmerzen um 40 %. Aber auch die Hirnaktivität wurde messbar beeinflusst: EEG-Aufnahmen belegen, dass sich durch Meditation die mit Schmerzen assoziierte Aktivierung des primären somatosensorischen Cortex nachweislich veränderte. Statt einer Aktivitätsspitze dort zeigte sich bei den Teilnehmenden während der Meditation eine erhöhte Aktivität, die auf eine stärkere Wahrnehmung der Halsregion hinwies – ein Effekt der Konzentration auf die Atmung.

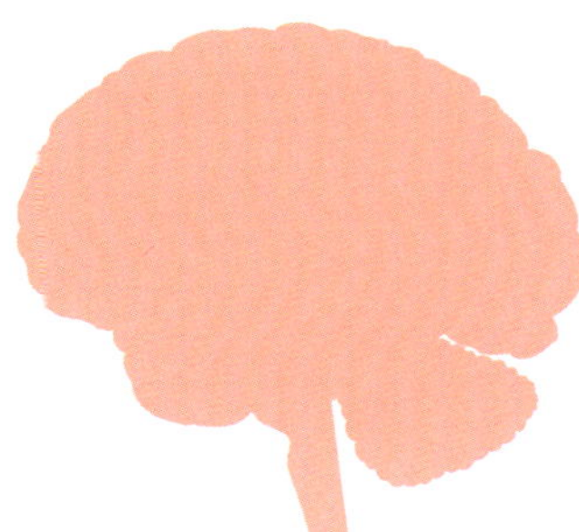

Wusstren Sie schon …?

GRAUE SUBSTANZ, DIE SICH DURCH CHRONISCHE SCHMERZEN VERRINGERT HAT, LÄSST SICH DURCH **MEDITATION** UND DIE DADURCH ANGEREGTEN NEURONALEN VERKNÜPFUNGEN WIEDER **AUFBAUEN**.

» Studien zeigen, dass entspannende ***Asanas*** *und Yogapraktiken wie* ***Meditation*** *und Pranayama die Schmerzreaktion* ***normalisieren*** *können. «*

TRANSZENDENZ

Die meisten Menschen kommen zuerst wegen der körperlichen Fitness zum Yoga. Doch mit der Zeit wird die spirituelle Seite für viele immer wichtiger. Dank der Möglichkeiten moderner bildgebender Verfahren kann auch die transformative, spirituelle Wirkung des Yoga wissenschaftlich erforscht werden.

» *Muster der* ***Spiritualität sind im Gehirn*** *sichtbar.* «

? WAS HAT ES MIT DEM **ACHTGLIEDRIGEN PFAD** IM YOGA AUF SICH?

Der achtgliedrige Pfad des Yoga wird in den alten Texten der Yoga Sutra beschrieben. Die ersten vier Teile widmen sich unserem Leben in der Außenwelt und bereiten Körper und Geist für die folgenden vier Teile vor, die unseren inneren Zustand behandeln (Bild unten).

Auch Astronauten bereiten Körper und Geist mit einem physischen und mentalen Training auf die Reise ins Weltall vor. Dort oben erleben sie den Blick auf die Erde als so faszinierend, dass sie Stunden damit zubringen. Ein Erlebnis, das den Konzentrationsübungen im Yoga *(Dharana)* vergleichbar ist, z. B. dem Blick in eine Kerzenflamme: Die fokussierende Wirkung führt die Übenden in die Tiefe ihres Selbst und auf eine höhere Bewusstseinsebene.

Der 2016 in einer Fachzeitschrift erschiene Aufsatz »The Overview Effect: Awe and Self-Transcendent Experience in Space Flight« beschrieb die Erfahrung der Astronauten als Transformation. Ehrfürchtig und mit einem neuen Blick auf das Leben sowie einem Gefühl der Sinnhaftigkeit menschlicher Existenz kehren sie zurück. Laut Michael Lee, dem Gründer von Phoenix Rising Yoga Therapy, können wir auf den letzten vier Stufen des achtgliedrigen Pfads ähnliche Erfahrungen machen.

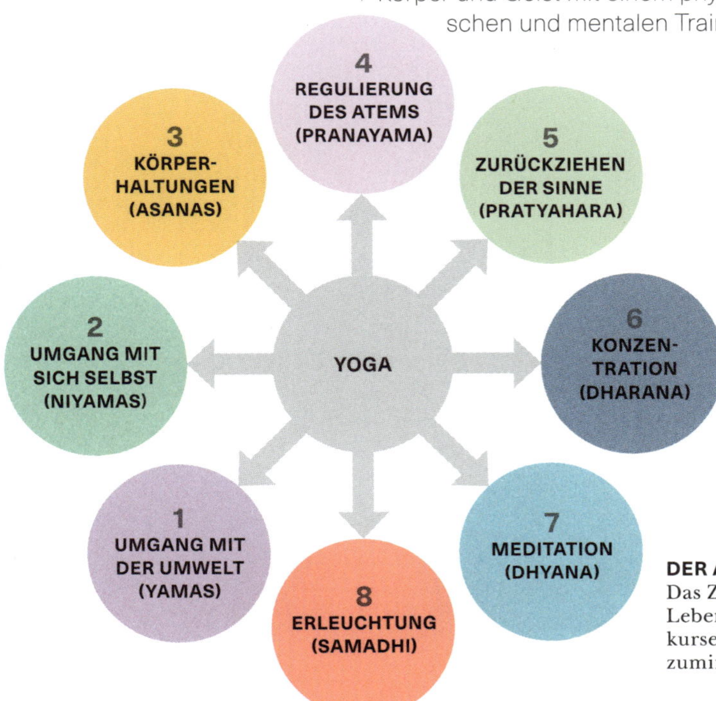
YOGA
1 UMGANG MIT DER UMWELT (YAMAS)
2 UMGANG MIT SICH SELBST (NIYAMAS)
3 KÖRPER-HALTUNGEN (ASANAS)
4 REGULIERUNG DES ATEMS (PRANAYAMA)
5 ZURÜCKZIEHEN DER SINNE (PRATYAHARA)
6 KONZEN-TRATION (DHARANA)
7 MEDITATION (DHYANA)
8 ERLEUCHTUNG (SAMADHI)

DER ACHTGLIEDRIGE PFAD DES YOGA
Das Ziel des Pfades ist ein sinnerfülltes Leben. Er wird heutzutage in Yogakursen nicht immer gelehrt, aber häufig zumindest als Hintergrund erwähnt.

? LÄSST SICH SPIRITUALITÄT WISSENSCHAFTLICH ERFORSCHEN?

In der Neurowissenschaft ist man heute in der Lage, das Gehirn während spiritueller Zustände zu untersuchen. Der US-Forscher Dr. Andrew Newberg am Marcus Institute of Integrative Health nutzte bildgebende Verfahren, um unterschiedliche spirituelle Erfahrungen, nämlich durch Gebete, in Trancezuständen und durch Meditation *(Samadhi)*, sichtbar zu machen (s. unten).

Vier häufige Muster während spiritueller Erfahrungen

Dr. Newberg verglich das Gehirn im Ruhezustand mit dem Gehirn während transzendenter spiritueller Erfahrungen wie *Samadhi*, um zu erforschen, welche Hirnregionen dabei besonders aktiv sind.

RUHEZUSTAND | **SPIRITUELLE ERFAHRUNG** | **INTERPRETATION**

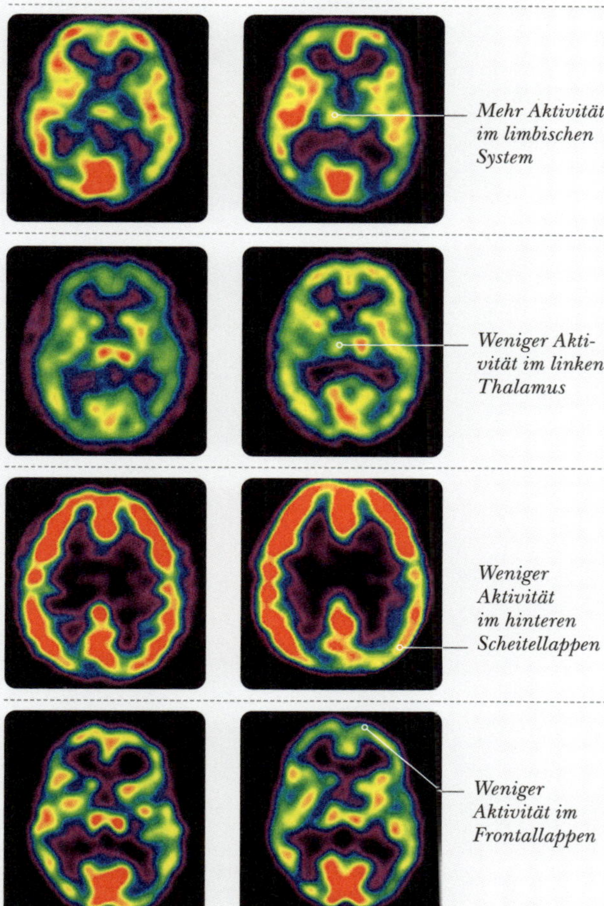

INTENSITÄT
Erhöhte Aktivität im limbischen System kann für die intensiven Gefühle während spiritueller Erfahrungen verantwortlich sein und dazu beitragen, diese Erfahrungen lebensverändernd und unvergesslich zu machen.

KLARHEIT
Der Thalamus ist das Schaltzentrum, das uns hilft, sensorische Informationen zu verarbeiten, um unsere Realität zu erzeugen. Geringere Aktivität hier kann zu einem Gefühl der Klarheit beitragen.

EINHEIT
Der hintere Frontallappen ist für die räumliche Orientierung verantwortlich. Eine geringere Aktivität hier kann uns ein Gefühl von Grenzenlosigkeit und Verbundenheit mit unserer Umwelt vermitteln.

AUFGABE DES SELBST
Viele Meditationstechniken aktivieren den Frontallappen, den Sitz des Willens, durch erhöhte Konzentration. Ein spiritueller Zustand wie *Samadhi* kann die Aktivität dort verringern und Gefühle der Hingabe und Selbstaufgabe hervorrufen.

DIE GRENZEN DER WISSENSCHAFT

Wissenschaftler schätzen, dass uns nur etwa vier Prozent des Universums bekannt sind. Ähnlich stehen wir auch bei der Erforschung des menschlichen Gehirns und Bewusstseins erst ganz am Anfang. Das gilt insbesondere für die Erfahrung von Transzendenz im Yoga.

»***Hochfliegende Behauptungen** erfordern besonders **genaue Nachweise.***«

? WORAN ERKENNE ICH EINE SERIÖSE STUDIE?

Nicht jede Veröffentlichung ist verwertbar. Der Informationsgehalt muss kritisch hinterfragt werden. Wichtige Faktoren sind:

- **Wie ist die Studie aufgebaut?** Die Hierarchie der wissenschaftlichen Literatur (Bild unten) kann helfen, eine Studie einzuordnen. Je höher in der Pyramide, desto verlässlicher und aussagekräftiger sind die Erkenntnisse. Es gibt immer mehr systematische Übersichtsarbeiten und Metaanalysen zur Wirkung von Yoga, etwa im Bezug auf Psyche, Herzkrankheiten und chronische Schmerzen.
- **Wie groß ist die Stichprobe?** Von Einzelfallbeschreibungen bis zu randomisierten kontrollierten Studien (RCT) mit 228 Testpersonen sind Studien zur Wirkung von Yoga im Vergleich zu Pharmastudien mit Zehntausenden Teilnehmenden eher klein.
- **Gibt es eine Kontrollgruppe?** Viele Studien nutzen die Durchschnittsbevölkerung zum Vergleich. Aussagekräftigere Untersuchungen vergleichen Yoga mit anderen Bewegungslehren oder Gesprächstherapie.
- **Was ist die Schlussfolgerung?** Hochfliegende Behauptungen erfordern besonders genaue Nachweise. Noch sind vage Formulierungen wie »Yoga könnte …« gängig, doch je größer das Interesse wird, desto höhere Ansprüche wird die Wissenschaft stellen.

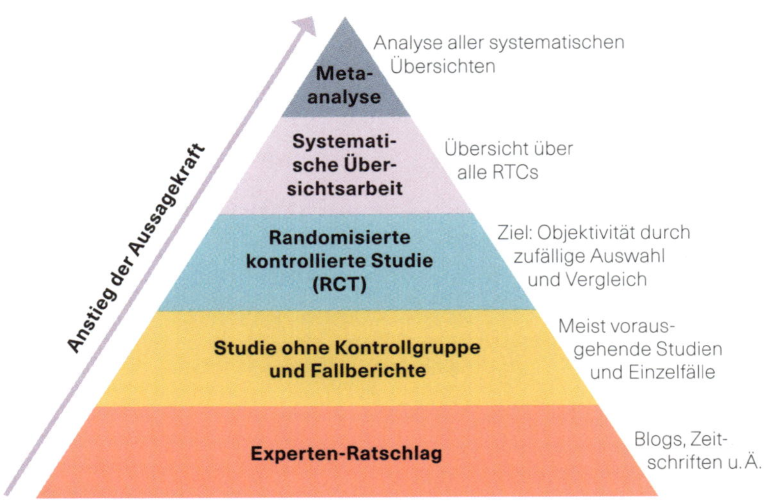

HIERARCHIE DER WISSENSCHAFTLICHEN LITERATUR
Die Pyramide hilft bei der Einschätzung der Aussagekraft von Studien.

? GIBT ES WISSENSCHAFTLICHE BEWEISE FÜR YOGISCHE KONZEPTE WIE PRANA UND DIE CHAKREN?

Bei Studien zu Yoga geht es meist um bestimmte Krankheiten und praktische Effekte und weniger um Energien. Konzepte wie *Prana* und Chakren entstammen jahrtausendealtem Wissen und lassen sich nicht biologisch überprüfen. Manchmal liest man, *Prana* stehe für das Nervensystem und die Chakren für die Drüsen, wissenschaftlich belegen lässt sich das jedoch nicht. Wahrscheinlicher ist, dass die Yogis, ehe das Innere des Körpers durch Sezieren erforscht wurde, Modelle für das entwickelten, was sie in sich spürten. Eine andere Möglichkeit: Wir haben einfach noch nicht die Instrumente erfunden, die uns die Messung von *Prana* ermöglichen.

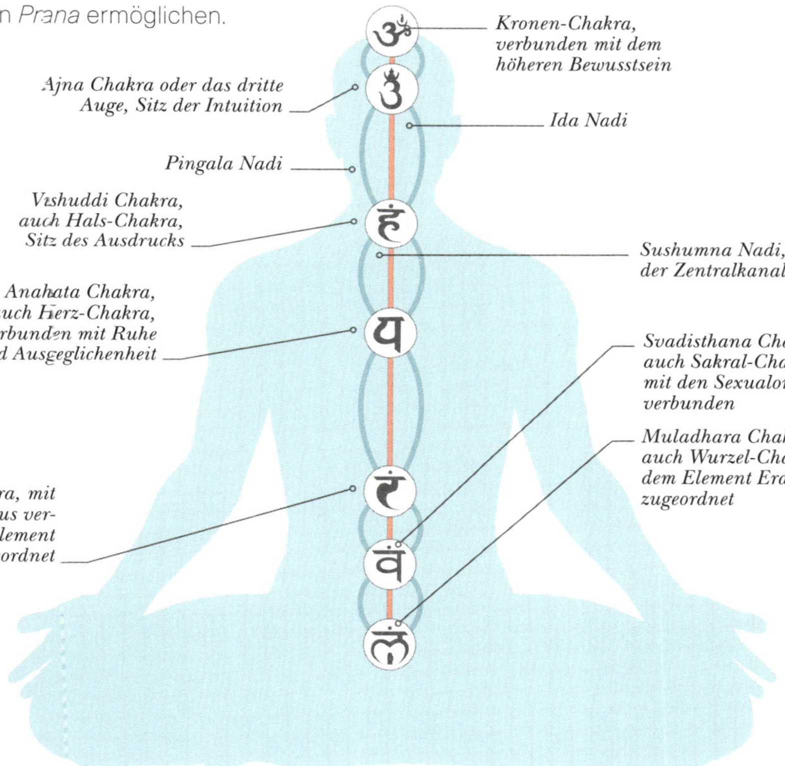

CHAKREN UND *NADIS*
Nadis sind Energiekanäle, entlang derer die sieben Energiezentren (Chakren) liegen.

? WIE VIELE STUDIEN GIBT ES ÜBER YOGA?

Noch nicht sehr viele, aber die Forschung auf dem Gebiet wächst. Eine bibliometrische Analyse der wichtigsten Studien von 1967–2013 zeigt ein exponentielles Wachstum der Anzahl der Studien, was mit der wachsenden Popularität von Yoga korreliert. Eine Studie von 2021 analysierte die Studien über Yoga für die Gesundheit – und zeigt einen deutlichen Anstieg seit 2012. Die drei wichtigsten Themen waren:

- Psychische Krankheiten
- Krebsbehandlung
- Erkrankung des Bewegungsapparats

Weitere Bereiche der Yoga-Forschung sind:

- Kardiovaskuläre Gesundheit
- Atemwegserkrankungen
- Diabetes
- Arthritis
- Stress

YOGATHERAPIE

Yogatherapie ist ein wachsendes Fachgebiet in der ganzheitlichen Gesundheitsversorgung und basiert auf den wissenschaftlichen Erkenntnissen zur therapeutischen Wirkung der Yogapraxis. Mit Ausbildungsstandards und einem Anwendungsgebiet über herkömmliche Kurse hinaus wird Yoga therapeutisch genutzt.

»Im Mittelpunkt steht die gesunde Entfaltung des ganzen Menschen durch eine Veränderung des Lebensstils und der Lebenseinstellung.«

? **WAS KANN ICH** VON EINER YOGATHERAPIESTUNDE ERWARTEN?

Yogatherapie wird oft als Einzelstunde oder in kleinen Gruppen mit ähnlichen Teilnehmenden unterrichtet. Die Therapeuten und Therapeutinnen berücksichtigen die individuelle Krankengeschichte. Sie stellen keine medizinischen Diagnosen, aber sie nehmen eine individuelle Einschätzung vor und beziehen Faktoren wie diese ein:

- **Analyse von Haltung,** Bewegung und Atmung
- **Fragen zu** Stimmung und Lebensstil
- **Analyse der yogischen** Anatomie, etwa der *Vayus* und *Koshas.*

Die *Koshas* stehen in der Yogaphilosophie für die fünf Schichten des Selbst. Sie beginnen außen mit der grobstofflichen Physis und enden innen mit der feinstofflichen Ebene der Glückseligkeit (Bild unten). In der Yogatherapie werden alle Aspekte des Wohlbefindens und ihr Einfluss aufeinander berücksichtigt. Arthritis des physischen Körpers kann beispielsweise die Gefühle beeinflussen und diese wiederum können Schmerzen verstärken. Yogatherapeuten und -therapeutinnen erstellen ein individuelles Programm für jeden Klienten, das Asanas, Atemübungen, Meditation und Vorschläge für Veränderungen des Lebensstils umfasst.

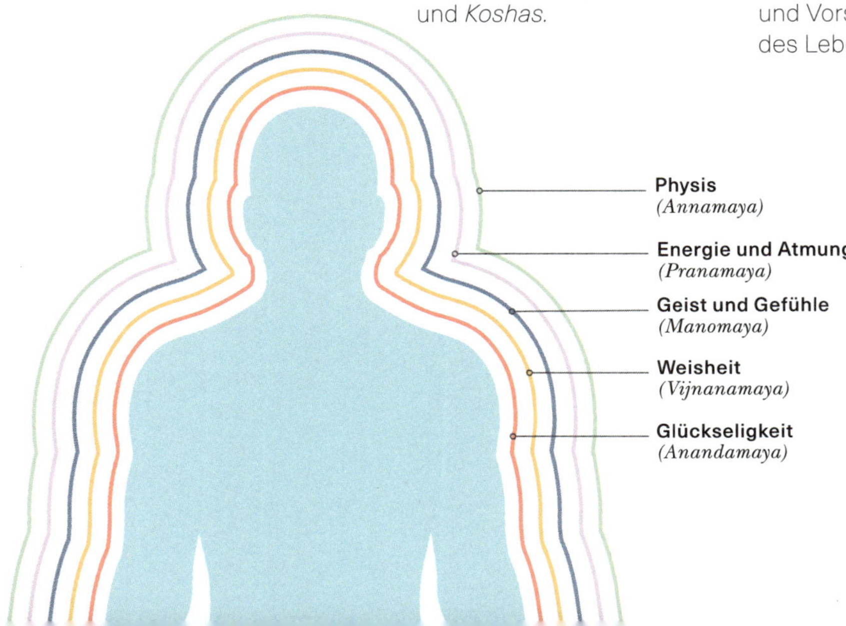

DIE FÜNF KOSHAS
Wir müssen an allen Koshas arbeiten, wenn wir ein gesundes, ausgeglichenes Leben führen wollen.

? WIE FUNKTIONIERT YOGATHERAPIE?

Yoga hat großes therapeutisches Potenzial, weil es gleichzeitig auf biologischer, psychologischer, sozialer und spiritueller Ebene ansetzt (Bild rechts). Viele Studien untersuchen, wie Yoga bei der Heilung multidimensionaler Leiden wie chronischen Schmerzen, Traumata und Ängsten helfen kann. Wie bei den *Koshas* (linke Seite) sind in der Yogaphilosophie alle Teile des Selbst miteinander verbunden. Die ganzheitliche Yogatherapie bezieht Forschung, Feedback der Betroffenen und klinische Studien mit ein.

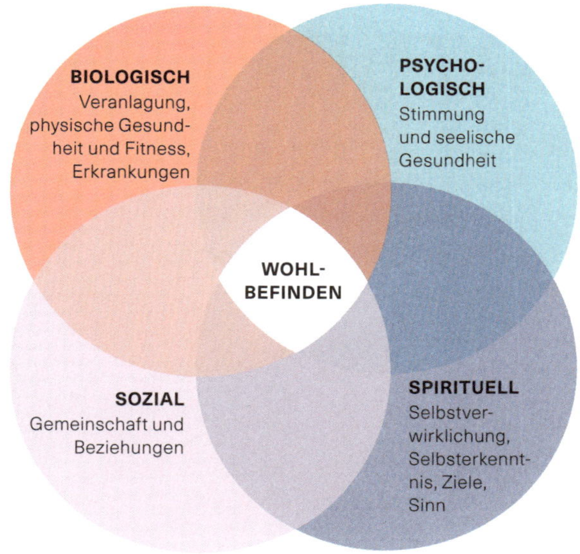

MULTIDIMENSIONALES MODELL

? GIBT ES WISSENSCHAFTLICHE BEWEISE FÜR DEN NUTZEN DER YOGATHERAPIE?

Ja. Die große Mehrzahl der Studien zum Yoga untersucht den therapeutischen Nutzen, besonders für chronische Krankheiten, die durch einen ungesunden Lebenswandel entstehen und heute weit verbreitet sind (S. 182–183, 192–193). Die Qualität der Studien nimmt zu, auch wenn einige Aspekte durch westliche Methoden vielleicht nie abschließend erforscht werden. Immer mehr Menschen lassen sich in Yogatherapie ausbilden, auch weil die Nachfrage nach Spezialisten für bestimmte Zielgruppen – beispielsweise Menschen mit Rückenproblemen oder mit Krebserkrankung – ständig zunimmt.

? WAS UNTERSCHEIDET DIE YOGATHERAPIE VON ANDEREN METHODEN?

Die meisten Gesundheitssysteme basieren auf der Pathogenese, das heißt, sie konzentrieren sich auf die Entstehung von Krankheiten, den Umgang mit Symptomen und die »Reparatur« einzelner Faktoren des Systems. Auch wenn sich viele Symptome durch Yogatherapie beeinflussen lassen, etwa durch Schmerzreduktion, ist deren eigentliche Stärke die Salutogenese: die Erhaltung der Gesundheit und des Wohlbefindens. Im Mittelpunkt der Yogatherapie steht nicht die einzelne Krankheit als Problem, das gelöst werden muss, sondern die gesunde Entfaltung des ganzen Menschen durch eine Veränderung des Lebensstils und der Lebenseinstellung.

THERAPEUTISCHE SEQUENZEN

Viele Menschen probieren Yoga aus, um Schmerzen zu lindern, die psychische Gesundheit zu stärken oder Erleichterung bei chronischen Krankheiten zu finden. Tatsächlich kann Yoga helfen, aber Asanas allein reichen nicht aus. Eine gut abgerundete Yogapraxis muss individuell an die therapeutischen Bedürfnisse der einzelnen Personen angepasst sein.

» Die moderne Wissenschaft zeigt, dass Yoga für jeden geeignet ist – vom Kind bis zum Hundertjährigen. «

Gelenke aufwärmen

Ausgezeichnet zum Aufwärmen zu Beginn einer Yogastunde. Arbeiten Sie sich vom Kopf bis zu den Zehen abwärts oder von den Zehen bis zum Kopf aufwärts, um jedes große Gelenk sanft und im Rhythmus des Atems zu bewegen. Die Sequenz kann im Sitzen, im Liegen oder auf einem Stuhl praktiziert werden. Vorteile für die Gesundheit:

- **Regt die Durchblutung an**
- **Wärmt die Muskeln auf,** beugt Verletzungen vor
- **Fördert die Schmierung der Gelenke,** lindert Steifheit, besonders bei Arthritis
- **Bereitet geistig auf die Übungen vor,** fördert Achtsamkeit und Ankommen im Hier und Jetzt.

ABGERUNDETE STUNDE

Für eine ganzheitliche Yogapraxis sollten Sie neben den Asanas auch Achtsamkeit, Atembewusstsein, Chanten und yogische Philosophie einbeziehen. Allein das Singen von Om zu Beginn und/oder am Ende der Stunde kann die Aktivität der Amygdala (Angstzentrum) verringern. Das Singen in einer Gruppe synchronisiert die autonomen Rhythmen und fördert durch einen Prozess, der Co-Regulation genannt wird, Leichtigkeit und soziale Bindung.

So könnte eine Stunde aufgebaut sein:

- **Ankommen:** Setzen Sie sich hin und lassen Sie sich auf den Raum, Ihren Körper und den gegenwärtigen Moment ein. Nehmen Sie Ihre fünf Sinne, Ihren Atem und den aktuellen Zustand Ihres Körpers und Geistes wahr.
- **Aufwärmen:** Die Gelenke von Kopf bis Fuß durchbewegen, um achtsam zu werden und die Durchblutung anzuregen. Danach dynamische Ganzkörper-Aufwärmübungen wie den Sonnengruß ausführen (S. 208–209).
- **Aufbauen:** Jetzt folgen anspruchsvollere Übungen im Stehen (evtl. an einem Stuhl festhalten). Sie kräftigen und fördern das Gleichgewicht. Sie können mit intensiveren Umkehrhaltungen wie dem Kopfstand enden (S. 132).
- **Abkühlen:** Kühlende Umkehrhaltungen wie (halber) Schulterstand (S. 136), Schulterbrücke (S. 140) oder Beine an der Wand (S. 217). Langsamere gehaltene Posen wie Beindehnung im Liegen (S. 170) oder Twist im Liegen (S. 174).
- **Savasana:** Die Entspannung kann in Rückenlage auf dem Boden, in einer Ruheposition mit Kissen oder im Sitzen auf einem Stuhl durchgeführt werden.
- **Pranayama:** Traditionell bereiten Asanas den Körper und den Geist auf yogische Atemübungen und schließlich auf die Meditation vor. Auf Seite 34 finden Sie einige Pranayama-Praktiken.
- **Meditation:** Um optimale Ergebnisse zu erzielen, sollte eine Meditation im Sitzen den Abschluss bilden (3–10+ Minuten).

ÜBUNGEN ANPASSEN

Yogaübungen müssen müssen nicht lehrbuchmäßig ausgeführt werden. Die Bilder der Haltungen dienen als Richtlinie und zeigen die anatomischen Prinzipien, aber letztlich gilt es, auf den eigenen Körper zu hören. Dabei können Blöcke, Kissen, gefaltete Decken oder ein Stuhl benutzt werden.

Yogakurse werden oft für Anfänger oder Fortgeschrittene angeboten, aber eigentlich gibt es keine solchen Levels, und es gibt keinen Wettbewerb. Social-Media-Posts von Menschen, die sich verrenken, sagen nichts über diese heilende Praxis aus. Zudem werden in Studien oft Gruppen betrachtet, die Anpassungen benötigen, z. B. bei Arthritis, Rückenschmerzen oder Schwangerschaft. Die Wissenschaft zeigt, dass Yoga für jeden geeignet ist. Yoga ist eine Erkundung des Inneren, und Asanas sind achtsame Bewegungen, die unendlich anpassbar sind. Ganz gleich, ob Sie sich von einer Verletzung erholen, auf einen Rollstuhl angewiesen sind oder noch nie bei gestreckten Beinen Ihre Zehen berühren konnten – es gibt Möglichkeiten für alle.

YOGA AUF DEM STUHL

Yoga auf dem Stuhl ist für jeden geeignet, auch für ältere Personen, für Menschen, die sich auf dem Boden nicht wohlfühlen, sich von Verletzungen erholen oder eine Pause auf ihrem Bürostuhl brauchen. Einige Posen können auf dem Stuhl sogar anspruchsvoller sein!

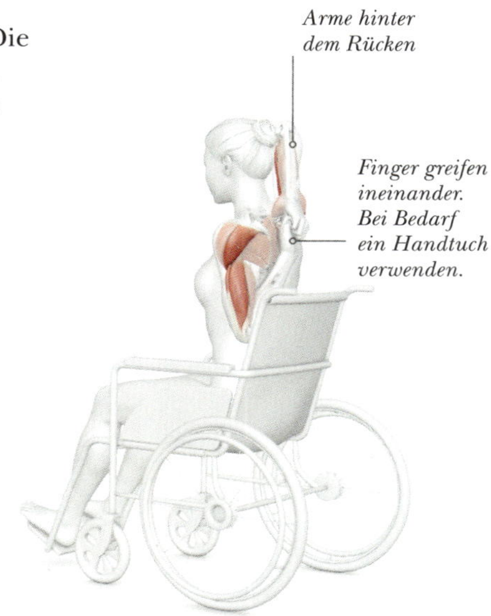

YOGA IM ROLLSTUHL
Asanas lassen sich auch im Rollstuhl gut ausführen, beispielsweise das Kuhgesicht (S. 64/nur die Armhaltung).

6 BEWEGUNGEN DER WIRBELSÄULE
Ob sie fünf Minuten auf dem Bürostuhl üben oder 30 Minuten auf der Matte: Versuchen Sie, alle Bewegungen der Wirbelsäule einzubeziehen.

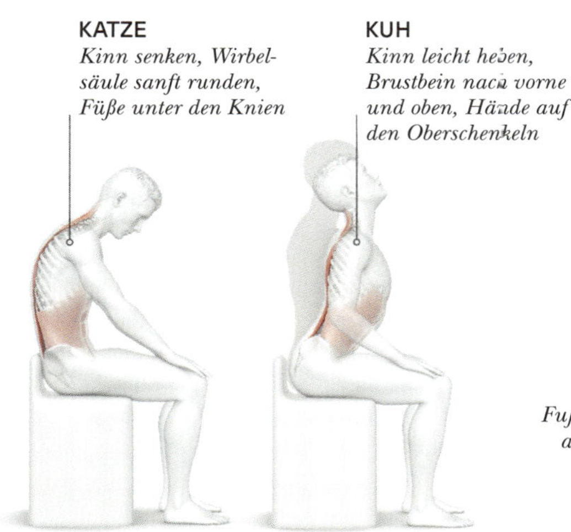

BEUGUNG UND STRECKUNG
KATZE/KUH AUF DEM STUHL

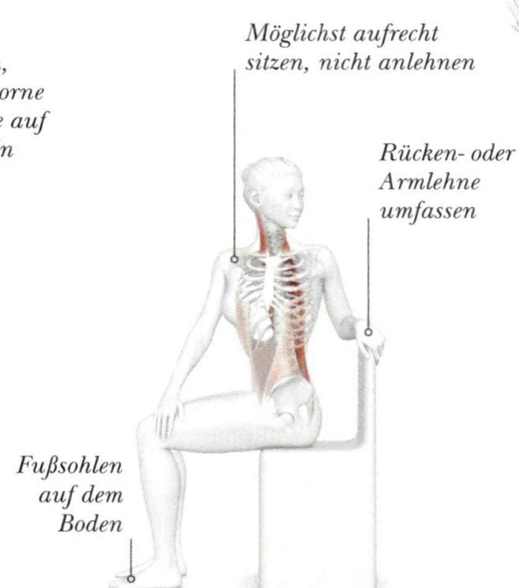

DREHUNG DER WIRBELSÄULE (LINKS UND RECHTS)
AUF DEM STUHL

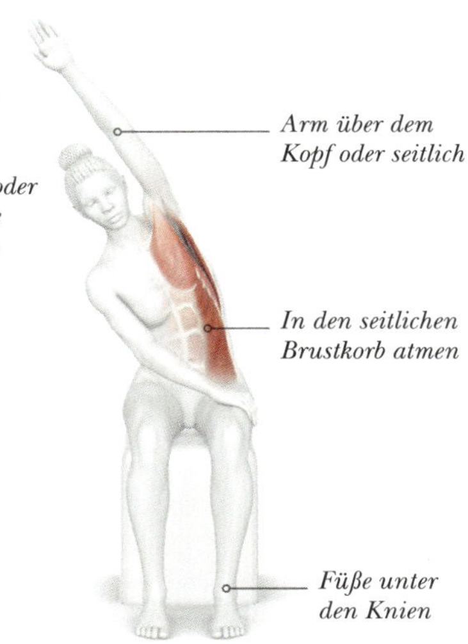

SEITLICHE DEHNUNG (LINKS UND RECHTS)
AUF DEM STUHL

Sonnengruß, Variationen

Es gibt viele Möglichkeiten, den Sonnengruß zu praktizieren, es ist sogar möglich, ihn im Sitzen auszuführen oder sich an einem Stuhl festzuhalten. Die unten gezeigte Variante ist eine direkte Abwandlung der Bodenversion, sodass Lehrer in einer gemischten Gruppe beide Versionen gleichzeitig anleiten können. Jede Bewegung fließt mit dem Atem, aber es steht Ihnen frei, in jeder Pose für einige Atemzüge zu verweilen. Wiederholen Sie mehrere Runden – abwechselnd beim Ausfallschritt den rechten Fuß, in der nächsten Runde den linken Fuß nach hinten setzen.

SONNENGRUSS

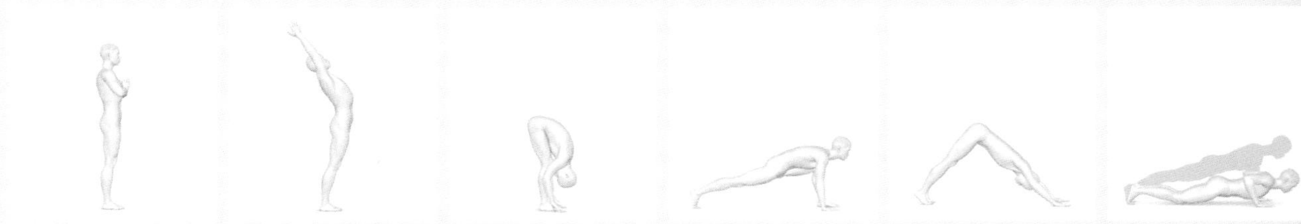

Berghaltung Einatmen, Handflächen auf Herzhöhe zusammen, Füße hüftbreit oder zusammen. Ausatmen.

Den Himmel grüßen Einatmen, Arme über den Kopf, Handflächen zusammen, parallel oder v-förmig.

Vorbeuge Ausatmen, im Becken abknicken und vorbeugen. Einatmen, Oberkörper leicht heben.

Tiefer Ausfallschritt Ausatmen, rechten Fuß nach hinten setzen. Tief einatmen, Atmen halten, komplett in den hohen Stütz kommen.

Herabschauender Hund Zehen aufsetzen, ausatmen, dabei das Gesäß nach hinten oben schieben.

Liegestütz Einatmen, zuerst die Kni langsam ablegen und d kontrolliert in die Bauchl kommen, ausatmen.

ABGEWANDELTER SONNENGRUSS

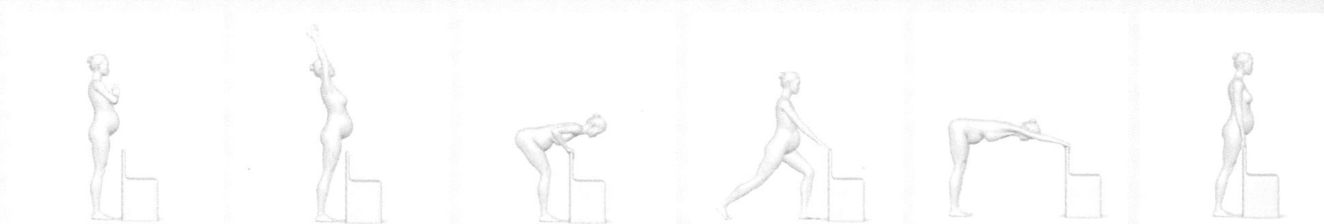

Berghaltung Direkt hinter dem Stuhl stehen, Handflächen zusammen, Füße hüftbreit.

Den Himmel grüßen Einatmen, beide Arme v-förmig oder parallel über den Kopf heben. Rücken strecken.

Vorbeuge Ausatmen, in der Hüfte nach vorn beugen. An Stuhllehne, -armlehnen oder -sitz festhalten.

Ausfallschritt Einatmen, am Stuhl festhalten. Ausatmen, rechts Bein nach hinten, einatmen, linkes Bein nach hinten.

Herabschauender Hund Ausatmen, Gesäß nach hinten schieben.

Stütz Einatmen, beide Füße nach vorn setzen. Zur Vorbereitung tief ausatmen.

SONNENGRÜSSE

Viele Menschen schätzen am Yoga die leichten bis mittelschweren, gelenkschonenden Übungen. Studien zeigen, dass Yogapraktiken wie der Sonnengruß (Surya Namaskar) auf die empfohlenen 150 Minuten mäßig intensiver aerober Aktivität pro Woche angerechnet werden könnten.

In einer Studie von 2016 wurden der Kalorienverbrauch von Yoga und das metabolische Äquivalent (MET) bewertet – ein Maß für die benötigte Energie. Viele Asanas und Pranayama gelten als leicht aerob (< 3 MET), einige als moderat (3–6 MET). Wird der Sonnengruß länger als 10 Minuten praktiziert, gilt er als mäßige bis intensive Aktivität (bis zu 7,4 MET). Manche Teilnehmer können während des Sonnengrußes eine maximale Herzfrequenz von 80 Prozent erreichen (intensive aerobe Aktivität gilt). In vielen Yogaschulen folgt auf den Sonnengruß eine Ruhepause in der Totenhaltung (rechts). Eine Pause direkt nach oder zwischen anstrengenden Aktivitäten kann die Herzfrequenzvariabilität (HRV) erhöhen. Menschen mit einer hohen HRV neigen dazu, Stress besser zu bewältigen und sind insgesamt zufriedener.

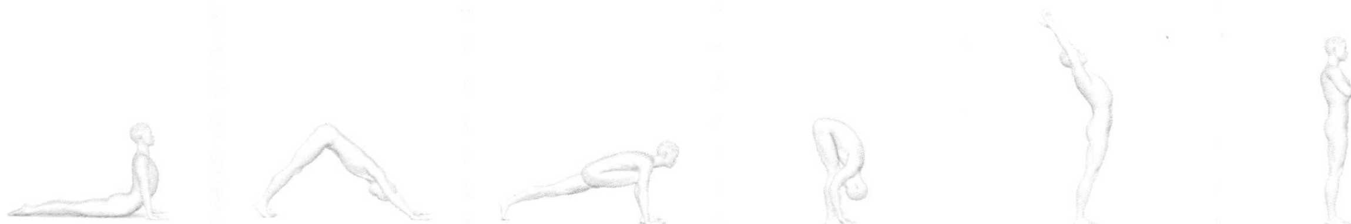

obra/Herauf-chauender Hund inatmen, dabei berkörper nach ben drücken.

Herabschauender Hund Ausatmen, Hände in den Boden drücken, Gesäß nach hinten/oben schieben.

Tiefer Ausfallschritt Einatmen, rechter Fuß vorn zwischen die Hände setzen.

Vorbeuge Ausatmen, linken Fuß neben den rechten setzen, in die Vorbeuge kommen.

Den Himmel grüßen Einatmen, aufrichten, Rücken strecken. Arme über den Kopf, leicht nach hinten beugen.

Berghaltung Ausatmen, Hände auf Herzhöhe senken, Handflächen zusammen

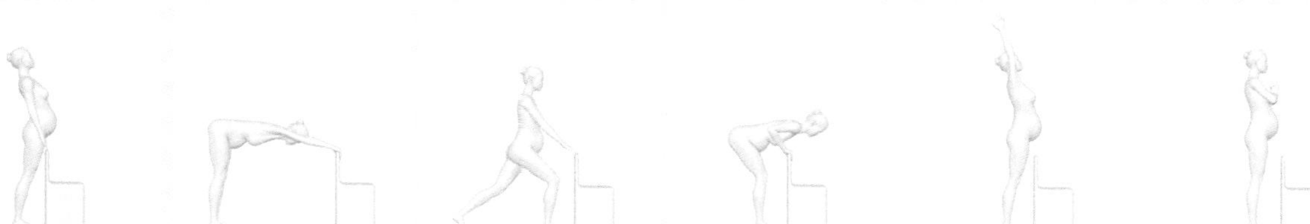

obra/Heraufschau-nder Hund Einatmen, rust nach vorn schie-en, Wirbelsäule leicht ach hinten beugen.

Herabschauender Hund Ausatmen, Füße nacheinander nach hinten setzen, Gesäß nach hinten schieben

Ausfallschritt Einatmen, rechtes Bein nach vorn, Zehen unter dem Stuhl, am Stuhl festhalten.

Vorbeuge Ausatmen, linkes Bein nach vorn, aus der Hüfte vorbeugen, am Stuhl festhalten.

Den Himmel grüßen Einatmen, Oberkörper aufrichten, Rücken strecken, Arme leicht nach hinten ziehen.

Berghaltung Ausatmen, Hände auf Herzhöhe. Innehalten, bis sich die Herzfrequenz senkt.

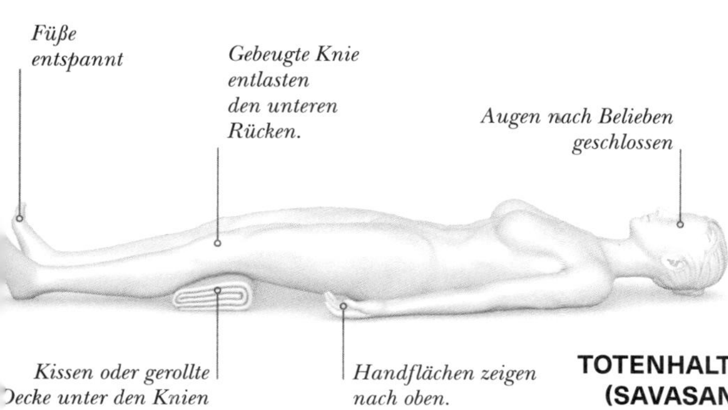

TOTENHALTUNG (SAVASANA)

»Eine Pause nach oder zwischen anstrengenden Aktivitäten kann die Herzfrequenzvariabilität (HRV) erhöhen.«

OBERKÖRPER

Viele Übungen für den Oberkörper lassen sich mit Hilfsmitteln vereinfachen oder sogar auf dem (Büro-)Stuhl ausführen. Lösen Sie Verspannungen beim Tippen, indem Sie Yogapausen mit dynamischen Bewegungen, tiefen Atemzügen und Kurzmeditationen einplanen.

LEGENDE

- Primär angesprochener Muskel
- Sekundär angesprochener Muskel

HALS, SCHULTER, ARME UND HÄNDE

Es ist bekannt, dass Yoga chronische Schmerzen lindern und den Bedarf an Schmerzmedikamenten verringern kann. Eine Studie über Yoga für in der Zahnmedizin Tätige (2023) empfiehlt Yoga zur Vorbeugung und Behandlung von berufsbedingten Muskel-Skelett-Erkrankungen, die durch übermäßiges Sitzen und ungünstige Körperhaltungen entstehen.

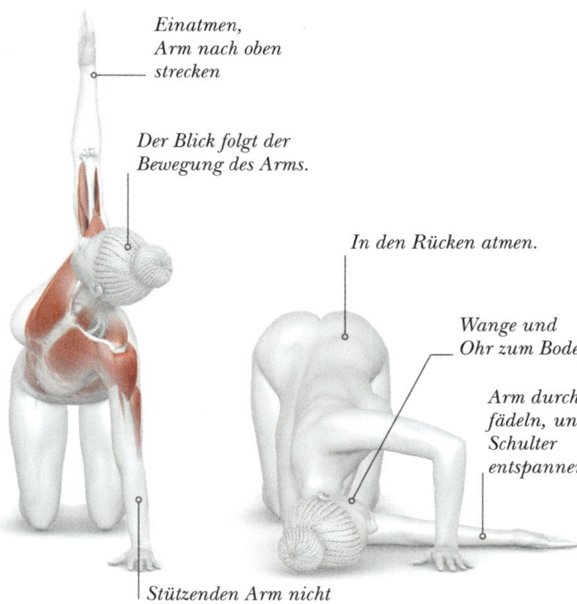

ARM EINFÄDELN
Im Vierfüßlerstand beginnen. Einatmen, einen Arm zum Himmel heben, der Blick folgt. Ausatmen und den Arm unter den stützenden Arm schieben (Abb. rechts). Einatmen, wieder heben. 3–5× dynamisch wiederholen, dann unten bleiben. Mehrere Atemzüge lang halten. Übung bei Taubheitsgefühl oder Kribbeln beenden. Seite wechseln.

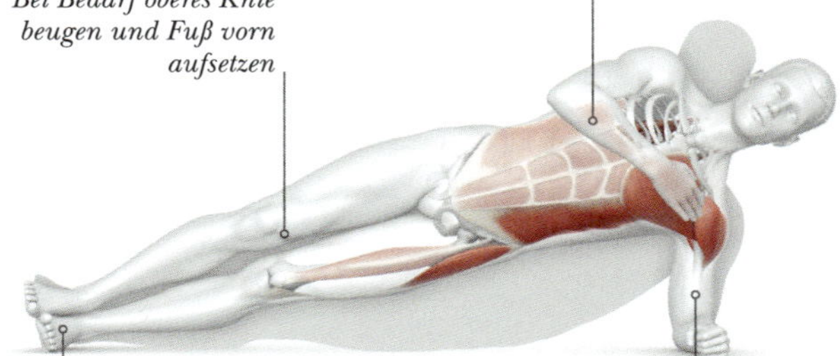

VEREINFACHTER SEITSTÜTZ
Diese Variation der Seitstütz (S.158) kräftigt den ganzen Körper, vor allem die Schulter, und nimmt gleichzeitig den Druck von Handgelenken und Händen. Den Körper mehrmals anheben und wieder absenken, dann so lange wie möglich halten. Seite wechseln.

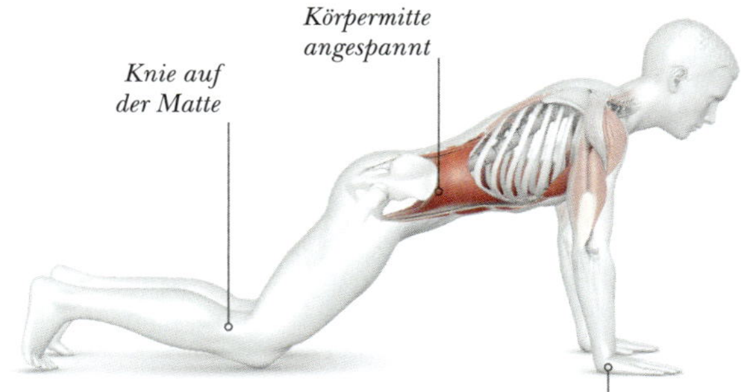

HOHER STÜTZ IM KNIEN
Die Plank in Knien (S. 154/Variation) oder Chaturanga erleichtert den Kraftaufbau. Um die Handgelenke zu entlasten, die Hände nach vorn setzen oder die Unterarme ablegen. Möglichst lange halten, dabei durch die Nase atmen. Pausieren und wiederholen.

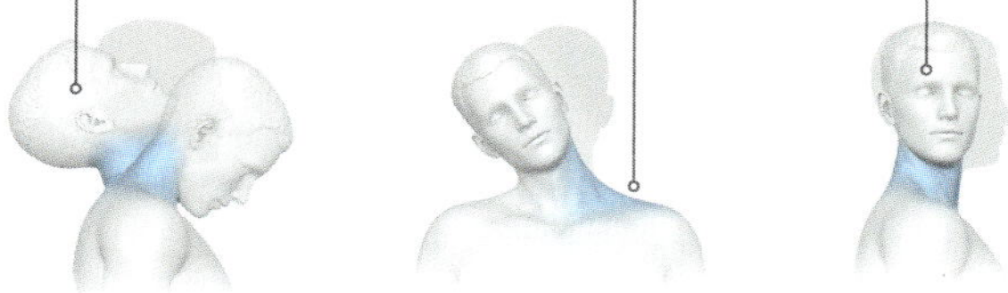

STRECKUNG/ BEUGUNG

SEITLICHE BEUGUNG

DREHEN

BEWEGLICHKEIT DES HALSES
Einatmen, Kinn leicht anheben, Blick schräg nach oben. Hals strecken, aber nicht überstrecken. Ausatmen, Kinn zur Brust senken. Beim nächsten Ausatmen ein Ohr zur Schulter neigen. Einatmen, Kopf aufrichten, Seite wechseln. Zuletzt ausatmen und den Kopf drehen. Zur Mitte einatmen. Jeweils 3-mal wiederholen.

Nacken und Schultern aufwärmen

- Schultern nach vorn und hinten rollen (je 3-mal)
- Die Halsübung oben 3-mal ausführen, dabei jeweils in der Mittelstellung einatmen.
- Kinn parallel zum Boden, beim Ausatmen nach hinten ziehen, beim Ausatmen vorschieben (3-mal).
- Einatmen, Schultern zu den Ohren ziehen. Ausatmen, Schultern fallen lassen (3-mal). Dies Übung heißt PMR (S. 190) und hilft dem Nervensystem, Muskelanspannung zu lösen.
- Aufrecht sitzen, Kopf strebt nach oben (als würde er wie ein Ballon schweben).
- Schultern entspannt senken und dem Gefühl nachspüren.

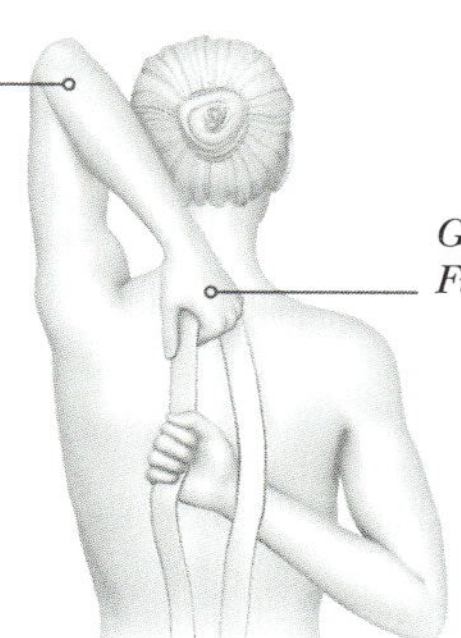

BEWEGLICHKEIT DER SCHULTERN
Das Kuhgesicht (S. 64/nur die Armhaltung) verbessert die Beweglichkeit und Durchblutung der Schultern. Eine Hand heben, sie hält einen Gurt. Ellbogen abwinkeln, Gurt hängt hinter dem Rücken. Gurt mit der anderen Hand von unten erfassen. Zehn Atemzüge lang halten, bei Schmerzen oder Taubheit beenden.

HANDGELENKE

Auch für Menschen mit Schmerzen in Händen oder Handgelenken ist Yoga geeignet. Man muss nur wissen, wie man die Asanas abwandeln kann, um sie schmerzfrei auszuführen.

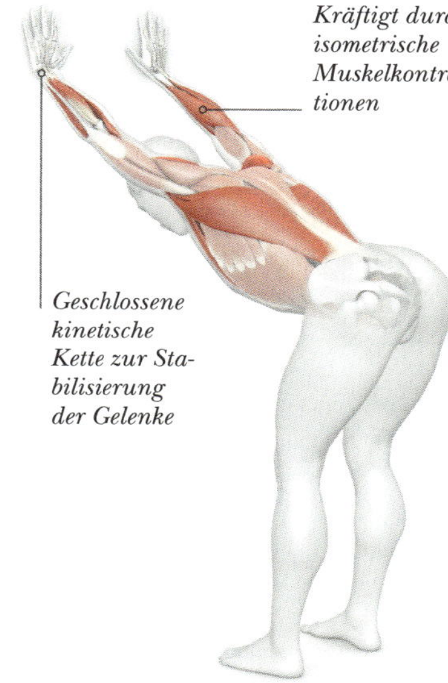

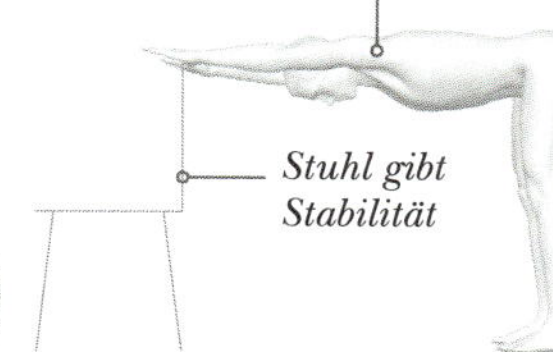

HANDGELENKE ENTLASTEN
Um bei der Plank, dem herabschauenden Hund oder dem Sonnengruß die Handgelenke zu entlasten, können Sie sich an einer Stuhllehne (oder der Küchenarbeitsplatte) abstützen.

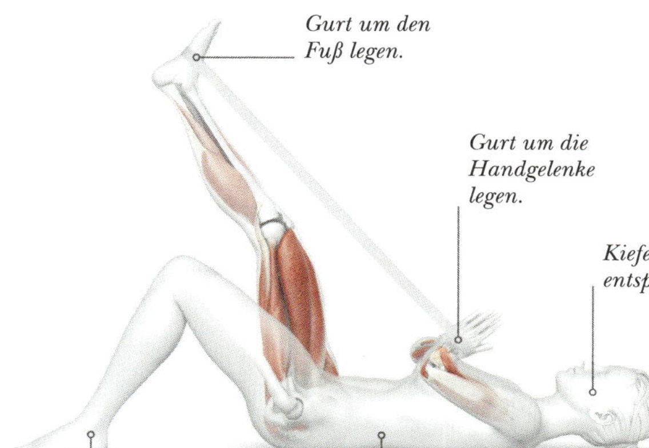

HILFSMITTEL CLEVER NUTZEN
Wer z. B. durch Arthritis Schmerzen in den Händen hat, kann die Handgelenke durch eine Gurtschlaufe führen, um den Gurt nicht greifen zu müssen. Sie können auch bei Posen wie Katze/Kuh die Unterarme auf den Boden oder die lange Seite eines Yogablocks legen.

RÜCKENSCHMERZEN

Schmerzen im unteren Rücken können durch Verletzungen oder schlechte Haltung verursacht werden, aber auch durch Stress, Depressionen, Verstopfung, Schlafprobleme, Schwangerschaft, PMS oder Entzündungen. Yoga hilft nachweislich bei diesen potenziellen Ursachen.

LEGENDE

- Primär angesprochener Muskel
- Sekundär angesprochener Muskel

HEILENDE BEWEGUNGEN

Mit seinen dynamischen Ganzkörperbewegungen, wirkt Yoga Beschwerden entgegen, die oft durch langes Sitzen (oder Stehen) verursacht werden. Eine Yogapraxis für den Rücken umfasst eine ausgewogene Mischung aus achtsamer Kräftigung und Beweglichkeitsübungen sowie Atemtechniken und Meditation.

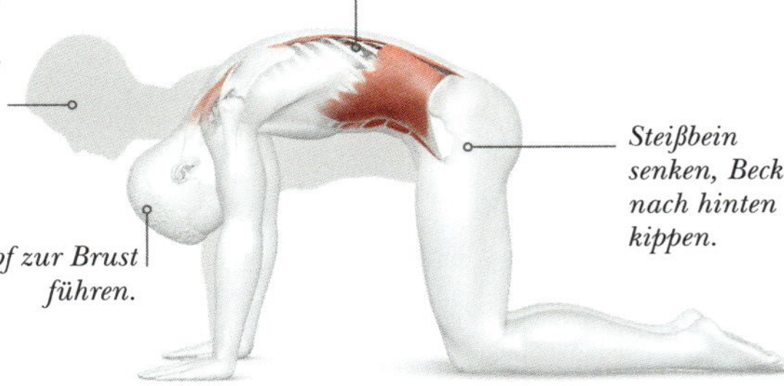

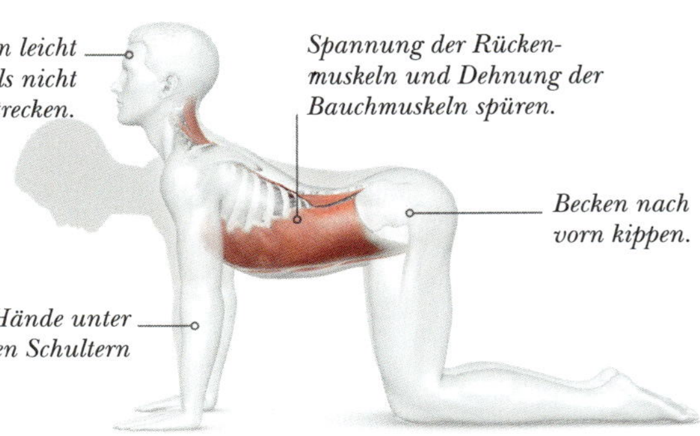

KATZE/KUH

Diese Bewegungen wärmen die Wirbelsäule auf und fühlen sich gut an. Mit der sanften Beugung und Dehnung der Wirbelsäule beginnen (siehe S. 58–63). Diese Übung kann auch im Sitzen oder sogar am Schreibtisch durchgeführt werden, um langes Sitzen zu unterbrechen.

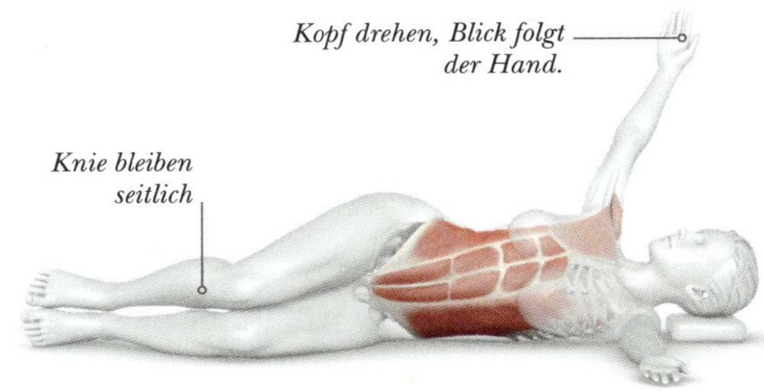

TWIST IM LIEGEN

Seitenlage auf dem Boden (oder dem Bett). Knie gebeugt, Arme gestreckt vor dem Körper, Handflächen aufeinander. Einatmen und den oberen Arm so weit zur gegenüberliegenden Seite führen, wie es angenehm ist. Der Blick folgt. Ausatmen, Hände zusammenlegen. Für 10 Atemzüge wiederholen, Seite wechseln.

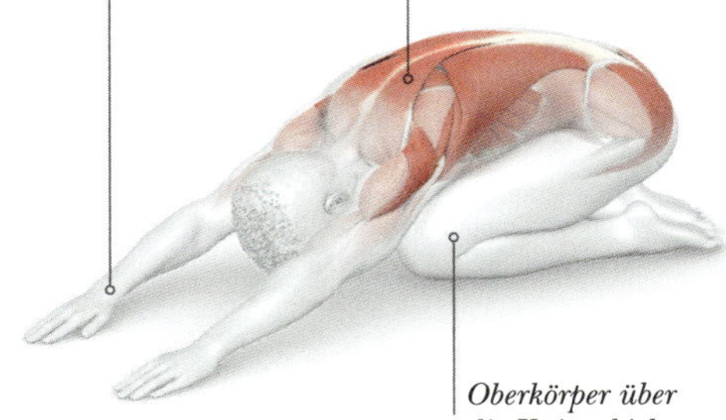

KINDSHALTUNG MIT SEITLICHER DEHNUNG

Aus der gestreckten Kindshaltung mit den Händen zu einer Seite wandern. Bewusst strecken. Mehrmals tief in den Rücken atmen, vor allem in die Seite, auf der die Dehnung zu spüren ist. Auf der anderen Seite wiederholen.

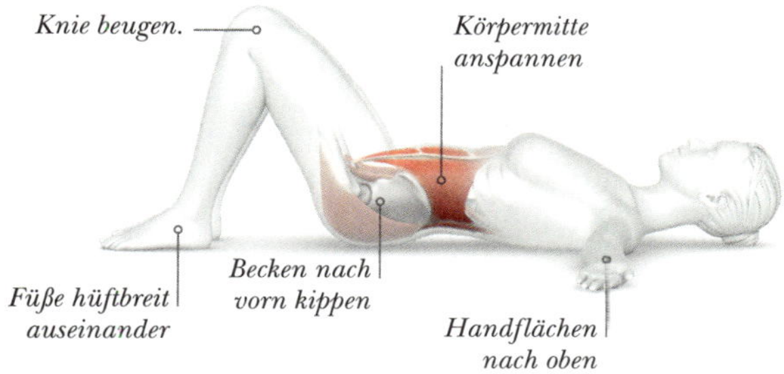

BECKEN KIPPEN

Mobilisiert die Wirbelsäule und schult die Beckenkontrolle. Einatmen, das Becken nach vorn kippen. Der untere Rücken hebt sich. In die neutrale Position zurückkehren. Beim Ausatmen das Becken nach hinten kippen. Der untere Rücken sinkt zu Boden.

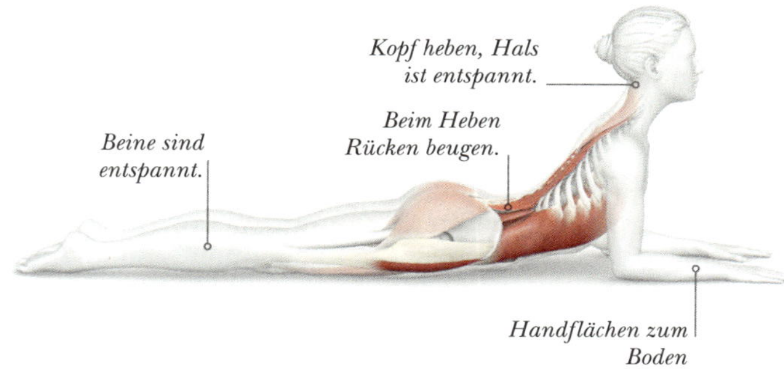

SPHINX

Bauchlage, Ellbogen gebeugt unter den Schultern. Unterarme und Handflächen fest in den Boden drücken und in Richtung der Füße ziehen. Durch diese isometrische Muskelanspannung wird die Wirbelsäule gestärkt und gestreckt. Mehrere Atemzüge lang halten.

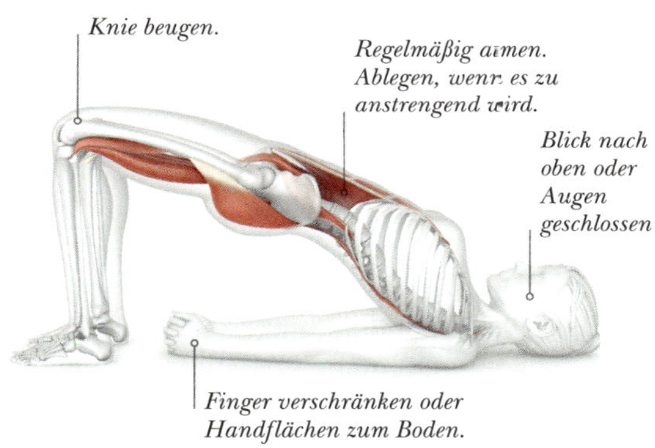

DYNAMISCHE SCHULTERBRÜCKE

Rückenlage, Knie gebeugt, Füße flach auf dem Boden. Einatmen, Becken heben. Ausatmen, Becken senken. 10-mal wiederholen. Dann in gehobener Position 10 Atemzüge lang halten (oder bis das Atmen anstrengend wird). Langsam abrollen und die Knie hin und her wippen.

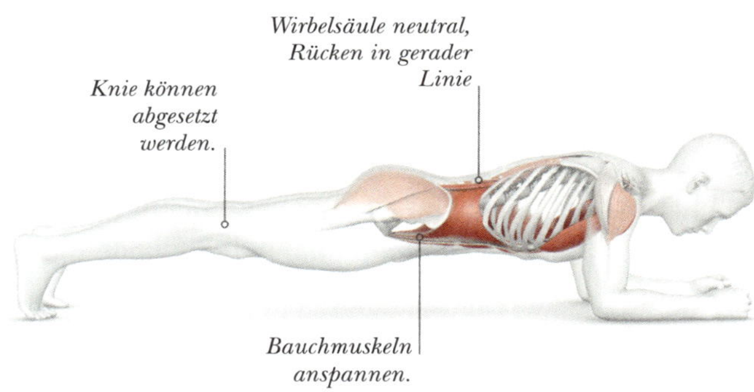

UNTERARM-STÜTZ

Wie die Plank (S. 154) ist auch dies eine Ganzkörper-Kräftigungsübung. Durch den Unterarmstütz werden aber die Schultermuskeln stärker gefordert. Möglichst lange halten, ohne das Becken zu heben oder zu senken. Dann in Bauchlage ausruhen. 3–5-mal wiederholen.

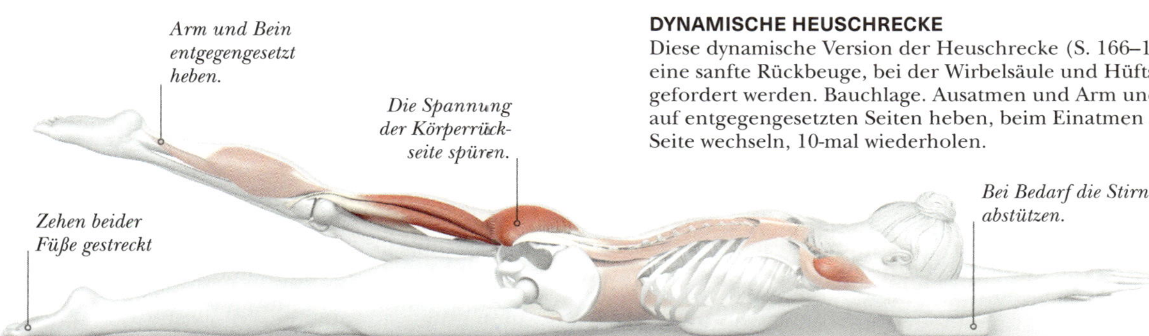

DYNAMISCHE HEUSCHRECKE

Diese dynamische Version der Heuschrecke (S. 166–169) ist eine sanfte Rückbeuge, bei der Wirbelsäule und Hüftstrecker gefordert werden. Bauchlage. Ausatmen und Arm und Bein auf entgegengesetzten Seiten heben, beim Einatmen senken. Seite wechseln, 10-mal wiederholen.

UNTERER KÖRPER

Letztlich sollen Asanas Körper und Geist darauf vorbereiten, für die Meditation bequem zu sitzen. Heute sitzen wir aber oft in ungesunden Haltungen – gekrümmt am Schreibtisch oder hingelümmelt auf dem Sofa. Einfache Übungen beugen Beschwerden vor und verbessern die Haltung.

LEGENDE

- Primär angesprochener Muskel
- Sekundär angesprochener Muskel

FÜSSE, KNIE UND HÜFTEN

Aufwärmübungen für die Fußgelenke (unten) können in den Anfang einer Yogastunde eingebaut werden, aber auch tagsüber ausgeführt werden, um Durchblutung und Lymphfluss zu fördern. Bei Kniebeschwerden kann Yoga Schmerzen und Steifheit lindern. Bei Bewegungseinschränkungen im Hüftbereich sind Hilfsmittel und Variationen (rechts) empfehlenswert.

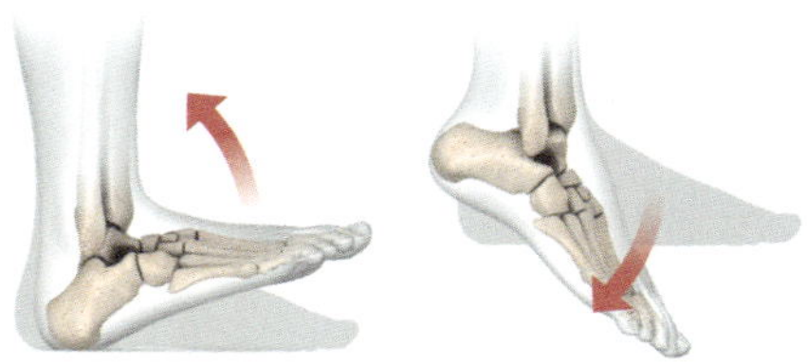

HERANZIEHEN UND STRECKEN
Den Fuß aus dem Knöchel auf und ab kippen. 10-mal.

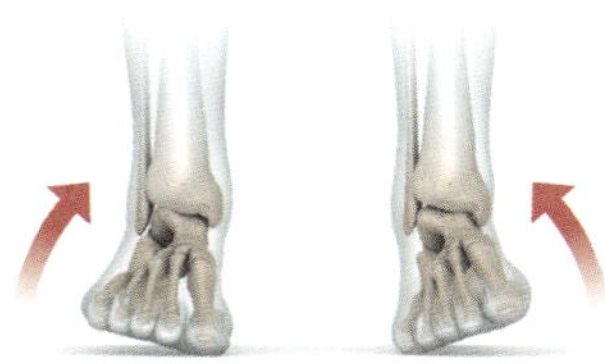

SEITLICH KIPPEN
Zwischen Innenkante auf die Außenkante der Fußsohlen hin und her schaukeln. 10-mal.

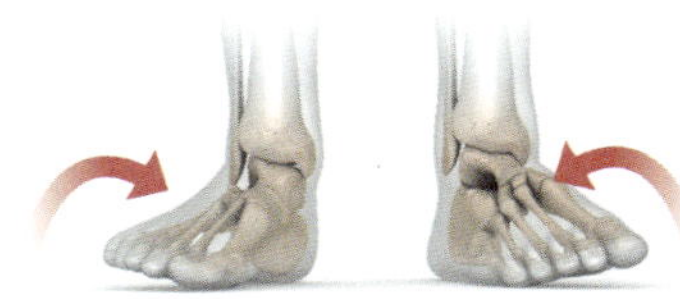

SEITLICHE DREHUNG
Die Füße wie Scheibenwischer hin und her drehen. 10-mal.

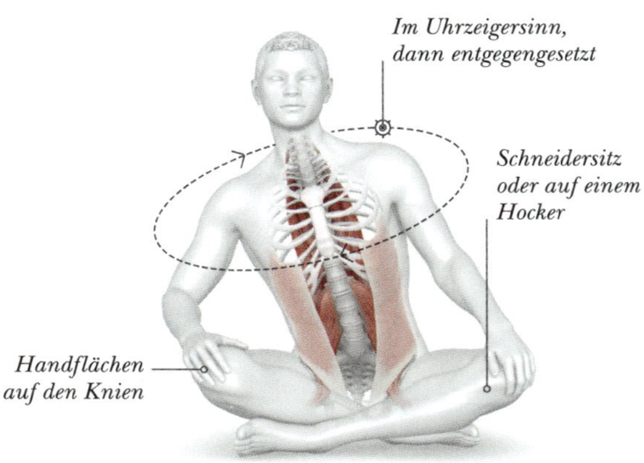

KUNDALINI SUFI-KREISE
Handflächen auf den Knien. Einatmen, Brust nach vorn schieben, Kreisbewegung einleiten. In der hinteren Mitte ausatmen und den Kreis beenden, dabei den Rücken leicht runden. Mit kleinen Kreisen beginnen, langsam größer werden. Nach einigen Atemzügen Richtung wechseln.

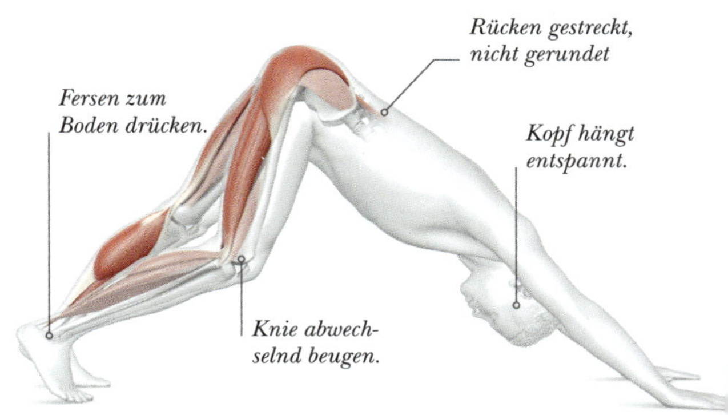

DYNAMISCHER HUND
Um im herabschauenden Hund (S. 128) die untere Körperrückseite aufzuwärmen, die Knie abwechselnd tief beugen und die Fersen abwechselnd langsam zum Boden drücken. 10-mal oder so lange, wie es sich gut anfühlt.

TAUBE AUF DEM STUHL
Diese Variation der Taube (S. 84) dehnt die sechs tiefen Gesäßmuskeln (S. 20). Sie kann helfen, wenn ein verspannter Piriformis Ischiasbeschwerden verursacht. Auch gut als schnelle Pause bei langem Sitzen. 10 lange Atemzüge lang halten, dann Seiten wechseln.

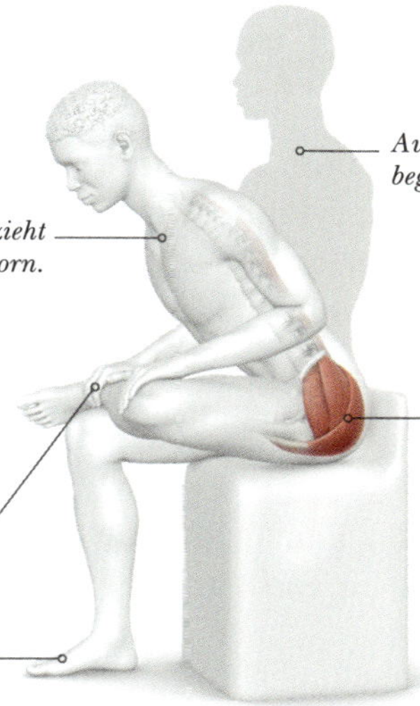

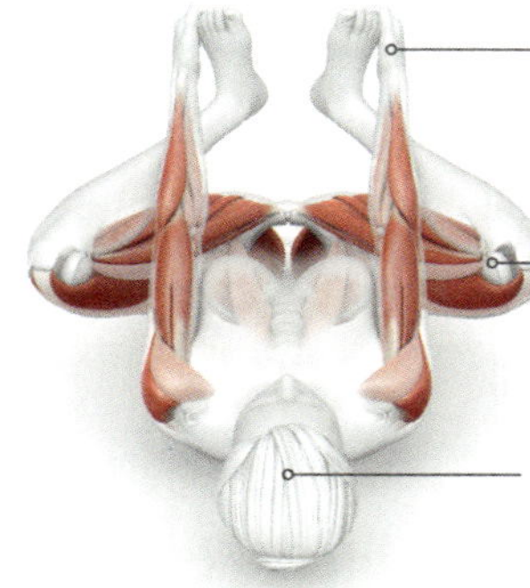

DYNAMISCHES HAPPY BABY
Gute Aufwärm- oder Abkühlübung für Beine und Hüften. Rückenlage, Knie tief gebeugt, Füße in der Luft. Füße, Knöchel oder Beine erfassen und die Beine intuitiv bewegen, wie ein Baby.

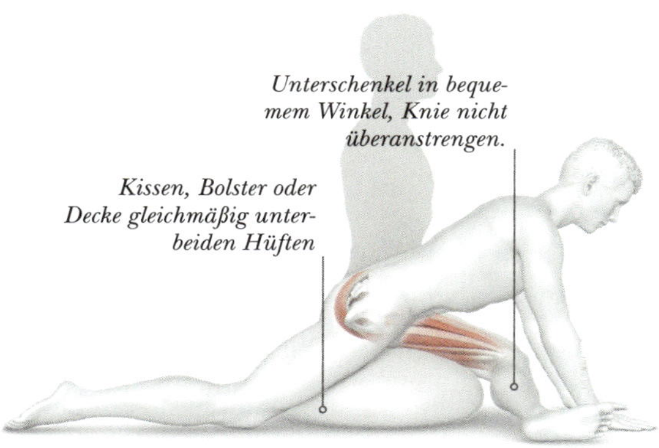

GESTÜTZTE TAUBE
Für diese Variation der Taube wird ein festes Kissen, ein Bolster oder eine gefaltete Decke waagerecht unter beide Hüften gelegt. Der Körper bleibt gerade. Aufrecht sitzen oder den Oberkörper über das vordere Bein lehnen.

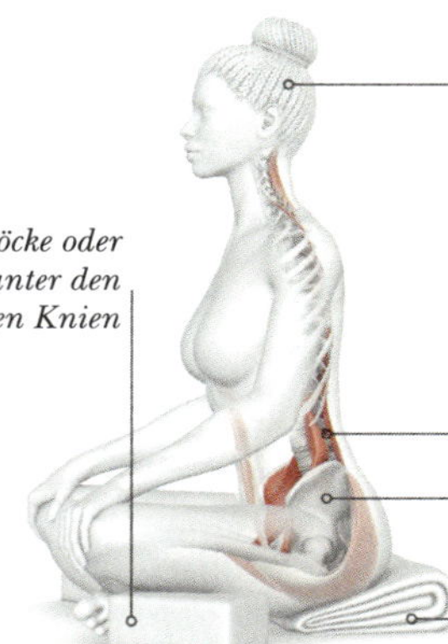

SUKHASANA MIT HILFSMITTELN
Vorn auf einem keilförmigen Kissen oder einer gefalteten Decke sitzen, um das Becken anzuheben. Dadurch werden die Rückwärtskippung des Beckens und die natürliche Innenkrümmung der Lendenwirbelsäule unterstützt.

Künstliches Hüftgelenk

Yoga kann bei der Vorbereitung auf eine Hüftoperation und bei der Genesung helfen, indem es das Gelenk stärkt, das Gleichgewicht fördert, die Beweglichkeit verbessert und Schmerzen lindert. Normalerweise sollten Sie nach einer vorderen Prothese 6 Wochen lang Übungen mit Hüftstreckung (wie die Brücke) oder Außenrotation der Hüfte (alle Posen auf dieser Seite) vermeiden. Nach einer hinteren Hüftprothese 3 Monate lang Hüftbeugung über 90 Grad (wie bei der Vorbeuge) oder eine Innenrotation der Hüfte vermeiden. Befolgen Sie immer die individuellen Empfehlungen Ihres Arztes.

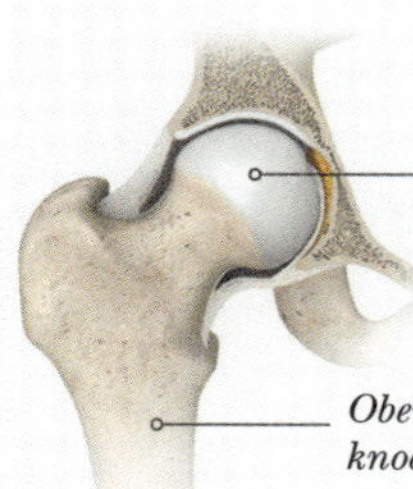

NORMALE HÜFTE

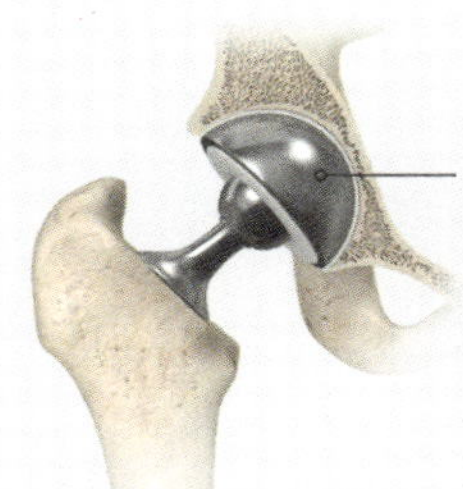

KÜNSTLICHES GELENK

SCHWANGERSCHAFT

Yoga vor und nach der Geburt hat sich zu einem immer wichtigeren Forschungsgebiet entwickelt, wahrscheinlich aufgrund der positiven Ergebnisse, die es bei der Reduzierung von Wehenschmerz und -dauer, Ängsten und Depressionen sowie einem höheren Geburtsgewicht des Babys zeigt.

LEGENDE

- Primär angesprochener Muskel
- Sekundär angesprochener Muskel

VORSICHTIG SEIN

Im ersten Schwangerschaftsdrittel kann Yoga meist uneingeschränkt praktiziert werden. Ab dem zweiten Drittel sollten Sie Posen vermeiden, die Druck auf den Bauch ausüben. Im letzten Drittel die Bauchlage meiden (siehe unten).

Befolgen Sie gynäkologischem Rat und lassen Sie die übliche Vorsicht walten. Bei folgenden Beschwerden Übungen abbrechen und die Ursache medizinisch abklären lassen:

- Schwindel, Ohnmacht oder Kurzatmigkeit, die sich nicht durch Ruhe bessern
- Vaginalblutungen oder übermäßiger Flüssigkeitsverlust
- Schmerzen in der Brust
- Gebärmutterkontraktionen
- starke Kopfschmerzen oder Übelkeit
- Schwellungen der Gliedmaßen oder des Gesichts
- starke Schmerzen, insbesondere im Bauch oder unter den unteren Rippen

Genug trinken
Das mütterliche Blutvolumen erhöht sich um etwa 45 %, sodass eine zusätzliche Flüssigkeitszufuhr wichtig ist,. Rechnen Sie mit häufigeren Toilettenpausen.

Haltung / Gleichgewicht
Der untere Rücken wölbt sich (Hohlkreuz). Das Gleichgewicht wird beeinträchtigt, da sich der Schwerpunkt nach vorne verlagert.

Verdauung
Hormone können Verstopfung und Verdauungsstörungen verursachen. Asanas helfen, indem sie die Peristaltik anregen (S. 42) und Stress abbauen.

Karpaltunnel
Flüssigkeitsansammlungen und Hormone können zum Karpaltunnelsyndrom führen. Dehnungen helfen.

Relaxin
Das Hormon Relaxin macht die Beckenbänder für die Geburt weicher. Es kann zu Hypermobilität im ganzen Körper führen. Überdehnung vermeiden.

Atmung
Die Bauchorgane drücken auf das Zwerchfell, was tiefe (aber wichtige) Atemzüge erschwert. Bei Schnupfen kann eine Nasenspülung helfen (S. .37).

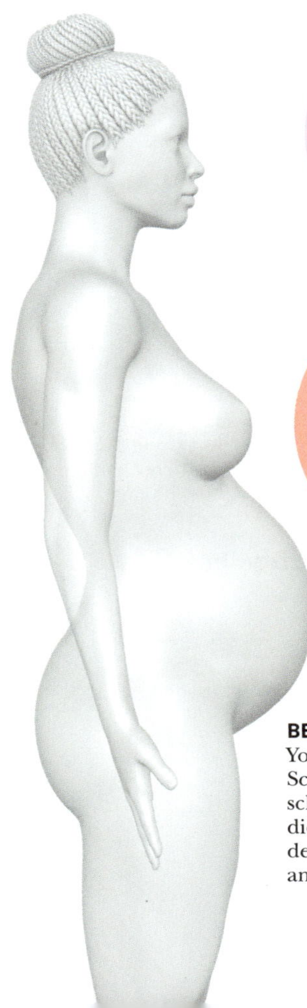

BESCHWERDEN
Yoga hilft bei vielen Schwangerschaftsbeschwerden. Wichtig ist, die Posen an die Veränderungen des Körpers anzupassen.

Vena-cava-Kompression

Im letzten Schwangerschaftsdrittel oder bereits ab der 20. Woche sollte langes Liegen auf dem Rücken vermieden werden. Das Gewicht des Fötus kann Druck auf die großen Blutgefäße im Bauchraum ausüben und den Blutfluss einschränken. Passen Sie die Yogapositionen an, indem Sie sich auf die Seite legen oder Stützen verwenden.

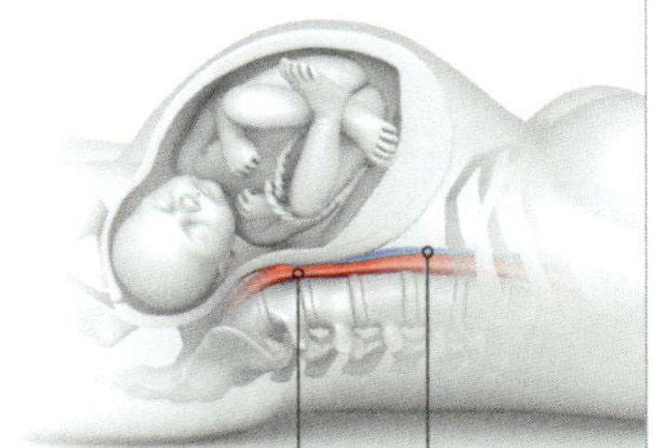

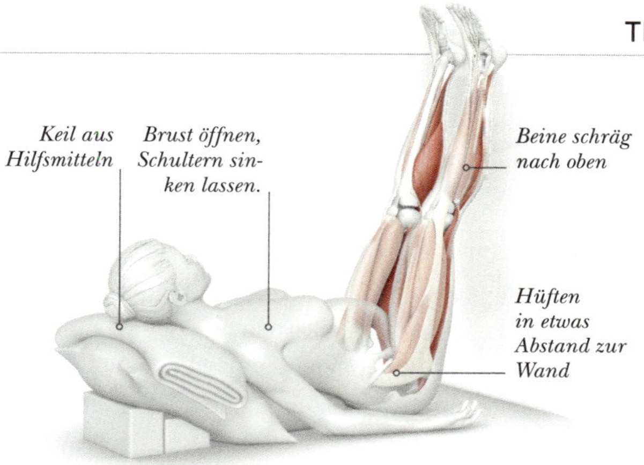

VIPARITA KARANI (BEINE AN DER WAND, VARIATION)

Bei Übungen in Rückenlage den Oberkörper mit einem Keil aus Decken oder Kissen höher lagern. Diese Übung ist hilfreich bei Wasseransammlungen in den Knöcheln. Volle Umkehrhaltungen wie Kopfstand sollten Sie wegen der Sturzgefahr in der Schwangerschaft nicht ausführen.

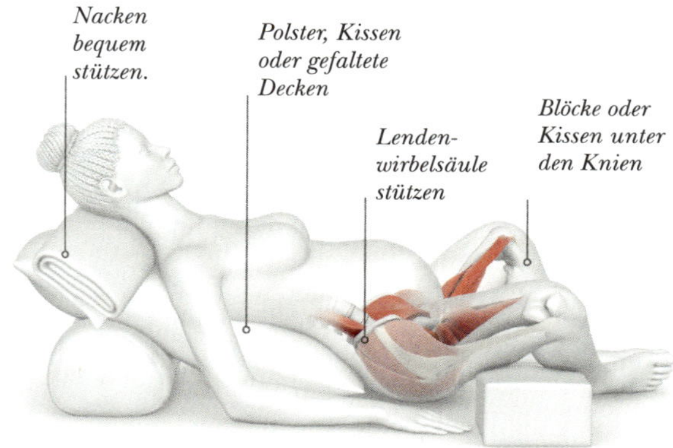

REFLUX VORBEUGEN

Sodbrennen kommt in der späteren Schwangerschaft häufig vor. In diesem Fall nicht flach auf dem Rücken oder der rechten Seite liegen. Schräge Rückenlage (oben) oder Liegen auf der linken Seite kann die Beschwerden lindern.

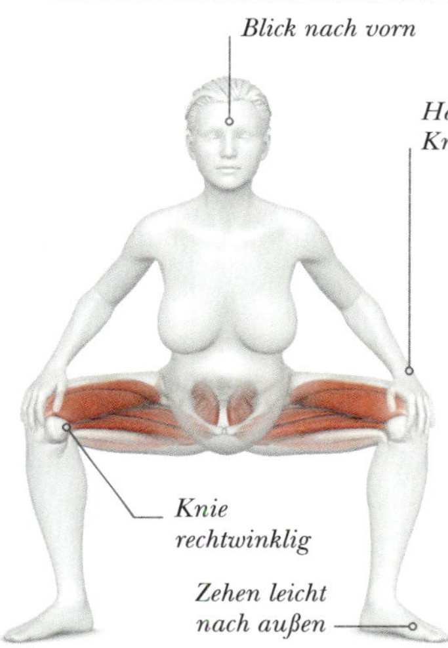

DIE GÖTTIN

Tiefe Hocke (Malasana, S. 153) oder die Pose der Göttin (Utkata Konasana, s. Abb.) fördern die Kraft und die Beweglichkeit der Hüfte. Die Beine spreizen, um Platz für das Baby zu schaffen. Die Knie über den mittleren Zeh führen, dabei so tief in die Hocke gehen, wie es Ihnen angenehm ist. So lange halten, wie Ihr Atem gleichmäßig fließt.

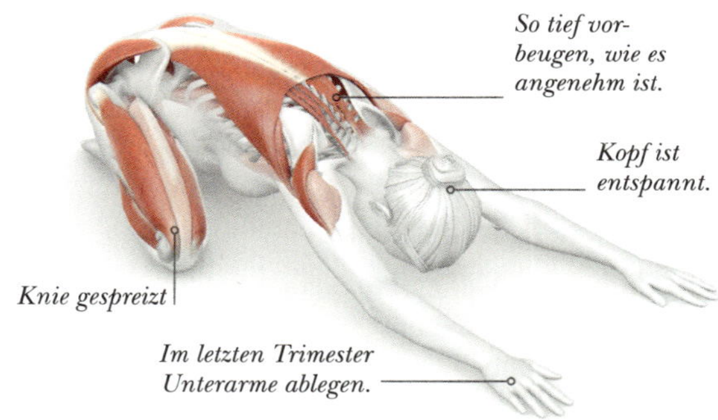

KINDHALTUNG MIT GESPREIZTEN BEINEN

Passen Sie Haltungen so an, dass der Bauch Platz hat. Gegen Ende der Schwangerschaft müssen Sie sich eventuell auf Unterarme oder Hände stützen. Bei Posen wie dem Kind, dem Stuhl (S. 98), der Vorbeuge (S. 94) oder dem Krieger (S. 106, 110) den Abstand der Füße vergrößern.

SAVASANA AUF DER LINKEN SEITE

Studien zufolge kann man in der Schwangerschaft auf jeder Seite liegen. Im Ayurveda, der indischen Schwester des Yoga, wird die linke Seite empfohlen. Das kann tatsächlich Vorteile haben. Die Schwerkraft fördert den Verdauungsfluss durch Magen und Darm und den Lymphfluss zum Herzen.

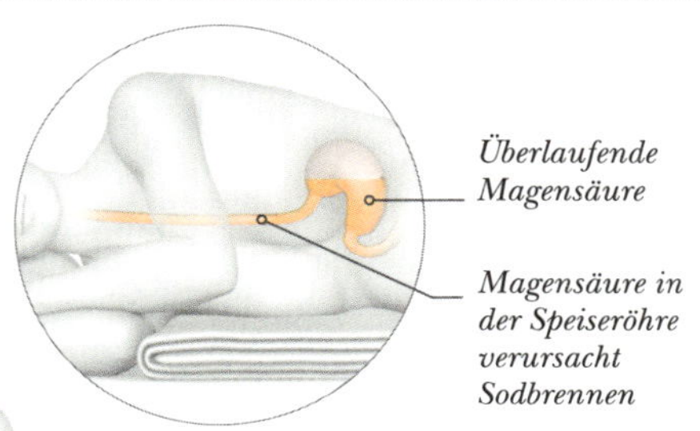

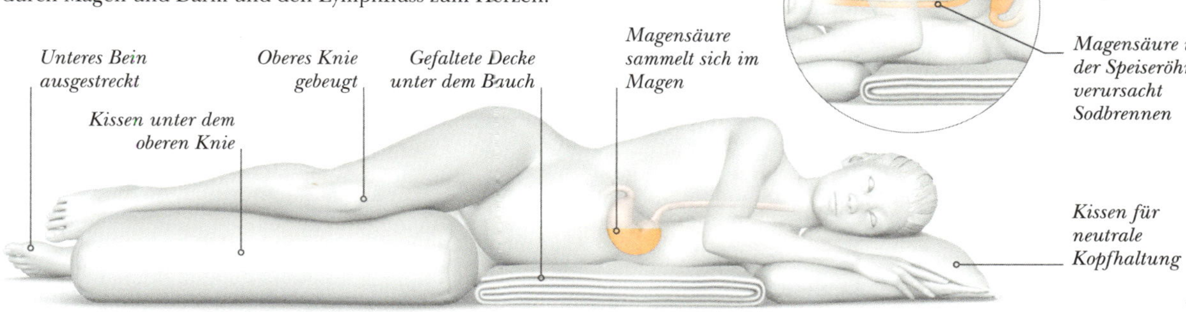

SCHWERE KRANKHEITEN

Yogatherapie ist ein integrativer Ansatz zur Vorbeugung und Bewältigung der wichtigsten Zivilisationskrankheiten wie Herzkrankheiten, Bluthochdruck, Schlaganfall, Diabetes, Demenz oder andere, die in erster Linie durch den Lebensstil verursacht oder verschlimmert werden. Dabei wirkt die Yogapraxis über die Zeit auf der Matte oder dem Meditationskissen hinaus. Sie verändert das Denken und Fühlen, und das kann zu einer gesünderen Lebensweise führen.

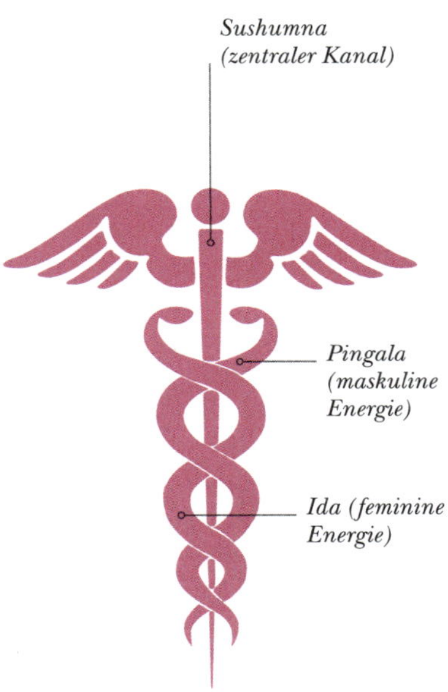

DAS MODERNE SYMBOL DER MEDIZIN
Der Caduceus oder Hermesstab steht in engem Zusammenhang mit der yogischen Philosophie. Die beiden Schlangen entsprechen dem Ida-Nadi (weibliche Energie) und dem Pingala-Nadi (männliche Energie), die sich um den Sushumna-Nadi (zentraler Kanal) winden. Nadis sind Kanäle, durch die die Lebensenergie Prana fließt. Wissenschaftlich wurden diese Energien noch nicht identifiziert, aber Studien legen nahe, dass Yoga trotzdem Veränderungen des Lebensstils begünstigt.

HERZKRANKHEITEN

Herzkrankheiten sind bei weitem die häufigste Todesursache weltweit und werden oft als »stiller Killer« bezeichnet, weil viele Menschen das Problem erst erkennen, wenn es zu spät ist.

Yoga senkt nachweislich den Blutdruck, reduziert Risikofaktoren und verbessert die Wirksamkeit kardiologischer Rehabilitationsmaßnahmen.

LANGE ERFAHRUNG

Schon 1990 kam eine Studie zu dem Schluss, dass Änderungen der Lebensweise Herzkrankheiten verhindern können. Nun zeigen über 35 Jahre Forschung, dass vier wichtige Änderungen des Lebensstils (siehe unten) Arterienverstopfungen verringern, die Notwendigkeit von Operationen reduzieren und das Risiko von Herzinfarkten senken können.

ENTZÜNDUNGEN

Einige Forscher nehmen an, dass Herzkrankheiten, Diabetes, Alzheimer und Autoimmunerkrankungen auf Entzündungen zurückzuführen sind. Entzündungen könnten sogar ein Hauptfaktor für das Altern sein. Es gibt deutliche Hinweise darauf, dass Yoga die zirkulierenden Entzündungsmarker, einschließlich der Zytokine (siehe S. 41), zum Teil durch eine positive Veränderung der Genexpression reduziert.

Gut essen:
Vollwertige Lebensmittel, minimal verarbeitet, hauptsächlich pflanzlich

Mehr Bewegung:
Mindestens 180 Minuten Bewegung pro Woche

Weniger Stress:
Tägliche Yogapraxis, einschließlich Asanas, Atmung, Meditation und Visualisierung

Gute Beziehungen:
Unterstützung von anderen erhalten und Gemeinschaft aufbauen

Yoga verringert Entzündungsprozesse und kann entzündungsbedingte Alterung verlangsamen.

HERZINFARKT

Zu einem Herzinfarkt kommt es, wenn die Durchblutung des Herzens stark vermindert oder blockiert ist. Männer und Frauen neigen zu unterschiedlichen Anzeichen und Symptomen, daher ist es wichtig zu wissen, worauf man achten muss. Bei Verdacht auf einen Herzinfarkt sofort einen Notarzt rufen.

- Schmerzen oder Druck in der Brust (bei Frauen seltener)
- Kurzatmigkeit und Schwindel
- Übelkeit oder Erbrechen
- Schmerzen in Kiefer, Hals oder Rücken

Weitere Warnzeichen bei Frauen:

- Schmerzen im oberen Rücken, unteren Brustkorb oder Oberbauch
- Extreme Erschöpfung
- Verdauungsbeschwerden oder Ohnmacht

KREBS

Die Krebsbehandlung ist einer der größten Bereiche der Yogaforschung. Obwohl Yoga Krebs nicht heilt und keine eigenständige Behandlung darstellt, deuten immer mehr Forschungsergebnisse darauf hin, dass Yoga eine wirksame ergänzende Therapie ist.

Yoga unterstützt nachweislich die Chemotherapie und die konventionelle medizinische Versorgung, indem es häufige Symptome wie Schmerzen, Angstzustände, Depressionen, Übelkeit, Müdigkeit und Schlafstörungen lindert. Es unterstützt Erkrankte durch das Gefühl der Gemeinschaft und fördert Stärke und Resilienz. Yoga ist bei Brustkrebs besonders vielversprechend, unter anderem weil dynamische Armbewegungen Lymphödeme lindern und die Beweglichkeit verbessern. Teilnehmer, die Spaß am Yoga haben, bleiben oft nach der Behandlung dabei.

AMMENMÄRCHEN

Yoga nicht bei aktivem Krebs ausführen, sonst kann er streuen.

Körperliche Bewegung, also auch Yoga, wird während der Krebsbehandlung und der Genesung allgemein empfohlen. Außerdem bietet Yoga Atemtechniken und Meditationen, die bei häufigen Symptomen helfen. Lassen Sie sich im Zweifelsfall immer ärztlich beraten.

DIABETES

Mehr als sechs Prozent der Weltbevölkerung sind an Diabetes erkrankt, Tendenz steigend. Yoga bei Typ-2-Diabetes und metabolischem Syndrom zeigt Verbesserungen bei Nüchternblutzuckerwerten, HbA1c, Lipidprofilen und anderen wichtigen Markern.

Bei Diabetes sollten aktive Posen wie Krieger mit Pausen unterbrochen werden. Essen Sie vor der Yogapraxis etwas. Obwohl Yoga barfuß praktiziert wird, benötigen manche Menschen eventuell spezielle Schuhe. Integrieren Sie Gleichgewichtshaltungen und schulen Sie das Bewusstsein für die Füße auf dem Boden, um Neuropathie zu vermeiden. Wer am Glaukom leidet, sollte bei Umkehrhaltungen vorsichtig sein. Bei Typ-1-Diabetes darf bei den Übungen kein Druck auf die Insulinpumpe ausgeübt werden.

GEHEN ODER YOGAPAUSEN

Aus dem Ayurveda kommt eine Praxis namens Shatpavali: Nach dem Essen 100 Schritte gehen. Die moderne Wissenschaft bestätigt die Vorteile des Gehens nach einer Mahlzeit. Ein 10- bis 15-minütiger Spaziergang reduziert Blutzuckerspitzen erheblich, da die Muskeln sofort Glukose als Energiequelle nutzen. Versuchen Sie es mit einer Gehmeditation oder einer kleinen Yogapause, z. B. dem Stuhl oder Sonnengrüßen.

NEUROLOGISCHE ERKRANKUNGEN

Dass Yoga positive Auswirkungen auf das Nervensystem hat, ist bekannt und wurde durch eine neuere, im Journal of Clinical Neuroscience veröffentlichte Studie mit dem Titel »Evidence based effects of yoga in neurological disorders« bestätigt.

Bei Demenz, Schlaganfall, Epilepsie, Migräne/Kopfschmerzen, Parkinson, Multipler Sklerose, Neuropathie und traumatischen Hirnverletzungen sollten Sie eine adaptive, therapeutische Praxis und speziell ausgebildete Anleitung suchen. Achten Sie auf das erhöhte Sturzrisiko, aber legen Sie Wert auf Übungen zur Verbesserung von Gleichgewicht und Koordination.

YOGA NACH SCHLAGANFALL

Der Schlaganfall ist weltweit die zweithäufigste Todesursache. Er tritt auf, wenn ein Teil des Gehirns nicht mehr kontinuierlich mit sauerstoffreichem Blut versorgt wird. Yoga als Teil des Rehabilitationsprogramms verbessert das Gleichgewicht, lindert die Angst vor Stürzen, verbessert die Unabhängigkeit im Alltag und die Lebensqualität. Um das Schlaganfallrisiko zu verringern, sind Haltungen zu vermeiden, die Druck auf den Nacken ausüben.

VISUALISIERUNG

Visuelle motorische Vorstellungskraft ist die Fähigkeit, sich die Ausführung einer Bewegung vorzustellen. Bei der kinästhetischen motorischen Imagination geht man noch einen Schritt weiter und stellt sich die mit der Bewegung verbundenen Gefühle vor. Solche Techniken verbessern Beweglichkeit, Kraft und Leistung. Stellen Sie sich vor, Übungen vollständig auszuführen, auch wenn Sie sich eingeschränkt oder gar nicht bewegen können. Dies ist besonders hilfreich nach Verletzungen oder bei Einschränkungen nach einem Schlaganfall.

YOGA BEI KOPFSCHMERZEN UND MIGRÄNE

Achten Sie auf Ihre individuellen Warnzeichen und üben Sie sich frühzeitig in Selbstfürsorge. Wenn Kopfschmerzen oder Migräne sich ankündigen:

- Licht dimmen, Ohrstöpsel ausprobieren
- kalte oder warme Kompressen
- erholsames Yoga auf dem Bett und Yoga Nidra
- sanfte Nacken- und Schulterbewegungen und Selbstmassage
- bei heftigen Symptomen den Arzt/die Ärztin aufsuchen

ALZHEIMER

Was gut für das Herz ist, nützt auch dem Gehirn. Eine randomisierte, kontrollierte Studie aus dem Jahr 2024 zeigte eine 42 %-ige Verbesserung der kognitiven Fähigkeiten, eine 49 %-ige Verringerung der Depressionen und eine 400 %-ige Steigerung des Blutflusses zum Herzen von Alzheimer Betroffenen. Ein yogischer Lebensstil verbessert viele Aspekte der Gesundheit und minimiert Risikofaktoren. Andere Studien legen nahe, dass Yoga neuroprotektive Wirkungen hat und so Alzheimer vorbeugen kann.

Leben retten: Einen Schlaganfall erkennen

Bei diesen Anzeichen sofort den Notdienst rufen. Die frühzeitige Erkennung eines Schlaganfalls verringert langfristigen Schaden und kann Leben retten. FAST kommt aus dem Englischen – leitet sich von Face, Arms, Speech und Time ab – und lässt sich leicht merken.

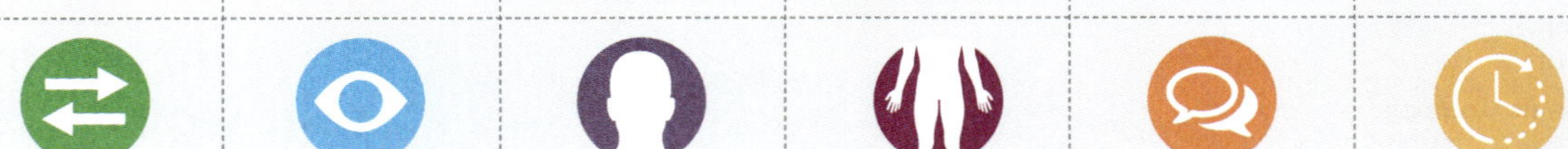

		F	A	S	T
Gleichgewicht Schwindel, unsicheres Gehen, Gleichgewichtsstörungen	**Augen** Verschwommenes Sehen	**Gesicht** »Hängen« einer Gesichtshälfte	**Arme** Schwäche in Arm oder Bein, oft einseitig	**Sprache** Verwirrung, Sprachschwierigkeiten, Nuscheln	**Zeit** Sofort Rettungswagen rufen

ARTHRITIS UND AUTOIMMUNERKRANKUNGEN

Arthritis ist ein Oberbegriff, der über 100 Erkrankungen umfasst, von der verbreiteten Arthrose bis zu rheumatoider Arthritis, Lupus und Fibromyalgie. Studien zeigen, dass Yoga Schmerzen (siehe S. 198) und Einschränkungen lindert und die Lebensqualität deutlich verbessert.

Eine 2023 veröffentlichte Studie zeigte, dass Yoga die Genaktivität positiv verändert, was bei Menschen mit rheumatoider Arthritis zu einem Rückgang der Entzündung und einer Verbesserung der Immunfunktion führt. Wichtig ist, die Gelenke ausgiebig mit sanften Bewegungen aufzuwärmen. Konzentrieren Sie sich dann auf Kräftigungsübungen, um die Gelenke zu stabilisieren, auf Gleichgewichtsübungen, um Stürze zu vermeiden, und auf Entspannungsübungen, um Stress und Schmerzen zu lindern.

KRANKHEITSSCHÜBE

Arthritis und Autoimmunerkrankungen treten oft schubweise auf oder verschlimmern sich vorübergehend. Yoga schärft die Achtsamkeit für Ihre persönlichen Auslöser und die individuellen Warnzeichen eines Krankheitsschubs, sodass Sie entweder sofort geeignete Maßnahmen ergreifen oder eine Arztpraxis aufsuchen können, um den Schub zu lindern (oder sogar zu stoppen). Vielleicht müssen Sie sich ausruhen, meditieren oder Yoga auf dem Bett praktizieren.

» Yogalehrende sollten eine Zusatzausbildung in Yogatherapie besitzen. «

Tipps für Yogalehrende

Wer mit chronisch kranken Menschen arbeitet, sollte eine Zusatzausbildung in Yogatherapie besitzen. Außerdem ist zu beachten:

- **Immer** die Teilnehmer im Blick haben und individuelle Übungen vorschlagen.
- **Kleine Gruppen** oder Einzelunterricht für Menschen mit komplexen Erkrankungen.
- **Bei Fragen** zu ihren Krankheiten oder Behandlungen die Teilnehmenden immer an ihre Arztpraxis verweisen.

Yogalehrende sollen nicht medizinisch beraten, können aber helfen, Übungen so anzupassen, dass die Teilnehmenden sie bewältigen und davon profitieren.

- **Einen Notfallplan** bereithalten, dazu gehören auch Online-Yogastunden.
- **Ausbildung in Erster Hilfe** und Herz-Lungen-Reanimation regelmäßig auffrischen.
- **Weiterbilden.** Wer mit chronisch erkrankten Menschen arbeitet, sollte wissenschaftlich und therapeutisch immer auf dem neuesten Stand sein.

Stürze vermeiden

Neue Studien zeigen, dass Yoga das statische und auch das dynamische Gleichgewicht verbessern und das Sturzrisiko und die Angst vor Stürzen verringern kann. Bei Gleichgewichtsübungen bei Bedarf an einem Stuhl oder einer Wand festhalten und mit der Zeit langsam reduzieren. Yogarequisiten und andere Dinge wegräumen, damit sie nicht zu Stolperfallen werden.

Wussten Sie schon …?

CHRONISCHE BESCHWERDEN WIE SCHMERZEN, ENTZÜNDUNGEN UND STÖRUNGEN DER BLUTZUCKERREGULIERUNG WERDEN DURCH **SCHLECHTEN SCHLAF** VERSCHLIMMERT. YOGA STEIGERT NACHWEISLICH **DIE SCHLAFQUALITÄT**, BEUGT SCHLAFLOSIGKEIT VOR UND **VERRINGERT DEN BEDARF AN SCHLAFMITTELN.**

MENTALE GESUNDHEIT

Das bei weitem größte Feld der Yogaforschung ist die psychische Gesundheit. Forscher führen die vielversprechenden Ergebnisse vor allem darauf zurück, wie Yoga die HPA-Achse (Hypothalamus-Hypophysen-Nebennieren-Achse) beeinflusst. Diese reguliert die Steuerung der Stressreaktion und die Freisetzung von wichtigen Hormonen und Neurotransmittern.

Yoga für Traumaerfahrene

Immer mehr Forschungsergebnisse belegen, dass Yoga die Behandlung von komplexen Traumata und posttraumatischen Belastungsstörungen (PTBS) unterstützt. Evidenzbasierte Praktiken wie Trauma Sensitive Yoga geben den Übenden die Möglichkeit, Körperautonomie und Selbstbestimmung zu entwickeln. Nach einer traumatischen Erfahrung distanzieren sich viele von ihrem Körper, und Yoga schafft die nötige Sicherheit, um ein Bewusstsein für innere Empfindungen und Signale zu entwickeln. Darüber hinaus kann Yoga ein tiefes Gefühl des Wohlbefindens vermitteln. Wichtig dafür:

- ein geschützter Raum zum Üben
- die persönliche Komfortzone beachten
- das Wissen, dass man dem Yogalehrenden jederzeit sagen kann, wenn man bei Hilfestellung nicht berührt werden möchte
- das Wissen, dass jede Pose und jeder Hinweis des Lehrenden nur Vorschläge sind
- auf den Körper hören und seine Bedürfnisse erfüllen
- Hilfe suchen. Yoga allein reicht zur Traumatherapie nicht aus, kann sie aber unterstützen.

ANGSTZUSTÄNDE

Eine abgerundete Yogapraxis kann kurzfristig Angstgefühle lindern und auch die Behandlung einer Angststörung unterstützen. Hinter ihrer Wirkweise stehen verschiedene Mechanismen.

Yoga fördert die Ausschüttung von Endorphinen und GABA (Gamma-Aminobuttersäure), einem beruhigenden und stimmungsaufhellendem Botenstoff.

PANIKATTACKEN

Wenn Sie oder jemand in Ihrer Nähe eine Panikattacke erleidet, rufen Sie bei Bedarf Hilfe. Zur Reorientierung empfiehlt sich die 3:3:3-Technik. Führen Sie sie im Kopf aus oder leiten Sie eine Person an, die Hilfe braucht.

- Nenne 3 Dinge, die du siehst.
- Nenne 3 Dinge, die du hörst.
- Bewege 3 Körperteile, die du für eine Asana brauchst, oder um an einen sicheren Ort zu gehen.

PRANAYAMA

Kohärentes Atmen wird manchmal als »perfekter Atem« bezeichnet. Forschende meinen, dass 5–6 Atemzüge pro Minute oder je etwa 5,5 Sekunden Ein- bzw. Ausatmen Kohärenz schaffen, also Herz und Atmung synchronisieren.

MEDITATION

Eine Studie von 2022 legt nahe, dass das Programm zur achtsamkeitsbasierten Stressreduzierung (MBSR) bei Angststörungen genauso wirksam sein kann wie ein gängiges Antidepressivum, jedoch ohne negative Nebenwirkungen. Allerdings ist auch bekannt, dass die Konzentration auf den Atem oder die Körperempfindungen (wie bei Meditation und Asana-Kursen üblich) akute Angstzustände kurzzeitig verschlimmern kann. Hilfreich ist ein externer Fokus, etwa ein Bild oder eine Affirmation.

VORBEUGE

Viele finden die Vorbeuge bei Angstzuständen beruhigend. Mit dynamischen Bewegungen beginnen (wie beim Sonnengruß, S. 208), um Spannung abzubauen. Dann Atemzug für Atemzug langsamer werden und in die Vorbeuge gehen.

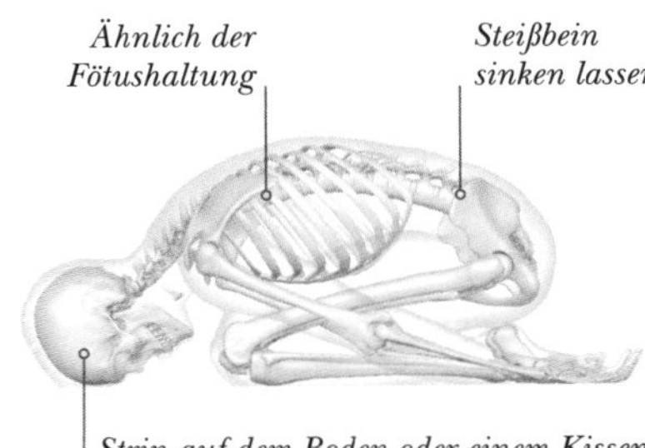

KINDHALTUNG

MUDRAS
Mudras sind Hand- oder Körperstellungen im Yoga, die dazu dienen, meditativ eine Absicht zu setzen. Versuchen Sie Hakini Mudra bei Angst und Padma Mudra bei Depressionen.

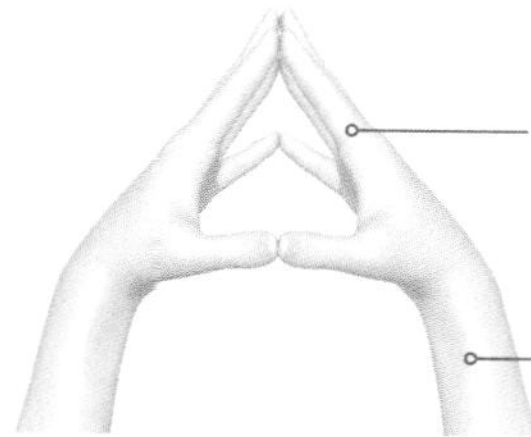

HAKINI MUDRA

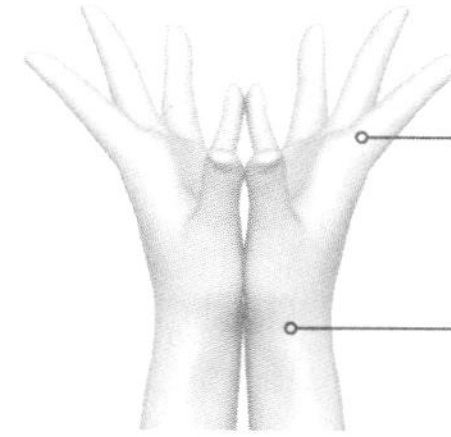

PADMA MUDRA

DEPRESSIONEN

Obwohl die medikamentöse Behandlung von Depressionen (und Angstzuständen) unerlässlich sein kann, suchen viele Menschen auch nach anderen Ansätzen. In einigen Fällen wirken Yoga und Achtsamkeit besser als gängige Medikamente.

Eine umfangreiche Studie von 2023 hat gezeigt, dass Bewegung (von Spazierengehen bis zu Yoga) bei der Linderung leichter bis mittelschwerer Depressionen bis zu 1,5-mal wirksamer sein kann als gängige Medikamente oder kognitive Verhaltenstherapie.

HILFE SUCHEN

Es mag verlockend sein, bei Depressionen nur auf Yoga zu setzen, aber setzen Sie verordnete Medikamente nie eigenmächtig ab. Yoga kann die Wirkung von Therapie und Medikamenten unterstützen. Kombinieren Sie am besten mehrere Ansätze.

PRANAYAMA

2017 zeigte eine randomisierte kontrollierte Studie, dass die Kundalini-Atemsequenz Sudarshan Kriya Yoga (SKY) die Symptome schwerer Depressionen linderte. Eine Studie zu Burn-out bei Ärztinnen und Ärzten (2024) zeigte, dass SKY Depressionen und Schlaflosigkeit verringerte.

MEDITATION

Depressive grübeln oft über Vergangenes. Meditation führt den Geist ins Hier und Jetzt. Versuchen Sie einen Body Scan oder eine Mantra-Meditation mit einem neutralen oder ermutigenden Wort oder Satz. Denkbar ist auch eine Gehmeditation oder Yoga im Freien. Einer Studie von 2021 zufolge stärken schon 20–90 Minuten Bewegung in der Natur die psychische Gesundheit.

RÜCKBEUGEN
Rückbeugen können bei Depressionen oder Niedergeschlagenheit belebend sein. Sanft aufwärmen, dann langsam in eine Rückbeuge gehen, etwa das Kamel (S. 80) oder das Rad (S. 144).

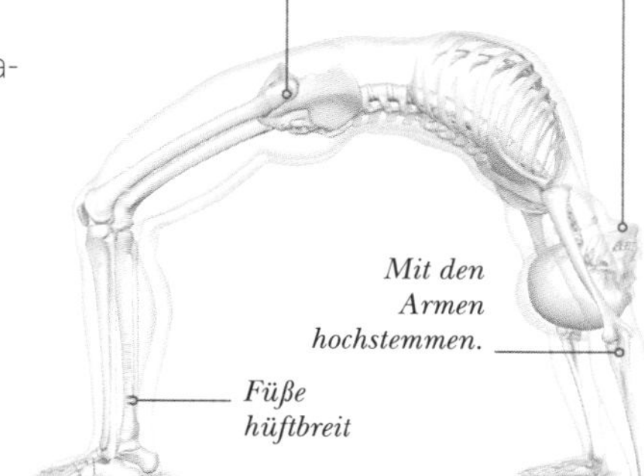

RAD

Yoga bei Sucht

Die Yogatherapie scheint die neuronalen Netzwerke zu regulieren, die an der Motivation und Selbstkontrolle beteiligt sind. Einem Artikel von 2018 in der Zeitschrift Addiction Science and Clinical Practice zufolge haben randomisierte kontrollierte Studien (RCTs) gezeigt, dass achtsamkeitsbasierte Interventionen bei Sucht zu einer kurz- und langfristigen Verringerung sowohl des Verlangens als auch des Suchtverhaltens führen.

» Studien haben gezeigt, dass achtsamkeitsbasierte Interventionen Verlangen und Suchtverhalten verringern können. «

VORSICHTSHINWEISE

Ein Vorsatz des hippokratischen Eides lautet, keinen Schaden zuzufügen. Dem entspricht im Yoga das Prinzip des *Ahimsa*. Jeder Mensch ist anders, daher sollten Sie diese Seiten als allgemeinen Leitfaden zur Anpassung an Ihren Körper, Ihren Gesundheitszustand und Ihre Lebensumstände verwenden.

Auch beim Yoga kann man sich verletzen, wie bei jeder körperlichen Aktivität, egal, ob beim Treppensteigen oder Gewichtheben. Eine Metaanalyse randomisierter kontrollierter Studien zeigte jedoch, dass Yoga sicherer ist als andere Bewegungslehren. Der Grund liegt in den bewusst ausgeführten Bewegungen, langsamen Übergängen, der Achtsamkeit für den Körper und dem Konzept, keinen Schaden zuzufügen.

Aber: Alles, was positiv wirkt, kann unter Umständen auch negativ wirken. Deshalb sollten Sie nicht leichtfertig an die Asanapraxis herangehen und sich vorher mit den ersten beiden Teilen des Yogapfades vertraut machen: den *Yamas* und *Niyamas* (S. 227), die Ihnen sowohl im Yogakurs als auch im Leben Orientierung geben können. Auch die folgenden Richtlinien sind hilfreich, um Verletzungen zu vermeiden:

- **Jeder Körper ist anders,** deshalb sehen auch die Haltungen bei jedem anders aus. Einige Asanas müssen Sie vielleicht variieren, um sie üben zu können.
- **Geben Sie Ihrem Körper** nach Verletzungen oder Operationen genug Zeit zur Erholung und holen Sie medizinischen Rat ein.
- **Das Ziel beim Yoga** liegt nicht in der perfekten Ausführung der Asanas, sondern darin, den eigenen Geist und Körper zu erkunden.
- **Vermeiden Sie alles,** was Schmerzen verursacht oder verstärkt.
- **Horchen Sie** in Ihren Körper hinein und meiden Sie scharfen oder stechenden Schmerz.
- **Vermeiden Sie alles,** was Taubheit in Armen oder Beinen verursacht.

VORERKRANKUNGEN

Auf den folgenden Seiten finden Sie Hinweise zu bestimmten Erkrankungen, die Sie bei Ihrer Yogapraxis beachten sollten. Sie sind eher allgemeiner Natur, fragen Sie immer auch Ihren Arzt, Ihre Physiotherapeutin oder Ihre Hebamme um individuellen Rat. Sie können sich auch an einen zertifizierten Yogatherapierende wenden.

ADIPOSITAS

Vorsicht bei nicht unterstützten Vorbeugen und vollen Umkehrhaltungen, bei denen das Gewicht auf dem Nacken lastet. Nutzen Sie bei Bedarf Hilfsmittel.

ANGSTERKRANKUNGEN / PANIKATTACKEN

In akuten Phasen: Vorsicht bei Umkehrhaltungen, Rückbeugen, schneller Atmung (Kapalabhati) oder beim Anhalten des Atems (Kumbhaka).

ARTHROSE / ARTHRITIS / GELENKENTZÜNDUNGEN

Bei Arthrose und rheumatoider Arthritis vermeiden Sie alles, was die Schmerzen verstärkt. Üben Sie sanfte Variationen und Meditation. Bei entzündlichen Erkrankungen vermeiden Sie Bikram Yoga und Überhitzung.

ASTHMA

Vorsicht bei Rückbeugen, schneller Atmung (Kapalabhati) oder Anhalten des Atems (Kumbhaka). In akuten Phasen vermeiden Sie Rückbeugen.

AUGENERKRANKUNGEN MIT ERHÖHTEM INNENDRUCK

(z. B. Grüner Star, Netzhautablösung, diabetische Retinopathie, kürzlich erfolgte Graue-Star-Operation) Vorsicht bei allen Umkehrhaltungen (Herz über Kopf), beim Anhalten des Atems (Kumbhaka) und bei schneller Atmung (Kapalabhati). Lassen Sie sich augenärztlich beraten.

BANDSCHEIBENDEGENERATION
Vorsicht bei Vorbeugen und Drehungen der Wirbelsäule; seien Sie achtsam bei Umkehrhaltungen und allem, was den Nacken belastet.

BANDSCHEIBENVORFALL
Seien Sie bei jeder Art von Bandscheibenverletzungen achtsam bei Vorbeugen (stehend oder sitzend) und Twists. Ziehen Sie immer zuerst die Wirbelsäule in die Länge, bevor Sie achtsam und sanft in die Übung gehen. Beugen Sie eher aus den Hüften als den Rücken zu krümmen; beugen Sie ggf. die Knie. Vorsicht bei Umkehrhaltungen und Übungen, die den Nacken belasten.

BLUTHOCHDRUCK
Vorsicht bei allen Haltungen, in denen das Herz über dem Kopf ist, beim Anhalten des Atems und schneller Atmung. Bei nicht eingestelltem Bluthochdruck sollten Sie volle Umkehrhaltungen, Bikram Yoga und intensive Anstrengungen vermeiden.

DIABETES
Essen Sie bei Bedarf einen kleinen Snack vor der Yogastunde; bei Schwindel ruhen Sie sich aus. Bei Insulinpumpen: Achten Sie darauf, keinen Druck auf die Pumpe auszuüben.

FIBROMYALGIE
Empfehlenswert: restoratives Yoga und Yoga Nidra; nutzen Sie Hilfsmittel und informieren Sie die Lehrenden, wenn Sie keine physischen Korrekturen wünschen.

FROZEN SHOULDER (IMPINGEMENT)
Gehen Sie sanft in die Schulterdehnungen, nur langsam nach und nach intensivieren.

HERZERKRANKUNGEN
Vorsicht bei Umkehrhaltungen, beim Anhalten des Atems (Kumbhaka), bei schneller Atmung (Kapalabhati). Holen Sie medizinischen Rat ein.

HÜFTGELENKERSATZ
6–8 Wochen nach der Operation und nach ärztlicher Anweisung: Vorsicht beim Strecken des Gelenks (z. B. hinteres Bein beim Krieger III); Vorsicht beim Beugen über 90° und Innenrotation sowie bei überkreuzten Beinen. Nach der Ausheilung sind diese Bewegungen wahrscheinlich möglich, aber üben Sie achtsam und holen Sie ärztlichen Rat ein.

HYPERMOBILITÄT
Konzentrieren Sie sich auf die Kräftigung der Muskulatur und vermeiden Sie starke Dehnungen.

ILIOSAKRALGELENK: PROBLEME / SCHMERZEN
Vermeiden Sie starke Drehungen; Vorsicht bei breitbeinigen Haltungen wie dem Dreieck. Wechseln Sie bei asymmetrischen Asanas wie Krieger oder Dreieck häufiger die Seiten.

ISCHIASSCHMERZEN
Vermeiden Sie alles, was das Taubheitsgefühl verstärkt. Wenn die Schmerzen durch einen verspannten Piriformis verursacht werden, können sanfte Variationen der Taube helfen (z. B. in Bauchlage, S. 86).

KARPALTUNNELSYNDROM
Vorsicht bei Armbalancen oder starker Belastung der gestreckten Handgelenke (z. B. Plank, Krähe), besonders bei Taubheitsgefühl. Alternative: Legen Sie die Unterarme ab oder benutzen Sie Blöcke oder einen Keil.

KNIEGELENKERSATZ
Vermeiden Sie starke Beugung; polstern Sie das Knie ab, wenn es auf dem Boden aufgesetzt wird.

KNIEVERLETZUNGEN DER BÄNDER
Vorsicht bei allen Haltungen mit Rotation des Knies (z. B. Dreieck

Fortsetzung →

VORSICHTSHINWEISE *Fortsetzung*

oder Krieger II). Bei Verletzungen des vorderen Kreuzbands vermeiden Sie tiefe Beugungen des Knies. Wenn das hintere Kreuzband betroffen ist, vermeiden Sie Überstreckungen. Springen Sie nicht in die Haltungen, etwa in den Ausfallschritt oder die Plank.

KNIEVERLETZUNGEN DES MENISKUS

Vorsicht bei starker Beugung des Knies, besonders unter Belastung (z. B. tiefe Hocke).

MENSTRUATION

Prinzipiell ist es möglich, während der Menstruation jede Asana zu üben, auch die Umkehrhaltung. Vermutlich fühlen Sie sich aber in erholsamen Asanas und sanften Umkehrhaltungen wie Beine an die Wand wohler.

MIGRÄNE

Vorsicht bei vollen Umkehrhaltungen. Wenn möglich, helles Licht beim Yoga vermeiden.

MORBUS BECHTEREW

Vorsicht beim Vorbeugen der Wirbelsäule. Üben Sie eher langsame, sanfte Rückbeugen.

MULTIPLE SKLEROSE

Vorsicht bei intensivem Üben, das zu Überhitzung führt; vermeiden Sie Bikram Yoga.

NIEDRIGER BLUTDRUCK

Kommen Sie langsam aus Haltungen hoch, wenn der Kopf unten war. Gehen Sie nach Umkehrhaltungen zuerst in die Kindhaltung, um Schwindel zu vermeiden, und stehen Sie stets langsam vom Boden auf.

OHRINFEKTIONEN

Vorsicht bei Umkehr- und Balancehaltungen, da der Gleichgewichtssinn beeinträchtigt sein kann.

OSTEOPOROSE / OSTEOPENIE

Wenn die Wirbelsäule betroffen ist, holen Sie ärztlichen Rat ein, welche Übungen Sie machen können. Generell gilt: Vorsicht bei nicht unterstützten Vorbeugen und Twists. Ziehen Sie immer zuerst die Wirbelsäule in die Länge, bevor Sie in die Asanas gehen. Beugen Sie bei der stehenden und sitzenden Vorbeuge die Knie, damit der Rücken neutral bleibt. In der Kindhaltung oder Katze kann er sich sicherer runden. Vorsicht bei Umkehrhaltungen, die Druck auf den Nacken ausüben. Gehen Sie achtsam in Asanas, die eine Beugung und Drehung der Wirbelsäule kombinieren (z. B. Dreieck).Achten Sie auf langsame Übergänge, damit Sie nicht fallen. Wenn Hüften oder Handgelenke betroffen sind, üben Sie die Haltungen vorsichtig und kräftigen Sie die Muskeln in diesen Bereichen.

PARKINSON

Nutzen Sie bei Bedarf Hilfsmittel. Seien Sie vorsichtig bei Umkehr- und Balancehaltungen, nutzen Sie die Wand oder einen Stuhl zum Festhalten, um Stürze zu vermeiden.

PLANTARFASZIITIS

Gehen Sie achtsam in die Haltungen, vermeiden Sie Springen und alles, was die Symptome verstärkt. Dehnen Sie Beine und Füße vorsichtig.

ROTATORENMANSCHETTE: VERLETZUNGEN

Seien Sie vorsichtig bei Schulterdehnungen. Vermeiden Sie die tiefe Plank (Chaturanga), besonders bei akuten Symptomen. Kräftigen Sie die Schulterregion, z. B. indem Sie die Planke und den herabschauenden Hund auf den abgelegten Unterarmen üben.

SCHLAGANFALL (VORGESCHICHTE ODER RISIKO)

Vorsicht bei Umkehrhaltungen und intensiven Rückbeugen der Halswirbelsäule. Vermeiden Sie Druck auf dem Nacken.

SCHLEIMBEUTEL- UND SEHNENSCHEIDENENTZÜNDUNG

Vermeiden Sie alles, was Schmerz oder die Schwellung verstärkt. Schonen Sie den Bereich.

SCHULTERGELENKLUXATION (VORGESCHICHTE)
Vermeiden Sie starkes Überdehnen der Schultern, besonders unter Belastung wie im Rad. Legen Sie den Fokus auf die Kräftigung der Schultern.

SCHWANGERSCHAFT
siehe Seite 216–217

SCHWINDEL
Siehe niedriger Blutdruck

SINUSITIS
Vorsicht bei Umkehrhaltungen und Rückbeugen. Einige Atemtechniken sind vielleicht schwierig, variieren Sie diese oder lassen Sie sie weg.

SKOLIOSE
Vermeiden Sie alles, was Taubheit verursacht. Stärken Sie den Rücken z. B. durch den Seitstütz und dehnen Sie sanft entgegen der Verkrümmung.

SODBRENNEN/GASTROÖSOPHAGEALER REFLUX
Seien Sie achtsam bei Umkehrhaltungen (Herz über Kopf) und schneller Atmung (Kapalabhati).

SPINALSTENOSE
Vorsicht bei Rückbeugen

WIRBELGLEITEN (SPONDYLOLISTHESIS)
Rückbeugen und Drehungen nur sanft üben. Nicht in die Haltungen springen. Lassen Sie sich ärztlich beraten.

Respekt vor der Tradition und eine achtsame Übungspraxis

Yamas und *Niyamas* sind ethische Richtlinien der Yogaphilosophie, die Prinzipien für den Umgang mit anderen und sich selbst vorgeben. Interpretiert man sie im Bezug auf die Yogapraxis, können sie helfen, Verletzungen und einen zu großen Einfluss des Egos (Ehrgeiz) zu vermeiden.

YAMAS (SELBSTKONTROLLE)

- ***Ahimsa* (nicht verletzen):** Unterlassen Sie alles, was Verletzungen und Schmerzen verursacht, bei sich und bei anderen.
- ***Satya* (die Wahrheit sagen):** Seien Sie ehrlich mit sich selbst, was die Grenzen des eigenen Körpers und Ihre Tagesform betrifft.
- ***Asteya* (nicht stehlen):** Konzentrieren Sie sich auf das Mögliche, nicht auf die Defizite.
- ***Brahmacharya* (Mäßigung):** Achten Sie auf eine ausgeglichene Yogapraxis.
- ***Aparigraha* (nicht besitzen/ Bescheidenheit):** Messen Sie sich nicht an dem Körper, den Sie früher hatten, oder an den Körpern anderer.

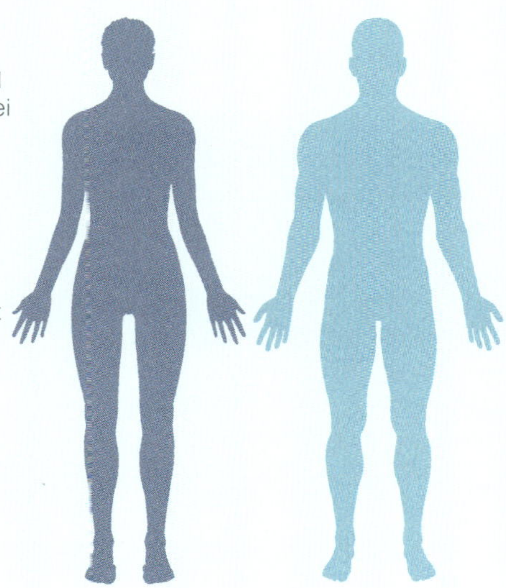

NIYAMAS (SELBSTREGULIERUNG)

- ***Saucha* (Reinlichkeit):** Halten Sie Ihre Hilfsmittel und Ihren Übungsbereich sauber und ordentlich.
- ***Santosha* (Zufriedenheit):** Schließen Sie Frieden mit Körper und Geist.
- ***Tapas* (Disziplin):** Finden Sie die Balance zwischen Ehrgeiz und Achtsamkeit Ihrem Körper gegenüber.
- ***Svadhyaya* (Selbststudium):** Beobachten Sie Atmung und Energielevel und passen Sie die Praxis daran an.
- ***Ishvara Pranidhana* (Hingabe):** Überlassen Sie sich dem, was gerade ist. Ändern Sie, was möglich ist (z. B. Hilfsmittel verwenden), und akzeptieren Sie, was Sie nicht ändern können. Bleiben Sie im Hier und Jetzt.

GLOSSAR

Achtsamkeit Absichtsvolle, nicht wertende Aufmerksamkeit auf den gegenwärtigen Moment.
Akut Unvermittelt auftretend, weniger als 3–6 Monate andauernd.
Anatomie Wissenschaft vom Aufbau und Benennung der Bestandteile des Körpers.
Anspannen Kontrahieren eines Muskels. »Anspannung und Dehnung« beschreibt in diesem Buch die Aktivierung eines Muskels, der in einer neutralen oder gedehnten Position ist – ähnlich der exzentrischen Kontraktion, nur statisch.
Antigene Eindringlinge, die vom Immunsystem mit Antikörpern und weißen Blutkörperchen bekämpft werden.
Arthritis Entzündliche Gelenkerkrankungen, z. B. durch Rheuma.
Arthrose Degenerative Gelenkerkrankung; der Knorpel wird durch Verschleiß beschädigt.
Asana Yogahaltung.
Ausrichtung Im Yoga die optimale Haltung, um die Intention der Asana zu erreichen (z. B. eine Dehnung oder Kräftigung) und Verletzungen zu vermeiden. Es gibt generelle Richtlinien, aber die korrekte Ausrichtung hängt auch vom individuellen Körperbau ab.
Band Straffes reguläres Bindegewebe mit parallel verbundenen Kollagenfasern, das Knochen miteinander verbindet.
Bandscheiben Scheiben aus Faserknorpel zwischen den Wirbeln, die Stöße dämpfen und Bewegung ermöglichen.
Bikram Yoga (Hot Yoga) Yogastil, bei dem der Raum auf 33–40,5 °C geheizt wird.
Bindegewebe Gewebe, das alle Strukturen wie Organe und Muskeln einhüllt und verbindet. Die weichen Teile nennt man auch Faszien. Zum festeren Bindegewebe gehören Bänder und Sehnen; auch Knorpel bilden eine Form von Bindegewebe.
Brustwirbelsäule Die zwölf Wirbel im mittleren Rücken.
Chromosomen Träger der Erbanlagen; fadenähnliche Strukturen; Menschen haben 23 Paare.
Chronisch Anhaltende Symptome, Krankheiten oder Schmerzen, die länger als 3–6 Monate dauern.
DNS Desoxyribonukleinsäure; Speicher der Erbinformation in den Chromosomen.
Entzündung Zeichen dafür, dass der Körper gegen etwas ankämpft; Symptome sind u. a. Rötung, Schwellung, Hitze, Schmerz
Epithelgewebe Bedeckende Zellschichten, z. B. die Hautoberfläche.
Exzentrische Kontraktion Längen des Muskels als Reaktion auf Belastung, z. B. beim Senken der Hantel beim Bizepscurl.
Faszien Weichteil-Komponenten des Bindegewebes, das Muskeln und Organe umgibt.
Fibröses Bindegewebe Verbindungen von Kollagenfasern; dazu gehört straffes irreguläres Bindegewebe mit netzartig verbundenen Kollagenfasern (z. B. Faszien oder Gelenkknorpel) und straffes reguläres Bindegewebe mit parallel verbundenen Kollagenfasern (z. B. Bänder und Sehnen).
fMRT Funktionelle Magnetresonanztomografie; bildgebendes Verfahren, das physiologische Funktionen im Inneren des Körpers zeigt, z. B. Blutfluss im Gehirn.
Galle Flüssigkeit, in der Leber produziert und in der Gallenblase gespeichert, die bei der Verdauung Fette aufspaltet.
Gewebe Ansammlung von Zellen mit ähnlicher Funktion; die vier Haupttypen sind Epithel-, Binde-, Muskel- und Nervengewebe.
Graue Substanz Gewebe im zentralen Nervensystem, das vornehmlich Nervenzellkörper, Dendriten und Synapsen enthält (im Gegensatz zur Weißen Substanz, die Axone enthält und durch das Myelin weiß erscheint).
Großhirn Größter Teil des Gehirns; enthält Hirnrinde und innere Strukturen wie den Hippocampus.
Halswirbelsäule Die obersten sieben Wirbel der Wirbelsäule.
Herzfrequenzvariabilität Anpassungsfähigkeit des Herzschlags an verschiedene Anforderungen; Indikator für Belastbarkeit des Herz-Kreislauf-Systems.
Hirnrinde Äußere Hülle des Großhirns.
Homöostase Aufrechterhaltung des Gleichgewichtszustands in einem dynamischen System.
Hüftknochen Umgangssprachlicher Name für zwei knöcherne Vorwölbungen an der Vorderseite des Beckens.
Hypermobil Extrem beweglich, über das normale Maß hinaus.
Hypertension Bluthochdruck.
Iliosakralgelenk Gelenk zwischen Kreuz- und Darmbein im Becken; ermöglicht einen kleinen Bewegungsspielraum.
Interozeption Wahrnehmung des eigenen Körpers, darunter Verdauungsorgane, Herz und Muskeln.
Isometrische Kontraktion Muskelanspannung, wobei der Muskel seine Länge beibehält, z. B. beim Drücken der Hände oder Füße in den Boden.
Isotonische Kontraktion Muskelanspannung, wobei der Muskel seine Länge verändert; kann exzentrisch oder konzentrisch sein.
Kinesiologie Bewegungswissenschaft.
Knorpel Festes, elastisches Stützgewebe; es gibt verschiedene Typen: Hyalinknorpel dient als Stoßdämpfer; Faserknorpel, druck- und zugfestes Gewebe, z. B. im Knie.

Kollagen Wichtiges Strukturprotein in vielen Geweben. Durch die Bündelung sind die Fasern sehr reißfest.
Kontrollgruppe Teilnehmende einer wissenschaftlichen Studie, die keine Behandlung erhalten und dem Vergleich mit der Gruppe, die behandelt wird, dienen.
Konzentrische Kontraktion Zusammenziehen des Muskels als Reaktion auf Belastung, z. B. beim Heben der Hantel beim Bizepscurl.
Kumbhaka Atemübung, bei der der Atem angehalten wird.
Kyphose Konvexe Wölbung der Wirbelsäule, von Natur aus in der Brustwirbelsäule und am Kreuzbein. Begriff wird auch für eine übermäßige Krümmung der Brustwirbelsäule nach außen (»Buckel«) benutzt.
Lendenwirbelsäule Fünf Wirbel am unteren Rücken.
Lordose Konkave Wölbung der Wirbelsäule, von Natur aus in der Lenden- und Halswirbelsäule. Begriff wird auch für eine übermäßige Krümmung der Lendenwirbelsäule nach innen (»Hohlkreuz«) benutzt.
Lymphe Flüssigkeit mit weißen Blutkörperchen, die Eindringlinge bekämpft; sie fließt zum Herzen, nachdem sie in den Lymphknoten gefiltert wurde.
Meditation Spirituelle Praxis zur Beruhigung des Geistes, je nach Tradition z. B. Achtsamkeits- oder Konzentrationsübung, Mantra, Transzendentale Meditation (TM).
Metaanalyse Systematische Analyse bisheriger Studien auf einem Fachgebiet.
Muskelgewebe Kontraktiles Gewebe; Typen: Skelettmuskulatur, glatte Muskulatur, Herzmuskel.
Nadis In der indischen Medizin und Philosophie Kanäle im Körper, durch die Prana fließt.
Nerv Parallel verlaufende Nervenfasern (Zellfortsätze: Axone und Dendriten), die in einer Bindegewebshülle liegen und Signale zu und von Gehirn und Rückenmark übertragen.
Nervengewebe Gewebe, das aus Neuronen und Gliazellen besteht.
Neuron Nervenzelle, die elektrische Signale überträgt.
Neuroplastizität Fähigkeit des Gehirns, neue neuronale Verknüpfungen zu bilden.
Neutrale Wirbelsäule Position der optimalen Lastenverteilung mit den natürlichen Kurven: Lordose (Halswirbelsäule), Kyphose (Brustwirbelsäule) und Lordose (Lendenwirbelsäule).
Neutrales Becken Position des Beckens, die die Innenwölbung der Lendenwirbelsäule optimal unterstützt. Das Becken kippt nicht nach hinten oder vorn, die Hüftknochen sind parallel; minimaler Druck auf Bänder und Muskeln.
Osteoporose Erkrankung, die die Knochen porös macht, sodass sie leichter brechen.
Parasympathikus Teil des vegetativen Nervensystems, auch »Ruhenerv« oder »Erholungsnerv« genannt.
Peripheres Nervensystem Beinhaltet Hirn- und Rückenmarksnerven.
Physiologie Lehre von den Lebensvorgängen in Zellen, Geweben und Organen; Lehre von der Funktionsweise des Körpers.
Prana Sanskrit für Lebensenergie und Atem, ähnlich dem Konzept des Qi in der chinesischen Medizin. Laut der Yogaphilosophie lässt sich das Prana kontrollieren und transformieren.
Pranayama Sanskrit für Atemkontrolle / Atemübung; das Bewegen der Energie im Körper.
Propriozeption Art der Interozeption; Körperwahrnehmung im Raum, besonders in Bewegung.
Randomisierte kontrollierte Studie (RCT) Zufällige Auswahl der Testpersonen und Kontrollgruppe(n), die Forschungsstudien mehr Aussagekraft verleiht.
Samskara In der Yogaphilosophie Spuren oder Prägungen durch unsere Handlungen.
Sanskrit Altindische Sprache, in der die meisten Yogatexte verfasst sind.
Sehne Straffes reguläres Bindegewebe mit parallel verbundenen Kollagenfasern, das Knochen mit Muskeln verbindet.
Sonnengruß Serie von Asanas in einer fließenden Sequenz; wärmt den Körper auf und fokussiert den Geist.
Sympathikus Teil des vegetativen Nervensystems, auch als Kampf-oder-Flucht-Mechanismus bekannt, reagiert auf Stress.
Synovialgelenk Die häufigsten und beweglichsten Gelenke im Körper, z. B. Schultern, Hüften und Knie.
Überstreckung Extreme Streckung eines Gelenks, häufig über den normalen Bewegungsspielraum hinaus.
Umkehrhaltung Position, bei der der Körper »auf dem Kopf« steht; bei teilweisen Umkehrhaltungen ist das Herz über dem Kopf, die Beine aber nicht.
Vagusnerv Der 10. Hirnnerv, größter Nerv des Parasympathikus, beteiligt an Regulation fast aller Organe, z. B. Herz, Lunge und Verdauungsorgane.
Vayus Sanskrit für Winde, in der Yogaphilosophie die fünf Fließrichtungen von *Prana: Prana* (nach innen), *Udana* (in den Kopf), *Vyana* (in alle Richtungen), *Samana* (im Kreis), *Apana* (nach unten).
Yogatherapie Die Deutsche Gesellschaft für Yogatherapie e. V. definiert die Yogatherapie als »Anwendung der Lehren und Praktiken des Yoga, um Gesundheit zu erhalten oder Krankheiten zu heilen.« Diese wachsende Form des Yoga geht über Yogaklassen hinaus, hat höhere Ausbildungsstandards und stimmt die Yogapraxis individuell auf die Teilnehmenden ab.
Zentrales Nervensystem Gehirn und Rückenmark; steuert den Körper und leitet Sinneseindrücke weiter.
Zwerchfell Muskel-Sehnen-Platte, die Brust- und Bauchraum trennt. Sie ist der primäre Atemmuskel und bewegt sich bei der entspannten Atmung geschmeidig auf und ab.

REGISTER

BIBLIOGRAFIE

12–13 R. Chaix et al., »Epigenetic clock analysis in long-term meditators«, *Psychoneuroendocrino* 85 (2017); E. Epel et al., »Can Meditation Slow Rate of Cellular Aging? Cognitive Stress, Mindfulness, and Telomeres«, *Ann NY Acad Sci* 1172 (2009); D. Ornish et al., »Effect of comprehensive lifestyle changes on telomerase activity and telomere length in men with biopsy-proven low-risk prostate cancer: 5-year follow-up of a descriptive pilot study«, *Lancet Oncol* 14 (2013). **14–19** S. H. Moonaz et al., »Yoga in Sedentary Adults with Arthritis: Effects of a Randomized Controlled Pragmatic Trial«, *J Rheumatol* 42 (2015); S. Muraki et al., »Quadriceps muscle strength, radiographic knee osteoarthritis and knee pain: the ROAD study«, *BMC Musculoskel Dis* 16 (2015); M. Wallden, »The neutral spine principle«, *J Bodywork Movement Ther* 13 (2009). **20–23** T. W. Myers, *Anatomy trains* (3. Ausg.), Edinburgh, Churchill Livingstone/Elsevier, 2014. **24–29** M. Balasubramaniam et al., »Yoga on our minds: a systematic review of yoga for neuropsychiatric disorders«, *Front Psychiat* 3 (2013); B. Rael Cahn et al., »Yoga, Meditation and Mind-Body Health: Increased BDNF, Cortisol Awakening Response, and Altered Inflammatory Marker Expression after a 3 Month Yoga and Meditation Retreat«, *Front Hum Neurosci* 11 (2017); R. A. Gotink et al., »Meditation and yoga practice are associated with smaller right amygdala volume: the Rotterdam study«, *Brain Imaging Behav* (2018); B. K. Hölzel et al., »Mindfulness practice leads to increases in regional brain gray matter density«, *Psychiat Res Neuroim* 191 (2011); D. E. Larson-Meyer, »A Systematic Review of the Energy Cost and Metabolic Intensity of Yoga«, *Med Sci Sport Exer* 48 (2016). **30-31** Chaya, M. S., et al. (2006). The effect of long term combined yoga practice on the basal metabolic rate of healthy adults. *BMC complementary and alternative medicine.* D'Alessio, L., et al. (2020). Reducing Allostatic Load in Depression and Anxiety Disorders: Physical Activity and Yoga Practice as Add-On Therapies. *Frontiers in psychiatry.* M. Á. D. Danucalov et al., »Cardiorespiratory and Metabolic Changes during Yoga Sessions: The Effects of Respiratory Exercises and Meditation Practices«, *Appl Psychophys Biof* 33 (2008); K. E. Innes and T. K. Selfe, »Yoga for Adults with Type 2 Diabetes: A Systematic Review of Controlled Trials«, *J Diabetes Res* 2016 (2016); C. C. Streeter et al., »Effects of yoga on the autonomic nervous system, gamma-aminobutyric-acid, and allostasis in epilepsy, depression, and post-traumatic stress disorder«, *Med Hypotheses* 78 (2012). **32–37** Balban, et al. (2023). Brief structured respiration practices enhance mood and reduce physiological arousal. *Cell reports.* Bargal, S., et al. (2022). Evaluation of the Effect of Left Nostril Breathing on Cardiorespiratory Parameters and Reaction Time in Young Healthy Individuals. *Cureus.* Budhi, R. B., et al. (2019). Changes in Lung Function Measures Following Bhastrika Pranayama (Bellows Breath) and Running in Healthy Individuals. *International journal of yoga.* S. Telles et al., »Blood Pressure and Heart Rate Variability during Yoga-Based Alternate Nostril Breathing Practice and Breath Awareness«, *Med Sci Monitor Basic Res* 20 (2014); M. Joshi/S. Telles, »Immediate effects of right and left nostril breathing on verbal and spatial scores«, *Indian J Physiol Pharmacol* 52 (2008); R. Kahana-Zweig et al., »Measuring and Characterizing the Human Nasal Cycle«, *PLoS ONE* 11 (2016); M. Kuppusamy et al., »Effects of Bhramari Pranayama on health – A systematic review«, *J Trad Complem Med* 8 (2018); Malhotra, V., et al. (2022). Immediate autonomic changes during right nostril breathing and left nostril breathing in regular yoga practitioners. *Journal of education and health promotion.* Mason, H., et al. (2013). Cardiovascular and respiratory effect of yogic slow breathing in the yoga beginner: what is the best approach?. *Evidence-based complementary and alternative medicine.* Niazi, I. K., et al. (2022). EEG signatures change during unilateral Yogi nasal breathing. *Scientific reports.* Nivethitha, L., et al. (2018). Cerebrovascular Hemodynamics During the Practice of Bhramari Pranayama, Kapalbhati and Bahir-Kumbhaka: An Exploratory Study. *Applied psychophysiology and biofeedback.* Per , O., et al. (2019). Human non-olfactory cognition phase-locked with inhalation. Nature human behaviour. Sevoz-Couche, C., & Laborde, S. (2022). Heart rate variability and slow-paced breathing:when coherence meets resonance. *Neuroscience and biobehavioral reviews.* D. S. Shannahoff-Khalsa et al., »Ultradian rhythms of autonomic, cardiovascular, and neuroendocrine systems are related in humans«, *Am J Physiol* 270 (1996); A. N. Sinha et al., »Assessment of the effects of pranayama/alternate nostril breathing on the parasympathetic nervous system in young adults«, *J Clin Diag Res* 7 (2013); Thanalakshmi, J., et al. (2020). Effect of Sheetali pranayama on cardiac autonomic function among patients with primary hypertension - A randomized controlled trial. *Complementary therapies in clinical practice.* Trivedi, G. Y., & Saboo, B. (2021). Bhramari Pranayama - A simple lifestyle intervention to reduce heart rate, enhance the lung function and immunity. *Journal of Ayurveda and integrative medicine.* Usha, M., et al. (2022). Immediate effects of 'Ujjayi Pranayama' on aerodynamic, acoustic and self perception parameters of voice in teachers. *Journal of Ayurveda and integrative medicine.* Watso, J. C., et al. (2023). Acute nasal breathing lowers diastolic blood pressure and increases parasympathetic contributions to heart rate variability in young adults. *American journal of physiology. Regulatory, integrative and comparative physiology.* Weitzberg, E., & Lundberg, J. O. (2002). Humming greatly increases nasal nitric oxide. *American journal of respiratory and critical care medicine.* G. Yadav/P. K. Mutha, »Deep Breathing Practice Facilitates Retention of Newly Learned Motor Skills«, *Sci Rep* 6 (2016); F. Yasuma/J. Hayano, »Respiratory Sinus Arrhythmia«, CHEST 125 (2004). **38–39** World Health Organization, »Cardiovascular diseases (CVDs)«, *World Health Organization* [Web-Artikel], 17. Mai 2017, (aufgerufen am 20. Aug. 2018); H. Cramer et al., »Effects of yoga on cardiovascular disease risk factors: A systematic review and meta-analysis«, *Int J Cardiol* 173 (2014); K. E. Innes et al., »Risk Indices Associated with the Insulin Resistance Syndrome, Cardiovascular Disease, and Possible Protection with Yoga: A Systematic Review«, *J Am Board Fam Med* 18 (2005); D. Ornish et al., »Can lifestyle changes reverse coronary heart disease? The Lifestyle Heart Trial«, *Lancet* 336 (1990). **40–41** Harvard Health Letter, »Inflammation: A unifying theory of disease«, *Harvard Health Publishing* [Web-Artikel], Apr. 2006, (aufgerufen am 20. Aug. 2018); R. I. Falkenberg et al., »Yoga and immune system functioning: a systematic review of randomized controlled trials«, *J Behav Med* 41 (2018); T. Oka et al., »Changes in fatigue, autonomic functions, and blood biomarkers due to sitting isometric yoga in patients with chronic fatigue syndrome«, *BioPsychoSocial Med* 12 (2018). **42–43** Appleton J. (2018). The Gut-Brain Axis: Influence of Microbiota on Mood and Mental Health. *Integrative medicine.* M. Berners-Lee et al., »The relative greenhouse gas impacts of realistic dietary choices«, Energy Policy 43 (2012); H. C. J. Godfray et al., »Food Security: The Challenge of Feeding 9 Billion People«, *Science* 327 (2010); M. Springmann et al., »Analysis and valuation of the health and climate change cobenefits of dietary change«, *P Natl A Sci* 113 (2016); D. Tilman/M. Clark, »Global diets link environmental sustainability and human health«, *Nature* 515 (2014). **44–45** S. Prosko, »Optimizing Pelvic Floor Health Through Yoga Therapy«, *Yoga Ther. Today*, 12 (2016); A. Huang et al., »PD32-01 A Randomized Trial of a Group-Based Therapeutic Yoga Program for Ambulatory Women With Urinary Incontinence«, *J Urology* 199 (2018). Sweta, K., et al. (2021). Assessment of the effect of Mulabandha yoga therapy in healthy women, stigmatized for pelvic floor dysfunctions: A randomized controlled trial. *Journal of Ayurveda and integrative* *medicine.* Tunuguntla, H. S. G. R., et al. (2022). App-Based Yoga of Immortals: A Novel, Easy-to-use Intervention in the Management of Urinary Incontinence. *Urology.* **50–53** T. W. Myers, *Anatomy Trains* (3. Ausg.), Edinburgh, Churchill Livingstone/Elsevier, 2014. **54–57** F. Dehghan et al., »The effect of relaxin on the musculoskeletal system«, *Scand J Med Sci Spor* 24 (2013). **64–67** J. M. M. Brown et al., »Muscles within muscles: Coordination of 19 muscle segments within three shoulder muscles during isometric motor tasks«, *J Electromyogr Kines* 17 (2007); H. Mason, »Learning to Abide with What Is: The Science of Holding Poses«, *Yoga Ther. Today* 13 (2017). **80–83** E. J. Benjamin et al., »Heart Disease and Stroke Statistics—2018 Update: A Report From the American Heart Association«, *Circulation* 137 (2018); P. Page et al., *Assessment and Treatment of Muscle Imbalance: The Janda Approach*, Champaign (IL), Human Kinetics, 2010; K. W. Park et al., »Vertebral Artery Dissection: Natural History, Clinical Features and Therapeutic Considerations«, *J Korean Neurosurg. S* 44 (2008). **98–101** L. B. De Brito et al., »Ability to sit and rise from the floor as a predictor of all-cause mortality«, *Eur J Prev Cardiol* 21 (2014); A. B. Newman et al., »Strength, but not muscle mass, is associated with mortality in the health, aging and body composition study cohort«, *J Gerontol A-Biol* 61 (2006). **122–125** Y. H. Lu et al., »Twelve-Minute Daily Yoga Regimen Reverses Osteoporotic Bone Loss«, *Top Geriatr Rehabil* 32 (2016). **132–135** L. M. Fishman et al., »Yoga-Based Maneuver Effectively Treats Rotator Cuff Syndrome«, *Top Geriatr Rehabil* 27 (2011); R. Hector/J. L. Jensen, »Sirsasana (headstand) technique alters head/neck loading: Considerations for safety«, *J Bodywork Movement Ther* 19 (2015); T. B. McCall, *Yoga as Medicine: The Yogic Prescription for Health and Healing*, New York, Bantam, 2007. **136–139** M. Robin, *A 21st-Century Yogasanalia: Celebrating the Integration of Yoga, Science, and Medicine*, Tucson (AZ), Wheatmark Inc., 2017. **150–153** L. B. De Brito et al., »Ability to sit and rise from the floor as a predictor of all-cause mortality«, *Eur J Prev Cardiol* 21 (2014); R. T. Proyer, »The well-being of playful adults: Adult playfulness, subjective well-being, physical well-being, and the pursuit of enjoyable activities«, *Eur J Humour Res* 1 (2013); United Nations, »Convention on the Rights of the Child«, 2 Sep 1990, (aufgerufen am 11. Aug 2018). **154–157** D. Frownfelter and E. Dean, *Cardiovascular and Pulmonary Physical Therapy: Evidence to Practice* (4th ed.), St Louis, Elsevier Health Sciences, 2005. **158–161** L. M. Fishman et al., »Serial Case Reporting Yoga for Idiopathic and Degenerative Scoliosis«, *Glob Adv Health Med* 3 (2014). **166–169** GBD 2021 Low Back Pain Collaborators (2023). Global, regional, and national burden of low back pain 1990–2020, its attributable risk factors, and projections to 2050: a systematic analysis of the Global Burden of Disease Study 2021. The Lancet. *Rheumatology.* Groessl, E. J., et al. (2020). Cost-effectiveness of Yoga for Chronic Low Back Pain in Veterans. *Medical care.* **170–173** H. Mason, »Learning to Abide with What Is: The Science of Holding Poses«, *Yoga Ther Today* 13 (2017); W. D. Bandy/J. M. Irion, »The effect of time on static stretch on the flexibility of the hamstring muscles«, *Phys Ther* 74 (1994). **174–177** J. Hamill/K. M. Knutzen, *Biomechanical Basis of Human Movement* (2. Ausg.), Philadelphia, Wolters Kluwer Health, 2003. **180–181** K. deWeber et al., Knuckle Cracking and Hand Osteoarthritis«, *J Am Board Fam Med* 24 (2011); A. Guillot et al., »Does motor imagery enhance stretching and flexibility?«, *J Sport Sci* 28 (2010); A. J. Hakim and R. Grahame, »A simple questionnaire to detect hypermobility: an adjunct to the assessment of patients with diffuse musculoskeletal pain«, *Int J Clin Pract* 57 (2003); G. N. Kawchuk et al., »Real-Time Visualization of Joint Cavitation«, *PLoS ONE* 10 (2015); V. K. Ranganathan et al., »From mental power to muscle power – gaining strength by using the mind«, *Neuropsychologia* 42 (2004); D. Syx et al., »Hypermobility, the Ehlers-Danlos syndromes and chronic pain«, *Clin Exp Rheumatol* 35 (2017). **178–179** R. Chaix et al., »Epigenetic clock analysis in long-term meditators«, *Psychoneuroendocrinol* 85 (2017); L.-H. Chuang et al., »A Pragmatic Multicentered Randomized Controlled Trial of Yoga for Chronic Low Back Pain: Economic Evaluation«, *Spine* 37 (2012); K. K. Hansraj, »Assessment of stresses in the cervical spine caused by posture and position of the head«, *Surg Tech Int* 25 (2014); Society of Behavioral Medicine »Yoga Shown to be Cost-Effective for Chronic Back Pain Management«, *PR Web*, [Web-Artikel], 13. Apr. 2018, (aufgerufen am 17. Sep. 2018). Kim S. D. (2020). Twelve Weeks of Yoga for Chronic Nonspecific Lower Back Pain: A Meta-Analysis. *Pain management nursing : official journal of the American Society of Pain Management Nurses.* **188–189** B. P. Acevedo et al., »The Neural Mechanisms of Meditative Practices: Novel Approaches for Healthy Aging«, *Curr Behav Neurosci Reports* 3 (2016); R. F. Afonso et al., »Greater Cortical Thickness in Elderly Female Yoga Practitioners – A Cross-Sectional Study«, *Front Aging Neurosci* 9 (2017); B. Bell/N. Zolotow, *Yoga for Healthy Aging: A Guide to Lifelong Well-Being*, Boulder, CO, Shambhala, 2017; A. J. Cerrillo-Urbina et al., »The effects of physical exercise in children with attention deficit hyperactivity disorder: a systematic review and meta-analysis of randomized control trials«, *Child Care Hlth Dev* 41 (2015); B. Chethana et al., »Prenatal Yoga: Effects on Alleviation of Labor Pain and Birth Outcomes«, *J Altern Complem Med* (2018); A. Herbert/A. Esparham, »Mind–Body Therapy for Children with Attention-Deficit/Hyperactivity Disorder«, *Children* 4 (2017); Q. Jiang et al., »Effects of Yoga Intervention during Pregnancy: A Review for Current Status«, *Am J Perinatol* 32 (2015); S. B. S. Khalsa/ B. Butzer, »Yoga in school settings: a research review«, *Ann NY Acad Sci* 1373 (2016); S. W. Lazar et al., »Meditation experience is associated with increased cortical thickness«, *NeuroReport* 16 (2005); P. J. Reis/ M. R. Alligood, »Prenatal Yoga in Late Pregnancy and Optimism, Power, and Well-Being«, *Nurs Sci Quart* 27 (2014); M. Y. Wang et al., »Physical-Performance Outcomes and Biomechanical Correlates from the 32-Week Yoga Empowers Seniors Study«, *Evid-Based Compl Alt* 2016 (2016). **184–185** B. K. Hölzel et al., »Mindfulness practice leads to increases in regional brain gray matter density«, *Psychiat Res-Neuroim* 191 (2011); B. G. Kalyani et al., »Neurohemodynamic correlates of 'OM' chanting: A pilot functional magnetic resonance imaging study«, *Int J Yoga* 4 (2011); K. Katahira et al., »EEG Correlates of the Flow State: A Combination of Increased Frontal Theta and Moderate Frontocentral Alpha Rhythm in the Mental Arithmetic Task«, *Front Psychol* 9 (2018); F. Zeidan et al., »Mindfulness meditation improves cognition: Evidence of brief mental training«, *Conscious Cogn* 19 (2010). **190–191** R. Anderson et al., »Using Yoga Nidra to Improve Stress in Psychiatric Nurses in a Pilot Study«, *J Altern Complem Med* 23 (2017); H. Eastman-Mueller et al., »iRest yoga-nidra on the college campus: changes in stress, depression, worry, and mindfulness«, *Int J Yoga Ther* 23 (2013); S. A. Gutman et al., »Comparative Effectiveness of Three Occupational Therapy Sleep Interventions: A Randomized Controlled Study«, *OTJR-Occup Part Heal* 37 (2016); M. M. Hall et al., »Lactate: Friend or Foe«, *Am Acad Phys Med Rehabil* 8 (2016); M. S. McCallie et al., »Progressive Muscle Relaxation«, *J Hum Behav Soc Envir* 13 (2008); T. H. Nassif et al., »Mindfulness meditation and chronic pain management in Iraq and Afghanistan veterans with traumatic brain injury: A pilot study«, *Milit Behav Heal* 4 (2016). **132–195** A. Ross et al., »National survey of yoga practitioners: Mental and physical health benefits«, *Complement Ther Med* 21 (2013); M. B. Sullivan et al., »Yoga Therapy and Polyvagal Theory: The Convergence of Traditional Wisdom and Contemporary Neuroscience for Self-Regulation and Resilience«, *Front Hum Neurosci* 12 (2018); S. Szabo et al., »'Stress' is 80 Years Old: From Hans Selye Original Paper in 1936 to Recent Advances in GI Ulceration«, *Curr Pharm Des* 23 (2017); R. M. Yerkes/J. D. Dodson, »The relation of strength of stimulus to rapidity of habitformation«, *J Comp Neurol Psychol* 18 (1908). **200–201** Newberg, A. B. (2014). *The neuroscientific study of spiritual practices.* Frontiers in Psychology. Park, C. L., et al. (2014). Why practice yoga? Practitioners' motivations for adopting and maintaining yoga practice. Journal of Health Psychology. Quilty, M. T., et al. (2013). Yoga in the real world: *Perceptions, motivators, barriers, and patterns of use. Global Advances in Health and Medicine.* Yaden, D. B., et al. (2016). The overview effect: Awe and self-transcendent experience in space flight. *Psychology of Consciousness.* **202–203** Hagins, M., & Khalsa, S. B. (2012). Bridging yoga therapy and scientific research. *International Journal of Yoga Therapy.* Jeter, P. E., et al. (2015). Yoga as a Therapeutic Intervention: A Bibliometric Analysis of Published Research Studies from 1967 to 2013. *Journal of alternative and complementary medicine.* Wieland, L. S., et al. (2021). Evidence on yoga for health: A bibliometric analysis of systematic reviews. *Complementary therapies in medicine* **196–197** R. A. Gotink et al., »Meditation and yoga practice are associated with smaller right amygdala volume: the Rotterdam study«, *Brain Imaging Behav* (2018); P. A. Levine, »Sprache ohne Worte: Wie unser Körper Trauma verarbeitet und uns in die innere Balance zurückführt«, Kösel Verlag, 2011; K. Nila et al., »Mindfulness-based stress reduction (MBSR) enhances distress tolerance and resilience through changes in mindfulness«, *Ment Health Prev* 4 (2016); P. Payne et al., »Somatic experiencing: using interoception and proprioception as core elements of trauma therapy«, *Front Psychol* 6 (2015); Y.-Y. Tang et al., »The neuroscience of mindfulness meditation«, *Nat Rev Neurosci* 16 (2015). **198–199** M. C. Bushnell et al., »Cognitive and emotional control of pain and its disruption in chronic pain«, *Nat Rev Neurosci* 14 (2015); E. J. Groessl et al., »Yoga for Military Veterans with Chronic Low Back Pain: A Randomized Clinical Trial«, *Am J Prev Med* 53 (2017); G. L. Moseley/D. S. Butler, »Fifteen Years of Explaining Pain: The Past, Present, and Future«, *J Pain* 16 (2015); N. Vallath, »Perspectives on Yoga inputs in the management of chronic pain«, *Indian J Palliative Care* 16 (2010); F. Zeidan et al., »Mindfulness Meditation-Based Pain Relief Employs Different Neural Mechanisms Than Placebo and Sham Mindfulness Meditation-Induced Analgesia«, *J Neurosci* 35 (2015); F. Zeidan et al., »The Effects of Brief Mindfulness Meditation Training on Experimentally Induced Pain«, *J Pain* 11 (2010); F. Zeidan et al., »Brain Mechanisms Supporting Modulation of Pain by Mindfulness Meditation«, *J Neurosci* 31 (2011). **204–205** International Association of Yoga Therapists, »Educational Standards for the Training of Yoga Therapists«, *IAYT*, [Web-Artikel], 2024 W. B. Jonas et al., »Salutogenesis: The Defining Concept for a New Healthcare System«, *Global Adv Health Med* 3 (2014); International Association of Yoga Therapists, »Introduction to the IAYT Scope of Practice«, *IAYT*, [Web-Artikel], 2016, (aufgerufen am 10. Sep. 2018); M. J. Taylor/T. McCall, »Implementation of Yoga Therapy into U.S. Healthcare Systems«, *Int J Yoga Ther* 27 (2017). **206–209** Bandyopadhyay, A., et al. (2022). Surya Namaskar: As an Alternative for Aerobic Fitness. *International journal of yoga.* C. L. Park et al., »Why practice yoga? Practitioners' motivations for adopting and maintaining yoga practice«, *J Health Psychol* 21 (2014); M. T. Quilty et al., »Yoga in the Real World: Perceptions, Motivators, Barriers, and Patterns of Use«, *Global Adv Health Med* 2 (2013); D. B. Yaden et al., »The overview effect: Awe and self-transcendent experience in space flight«, *Psychol Consciousness* 3 (2016); A. B. Newberg, »The neuroscientific study of spiritual practices«, *Front Psychol* 5 (2014). **210–211** Anheyer, D., & Cramer, H. (2023). Yoga als Intervention bei chronischen Schmerzen [Yoga as an intervention for chronic pain]. *Schmerz.* Cramer, H., et al. (2017). Effects of yoga on chronic neck pain: a systematic review and meta-analysis. *Clinical rehabilitation.* Gandolfi, M. G., et al. (2023). Āsana for Neck, Shoulders, and Wrists to Prevent Musculoskeletal Disorders among Dental Professionals: In-Office Yóga Protocol. *Journal of functional morphology and kinesiology.* **212–213** Zhang, X., et al. (2023). Efficacy and safety of yoga for the management of chronic low back pain: an overview of systematic reviews. *Frontiers in neurology.* **214–215** Adrados, M., et al. (2018). Late total hip arthroplasty dislocation due to yoga. *Arthroplasty today.* Kuntz, A. B., et al. (2018). Efficacy of a biomechanically-based yoga exercise program in knee osteoarthritis: A randomized controlled trial. *PloS one.* Lu, J., et al. (2024). The impact of Yoga on patients with knee osteoarthritis: A systematic review and meta-analysis of randomized controlled trials. *PloS one.* Raj, T., et al. (2023). Association between Yoga Participation and Arterial Stiffness: A Cross-Sectional Study. *International journal of environmental research and public health.* Yun, A. G., et al. (2021). Returning to Yoga Practice and Teaching After Total Hip Arthroplasty. *Cureus.* **216–217** Bauer, P. (2020). Pregnancy Physical Activity. *American College of Sports Medicine.* https://www.acsm.org/docs/default-source/ files-for-resource-library/pregnancy-physical-activity.pdf Corrigan, L., et al. (2022). The characteristics and effectiveness of pregnancy yoga interventions: a systematic review and meta-analysis. *BMC pregnancy and childbirth.* National Guideline Alliance (UK). (2021). Maternal sleep position during pregnancy: Antenatal care. *National Institute for Health and Care Excellence (NICE).* Soma-Pillay, P., et al. (2016). Physiological changes in pregnancy. *Cardiovascular journal of Africa.* The American College of Obstetricians and Gynecologists. (2019). Exercise During Pregnancy. *www.acog.org.* https://www.acog.org/womens-health/faqs/ exercise-during-pregnancy **218–221** Herz-Kreislauf-Erkrankungen: American Heart Association News. (2019). Proactive steps can reduce chances of second heart attack. *www.heart.org.* https://www.heart.org/en/news/2019/04/04/proactive-steps-can-reduce-chances-of-second-heart-attack Buric, I., et al. (2017). What Is the Molecular Signature of Mind-Body Interventions? A Systematic Review of Gene Expression Changes Induced by Meditation and Related Practices. *Frontiers in immunology.* Chu, P., et al. (2016). The effectiveness of yoga in modifying risk factors for cardiovascular disease and metabolic syndrome: A systematic review and meta-analysis of randomized controlled trials. *European journal of preventive cardiology.* Djalilova, D. M., et al. (2019). Impact of Yoga on Inflammatory Biomarkers: A Systematic Review. *Biological research for nursing.* Estevao C. (2022). The role of yoga in inflammatory markers. *Brain, behavior, & immunity - health.* Grabara, M., et al. (2020). Effects of Hatha Yoga on Cardiac Hemodynamic Parameters and Physical Capacity in Cardiac Rehabilitation Patients. *Journal of cardiopulmonary rehabilitation and prevention.* Inflammation: A unifying theory of disease? (2023). *Harvard Health.* https://www. health.harvard.edu/staying-healthy/inflammation-a-unifying-theory-of-disease Mooventhan, A., & Nivethitha, L. (2020). Role of yoga in the prevention and management of various cardiovascular diseases and their risk factors: A comprehensive scientific evidence-based review. Explore. Ornish, D. (2022). A New Unified Theory of Lifestyle Medicine. *International Journal of Disease Reversal and Prevention.* Ornish, D., et al. (1990). Can lifestyle changes reverse coronary heart disease? The Lifestyle Heart Trial. Lancet. Prabhakaran, D., et al. (2020). Yoga-Based Cardiac Rehabilitation After Acute Myocardial Infarction: A Randomized Trial. *Journal of the American College of Cardiology.* Sharma, K., et al. (2022). Yoga as a Preventive Intervention for Cardiovascular Diseases and Associated Comorbidities: Open-Label Single Arm Study. *Frontiers in public health.* Vithoulkas, G., & Carlino, S. (2010). The „continuum" of a unified theory of diseases. *Medical science monitor : international medical journal of experimental and clinical research.* World Health Organization. (2020). The top 10 causes of death. *World Health Organization; WHO.* https://www.who.int/news-room/fact-sheets/detail/ the-top-10-causes-of-death Krebs: Agarwal, R. P., & Maroko-Afek, A. (2018). Yoga into Cancer Care: A Review of the Evidence-based Research. *International journal of yoga.* Gonzalez, M., et al. (2021). Yoga for depression and anxiety symptoms in people with cancer: A systematic review and meta-analysis. *Psycho-oncology.* Price, J., et al. (2023). Women's experiences with yoga after a cancer diagnosis: a qualitative meta-synthesis-part I.

Systematic reviews. Saraswathi, V., et al. (2021). Managing Lymphedema, Increasing Range of Motion, and Quality of Life through Yoga Therapy among Breast Cancer Survivors: A Systematic Review. *International journal of yoga.* Zetzl, T., et al. (2021). Yoga effectively reduces fatigue and symptoms of depression in patients with different types of cancer. *Supportive care in cancer : official journal of the Multinational Association of Supportive Care in Cancer.* Diabetes: Bock, B. C., et al. (2019). Feasibility of yoga as a complementary therapy for patients with type 2 diabetes: The Healthy Active and in Control (HA1C) study. *Complementary therapies in medicine.* Buffey, A. J. et al. (2022). The Acute Effects of Interrupting Prolonged Sitting Time in Adults with Standing and Light-Intensity Walking on Biomarkers of Cardiometabolic Health in Adults: A Systematic Review and Meta-analysis. Sports medicine. Dhali, B., et al. (2023). Effect of Yoga and Walking on Glycemic Control for the Management of Type 2 Diabetes: A Systematic Review and Meta-analysis. *Journal of the ASEAN Federation of Endocrine Societies.* DiPietro, et al. (2013). Three 15-min bouts of moderate postmeal walking significantly improves 24-h glycemic control in older people at risk for impaired glucose tolerance. *Diabetes care.* Dutta, D., et al. (2021). Effect of yoga on glycemia and lipid parameters in type-2 diabetes: a meta-analysis. *Journal of diabetes and metabolic disorders.* GBD 2021 Diabetes Collaborators (2023). Global, regional, and national burden of diabetes from 1990 to 2021, with projections of prevalence to 2050: a systematic analysis for the Global Burden of Disease Study 2021. *Lancet.* Ramamoorthi, R., et al. (2019). The effect of yoga practice on glycemic control and other health parameters in the prediabetic state: A systematic review and meta-analysis. *PloS one.* Singh, A. K., et al. (2019). Partitioning of radiological, stress and biochemical changes in pre-diabetic women subjected to Diabetic Yoga Protocol. *Diabetes & metabolic syndrome.* Neurologisch: Anheyer, D., et al. (2020). Yoga for Treating Headaches: a Systematic Review and Meta-analysis. *Journal of general internal medicine.* Jasti, N., et al. (2022). Role of Yoga in Stroke Arthritis: Carson, J. W., et al. (2010). A pilot randomized controlled trial of the Yoga of Awareness program in the management of fibromyalgia. *Pain.* Curtis, K., et al. (2011). An eight-week yoga intervention is associated with improvements in pain, psychological functioning and mindfulness, and changes in cortisol levels in women with fibromyalgia. *Journal of pain research.* Gautam, S., et al. (2021). Yoga improves mitochondrial health and reduces severity of autoimmune inflammatory arthritis: A randomized controlled trial. *Mitochondrion.* Gautam, S., et al. (2023). Yoga maintains Th17/Treg cell homeostasis and reduces the rate of T cell aging in rheumatoid arthritis: a randomized controlled trial. *Scientific reports.* Haaz, S., & Bartlett, S. J. (2011). Yoga for arthritis: a scoping review. *Rheumatic diseases clinics of North America.* Middleton, K. R., et al. (2018). Yoga for systemic lupus erythematosus (SLE): Clinician experiences and qualitative perspectives from students and yoga instructors living with SLE. *Complementary therapies in medicine.* Singh, P., & Rao, S. (2023). Effect of yogic practices in the management of fibromyalgia: A review. *Yoga Mimamsa.* Sturzrisiko verringern: Krejčí, M., et al. (2022). Yoga Exercise Intervention Improves Balance Control and Prevents Falls in Seniors Aged 65. *Zdravstveno varstvo.* Solakoglu, O., et al. (2022). The Effect of Yoga Asana „Vrksasana (Tree Pose)" on Balance in Patients With Postmenopausal Osteoporosis: A Randomized Controlled Trial. *American journal of physical medicine & rehabilitation.* Schlaf: Shree Ganesh, H. R., et al. (2021). Role of yoga therapy in improving digestive health and quality of sleep in an elderly population: A randomized controlled trial. *Journal of bodywork and movement therapies.* Turmel, D., et al. (2022). Tailored individual Yoga practice improves sleep quality, fatigue, anxiety, and depression in chronic insomnia disorder. *BMC psychiatry.* Wang, W. L., et al. (2020). The effect of yoga on sleep quality and insomnia in women with sleep problems: a systematic review and meta-analysis. *BMC psychiatry* **222–223** Bhargav, H., et al. (2021). Yoga and psychiatric disorders: a review of biomarker evidence. *International review of psychiatry.* Bridges, L., & Sharma, M. (2017). The Efficacy of Yoga as a Form of Treatment for Depression. *Journal of evidence-based complementary & alternative medicine.* Coventry, P. A., et al. (2021). Nature-based outdoor activities for mental and physical health: Systematic review and meta-analysis. *SSM - population health.* English, A., et al. (2022). A Rapid Review Exploring the Role of Yoga in Healing Psychological Trauma. *International journal of environmental research and public health.* Garland, E. L., & Howard, M. O. (2018). Mindfulness-based treatment of addiction: current state of the field and envisioning the next wave of research. *Addiction science & clinical practice.* Gangadhar, B. N., et al. (2013). Positive antidepressant effects of generic yoga in depressive out-patients: A comparative study. *Indian journal of psychiatry.* Hoge, E. A., et al. (2023). Mindfulness-Based Stress Reduction vs Escitalopram for the Treatment of Adults With Anxiety Disorders: A Randomized Clinical Trial. *JAMA psychiatry.* Korkmaz, A., et al. (2024). Sudarshan Kriya Yoga Breathing and a Meditation Program for Burnout Among Physicians: A Randomized Clinical Trial. *JAMA network open.* Morrison, K., & Dwarika, V. (2022). Trauma Survivors' Experiences of Kundalini Yoga in Fostering Posttraumatic Growth. *Journal of child & adolescent trauma.* Noetel, M., et al. (2024). Effect of exercise for depression: systematic review and network meta-analysis of randomised controlled trials. *BMJ (Clinical research ed.)* Sharma, A., et al. (2017). A Breathing-Based Meditation Intervention for Patients With Major Depressive Disorder Following Inadequate Response to Antidepressants: A Randomized Pilot Study. *The Journal of clinical psychiatry.* Singh N. (2024). Neurobiological basis for the application of yoga in drug addiction. *Frontiers in psychiatry.* Singh, B., et al. (2023). Effectiveness of physical activity interventions for improving depression, anxiety and distress: an overview of systematic reviews. *British journal of sports medicine.* Streeter, C. C., et al. (2020). Thalamic Gamma Aminobutyric Acid Level Changes in Major Depressive Disorder After a 12-Week Iyengar Yoga and Coherent Breathing Intervention. *Journal of alternative and complementary medicine.* White, M.P., et al. (2019). Spending at least 120 minutes a week in nature is associated with good health and wellbeing. *Sci Rep.* Wu, Y., et al. (2023). Effectiveness of yoga for major depressive disorder: A systematic review and meta-analysis. *Frontiers in psychiatry.* Zaccari, B., et al. (2023). Yoga vs Cognitive Processing Therapy for Military Sexual Trauma-Related Posttraumatic Stress Disorder: A Randomized Clinical Trial. *JAMA network open.* Zope, S. A., & Zope, R. A. (2013). Sudarshan kriya yoga: Breathing for health. *International journal of yoga.* **224–227** Cramer, H., et al. (2015). The safety of yoga: A systematic review and meta-analysis of randomized controlled trials. *American Journal of Epidemiology.* Cramer, H., et al. (2018). Injuries and other adverse events associated with yoga practice: A systematic review of epidemiological studies. *Journal of science and medicine in sport.* Cramer, H., et al. (2019). Adverse effects of yoga: a national cross-sectional survey. BMC complementary and alternative medicine. Joshi, A. M., et al. (2024). Therapeutic role of yoga in hypertension. World journal of methodology. McArthur, C., et al. (2016). Suggestions for Adapting Yoga to the Needs of Older Adults with Osteoporosis. *Journal of alternative and complementary medicine.* Serafim, T. T., et al. (2023). Which resistance training is safest to practice? A systematic review. Journal of orthopaedic surgery and research. Sinaki M. (2013). Yoga spinal flexion positions and vertebral compression fracture in osteopenia or osteoporosis of spine: case series. Pain practice : the official journal of World Institute of Pain. Videbæk, S., et al. (2015). Incidence of Running-Related Injuries Per 1000 h of running in Different Types of Runners: A Systematic Review and Meta-Analysis. Sports medicine. Wiese, C., et al. (2019). Injury in yoga asana practice: Assessment of the risks. Journal of bodywork and movement therapies.

ÜBER DIE AUTORIN

Ann Swanson, ist eine zertifizierte Yogatherapeutin, Rednerin und internationale Bestsellerautorin. Die Bewältigung chronischer Schmerzen und Ängste führte sie nach Indien, um Yoga und Meditation zu studieren, nach China, um Tai Chi zu erforschen, ins Leichenschauhaus, um bei Sezierungen zu assistieren, in die Abendschule, um eine lizenzierte Massagetherapeutin zu werden, und schließlich in die Graduiertenschule, um einen Master of Science in Yogatherapie zu erwerben. Dank ihrer jahrelangen Erfahrung im Unterrichten von Anatomie und Physiologie an Hochschulen, in der Yogalehrer-Ausbildung und in Massageschulen macht sie komplexe wissenschaftliche Zusammenhänge leicht verständlich und im wirklichen Leben anwendbar. Jetzt verbindet Ann modernste Forschung mit uralten Weisheiten, um ihre Mission zu erfüllen, die Praktiken von Geist und Körper zu akzeptieren und zugänglich zu machen. Sie unterrichtet Online-Zertifizierungskurse zu ihren Büchern Science of Yoga und Meditation for the Real World. Erhalten Sie wertvolle Boni zu diesem Buch mit diesem Buch unter www.scienceof.yoga/bonus

Kontaktieren oder buchen Sie Ann unter
www.AnnSwansonWellness.com

DANK

der Autorin:

Ich danke meinen Mentoren und Kollegen: Yogi Sivadas und Alice von der Kailash Tribal School of Yoga in Indien, Yang Yan und Mahendra von Yogi Yogi in China, John Pace, Steffany Moonaz, Marlysa Sullivan, Laurie Hyland Robertson und Michel Slover. Ich danke meiner Familie: Mom, Dad, Joe, Tante Sandy und Pop. Ich danke meinem großartigen Team bei DK: Ruth, Clare, Arran und allen anderen.

des Verlags:

DK UK dankt Rebecca Fallowfield und Luca Frassinetti für die Produktion, Alison Gardner und India Wilson für die Unterstützung beim Design, John Friend für das Korrekturlesen und Helen Peters für das Register.

Bildnachweis:

Der Verlag dankt für freundliche Genehmigung zum Abdruck der Bilder:

(Abkürzungen: o = oben; u = unten; m = Mitte; l = links; r = rechts)

14 Science Photo Library: Biophoto Associates (mlo).
20 Science Photo Library: Professoren P.M. Motta, P.M. Andrews, K.R. Porter & J. Vial (mlu). **29 Science Photo Library:** Thomas Deerinck, Ncmir (ml). **35 Science Photo Library:** Zephyr (ul).
41 Science Photo Library: (mlu)

Alle anderen Bilder © Dorling Kindersley

DK | Penguin Random House

DK London
Lektorat Zara Anvari, Alastair Laing, Alice McKeever
Gestaltung und Bildredaktion Maxine Pedliham, Barbara Zuniga, Amy Child, Heather Blagden, Emily Cannings
Herstellung David Almond, Luca Bazzoli
Illustrationen Arran Lewis

Für die deutsche Ausgabe:
Projektbetreuung Doreen Wolff
Herstellungskoordination Bianca Isack
Herstellung Stefanie Staat

Titel der englischen Originalausgabe:
Science of Yoga. Understand the anatomy and physiology to perfect your practice.

Übersetzung Silke Schütze; Neuausgabe: Wiebke Krabbe
Lektorat Julia Niehaus

ISBN 978-3-8310-5027-7
5902-338843-23553-02

MIX
Papier | Fördert gute Waldnutzung
FSC www.fsc.org FSC® C018179

Druck und Bindung TBB, a.s., Slowakei

www.dk-verlag.de

NOCH MEHR
ZU DEN THEMEN

SPORT & FITNESS

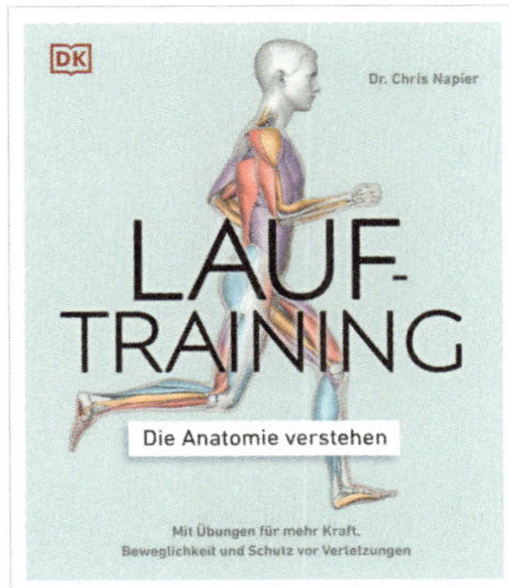

ISBN 978-3-8310-4015-5

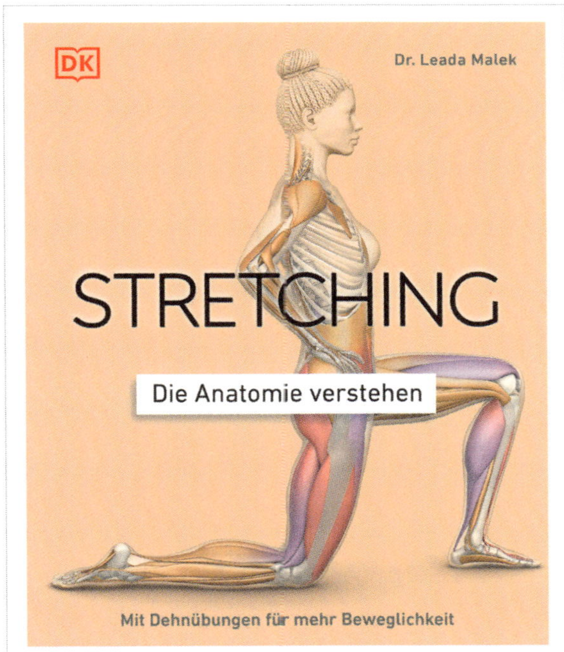

ISBN 978-3-8310-4836-6

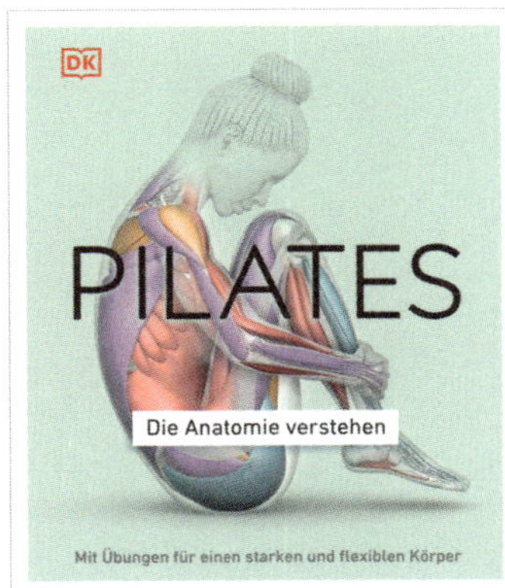

ISBN 978-3-8310-4630-0